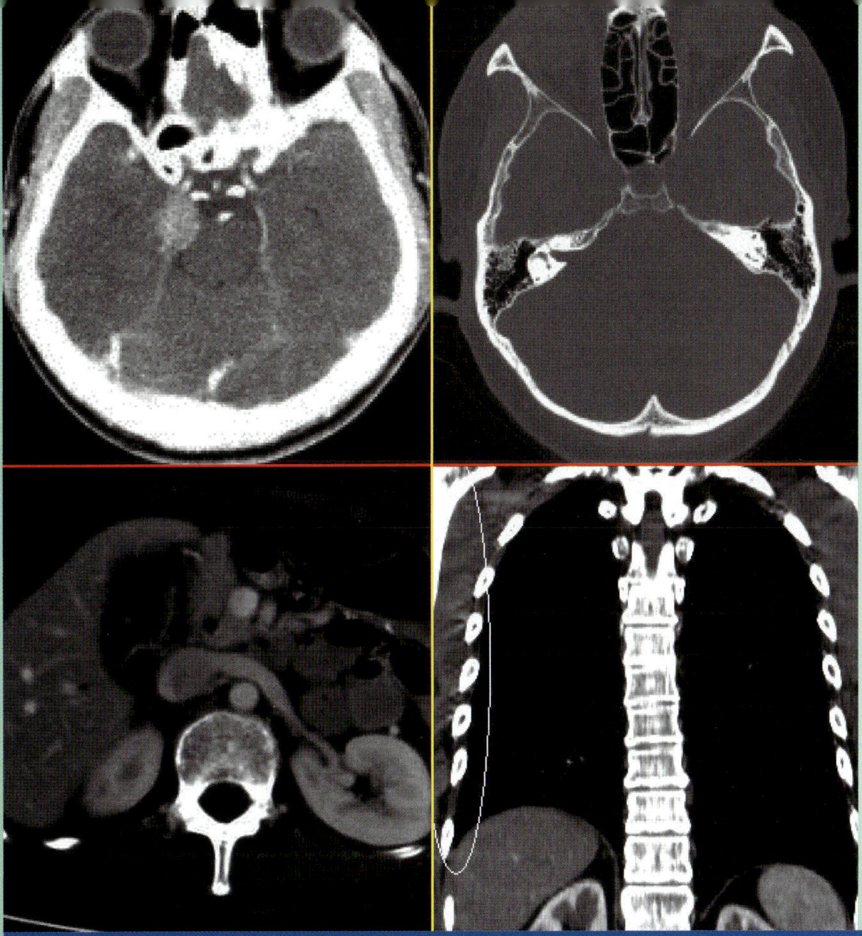

First edition

BASIC COMPUTED TOMOGRAPHY

Written by

The research society on CT

CHUNG KU Publisher

머리말

2024년 현재 CT는 wide cone beam을 이용한 고품질의 multi-slice 영상, 양질의 cardiac 검사, dual energy 기술을 바탕으로 더넓은 진단 영역을 열고 있으며, 더욱 강력해진 컴퓨터와 인공지능을 접목한 영상구현 기술은 환자피폭선량 저감화를 실현하고 있다.

근래에 들어 CT는 더욱 빠른 속도로 진화하고 있으며 의료 현장에서의 이용 범위 또한 광범위하게 넓어지고 있다. 이에 따라 CT를 배우는 학생이나 CT업무를 수행하는 방사선사에게 CT에 대한 기본 이론뿐만 아니라 MDCT에 관련된 새롭고 다양한 지식의 습득은 피할 수 없는 현실이 되었으며, 그에 상응하는 임상 위주의 교재 필요성도 한층 더 절실해졌다.

임상과 매우 직결되는 교육이 이루어지는 분야로는 의과대학과 간호대학이 손꼽힌다. 근래엔 방사선학과 교육도 많은 개선을 거쳐 임상 위주의 커리큘럼으로 변화되었다고 생각한다.

이에 저자들은 임상적인 효용에 중점을 두고 본서를 기술하고자 하였다. 국가고시를 준비하는 보건대 학생들을 위해 CT에 대한 기초적 이론을 포함하였다. 또한 임상 방사선사 동료들을 위해 MDCT의 최신 하드웨어와 소프트웨어의 특성과 현실적인 활용법, photoncounting detector CT와 dual energy CT를 비롯한 각 제조사별 최신 MDCT의 기술적 특성을 설명하였으며, 특히 wide cone beam을 적용하는 MDCT 영상의 최신 재구성법에 대해 자세히 다루었다. 그 외에 임상에 실질적인 도움이 될 수 있는 CT영상의 품질 특성과 아티팩트, MDCT의 선량 수준, 영향인자와 감소법 그리고 최신 dose modulation 기법과 dosimetry에 관련된 내용 등을 포함하였다. 그리고 마지막 부분에는 기본적인 CT검사법과 현재 임상에서 매우 활발하게 시행되고 있는 cardiac CT분야와 새로운 검사기법으로 각광받고 있는 dual energy CT에 대한 내용을 체계적이며 가능한 이해하기 쉽게 서술하고자 하였다.

현재 임상은 100% MDCT화 되어 있으며 high-end MDCT를 위주로 매우 급속하게 발전하고 변화되고 있다. 그럼에도 불구하고 기존의 CT관련 서적은 현실과는 다소 거리가 있는 single detector CT와 초기 MDCT에 치우친 내용으로 저술되어 있다.

또한 근래에 발간된 저자들의 “MDCT Physics and Practices”는 임상 업무에 직접적인 도움이 되도록 여러 CT제조사의 다양한 기법들의 폭넓은 소개와 비교로 인해 학생이나 입문자가 보기에는 내용이 다소 전문적이며 어렵다는 평을 들었다.

이에 본서는 학생이나 입문자가 기본적으로 숙지해야 할 부분과 최신 지견의 대표적인 내용을 위주로 간략하고 쉽게 서술하여 독자의 이해도를 높이고자 노력하였다. 이러한 의도에서 발간된 본 교재는 임상과 부합되고 밀접한 학문을 배워야 될 방사선학과 학생들에게 직접적인 도움이 되고 CT검사 경험이 상대적으로 적은 방사선사들이 쉽게 이해할 수 있도록 노력하였으므로 항상 옆에 두고 필요 시 쉽게 찾아보고 참고할 수 있는 서적이 되었으면 한다.

저자들은 CT에 관심을 갖고 있는 후학들과 동료 선후배들에게 도움이 되길 바라는 진실된 마음으로 본서를 집필하였다. 최선을 다하였으나 아직도 미흡한 부분들이 있으리라 생각된다. 이러한 점들은 앞으로 지속적으로 수정 보완해 나갈 것을 다짐하며 각별한 애정과 조언을 기대하는 바이다. 끝으로 이 책이 출판되기까지 물심양면으로 도움을 아끼지 않았던 여러분들께 머리 숙여 깊이 감사드리며, 어려운 여건에서도 본서의 출판을 위해 힘써 주신 청구문화사 관계자분들께 심심한 감사를 드린다.

2024년 8월

대표저자 김문찬

목 차

제1장 CT의 기초이론

제2장 영상 파라메터

제3장 MDCT의 하드웨어

제4장 CT영상의 형성

제5장 MDCT의 영상 재구성 기법

제6장 제조사별 MDCT의 기술적 특성

제7장 Dual source CT와 photon-counting detector CT

제8장 CT의 영상품질과 성능관리

제9장 CT영상의 아티팩트

제10장 MDCT의 선량

제11장 Dose modulation 기술과 선량 측정법

제12장 CT검사의 실제

CHAPTER 01

CT의 기초이론

CHAPTER 01 CT의 기초이론

1 CT의 개념

1) 일반방사선촬영(general radiography)

일반방사선촬영(general radiography)은 3차원적으로 이루어져 있는 구조물을 투영시켜 영상수용체(image receptor)에 평면적으로 중첩하여 영상화 한다. 이로 인해 겹쳐져 나타나는 부위의 해부학적인 위치와 상호관계의 규명이 쉽지 않으며 감약 차이가 크지 않는 부분에서는 대조도의 차이가 작아 식별이 불가능하다. 이를 해결하기 위한 방편으로 측방향이나 사방향 촬영을 이용하지만 중복으로 인한 문제는 여전히 해결될 수가 없다.

2) 단층촬영(tomography)

단층촬영(tomography)은 이러한 일반방사선촬영의 문제를 다소 극복하기 위해 고안된 촬영술이다. 목적하는 층(layer section)을 중심으로 X선관과 영상수용체를 마주 보게 위치시키고 일정한 궤도로 등속 이동시키며 X선을 투과함으로써 피사체의 단층면을 선택적으로 분리하여 영상화 한다. 하지만 단층촬영에서 발생되는 흐림(blurring)과 X선속의 확산으로 인한 산란선은 영상 대조도를 저하시킨다. 또한 대조도분해능이 낮아 인체 내 미세한 선흡수계수 차이를 갖는 연부조직을 구별하여 영상화 하는 것은 무리가 있다.

3) 컴퓨터단층촬영(computed tomography; CT)

근래의 전자공학과 컴퓨터의 급속한 발달은 X선 촬영장치에 현저한 변화를 가져오게 하였다. 기존의 단층촬영에 컴퓨터를 조합한 컴퓨터단층촬영(computed tomography; CT)은 인체의 한 단면 주위를 회전하면서 얇은 두께의 X선을 조사하고 X선이 인체를 통과하면서 감약되는 양을 측정한다. 이때 얇은 두께의 X선은 콜리메이션에 의해 만들어지며, 인체 내부 장기들의 밀도는 약간씩 차이가 나기 때문에 X선이 투과된 방향에 따라 흡수하는 정도가 서로 다르게 나타난다. 검출기는 이러한 조직의 미세한 흡수 차이를 측정하여 컴퓨터로 보내면 분석을 통해 내부 장기의 밀도가 결정되고, 이를 통하여 내부의 자세한 단면 데이터가 영상으로 재구성되어 모니터에 표시된다.

즉, CT는 인체의 여러 각도에서 투과시킨 X선을 컴퓨터로 측정하고 단면에 대한 흡수치를 재구성하여 영상으로 나타내는 장치이다. 이는 얇은 X선속이 인체 횡단면을 통과함으로써 목적하는 단면의 상하에 위치한 구조물이 중첩되어 나타나는 문제를 제거하며, 콜리메이션을 통해 산란선 발생을 최소화하여 영상의 대조도를 향상시킨다.

최근 들어 다중채널 CT(multi-detector CT; MDCT)가 보급되면서 촬영 후의 영상을 재구성하여 여러 각도의 단면상 및 입체적인 3차원 영상도 자유로이 얻을 수 있게 되었다.

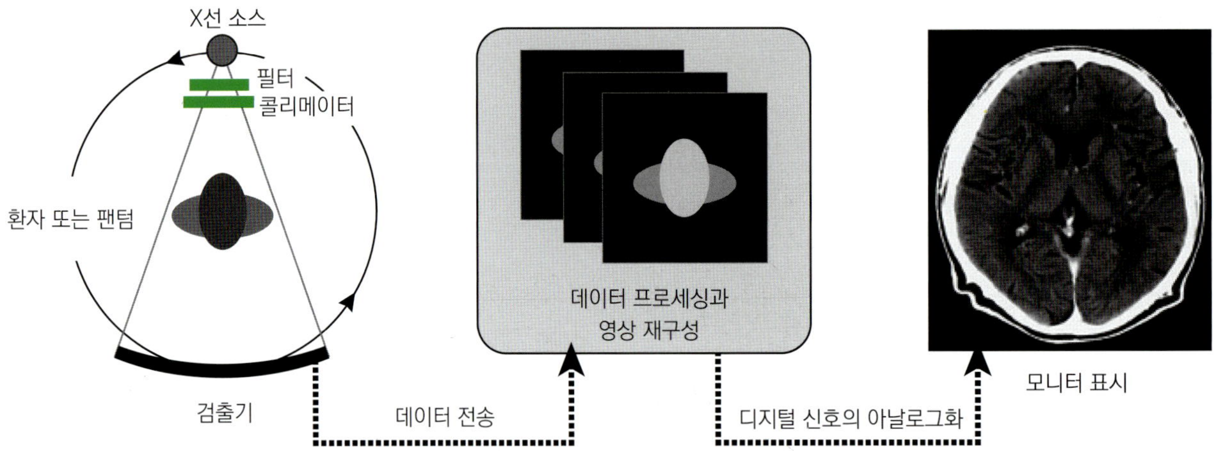

그림 1-1 컴퓨터단층촬영(CT)의 기본 원리

2 CT의 특성

1) 고관전압의 적용

고품질의 CT영상을 얻기 위해 보통 120-140kVp의 고관전압이 사용되며 투과력 향상과 산란선의 감소를 위해 필터링(filtering)과 콜리메이션(collimation)이 추가된다. 고관전압의 사용 이유는 다음과 같다.

- X선 스펙트럼을 고에너지 레벨로 이동시킴으로써 피사체의 투과력을 증가시키고 검출기에 도달하는 X선량을 증가시킴으로써 검출효율을 향상시킨다.
- 감약계수의 차이가 심한 물질 사이의 감약 차이를 상대적으로 감소시킨다. 즉, 연부조직에 대한 뼈 등의 대조도를 감소시켜 관용도가 넓은 영상을 얻게 한다.
- 각 조직의 감약계수의 변동을 줄인다.
- 선속의 경화작용(beam hardening)으로 인한 아티팩트의 발생을 감소시킨다.
- 측두골 부위와 같이 감약계수가 높은 물질과 낮은 물질이 인접해 있는 경우 급격한 감약계수 차이로 인해 발생되는 아티팩트의 발생을 감소시킨다.

2) CT의 장점

CT영상은 우수한 해상능과 조직의 감약계수 분해능을 바탕으로 양질의 해부학적 정보를 제공한다. 우수한 검출시스템(detector 및 electronics)과 더불어 필터와 콜리메이션 시스템은 산란선을 감소시켜 영상품질의 저하를 방지하고 얇은 두께의 단면상을 얻음으로써 조직의 중복 정보를 감소시켜 감약계수 분해능(대조도분해능)을 향상시킨다.

전자기술의 향상에 기인된 스캔시간의 단축(short temporal resolution)은 호흡이나 움직임에 의한 아티팩트를 최소화시키고 동일 부위의 다중시기 스캔(multi-phase scan)를 가능하게 한다. 그리고 다양한 영상처리 기능과 소프트웨어의 향상은 해부학적 정보 외에도 기능적 정보(functional information)를 제공하며, Z-축 해상능의 향상은 양질의 multi-planar reformation(MPR) 및 3차원 영상을 얻게 한다.

이러한 기술적인 향상에 힘입어 CT는 초기의 신경외과적 검사에서 벗어나 흉부와 복부 진단검사의 주축이 되고 있으며 심장 및 혈관계통의 진단에도 중요한 몫을 차지하고 있다.

CT검사의 일반적인 특성은 다음과 같다.

- 스캔 시간의 단축으로 일회의 조영제 주입으로 다중시기 검사가 용이하다.
- 우수한 대조도분해능과 영상처리 기능으로 미세 병변의 감별이 용이하다.
- 영상의 농도가 CT number에 대응하여 나타나므로 ROI(region of interest) 기능이나 픽셀 분석기능을 통해 정량적인 진단을 할 수 있다.
- 혈관조영술(digital angiography) 및 디지털 감산 혈관조영술(digital subtraction angiography; DSA)에 비해 침습성이 적고 검사 소요시간이 짧다.
- 심한 외상환자, 응급환자, MRI 검사가 불가능한 폐쇄성 공포증 환자, 신체 내 금속성 물질 삽입자도 검사가 가능하다.
- 다양한 검사 소프트웨어의 개발로 양질의 multi-planar reformation과 3차원 영상, 관류(perfusion) CT 검사, 가상내시경 CT검사(CT virtual endoscopy) 등이 가능하다.

3) CT의 제한점

- 타검사에 비해 방사선 피폭이 많다. 더구나 얇은 단면두께의 적용과 다중시기 검사는 더욱 많은 피폭이 우려된다.
- 뼈조직이 많고 감약계수 차이가 큰 물질이 인접해 있는 두개 기저부나 측두골에서 발생될 수 있는 아티팩트는 영상품질을 저하시킨다.
- 감약계수가 큰 금속이나 바륨 등의 물질이 존재할 경우 직선형의 아티팩트가 발생된다.
- Wide cone beam의 적용은 슬라이스의 형태의 왜곡과 cone beam artifact를 발생시킨다.
- 조영제 사용검사의 경우 조영제 부작용의 위험이 따른다.
- 고가의 장치로 인해 검사비가 상대적으로 비싸다.

3 CT의 역사적 배경

1) CT의 명칭

CT의 명칭은 여러 가지가 사용되고 있다. 국내에서는 보통 computed tomography, 컴퓨터단층촬영으로 불리고 있으며, 외국에서는 주로 computerized tomography, computer aided tomography, computer assisted tomography(CAT)로 불린다.

2) CT의 발전사

(1) 두부 전용 CT

1972년 EMI사의 head CT, 1974년 전신용 CT장치가 최초로 상용화되었다. 그림 1-2의 (a)는 1972년 영국 EMI사의 두부 전용CT(Mark I)이며, (b)는 1974년 지멘스의 두부 전용 CT이다. 이는 영상획득에 7분이 소요되며, 80×80 matrix size, 25 cm의 scan FOV(scan field of view), 1.3 mm의 공간분해능(4 lp/cm)를 갖는다.

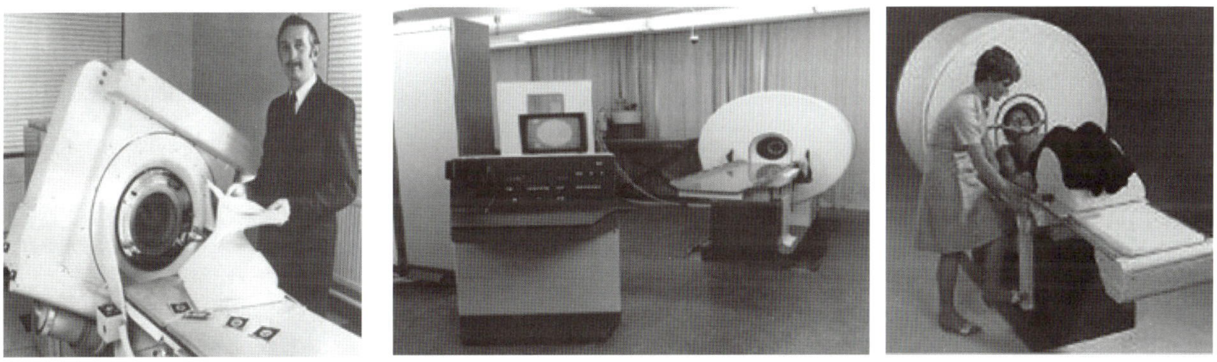

(a) 최초의 EMI CT

(b) 지멘스의 두부 전용CT(Siretom CT, 1974)

그림 1-2 초기의 두부전용 CT장치들

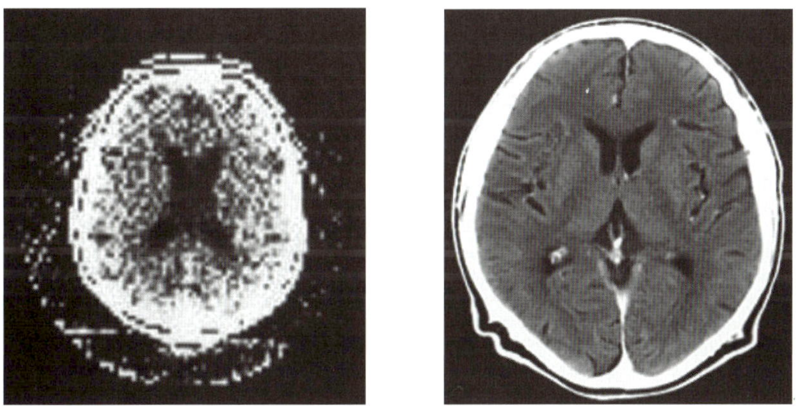

(a) 1972년 80 matrix size, 8 gray scale

(b) 근래의 512 matrix size, 256 gray scale

그림 1-3 초기와 근래의 brain CT 영상

그림 1-3은 1970년대와 2020년대의 brain CT영상을 비교한 것이다. (a)는 1972년에 80 matrix size와 4분의 scan time으로 얻어진 8 gray scale 영상이다. (b)는 근래의 512 matrix size와 0.5초의 scan time으로 얻어진 256 gray scale 영상이다.

(2) 전자선빔 CT(electron beam CT; EBCT; EBT)

1980년 X선관이 없이 전자총에서 만들어진 전자선을 target ring에 부딪혀 X선을 발생시키는 원리를 이용한 전자선빔 CT가 상용화되었다.

(3) Single detector helical CT, 4 슬라이스 MDCT

1991년에는 slip ring 기술을 도입한 single detector helical CT가 상용화되었다. 그리고 1992년 dual detector helical CT(Elscint사), 1998년 4 슬라이스 MDCT(8 또는 12 detector row)가 상용화되었다.

(4) 16, 64 슬라이스 MDCT

2002년 16 슬라이스 MDCT(24 또는 40 row detector), 2006년에는 64 슬라이스 MDCT가 상용화되었다. 최근의 64MDCT는 45-50°의 넓은 부채형 선속(wide fan beam)을 갖고 64열(64 rows)로 구성되어 있는 detector array와 X선관이 마주보고 위치하여 회전운동을 한다. 하나의 detector array는 50,000개 이상의 검출소자(detector element)로 이루어진다.

(5) 640 슬라이스 MDCT

2010년 캐논 메디컬에 의해 Z-sharp 기술을 이용한 640 슬라이스 MDCT가 상용화되었다.

4 Scanning geometry

1) Scanning geometry의 정의

Scanning geometry(data acquisition geometry; system geometry)란 X선을 발생시켜 인체에 투과시키는 형태와 감약된 X선 에너지를 검출기에서 획득하는 방식을 일컫는 용어이다. 이는 CT의 발달과정과 밀접한 관계를 가지고 있어 세대(generation)와 비슷한 의미로 사용되기도 한다.

CT의 data acquisition geometry는 다음의 4가지 유형으로 구분이 가능하다. Parallel beam geometry, fan beam geometry, helical scanning geometry 그리고 electron beam geometry이다. CT장치의 단순한 분류는 이러한 scanning geometry, 장치의 움직임 그리고 검출기의 수를 기초로 하여 이루어진다.

표 1-1 CT의 발전 과정을 보여주는 세대 분류

	X선관과 detector 운동	선 속	detector 수
1세대	회전/직선운동	단일 연필형	1 ~ 2
2세대	회전/직선운동	좁은 부채형	20 ~ 60
3세대	회전/회전운동	넓은 부채형	300 ~ 1,000
4세대	회전/고정	넓은 부채형	1,200 ~ 4,000
EBT	전자총, 고정/고정	넓은 부채형 전자선속	1,296
MDCT	회전 또는 고정/회전	넓은 부채형	10,000 이상

2) Geometry의 분류

(1) Parallel beam geometry

1세대 CT장치에서 채택된 parallel beam geometry는 서로 평행한 일련의 X선들이 피사체를 투과하여 projection 프로필을 얻어내는 방식이다. 개발 초기의 두부 전용 CT에서 사용되었으며 갠트리 내에는 2개의 검출기가 X선관과 마주보고 위치하고 있다.

X선관과 검출기가 직선운동을 하는 동안 X선을 노출하고 직선운동이 끝난 후 다음 노출을 위해 1° 정도 회전한다. 이러한 운동을 환자 주위로 180°까지 반복하여 각 방향에서의 데이터를 획득한다. 한 슬라이스를 얻기 위해 약 5분의 시간이 필요하였다. 이러한 스캔 방법을 직선형의 pencil beam scanning이라고도 한다. 유냉식 냉각법을 사용하는 고정양극관의 X선관이 사용되었으며, 검출기에서의 균일한 데이터 획득을 얻기 위해 물을 채운 백(water bath)이 설치되었다.

(2) Fan beam geometry

① 2세대 CT

1세대 CT의 결점을 보완하고자 하는 목적에서 개발된 2세대 CT는 fan beam geometry에 기초하였으나 여전히 직선운동과 회전운동을 탈피하지는 못했다. 단지, 단일 선속(pencil beam)이 아닌 좁은 부채꼴 선속을 사용하고 수십 개의 검출소자를 사용하였다.

2세대 CT는 1세대 CT장치와 마찬가지로 직선운동과 회전운동을 하지만 1세대의 1° 정도 회전에 비해 10° 정도로 넓게 하여 180°까지 반복하여 스캔한다. 2세대 CT 역시 고정양극관의 X선관이 사용되었으나, 유냉식이 아닌 수냉식의 냉각법을 채택하였으므로 냉각장치가 필요하였다. 2세대 CT에서는 부채형 선속의 사용으로 1세대 CT에 비해 영상의 질적 향상과 더불어 스캔시간이 많이 단축되었으나 한 슬라이스를 얻기 위해서는 약 1분이 필요하였다. 그러나 부채형 선속의 사용으로 산란선이 증가되었으며 이를 줄이기 위해서 나비넥타이형 필터(bowtie filter)가 사용되기 시작하였다. 그림 1-4는 parallel beam, fan beam, cone beam geometry의 개념을 비교한 것이다. 그리고 그림 1-5는 1세대와 2세대 CT의 scanning geometry를 비교한 것이다.

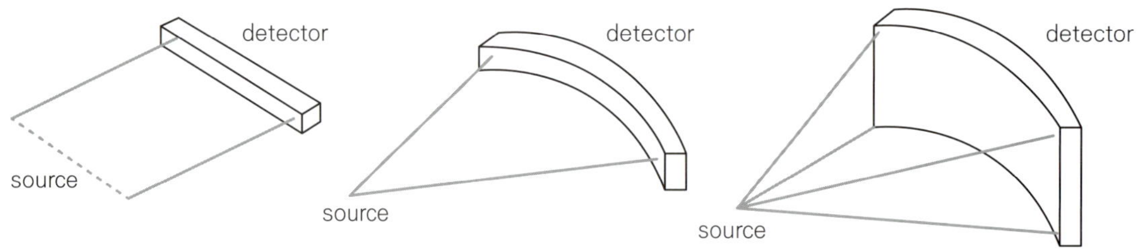

(a) Parallel beam (b) Fan beam (c) Cone beam

그림 1-4 Parallel beam, fan beam, cone beam의 개념

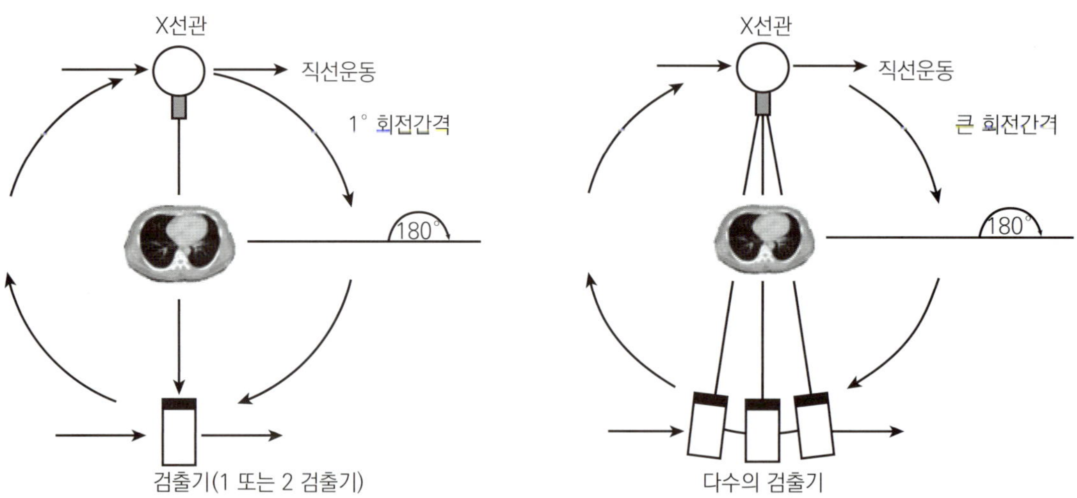

(a) 1세대 CT (b) 2세대 CT

그림 1-5 1세대 및 2세대 CT의 scanning geometry

② 3세대 CT

임상에서 범용적으로 사용하고 있는 rotating fan beam geometry에 기초한 CT장치이다. 환자를 가운데 두고 X선관과 검출기가 마주보고 위치한 상태에서 360° 회전하면서 스캔 한다. 수백 개(200-900개)의 검출소자의 채택으로 영상의 해상능이 향상되었으며, 한 영상을 얻기 위한 스캔시간이 1-10초로 단축되었다. 이로 인해 움직임이나 호흡에 의한 아티팩트의 감소를 가능케 하였다.

3세대 CT는 넓은 부채꼴 선속(wide fan beam; 40-50°)을 사용한다. 이는 스캔시간을 단축시켜 신속한 검사를 가능케 하고, 움직임 아티팩트를 감소시키며 데이터 수집을 정확하게 하지만 산란선의 증가를 초래한다. 그리고 회전양극 X선관을 사용하며 제조사에 따라 유냉식 또는 수냉식의 냉각시스템이 사용된다.

개발 초기의 3세대 CT에서는 펄스(pulse) X선을 발생시키는 generator가 일시적으로 사용되었으나 현재는 연속 X선을 사용하고 있다(continuous radiation generation). 고식적인 3세대 CT에서는 스캔시 X선관에 연결된 고압케이블의 꼬임을 방지하기 위해서 시계방향과 반시계 방향으로 교대로 회전하면서 스캔을 시행한다.

3세대 CT의 특성은 검출기의 형태가 타원형의 곡선을 가지므로 X선관에서 검출기에 이르는 선속의 거리가 일정하며 이는 영상 재구성에 유리한 면으로 작용한다. 그러나 360° 회전을 하는 스캔 방식으로 인해 검출기와 X선관이 직선적으로 유지되지 않으면 영상에 원형 아티팩트(ring artifact)가 발생한다. 그리고 초기 3세대 CT에서는 제논 가스 검출기가 사용되었으나 현재의 3세대 CT는 섬광 크리스털 검출기(scintillation crystal detector)가 사용되며, 검출기에서의 균일한 데이터의 획득을 위해 bowtie 필터가 사용된다.

③ 4세대 CT

4세대 CT의 beam geometry는 rotating fan beam geometry와 nutating fan beam geometry의 두 종류로 구분된다.

Rotating fan beam geometry는 넓은 부채꼴 선속을 사용하며 고정되어 있는 원형의 검출기 내에 X선관이 위치한다. 데이터 획득 시 X선관만 회전운동을 한다(그림 1-6(b)).

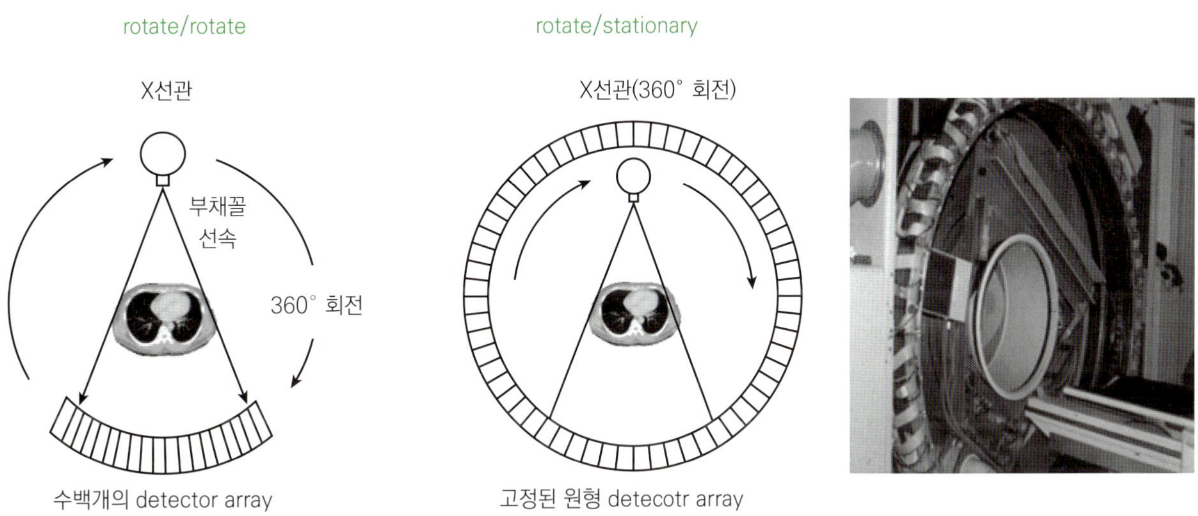

(a) 3세대 CT

(b) 4세대 CT

그림 1-6 3세대 및 4세대 CT의 scanning geometry

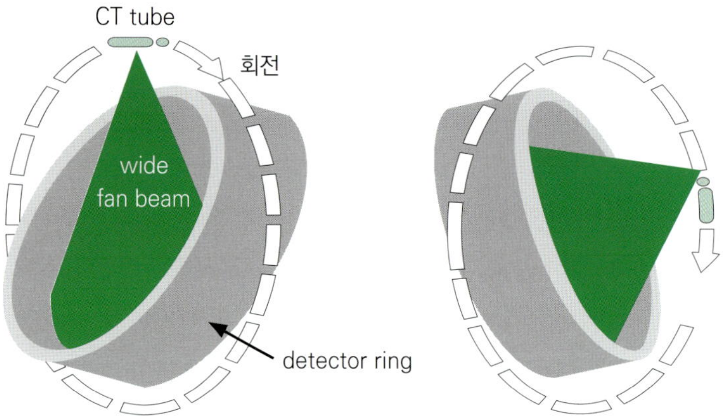

그림 1-7 4세대 nutating fan beam geometry CT(nutation/rotation)

Rotating fan beam geometry를 갖는 최초의 4세대 CT는 1975년 AS & E사에 의해 고안되었다. 검출기는 600개의 검출소자로 구성되었으며, view당 512개의 ray로써 5초 스캔을 통해 600 view를 얻었다. 4세대 CT장치에서는 360°의 정상 스캔 시 view의 수는 검출소자의 수에 의해 결정된다. 4세대 CT장치는 5,000개 이상의 검출소자를 갖고 있다.

Nutating은 스캔으로 데이터를 획득하는 동안 detector ring의 5-6° 경사운동을 의미하며, nutating fan beam geometry는 X선관이 detector ring의 바깥에 위치된 상태에서(검출기가 경사진 상태에서) 피사체 회전축에 약간 비스듬하게 회전하면서 데이터를 획득하는 geometry이다(nutation/rotation; 그림 1-7). 이러한 nutating fan beam geometry의 채택은 rotating fan beam geometry에서 야기되는 X선관과 피사체 사이의 거리 근접으로 인한 산란선 발생, 환자피폭 증가, 영상 확대를 줄일 수 있다. 그리고 공간분해능에 미치는 초점 크기의 영향이 최소화되기 때문에 상대적으로 큰 크기의 초점이 사용될 수 있어 고품질 획득을 위한 높은 X선량의 부여가 가능하다.

결론적으로, 4세대 CT는 3세대 장치와 동일하게 X선관은 회전을 하지만 검출기는 갠트리 내에 원형으로 고정되어 있는 상태에서 스캔을 하며, 3세대 CT와 동일한 섬광 크리스털 검출기가 사용된다. 그리고 X선관의 부하를 줄이기 위해 3세대 CT보다 넓은 경사도의 fan beam을 사용하고 X선관의 관성 질량을 작게 함으로써 이론적으로 4세대 장치는 기존의 3세대 장치보다 훨씬 짧은 스캔이 가능하다. 하지만 현재 임상적 사용은 많지 않은 편이다.

(3) Helical scanning geometry

고식적(conventional) CT는 외부에 있는 변압기에서 발생시킨 고압을 고압케이블을 통해 갠트리 내의 X선관에 고압을 전달하여 X선을 발생시킨다. 그러나 고압케이블이 X선관과 검출기의 회전을 제한하여 연속적인 회전이 불가능하며 interscan delay(ISD)를 발생시키고 스캔시간의 단축에 한계를 보였다. 이러한 장치의 구조적 한계점을 극복하기 위한 방법으로서 slip ring 기술을 이용하는 나선형 스캔 방식의 CT가 개발되었다.

나선형 CT는 slip ring과 brush를 통해 동력 및 데이터를 전달하는 방식을 이용하고, 외부의 고압케이블을 제거함으로써 X선관이 나선형으로 연속적인 회전을 하면서 X선을 조사하는 동안 환자테이블도 일정한 속도로 움직이는 상태에서 연속적인 볼륨데이터를 얻는다. Helical(또는 spiral) scanning geometry는 3세대 CT뿐만 아니라 4세대 CT장치에서도 적용되고 있다.

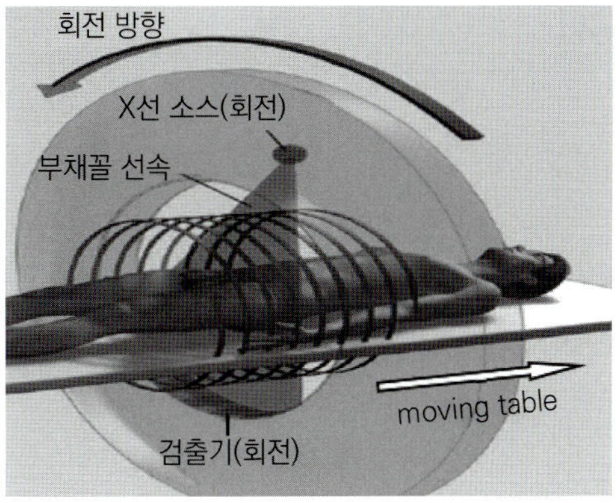

그림 1-8 Helical scanning geometry

(4) Electron beam scanning geometry

전자선빔 CT장치에서 채택되는 방식이다. 고압의 전자총에서 전자선을 발생시켜, 진공상태가 유지된 집속코일에서 밀리미터 이하의 크기로 초점으로 집속하고 전자장을 갖는 편향코일(deflecting coil)에 의해 전자선을 편향시킨 후 이를 4개로 구성된 target ring에 부딪히면 각 target ring에서 X선이 발생된다. 그 후 X선은 30°의 부채꼴 선속(fan beam geometry)으로 환자를 투과하여 2개의 detector array에서 검출되는 scanning geometry이다. 이는 Ematron사에서 개발되었으며 EBCT, EBT 또는 ultrafast CT라고 불린다.

영상 획득방식은 한번의 스캔에 하나의 슬라이스를 얻는 single slice scan mode, 최대 8 슬라이스를 얻을 수 있는 multi-slice scan mode, 그리고 나선형 스캔과 동일한 개념인 continuous volume scan mode로 구분된다. 0.05-0.1초의 짧은 스캔시간으로 인해 호흡이나 움직임에 의한 아티팩트가 없는 영상을 얻을 수 있어 움직임이 많은 장기인 심장계통이나 혈류검사 등에 유용하다.

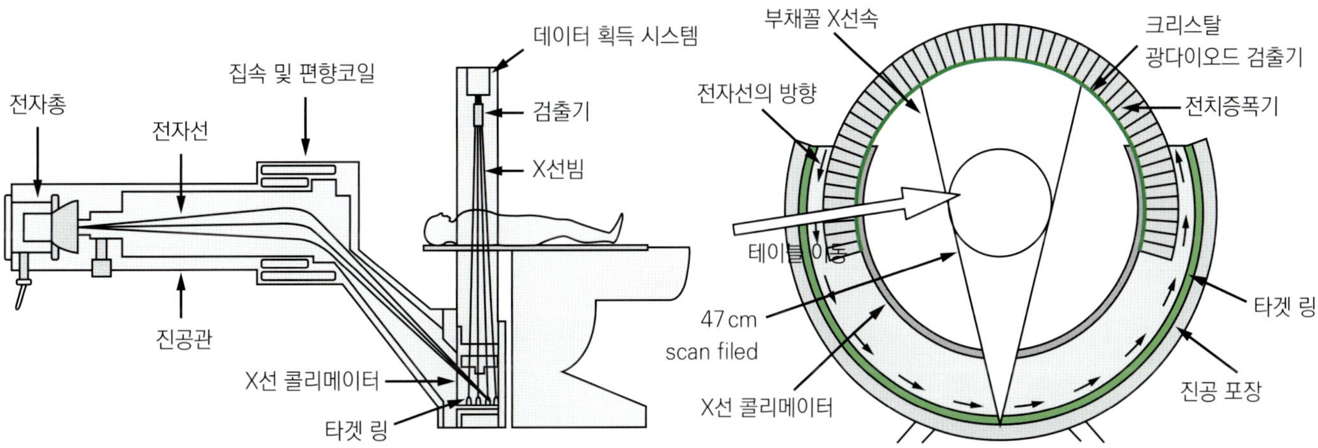

(a) Scanner의 종축 방향의 단면도 (b) 갠트리 단면도

그림 1-9 전자선빔 CT의 기본 구조

5 CT의 영상화 단계

CT영상을 얻어내는 과정은 크게 4단계로 구분된다. 이는 X선의 발생, 검출 시스템에서의 획득, 데이터 재구성과 영상처리, 모니터에 표시 또는 하드카피하는 과정이다. 그 외에 부수적인 과정으로는 영상후처리(post-processing), 영상의 저장 또는 전송이 포함된다.

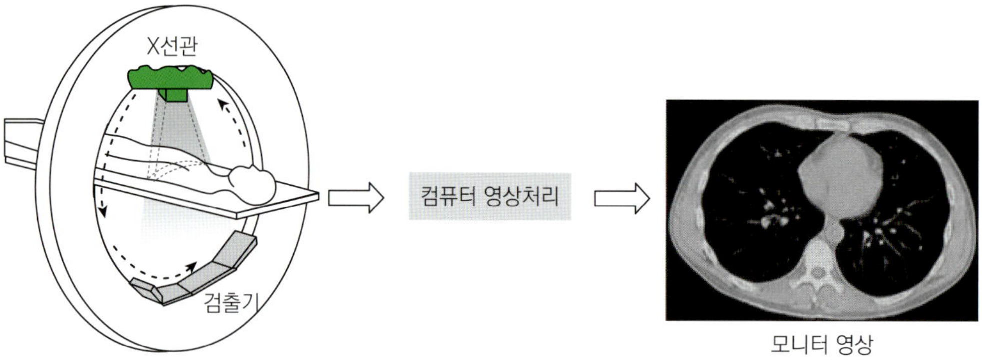

그림 1-10 CT영상화의 기본 개념

1) X선의 발생

CT에서의 X선 발생과정은 일반 X선의 발생과정과 동일하다. 즉, 음의 전하를 갖는 필라멘트를 가열하여 열전자를 방출시키면 양의 전하를 가진 회전양극의 저지극(target)에 부딪히며 열과 X선이 발생된다. 이때 전자의 이동속도는 빛의 1/2 정도이다.

2) 감약 데이터의 획득

환자를 투과하고 감약된 X선은 검출기에 검출된다. 대표적인 검출 시스템으로는 detector array와 데이터 획득장치(data acquisition system; DAS)이다. 검출기의 앞부분에 위치된 섬광체는 감약된 X선을 포획하여 빛으로 변환한 후 이를 광다이오드(photodiode)에 보내어 아날로그 형태인 전자신호로 변환시킨다. 이를 증폭시킨 후 아날로그/디지털 변환기(ADC)를 통해 디지털 신호로 변환하여 프로세서로 전송한다.

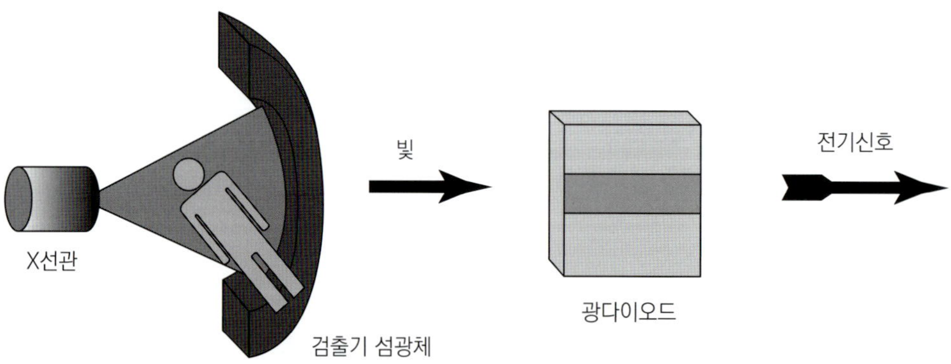

그림 1-11 검출기에서의 아날로그 데이터의 획득 모형도

3) 영상처리

영상 프로세서는 DAS에서 전달받은 디지털 신호를 전처리(pre-processing)한 후 필터처리(filtering)와 영상 재구성을 시행한다. 영상처리는 본질적으로 CT와 관련된 수학적인 원리에 연관된다. 이는 스캔 후 수집된 감약 데이터(투과 측정값; measurement data)을 컴퓨터에서 raw data(scan data)로 변환하고 저장한 후 이를 영상으로 재구성(reconstruction)하고 모니터에 디스플레이 한다. 이와 같은 데이터를 컴퓨터가 처리하여 영상으로 만들어내는 과정은 4단계로 구분된다.

(1) 영상전처리(preprocessing)

첫번째 단계는 투과 측정값을 raw data로 변화시키는 영상의 전처리이다. 이 과정에서는 다음 단계인 영상 재구성을 쉽게 하기 위해 필요한 데이터 교정(correction)과 약간의 형태 변화가 일어난다.

(2) 영상 재구성(image reconstruction)

두번째 단계는 영상 재구성이다. 이는 투과 측정값을 나타내는 스캔 데이터가 CT number 라고 불리며 수치화된 디지털 영상으로 변환되는 과정이다. 투과 측정값이 CT영상으로 변환되는 것은 재구성 알고리즘이라고 불리는 수학적인 과정에 의해 수행된다. 가장 일반적인 재구성 방법은 필터보정 역투영법(filtered back projection; FBP)이다. 이 외에도 최근의 많은 CT에서는 반복 재구성법(iterative reconstruction; IR)이 추가 장착된다.

(3) Convolution 처리

세번째 단계는 재구성된 영상을 검사의 목적이나 해부학적 특성에 적절한 진단이 가능하도록 필터링하는 convolution 처리(알고리즘 처리) 과정이다. 이는 수학적인 디지털 필터를 사용하여 standard, bone, soft tissue 등으로 알고리즘화 한다. 컴퓨터 공학의 발전으로 빠른 속도의 영상처리가 수행되는 MDCT에서는 convolution 처리 과정이 영상 재구성 과정과 거의 동일한 시기에 수행된다. 이로 인해 CT영상이 스캔 즉시 실시간으로 모니터에 표시된다.

(4) 영상후처리(postprocessing; 부가적 영상처리)

재구성된 디지털 영상은 단기저장을 위해 하드디스크에 보관되며 사용자는 보관되어 있는 데이터를 불러내어 영상을 관찰할 수 있으며 각종 영상 후처리를 시행할 수 있다. 대부분의 CT에서는 영상처리 마지막 단계 또는 재구성된 직후에 영상을 선예화하거나 smoothing시키는 부가적인 영상처리 필터를 적용하고 있다. 이는 부가적인 대조도 처리(contrast enhancing) 또는 노이즈 감소처리(denoising)가 주를 이루며, 보조기억장치에서 불러낸(retrieved) 영상을 대상으로도 적용이 가능하다.

4) 영상표시(영상 디스플레이)

매트릭스는 영상을 나타내는 전체 픽셀수를 정하는 것이다. 각 픽셀은 고유 주소를 갖고 있으며 흡수 선량값을 CT number로 기억하고 있다. 또한 각 픽셀이 갖는 CT number를 모니터에 밝고 어두운 정도로 표시한다. CT영상의 표시장치는 LCD 모니터이다.

인간의 눈으로는 약 20단계의 음영만 구별이 가능하다. 그러나 CT 영상획득 시스템에서는 약 4,000개 범위의 Hounsfield 값을 갖지만 gray scale 모니터(흑백 모니터)는 256 단계(2^8)의 음영으로 영상을 표시한다.

영상의 표시 시스템에는 각각의 gray level에 HU값을 부여한다. HU값은 물의 감약계수 값을 0으로 하여 -1,000HU는 공기, +1,000HU는 뼈나 조영제와 같은 감약값이 큰 물질을 나타내며, +2,000에서 +4,000HU는 금속과 같이 감약값이 매우 큰 물질을 나타낸다. 모니터에 나타나는 gray scale은 HU값이 클수록 밝은 음영으로, HU값이 작을수록 어두운 음영으로 표시된다.

그림 1-12는 영상화에 필요한 장치의 구성과 이를 통한 영상 데이터처리(data processing)의 전반적인 흐름이다. 이를 순차적으로 설명하면 다음과 같다.

① 환자를 갠트리 내에 위치시키고, 조작대에서 스캔 파라메터를 설정한다.
② 장치의 소프트웨어는 스캔에 필요한 X선관의 회전속도와 테이블의 이동속도, 샘플링율과 슬라이스 두께 등을 조절한다.
③ X선관이 환자의 주위를 회전하며 각 방향에서 X선을 투과시킨다.
④ 검출기는 투과 감약된 데이터를 수집한다. 이를 측정 데이터(measurement data)라 한다.
⑤ 데이터 획득장치(DAS)에서 신호의 디지털화, 대수화 처리(logarithm), 신호 증폭처리를 시행한다.
⑥ Bad detector 값의 평균화 처리(normalization) 등의 영상전처리(preprocessing)를 시행한다. 전처리를 통해 measurement data가 raw data로 변환된다.
⑦ 수학적인 필터를 사용하여 convolution(filtering; 알고리즘) 처리를 시행한다. Convolution 처리 후의 데이터를 filtered raw data라고 한다.
⑧ Back-projector 또는 array processor에서 filtered raw data를 image data로 재구성한다.
⑨ Image data는 하드디스크에 저장되고, 필요한 경우 image processor를 통해 모니터에 디스플레이 한다.
⑩ 필요 시 영상을 장기저장 목적의 보조기억매체에 저장하거나 PACS 시스템에 전송한다.

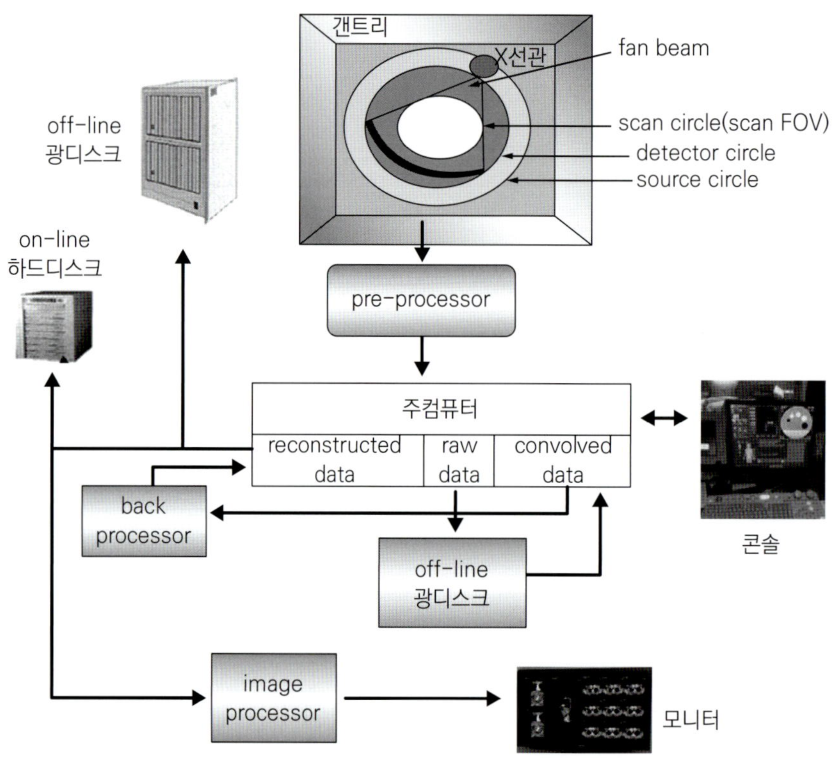

그림 1-12 CT의 기본적인 데이터 흐름도

6 감약과 CT number

1) X선 감약

감약(attenuation)이란 X선이 물질을 투과하는 과정에서 흡수되거나 산란되어 X선속의 강도가 감소되는 것이다. 이 과정에서 많은 양의 광자가 흡수되며 나머지는 산란된다. X선의 감약 정도는 X선이 피사체를 투과함에 따른 광자의 변화를 지수관계로 표시하는 Beer-Lambert의 법칙에 따라 이루어진다. 여기서 X선의 강도는 X선 광자의 수(quantity)와 X선 광자의 에너지(quality)를 곱하여 표시한다.

CT는 X선 투과로 인해 조직에서 이루어진 감약정보를 이용하여 단면영상으로 재구성하는 것이며 이 과정은 매우 복잡하며 고난이도의 물리와 수학 그리고 컴퓨터 과학을 통해 이루어진다.

CT에서의 감약에 영향을 미치는 요소는 X선 광자에너지, 조직의 밀도와 원자번호, 물질의 단위중량당 전자수(electrons/gram) 등이다. CT를 비롯한 X선검사에서는 연부조직의 직경이 4-6cm 증가됨에 따라 2배의 감약이 이루어진다. 그러므로 뚱뚱한 환자의 경우 검사 시 현저한 노출량의 증가가 필요하다.

2) 단색방사선과 다색방사선

방사선은 단색방사선(monochromatic; monoenergetic; homogeneous radiation)과 다색방사선(poly-chromatic; heterogeneous radiation)의 두 종류로 구분되는데 각각의 방사선이 어떻게 감약되는 가를 아는 것은 CT를 이해하는 중요한 포인트가 된다.

균일한 선속의 모든 광자는 동일한 에너지를 갖는 반면 불균일한 선속의 광자는 각각 다른 에너지를 갖는다. CT의 개발 당시 Hounsfield는 초기의 연구에서 균일한 선속을 갖는 감마선을 사용했는데 이는 지수함수적인 감약을 나타내는 Beer-Lambert의 법칙의 요구를 만족하였기 때문이며, 투과와 관계된 감약은 다음식과 같이 나타낼 수 있다.

$$I = I_0 e^{-\mu x}$$

여기서 I는 투과후의 강도, I0는 원래 강도, e는 자연대수의 베이스이며, μ는 선감약계수, X는 피사체의 두께(cm)이다.

CT에서는 얼마만큼의 감약이 발생하였는가를 의미하는 선감약계수에 관심을 갖는데, 이는 cm^{-1}의 양적인 측정값이다.

그림 1-13(a)는 균일한 방사선의 감약을 나타낸다. 흡수체의 각 부분에서 동일한 양의 감약이 발생되는데 즉, 1cm의 단면에서 광자의 양은 20%씩 감소된다. 1,000개의 광자를 갖는 초기 선속의 강도가 410개의 광자로 감소된 것을 알 수 있다. 그러나 균일한 선속의 감약에서는 선속의 질(에너지)는 변화하지 않는다. 즉, 최초의 에너지가 40keV였다면 투과된 후의 에너지도 40keV이라는 것이다.

균일한 선속을 갖는 단색방사선은 동일한 에너지의 X선 광자들로 구성되므로 강도의 저하 즉, 감약은 X선 광자수의 감소로 표시한다. 반면에 다양한 에너지의 X선 광자로 구성된 다색방사선의 감약은 단색방사선에 비해 훨씬 복잡하여 단순한 지수곡선을 그리지 않는다.

다색방사선의 선감약계수를 결정하기 위해서는 몇 가지의 가설과 수정을 필요로 한다. 불균일한 선속을 갖는 다색방사선은 kVp에 따라 가장 강력한 X선 광자에너지가 결정된다. 일반적으로 다색방사선의 평균에너지는 최대에너지의 1/2 내지 1/3 정도이다. 그림 1-13(b)에 나타낸 바와 같이 초기에 40keV의 평균에너지를 갖는

1,000개의 광자가 물팬텀을 투과한 후 57keV의 에너지로 증가되고 288개의 광자로 감소되며, 가장 앞에 위치한 1cm 두께의 물팬텀에서 광자의 감약이 많으며 순차적으로 적어지는 것을 알 수 있다. 즉, 다색방사선은 동일한 두께의 물질을 통과하면서 X선 광자수가 감소할 뿐 아니라 낮은 에너지의 광자가 흡수되어 투과한 X선속은 높은 에너지의 광자들로 구성되어 투과력이 증가되는 질적인 변화를 일으킨다. 이를 선속경화현상(beam hardening effect)이라 하며, 그림 1-14에 나타내었다.

공식 $I = Io\ e^{-\mu x}$는 균일한 방사선에서 적용되고 비균일 방사선에는 적용되지 않는다. CT는 비균일 방사선을 사용하고 있으므로 이를 위의 공식을 만족할 수 있는 균일한 방사선으로의 근사화가 필요하다.

감약은 흡수와 산란의 결과로 발생되는데 CT에서도 일반X선과 마찬가지로 광전효과(photoelectric effect)에 의해 감약되거나 컴프턴 효과(Compton effect)에 의해 감약 또는 산란된다. 그러므로 총감약은 다음의 식으로 나타낼 수 있다.

$$I = I_0\ e^{-(\mu_p+\mu_c)x}$$

여기서 μ_p는 광전효과에 의한 선감약계수(linear attenuation coefficient)이며, μ_c는 컴프턴 효과에 의한 선감약계수이다.

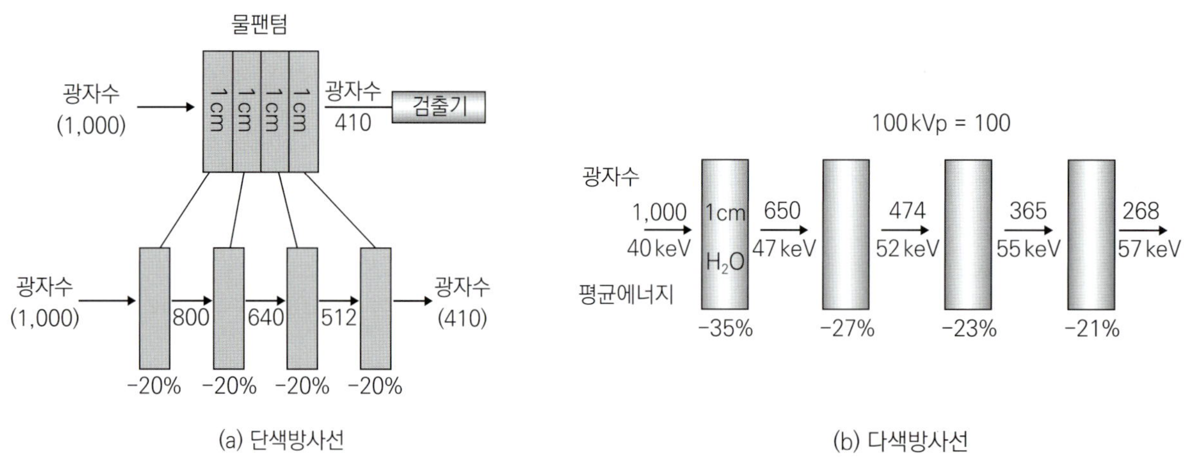

그림 1-13 단색방사선과 다색방사선의 감약

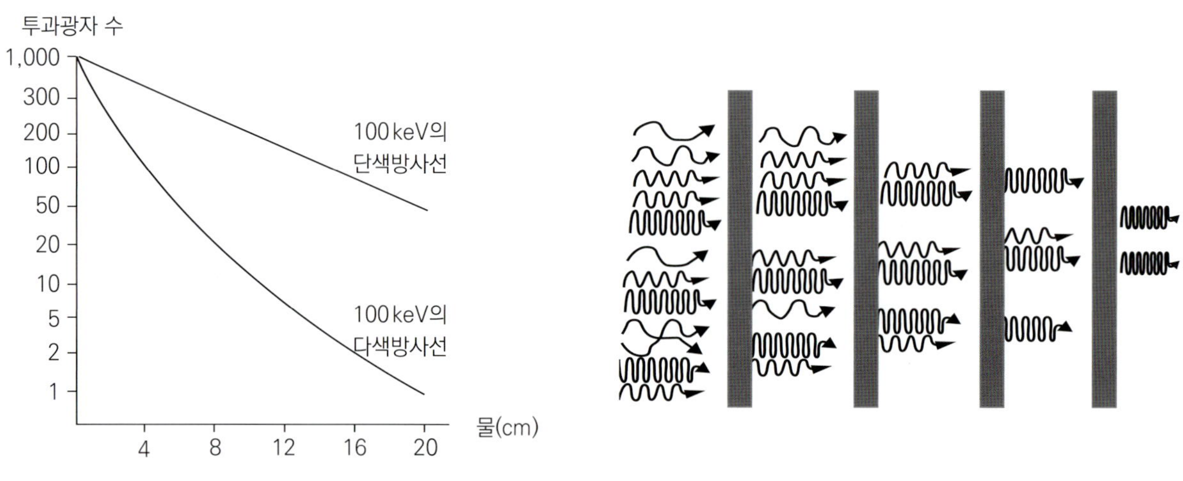

그림 1-14 다색방사선에서의 선속경화현상

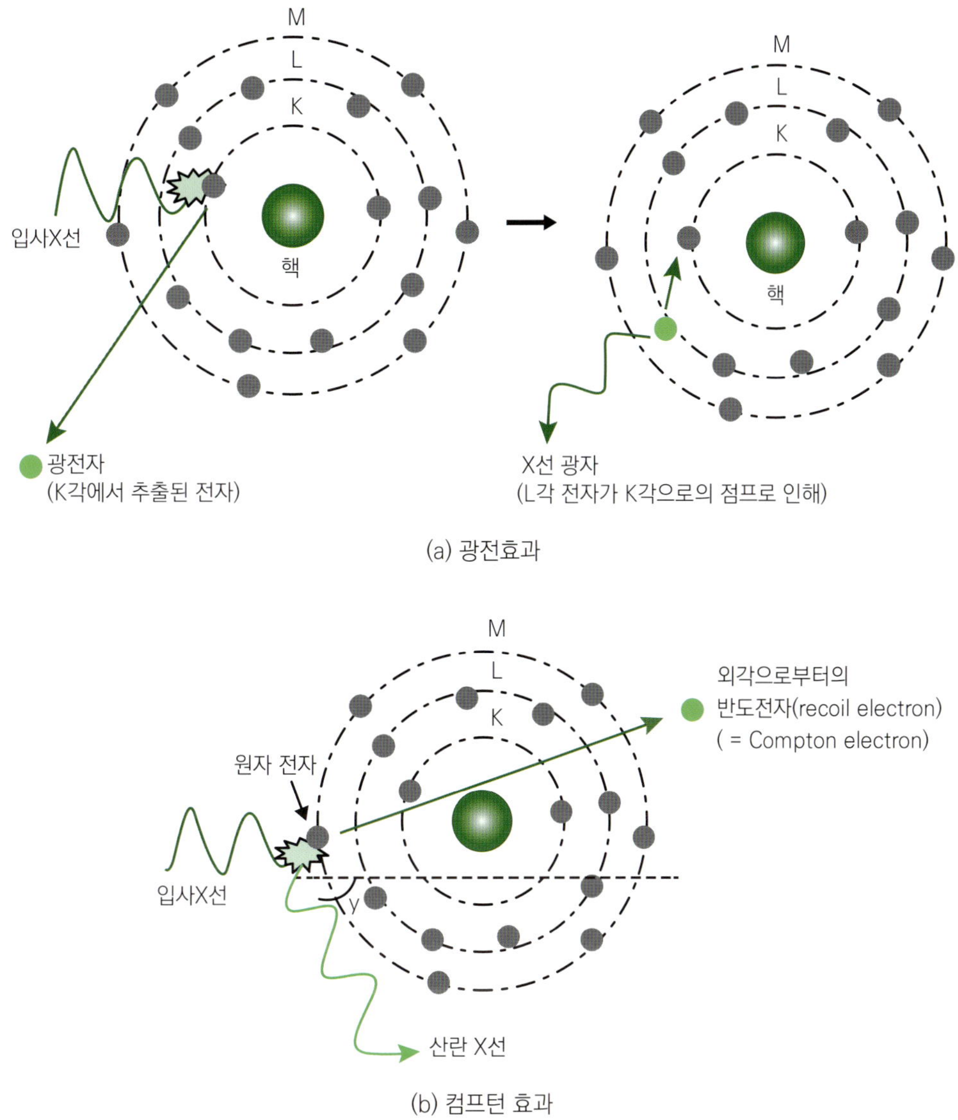

그림 1-15 광전효과와 컴프턴 효과

광전효과는 뼈나 조영제와 같이 원자번호가 높은 물질에서 주로 발생하며, X선 광자를 모두 흡수하며, 주변부의 전자를 방출시킨다. 이를 광전자라고 한다. 이로 인해 다른 각의 전자의 점프(그림 1-15(a))에서 나타낸 바와 같이 L각에서 K각으로 전자의 점프)로 인해 X선 광자가 방출된다.

컴프턴 효과는 연부조직에서 발생되며, 연부조직의 농도 차이는 컴프턴 상호작용의 차이를 나타내게 한다. 컴프턴 효과는 그림 1-15(b)에 나타낸 바와 같이 입사 X선이 외각전자(원자 전자)에 부딪혀 반도전자(recoil electron; scattered electron; Compton electron)와 에너지가 적은 산란 광자(산란 X선)를 방출시킨다. 반도전자란 다른 입자와 충돌하여 운동에너지를 얻어 반동으로 움직이는 산란된 전자를 말한다. 부연하면, 광전효과는 선속 에너지의 크기에 의해 좌우되지만 컴프턴 효과는 선속 에너지의 크기에 변화가 거의 없다.

결론적으로, X선 영상의 형성은 환자를 투과한 X선 광자가 환자를 투과하는 도중에 감약된 광자에 관한 정보가 어우러져 나타난다. 만약 모든 X선 광자가 환자를 투과하면 영상이 검게 될 것이고, 모든 X선 광자가 감약되면 영상은 희게 될 것이다. 따라서 영상의 대조도는 인체조직 간의 감약 차이에 따라 결정되는 것이다. CT에서는 이러한 감약값의 분포를 CT number로 표시한다.

3) 선감약계수와 반가층

선감약계수는 일정한 두께의 물질을 투과할 때 흡수 또는 산란되는 X선 광자의 수를 측정한다. 단위는 cm^{-1}이다. 선감약계수는 단색방사선에서만 적용되며, X선속의 에너지와 물질의 종류에 따라 일정하다. 단색방사선에서 감약된 광자의 수(N)는 아래의 식으로 나타낸다.

$$N = N_0\ e^{-\mu x}$$

여기서 N_0는 입사광자(incident photon)의 수이며, μ는 조직의 선감약계수로 광전효과와 컴프턴 효과에 의한 선흡수계수를 합한 값이다. 그리고 X는 흡수체의 두께(cm)이다.

하지만 방사선이 투과한 인체조직은 감약값이 다른 여러 물질로 구성되어 있으며 다양한 선감약계수를 갖는다. 그러므로 인체조직을 투과한 뒤 얻어지는 실질적인 광자의 수는 다음 식에 의해 결정된다.

$$N = N_0\ e^{-(\mu_1+\mu_2+\cdots+\mu_n)x}$$

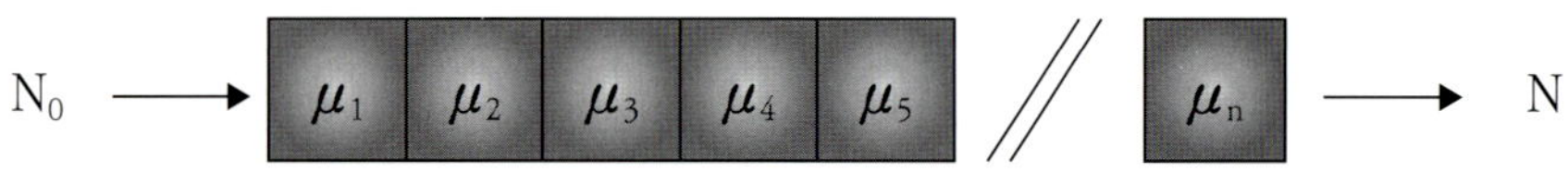

그림 1-16 여러 구성물질의 감약 후 얻어지는 광자의 수

표 1-2는 60 keV와 73 keV에서 여러 인체조직의 선감약계수를 나타낸 것이다. 이 값들은 사용되는 필터에 따라 다소 차이가 있을 수 있다. 물의 선감약계수는 60 keV에서 $0.223\ cm^{-1}$, 73 keV에서 $0.19\ cm^{-1}$, 84 keV에서 $0.180\ cm^{-1}$, 그리고 122 keV에서 $0.166\ cm^{-1}$으로 에너지에 따라 차이를 보인다. 참고로 표에는 나타나 있지 않지만 60 keV에서의 백질, 회백질, 혈액 그리고 뇌척수액의 선감약계수는 각각 $0.213\ cm^{-1}$, $0.212\ cm^{-1}$, $0.208\ cm^{-1}$, 그리고 $0.207\ cm^{-1}$ 이며 뼈도 밀도에 따라 약간 다른 값을 갖는다.

표 1-2 60 keV와 73 keV에서 인체 여러 조직의 선감약계수

(단위 : cm^{-1})

인체조직	60 keV	73 keV
뼈	0.612	0.474
물	0.223	0.190
연부조직	0.218	0.200
근육	0.216	0.198
지방	0.189	0.171
공기	0.0003	0.0002

반가층(half value layer; HVL)은 조사된 X선속의 강도를 1/2로 감소시키는데 필요한 물질의 두께를 의미한다. 반가층은 X선의 질을 나타내는 지표로 사용되며, 아래 식에서 $N= N_0/2$일 때의 x를 구함으로써 얻을 수 있다.

$$N_0/2 = N_0\, e^{-\mu x} \qquad 1/2 = e^{-\mu x} \qquad \log 1/2 = -\mu x \qquad \log(1/2) = -\mu x \qquad x = -0.693/\mu$$

표 1-3은 64MDCT에서 웨지 필터(wedge filter)에 따른 각 관전압에서의 반가층을 예로 든 것이다.

표 1-3 64MDCT의 반가층(캐논 메디컬의 Aquilion64)

Wedge filter	80 kVp	100 kVp	120 kVp	135 kVp
Crescent 500 mm	3.4 mmAl	4.2 mmAl	5.2 mmAl	6.0 mmAl
Crescent 320 mm	4.2 mmAl	5.2 mmAl	6.2 mmAl	7.0 mmAl
Dose reduction(DR) 500 mm	6.4 mmAl	7.8 mmAl	8.8 mmAl	9.6 mmAl

4) CT number

CT number는 영상 복셀의 평균 감약계수를 표현하며, 영상에서의 각 픽셀은 수치인 CT number로 할당된다. CT number는 슬라이스를 이루는 조직들의 선감약계수와 연관되며, 여러 인체 조직의 상대적인 선감약계수를 물을 기준으로 하여 나타낸 수치로서 다음의 식으로 표시한다.

$$\text{CT number} = K\frac{(\mu_t - \mu_w)}{\mu_w}$$

여기서 μ_t는 조직의 감약계수, μ_w는 물의 선감약계수, K는 확대정수(contrast factor 또는 scaling factor)이다. 확대정수가 1,000인 장치에서의 CT number 값을 Hounsfield number라고 부른다. Hounsfield scale은 선흡수계수를 정밀하게 표현하는데 이는 CT number당 0.1%의 contrast scale을 나타낸다.

그림 1-17은 인체 각 조직의 CT number와 Hounsfield scale의 분포를 보여준다. Gray values는 CT값에 연관되어 나타내며 window setting(width와 level)에 의해 좌우된다. 그리고 CT값은 조직의 농도값을 의미하며, Hounsfield units(HU)로 주어진다.

1981년 Zatz의 연구에 의하면, CT number는 27 cm의 물을 투과한 230 kVp의 유효에너지인 73 keV를 기초로 계산되었으며, 73 keV에서 물의 선감약계수는 $0.19\,\text{cm}^{-1}$이며 CT number는 이 값을 사용하여 계산되었다.

예를 들면, 뼈의 선감약계수가 $0.38\,\text{cm}^{-1}$이고 CT장치의 확대상수가 1,000이면 물과 뼈의 CT number는 다음과 같이 계산된다.

$$CT_{bone} = K\frac{(\mu_{bone} - \mu_{water})}{\mu_{water}} = \frac{1{,}000(0.38-0.19)}{0.19} = 1{,}000$$

$$CT_{water} = K\frac{1{,}000(0.19-0.19)}{0.19} = 0$$

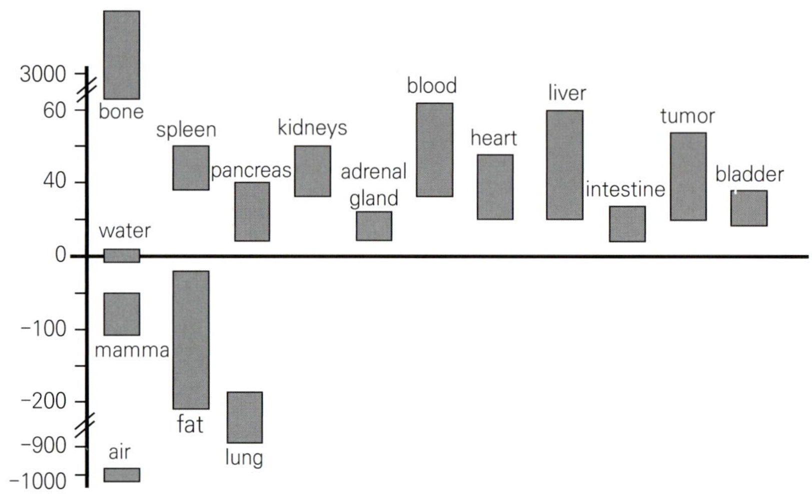

그림 1-17 인체 조직의 CT값 분포

표 1-4 인체 각 조직 및 기관의 Hounsfield 값(GE사)

조직	CT number(HU)	조직	CT number(HU)
뼈(피질)	250 이상	림프절	45±10
뼈(수질)	130±100	췌장	40±10
갑상샘	70±10	신장	30±10
간	50±10	지방	-100±10
근육	45±5	혈액	40±10
비장	45±5	응고된 혈액	80±10

그림 1-18은 CT number와 gray scale의 관계를 나타낸 것으로 상부의 +1,000은 흰색, 하부의 -1,000은 검은색으로 나타나며 그 사이의 모든 값들은 여러 가지 음영의 단계를 나타낸다.

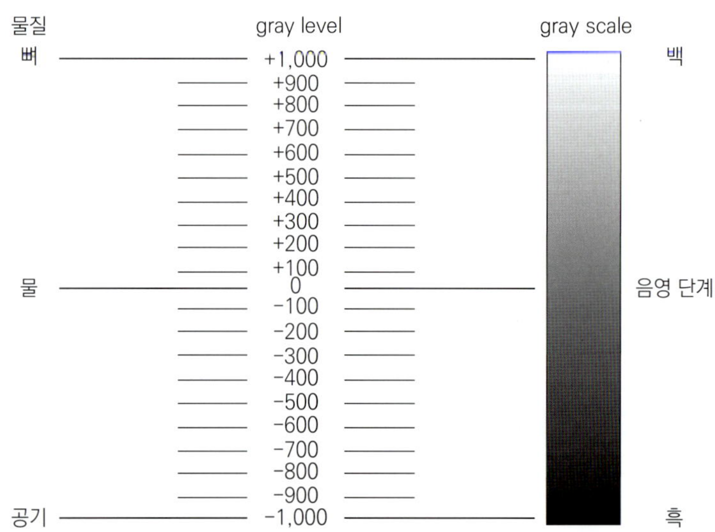

그림 1-18 Hounsfield scale에서의 CT number와 gray scale의 관계

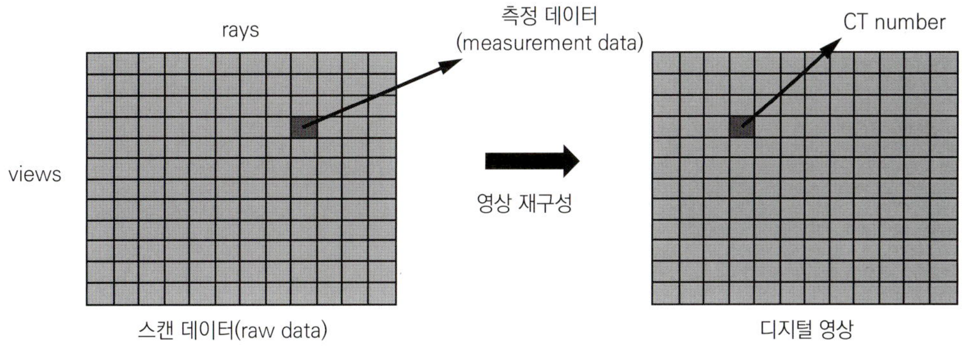

그림 1-19 스캔 데이터가 영상 재구성 과정을 통해 CT number로 구성된 디지털 영상으로의 변환

그림 1-19는 스캔 데이터(raw data)를 영상 데이터로 변환시키는 것을 보여준다. 이는 인체를 투과한 후 감약된 측정데이터(measurement data)를 CT number라고 불리는 디지털 수치로 변환시키는 과정이다. 이를 영상 재구성(image reconstruction)이라 하며, 하나의 view는 수백 개의 ray로 이루어진다.

MDCT에서는 기존의 CT에서 사용되던 -1,024HU에서 +3,071HU 범위의 일반적인 CT number를 -10,240HU에서 +30,710HU로 확장시킨 extended CT scale을 사용한다. Extended CT scale의 경우 높은 감약계수를 갖는 금속물질이나 금속 보철물의 구분을 용이하게 한다. 그림 1-20에 보이는 대퇴골두(넓적다리뼈머리)의 금속 보철물의 평균 CT number는 6,374HU이다. 이런 경우 extended CT scale과 넓은 윈도우 폭의 설정은 뼈와 금속물질의 구분을 가능케 한다.

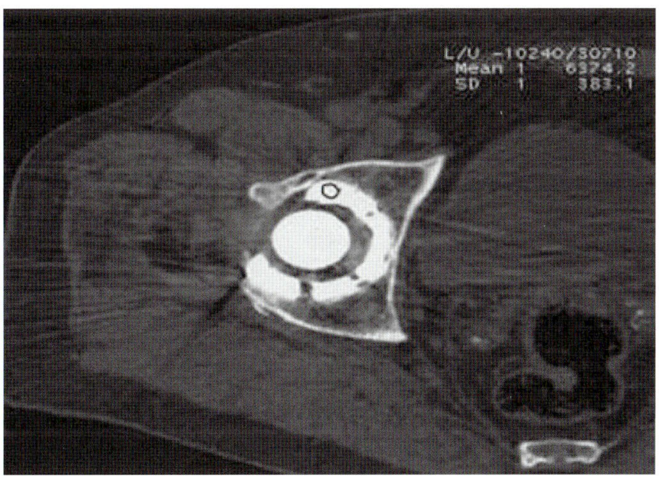

그림 1-20 Extended CT scale을 적용한 대퇴골두의 CT영상

7 영상획득 방식

영상획득(image data acquisition)은 스캔으로 X선이 환자를 투과하여 감약된 데이터를 검출하는 과정부터 CT영상을 얻어내기 까지의 체계적인 정보의 수집을 의미한다. CT에서의 데이터 획득방식은 크게 슬라이스 단위(slice by slice)의 획득과 볼륨데이터(volumetric data)의 획득으로 구분되며 장치 특성에 따라 이를 응용한 다양한 방법들이 사용된다.

1) 고식적 스캔(conventional scan)

Sequential scan, axial scan, step and shoot scan이라고도 한다. 고식적인 CT장치에서 주로 사용하는 슬라이스 단위의 데이터 획득의 대표적인 방법이다. 환자테이블이 고정되어 있는 상태에서 X선관이 환자 주위를 회전하면서 하나의 단면 데이터를 획득한다. 일회 노출에 하나의 영상을 얻으며, 하나의 스캔이 끝나면 X선관 회전이 멈춰지고 환자테이블의 위치가 이동된 후 다음 스캔이 이루어진다.

2) Cluster scan

슬라이스 스캔을 여러 개씩 묶어 그룹화한 스캔이다. 전체 스캔 부위를 몇 개의 그룹으로 나누어 그룹 사이에 환자가 호흡을 할 수 있도록 intergroup delay(IGD)를 설정한다. 보통 IGD는 10-15초 정도가 적절하다.

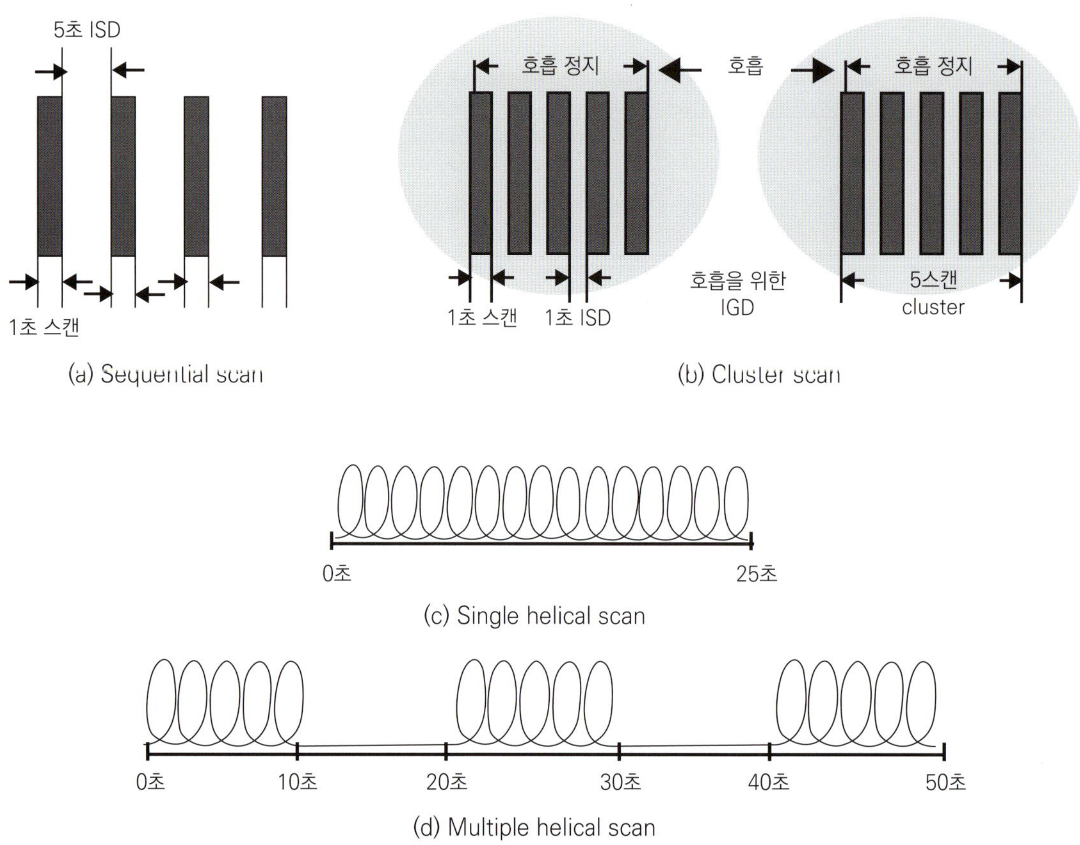

그림 1-21 고식적 및 나선형 스캔의 유형

3) 나선형 스캔(helical scan; spiral scan; volumetric scan)

나선형 스캔(helical scan; spiral scan)을 통한 연속적인 데이터 획득방법이다. 슬라이스 단위의 획득과 달리 스캔된 볼륨데이터 내의 임의의 위치에서 다양한 슬라이스 간격과 두께의 영상 재구성이 가능하다.

4) Cine scan 또는 dynamic scan

임의의 시간 간격을 두고 동일 위치에서 연속 스캔하는 방법으로 stationary dynamic scan이라고도 불린다. Fast scan 방법인 cine scan은 약 220° 부위를 스캔한 부분적인 데이터값을 취한다. 이러한 이유에서 partial scan 또는 half scan이라고도 한다.

Cine scan은 liver dynamic CT 또는 CT혈관조영검사(CT angiography)에서 원하는 해부학적 부위에 최고의 조영증강을 얻기 위한 지연시간(delay time) 설정을 목적으로 하거나 조영제의 급속주입 후 조직이나 병변의 조영증강 상태를 관찰하기 위해 주로 사용된다.

5) Normal scan, partial scan, over scan

Normal scan은 X선관의 360° 회전을 통해 하나의 영상을 획득하는 일반적인 스캔 모드이며 대부분의 CT 검사에서 채택되고 있다. Partial scan은 half scan이라고도 불리며 약 225°의 회전으로 하나의 영상을 획득하는 스캔 모드이다. 이는 빠르게 움직이는 장기의 영상화나 dynamic scan(cardiac CT), 그리고 신속한 영상 재구성이 요구되는 auto bolus tracking 기법의 적용 시 사용된다. 반면에 over scan은 약 500°의 회전으로 하나의 영상을 획득하는 스캔 모드이다. 이는 신호대잡음비(signal to noise ratio; SNR)가 증가되고 대조도분해능이 향상되는 장점이 있으나 유효 슬라이스 두께가 약간 증가된다.

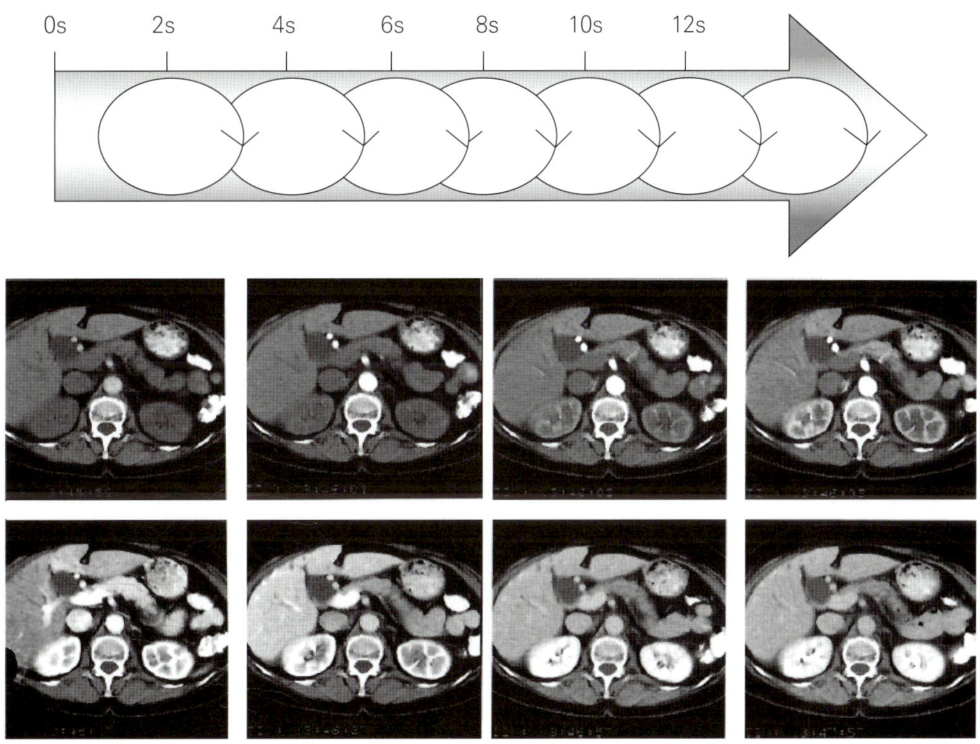

그림 1-22 Cine scan으로 얻은 복부CT 영상들

6) Contiguous scan, overlapping scan, gapped scan

Contiguous scan은 슬라이스 두께와 간격을 동일하게 설정하여 각 단면이 중복되거나 단면 사이에 갭이 발생하지 않게 하는 방법이다. 이는 일반적인 CT검사에서 많이 사용된다. Overlapping scan은 슬라이스 두께를 슬라이스 간격보다 크게 설정하여 각 단면이 중복되게 스캔하는 방법이다. 이와 반대로 슬라이스 두께를 슬라이스 간격보다 작게 설정하여 스캔하는 것을 gapped scan이라 한다.

8 슬라이스 두께와 간격, 선속 콜리메이션(beam collimation)

X선이 콜리메이터를 통과하여 투과된 피사체의 횡단면 층이 슬라이스이다. CT영상은 인체의 횡단면을 칼로 자르듯이 하여 영상을 만드는 것이 아니라 어느 정도의 두께를 갖고서 영상을 재구성한다. 그림 1-23의 (a)는 슬라이스의 개념을, (b)는 X선관측 콜리메이션 후의 슬라이스 프로필과 검출기측 콜리메이션 후의 슬라이스 프로필을 비교한 개념도이다. 장치에 따라 다르지만 보통 최저 0.5 mm에서 최대 10 mm의 슬라이스 두께를 선택하여 스캔할 수 있다.

Non-MDCT에서의 슬라이스 두께는 콜리메이션에 의해 결정되는 반면 MDCT에서는 beam collimation(BC), 검출소자의 조합(detector configuration 선택, 이는 DAS control board에서 조절됨) 그리고 재구성 알고리즘에 의해 결정된다.

더욱 자세히 말하면, MDCT의 고식적 스캔 모드에서는 beam collimation과 detector configuration의 선택에 의해서, helical 스캔 모드에서는 이들 외에도 재구성 알고리즘이 추가적으로 포함되어 슬라이스 두께가 결정된다. 참고로 GE 및 필립스의 64MDCT의 예를 들면, beam collimation은 large BC과 small BC으로 구분되어 있으며 large BC는 40 mm, small BC는 20 mm이다.

슬라이스 간격(increment)은 space 또는 interval이라고 하며 한 슬라이스의 중앙에서 다음 슬라이스의 중앙까지의 거리를 의미한다. 슬라이스 간격은 1 mm에서 수 십 mm까지 선택할 수 있다.

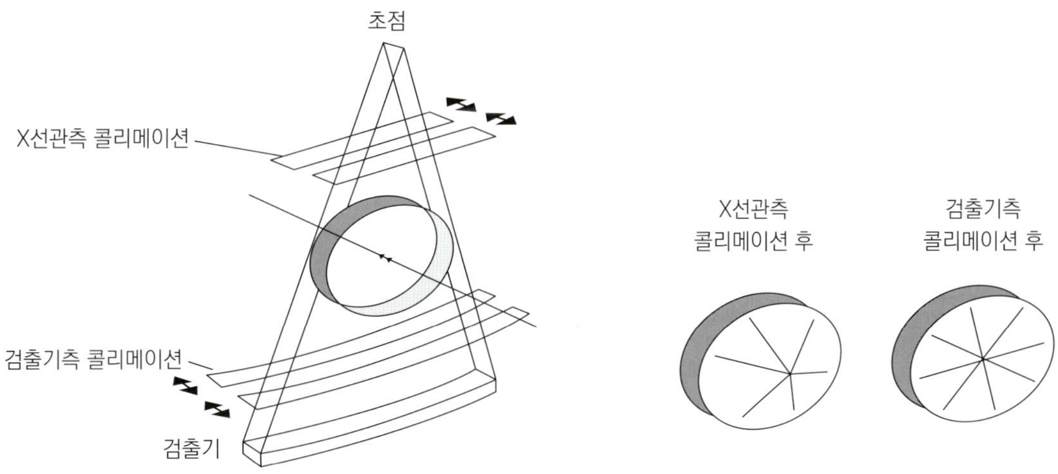

(a) 슬라이스의 개념 (b) 슬라이스 프로필의 비교

그림 1-23 슬라이스의 개념과 X선관측 콜리메이션과 검출기측 콜리메이션 후의 슬라이스 프로필 비교

9 Scan data와 image data

Scan data는 raw data라고도 불리며, 환자를 여러 각도에서 투과하여 검출기에 포획된 감약 데이터들(measurement data)을 여러 각도에 따라 쌓아 놓는 데이터(2차원의 여현곡선 데이터로 sinogram이라고도 부름)이다. 이는 보통 영상전처리가 끝나고 역투영과 convolution 처리가 되지 않은 상태의 데이터를 일컫는다.

반면에 image data는 우리가 눈으로 볼 수 있는 공간영역의 데이터이며 영상 재구성 처리 후 CT number로 표현된 데이터이다.

그림 1-24는 필터보정 역투영법(FBP)이 시행되기 전의 raw data(sinogram)와 재구성 후의 image data를 나타낸 것이다.

896개의 채널과 900개의 view를 갖는 CT를 예로 들면, raw data의 크기는 약 2 MB(896 × 900 view × 2 byte)이며, image data는 약 0.5 MB(512 × 512 × 2 byte)가 된다.

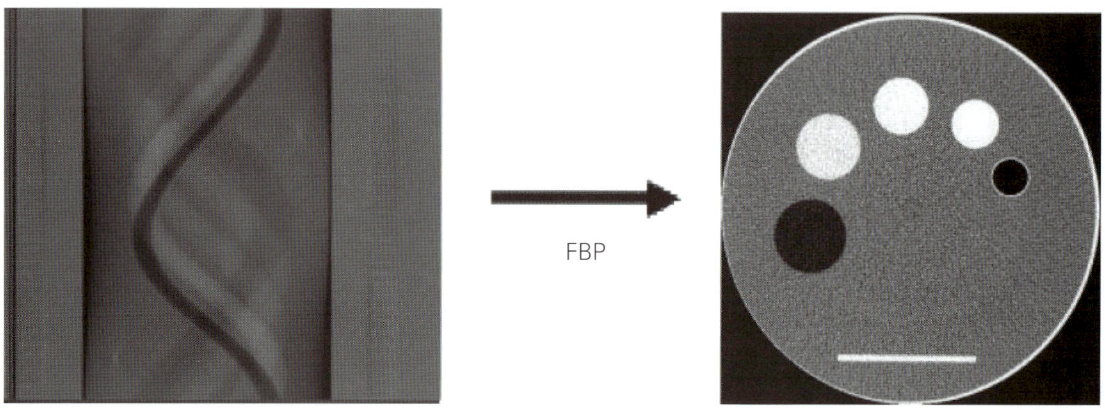

(a) Raw data(sinogram)　　(b) Image data

그림 1-24 Raw data와 image data

10 픽셀, 복셀, 매트릭스, ROI

1) 픽셀(pixel)

픽셀은 picture element로서 영상을 구성하는 최소 단위이며, 각 픽셀은 해부학적인 한 조각을 표현한다. 그러므로 픽셀 크기가 작을수록 조직의 해부학적 표현이 우수하다.

픽셀은 영상 모니터에서 gray scale의 한 점으로 표시되며, 256 × 256 매트릭스인 경우 이는 총 65,536개의 픽셀의 배열을 의미한다.

픽셀 크기는 다음의 식과 같이 매트릭스 크기와 FOV 로부터 계산될 수 있다. 예를 들어, 512 × 512 매트릭스를 사용하여 스캔한 복부 CT영상의 display FOV가 32 cm인 경우 픽셀 크기는 32 × 10 mm/512 = 0.625 mm가 된다.

$$\text{픽셀 크기} = \frac{\text{scan FOV}}{\text{매트릭스 크기} \times \text{zoom factor}} = \frac{\text{display FOV}}{\text{매트릭스 크기}}$$

2) 복셀(voxel)

슬라이스는 복셀이라고 불리는 볼륨 요소(volume element)로 분리된다. 복셀은 가로와 세로 방향 외에 두께를 갖는다. 복셀을 투과한 정보는 컴퓨터 처리를 통해 각 픽셀에 대한 CT number로 계산되어 영상으로 표현된다. 이러한 복셀 크기는 슬라이스 두께, 매트릭스 크기, FOV에 의해 결정된다.

3) 매트릭스(matrix)

매트릭스는 가로열과 세로열이 2차원적으로 정렬된 픽셀의 배열을 의미한다. 대부분의 MDCT에서 512 × 512 매트릭스가 주로 사용되며, 매트릭스 크기는 픽셀의 수와 직접적으로 연관된다. 즉, field of view(FOV)가 일정한 상태에서 매트릭스 크기를 증가시키면 픽셀 크기는 작아지므로 영상의 공간분해능은 향상된다.

그러나 여기서 기억할 점은 공간분해능은 3차원적인 개념으로 횡단면축 분해능(X-Y plane resolution; axial plane resolution)과 Z-축분해능을 포함한다. 횡단면축 해상능은 매트릭스 크기에 의해 결정되며, Z-축분해능은 슬라이스 두께에 의해 좌우된다. 그러므로 공간분해능은 매트릭스 크기와 슬라이스 두께에 직접적인 영향을 받는다.

큰 매트릭스 크기를 사용하면 컴퓨터에서 처리되는 데이터양이 많아진다. 즉, 매트릭스 크기를 512 × 512에서 1,024 × 1,024로 변화시키면 영상의 픽셀수가 262,144개에서 1,048,576개로 증가된다. 1,024 × 1,024 매트릭스의 사용은 영상 재구성 시간과 데이터 전송 및 저장속도를 느리게 할 수 있다.

4) ROI(region of interest)

ROI는 계측 등을 목적으로 영상에 설정되는 2차원의 영역을 의미한다. 원형, 타원형, 사각형, trace를 통해 ROI를 구성할 수 있으며 ROI 설정을 통해 CT number나 노이즈의 측정이 행해진다.

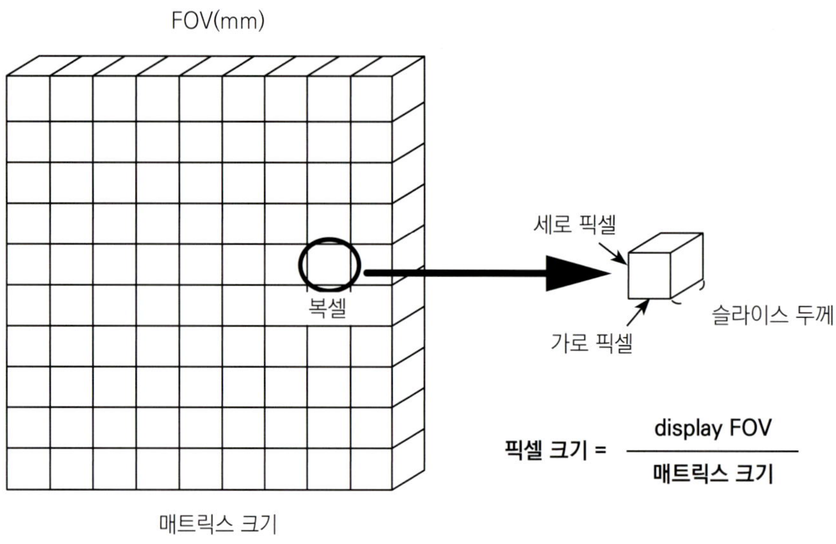

그림 1-25 픽셀과 복셀의 개념

11 영상의 표시와 windowing

1) Gray level

Gray level이란 디지털화 되어진 각 픽셀이 갖는 흑백의 명암 값을 의미한다. 두 개의 gray level을 갖는 영상은 단지 흑색과 백색으로 나타내어진다. CT장치에서 어떤 조직의 Hounsfield 값이 높으면 밝게 나타나고 Hounsfield 값이 낮으면 어둡게 나타난다.

2) Gray scale

Gray scale이란 흑백의 명암도(gray level)를 통해 얻어내는 단계적인 회색을 의미하며 gray scale image는 gray level로 이루어진 영상이다. 각 픽셀의 gray scale값의 범위는 비트수(bit depth)로 표현되며, CT영상은 단위 픽셀당 비트수에 의해 특성화된다.

CT의 gray scale은 12비트에 해당되는 4,096 단계(-1,024에서 3,071)를 가진다. 하지만 이를 표시해내는 시스템인 LCD 모니터나 laser imager의 경우 이를 축소하여 8비트에 해당되는 256 단계(0-255)로 나타낸다.

3) Window width & level

(1) Window width와 window level의 정의

CT영상은 기본적으로 물과 뼈 그리고 공기를 표준으로 하여 설정된 픽셀의 상대적인 선감약계수인 CT number를 사용하여 흑백의 여러 단계를 나타낸다. Window width란 흑백의 여러 단계인 gray scale로 표현할 수 있는 CT numbers의 범위이며, window level은 gray scale의 중앙값이다. Window level이 낮으면 X선 흡수가 낮은 공기나 지방에 가까운 것을 잘 표시하며, 반대로 window level이 높으면 뼈와 같이 X선 흡수가 높은 물질을 잘 표시한다.

디스플레이된 CT영상의 window width와 level을 조절함으로써 영상의 대조도를 변화시킬 수 있으며, 보통 조작대의 모니터 하부에 위치되어 있는 track ball이나 조절 손잡이에 의해 조절된다.

만약 관찰자가 모니터에서 영상을 2,000의 window width와 0의 level로 설정하였다면 영상의 전체적인 gray scale을 관찰할 수 있으나 연부조직의 작은 감약 차이는 관찰하기가 어려워진다. 왜냐하면 인간의 시각능력은 단지 40단계 이상은 구별할 수 없기 때문이다. 이러한 이유에서 관심부위의 windowing이 필요한 것이다.

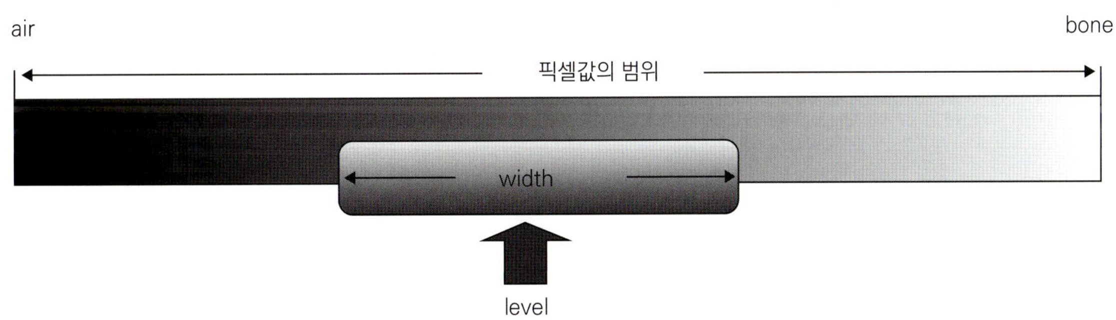

그림 1-26 Window width와 level의 개념

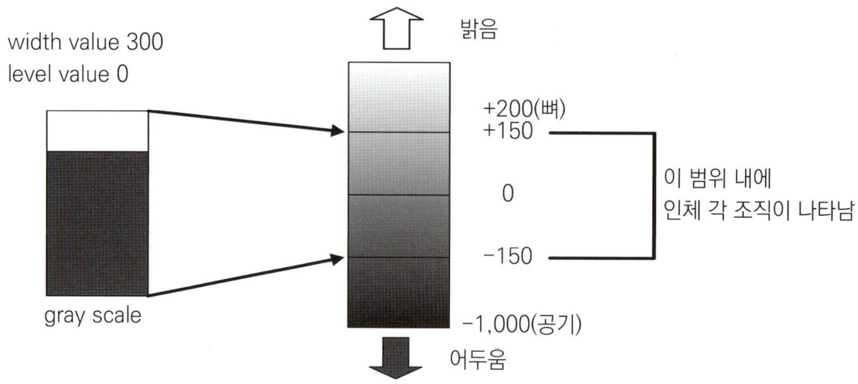

그림 1-27 Window width와 level 값의 표시

예를 들어 복부 CT영상을 window width를 +300, window level을 0으로 설정하였다면 영상에 나타나는 HU의 범위는 -150에서 +150이다. 그러므로 흡수값이 -150보다 낮은 물질은 검게 나타나고, 흡수값이 +150보다 높은 물질은 밝게 나타나며 -149에서 +149 사이의 HU를 갖는 물질들은 흑과 백 사이의 레벨로 표시된다.

(2) Windowing이 영상에 미치는 영향

Window width는 영상의 대조도에 직접적인 영향을 미친다. Width를 넓게 설정하면(높이면, broad window) 표시되는 농도 범위(gray scale)가 커지며 영상의 대조도가 나빠진다. 그리고 해상도가 저하되며 적은 흡수차이를 나타내는 조직의 식별능이 저하된다. 이와 반대로 width를 좁게 설정하면(낮추면, narrow window) 표시되는 농도 범위가 작아져 영상의 대조도가 좋아진다. 또한 적은 흡수차이를 나타내는 조직의 식별능이 향상된다.

Window level은 선감약계수, 흡수치, 농도와 직접적인 관련이 있다. 즉, 공기와 같이 선감약계수가 적은 조직을 관찰하고자 할 때는 window level을 낮게 설정하고, bone과 같은 선감약계수가 큰 조직(X선 흡수가 높은 물질)을 관찰하고자 할 때는 level을 높게 설정한다.

그림 1-28의 (a)는 level을 동일하게 설정한 상태에서 width를 200(좌)과 400(우)으로 차이를 둔 복부 CT영상이며, 그리고 (b)는 width를 동일하게 설정한 상태에서 level을 -100(좌상), +50(우상), +300(하)으로 차이를 둔 것이다.

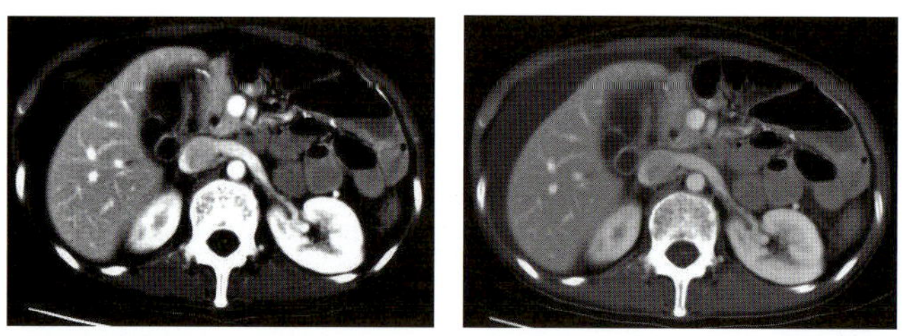

(a) Window width의 변화(좌: narrow window, 우: broad window)

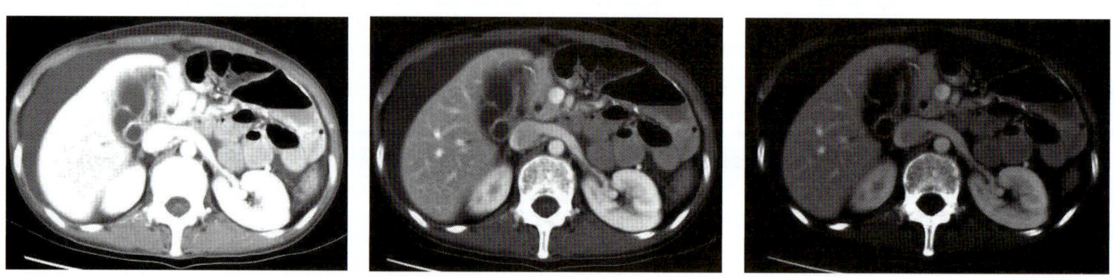

(b) Window level의 변화

그림 1-28 Window width와 level 변화에 따른 복부 CT영상의 대조도와 농도 차이

(3) Window setting(window width/level)

Window setting은 먼저 주된 관심으로 보고자 하는 물질에 맞추어 window level을 설정한 후 window width를 설정하는 방법이 권고된다. 그러나 선감약계수가 특히 작거나 큰 물질 (공기 또는 뼈)을 관찰하고자 하는 경우에는 window level을 선택한 후 적정한 농도를 얻기 위해 window width를 넓게 설정한다. CT장치의 특성과 조영증강 정도 그리고 관찰자의 주관에 따라 차이는 있지만 영상의 정밀한 관찰을 위해 임상에서 일반적으로 사용되는 window setting은 표 1-5와 같다.

표 1-5 대표적인 CT영상의 window setting

	Window width(HU)	Window level (HU)
Brain setting	80 ~ 100	0 ~ 30
Abdominal soft tissue setting	300 ~ 400	0 ~ 40
Liver narrow setting	70 ~ 100	50 ~ 80
Mediastinal (thoracic; pleural) setting	400 ~ 500	0 ~ 100
Lung setting	1000 ~ 1500	-500 ~ -1000
Bone setting	1000 ~ 1500	200 ~ 300
Temporal bone setting	2000 ~ 4000	300 ~ 400

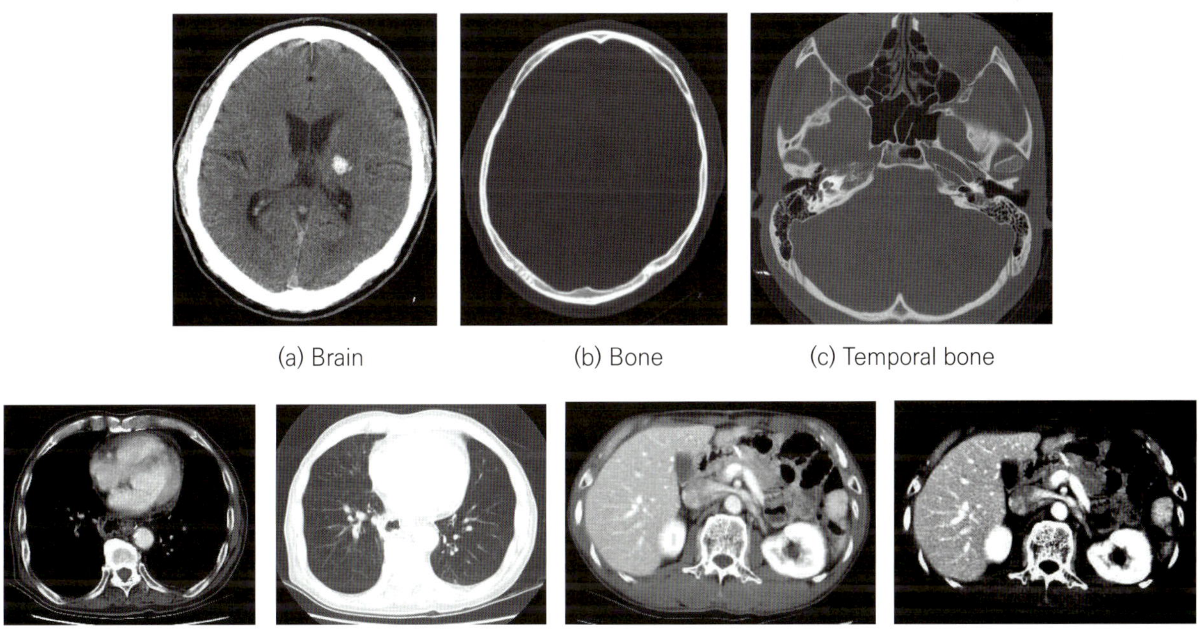

(a) Brain (b) Bone (c) Temporal bone
(d) Mediastinal (e) Lung (f) Soft tissue (g) Liver narrow

그림 1-29 각 부위별 window setting 예

12 Data archive(storage) 및 remove(delete)

Data archive란 스캔 데이터 및 영상 데이터를 데이터 보관장치 사이에서 전송 및 저장하는 기능을 총칭하는 용어이다. 이는 하드디스크의 데이터를 보조기억 매체인 디지털 비디오 디스크(digital video disk; DVD)나 광자기 디스크(magnetic optic disk; MOD)로의 저장을 의미하는 save(dump; store)와 보조기억 장치에서 주기억 장치인 하드 디스크로의 전송을 의미하는 restore(retrieve; load)로 구분된다.

그리고 remove(delete)는 하드디스크에 있는 스캔 데이터 또는 영상 데이터를 삭제하는 기능이다.

CHAPTER 02
영상 파라메터

CHAPTER 02 영상 파라메터 (imaging parameters)

CT장치는 최소의 선량으로 정밀 진단이 가능한 고품질의 영상을 만들어야 한다. 이를 위해선 효율적으로 설계된 하드웨어와 적절한 스캔 파라메터, 그리고 사용자의 기술적 숙련이 필요하다.

CT에서 영상 품질에 관계되는 파라메터는 데이터 세트의 생성(영상획득)에 관련된 부분과 데이터의 표현을 결정하는 영상 재구성 부분으로 구분된다. 영상획득에 연관되는 파라메터는 관전압, 관전류, X선관 회전시간, 선속 콜리메이션(beam collimation), 필터링, helical pitch, 스캔 타입 등이다. 반면에 영상 재구성에 관련되는 파라메터는 재구성 알고리즘, 슬라이스의 폭과 간격, 매트릭스 크기, display FOV 등이 있다.

1 슬라이스 두께와 선속 콜리메이션

1) 슬라이스 두께(slice thickness; slice width)

CT스캔에서 슬라이스 두께의 선택은 병변 검출의 민감도에 영향을 미치므로 스캔 과정에서 선정해야 하는 중요한 요소이다. 예전의 non-MDCT(single detector CT)에서는 슬라이스 두께와 콜리메이션은 동일한 개념으로 여겨졌다. 왜냐하면 non-MDCT에서는 스캔에서의 콜리메이션과 동일한 슬라이스 두께의 영상 재구성만 가능했기 때문이다. 하지만 MDCT에서는 스캔 방식, 선속 콜리메이션, 검출소자의 조합에 따라 어느 정도의 슬라이스 두께와 간격의 변화가 가능하다.

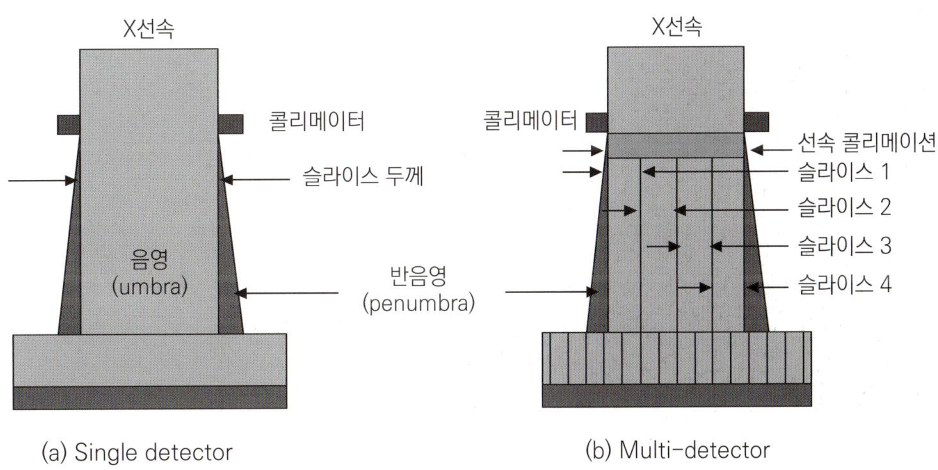

그림 2-1 슬라이스 두께와 선속 콜리메이션의 개념

(1) 슬라이스 두께와 영상품질

슬라이스 두께는 영상의 노이즈와 해상능에 영향을 미친다. 즉, 슬라이스 두께가 얇을수록 경계면의 선명도(edge definition)와 공간해상능을 좋게 하여 작은 병변의 검출능을 향상시킨다. 그리고 수술 시 삽입된 클립과 같은 고농도의 피사체에서 발생되는 직선형의 아티팩트(streak artifact)를 감소시키고, 볼륨 평균화 효과(volume averaging effect; partial volume effect)를 감소시켜 Z-축분해능을 향상시킨다. 이러한 Z-축분해능의 향상은 미세한 해부학적 구조 관찰이나 MPR 영상 및 3차원 재구성 영상의 품질에 중요한 역할을 한다.

하지만 얇은 슬라이스 두께의 적용은 검출기에 도달되는 광자수를 감소시키며 양자 노이즈(quantum mottle)를 증가시키는 요인이 된다. 이로 인해 영상 노이즈가 증가되고 대조도분해능이 저하된다. 반면에 두꺼운 슬라이스 두께는 영상을 부드럽게 만들며 노이즈가 적고 우수한 대조도분해능을 제공하여 조직간 구별을 용이하게 한다.

그림 2-2는 2경추 골절 환자의 coronal CT영상으로 슬라이스 두께에 따른 진단적 차이를 잘 보여준다. 2.5 mm의 슬라이스 두께를 적용한 영상(a)에서는 골절 부위가 명확하게 관찰되지 않고 stair-step artifact(긴 화살표)가 관찰된다. 하지만 1 mm의 얇은 슬라이스 두께를 적용한 (b)영상에서는 stair-step artifact없이 골절 부위(화살표 머리)가 선명하게 관찰된다. 그림 2-3은 슬라이스 두께에 따른 영상의 노이즈를 비교한 것이다. 슬라이스 두께가 얇아지면 노이즈가 증가함을 알 수 있다(7.5 mm 두께: 8.6 HU, 2.5 mm 두께: 13.7 HU).

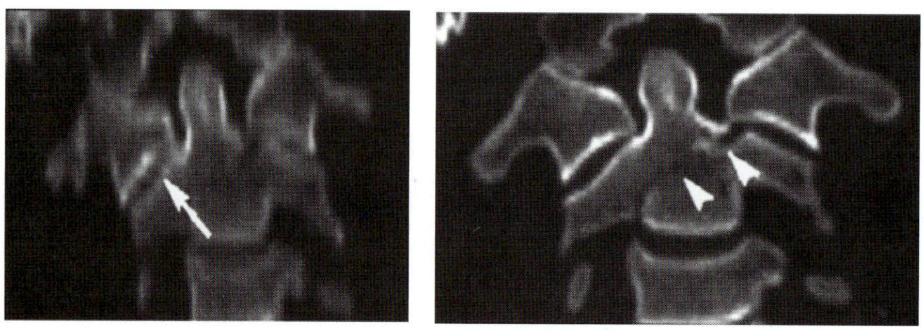

(a) 2.5 mm (b) 1.0 mm

그림 2-2 슬라이스 두께에 따른 coronal reformation 영상의 품질 비교

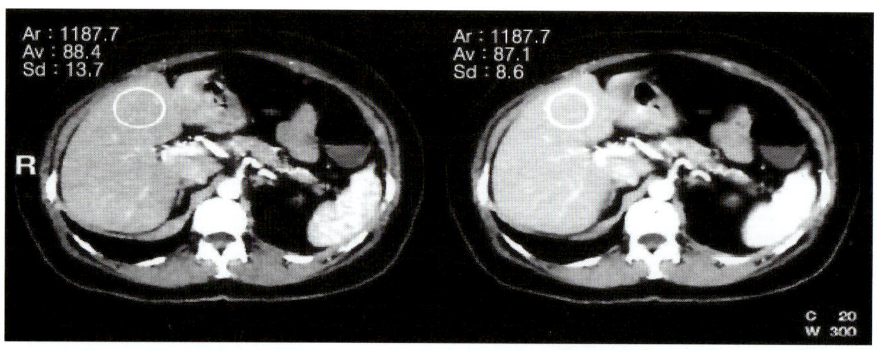

(a) 2.5 mm (b) 7.5 mm

그림 2-3 슬라이스 두께에 따른 영상 노이즈의 비교

그리고 슬라이스 두께는 3차원적 요소인 복셀(voxel) 중의 하나에 해당되며, 횡단면 영상에서 Z-축의 복셀 윤곽을 그려낸다. 슬라이스 두께를 10mm에서 2.5mm로 감소시키면 복셀의 볼륨이 75% 감소되며, 10mm 슬라이스 두께에 비해 복셀당 광자의 수가 1/4 수준으로 감소된다. 이로 인해 양자 노이즈는 2배 정도 증가되어 영상의 대조도분해능을 저하시키고 감약 차이가 적은 조직의 구별에 장해 요인으로 작용한다.

이에 관련되어 관심을 가져야 할 부분이 선량이다. 이론적으로 0.5-1mm 정도의 얇은 슬라이스 두께의 적용은 환자선량을 증가시킨다. 이는 환자를 투과한 X선의 일부가 검출기에 도달하기 전에 환자측 콜리메이터에 의해 막혀 산란되기 때문이다. 하지만 임상에서 관전류나 관전압을 변화시키지 않는 상태에서의 얇은 슬라이스 두께(좁은 콜리메이션)의 적용은 환자선량을 심각하게 증가시키지는 않는다. 더불어 얇은 슬라이스 두께의 횡단면 영상을 통해 얻어지는 reformation 영상은 direct scan(환자의 자세를 변경하여 갠트리에 위치시킨 후 시행하는 coronal 또는 sagittal scan) 영상과 동등한 품질의 영상을 제공함으로써 direct scan의 필요성을 줄인다. 이는 환자피폭을 감소시키는 효과를 준다.

(2) Helical pitch 변화에 따른 슬라이스 두께

① GE, 필립스, 캐논 메디컬의 MDCT

그림 2-4는 MUSCOT(multi-slice cone beam tomography) 재구성 알고리즘을 사용하는 캐논 메디컬의 4MDCT에서 1mm 슬라이스 두께를 적용한 경우 helical pitch 변화에 따른 슬라이스 두께의 차이를 보여준다. 다소의 차이는 있지만 GE, 필립스, 캐논 메디컬의 MDCT의 경우 helical pitch(또는 테이블 이동속도)를 증가시키면 슬라이스 두께가 증가한다.

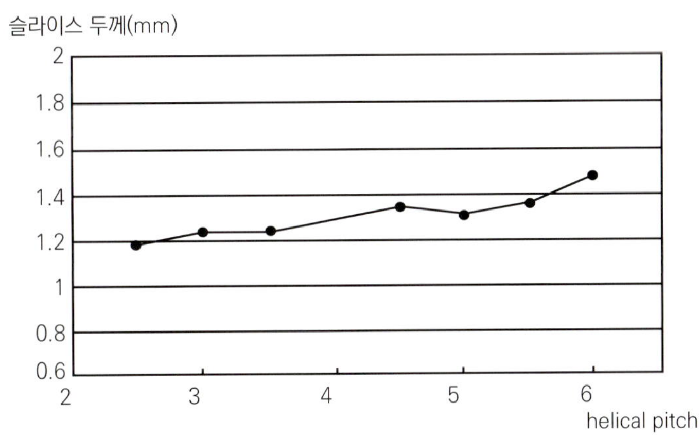

그림 2-4 캐논 메디컬의 4MDCT에서 helical pitch 변화에 따른 슬라이스 두께

② 지멘스(Siemens) MDCT

그림 2-5는 AMPR(axial multiplanar reconstruction) 알고리즘을 채택한 지멘스의 16MDCT에서 helical pitch(beam pitch)의 변화에 따른 반치전폭(FWHM)을 나타낸 것이다. Adaptive axial interpolation 알고리즘을 채택한 지멘스 4MDCT와 마찬가지로 helical pitch의 변화에도 불구하고 슬라이스 두께(FWHM)는 크게 변화하지 않는다. 이는 데이터가 multi-rows에서 획득되며, non-linear spiral weighting 기법의 사용으로 인해 종축 방향의 데이터 분포가 확장되지 않기 때문이다.

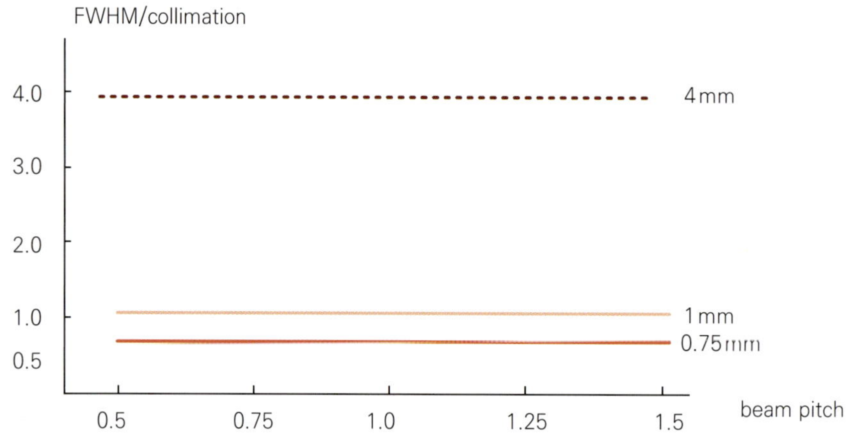

그림 2-5 지멘스 16MDCT에서 helical pitch 변화에 따른 FWHM/collimation

지멘스 MDCT에서의 helical pitch의 증가는 스캔시간을 단축시켜 시간분해능을 향상시킨다. 하지만 슬라이스 두께(Z-축분해능), 노이즈, 선량은 helical pitch의 변화에 영향을 받지 않는다. 이는 helical pitch의 변화에 대한 영상품질(신호대잡음비)과 선량이 고려된 개념이며, 일정한 영상의 품질을 유지하기 위해 선택된 helical pitch에 따라 관전류의 변화를 통해 적절한 mAs가 자동으로 조절이 되기 때문이다. 즉, GE, 필립스, 캐논 메디컬의 MDCT와 달리 지멘스 MDCT는 helical pitch를 높이면 관전류가 증가되고, helical pitch를 낮추면 관전류가 감소되어 동일한 영상품질과 동일한 선량이 환자에게 부여되도록 한다.

2) 선속 콜리메이션(beam collimation)

MDCT의 선속 콜리메이션은 small beam collimation(= narrow beam collimation)과 large beam collimation(= wide beam collimation)으로 구분된다.

그림 2-6에 나타낸 지멘스 16MDCT 검출기의 경우 총 24개의 검출소자로 구성된다. 중앙부 16개 검출소자의 폭은 0.6mm이며 양쪽 주변부 8개 검출소자의 폭은 1.2mm이다. Small beam collimation을 선택하면 중앙부에 위치된 0.6mm 폭의 16개 검출소자가 유효 검출소자로 사용되어 9.6mm(0.6mm × 16개)의 scan coverage를 갖는다. 반면에 large beam collimation을 채택하면 1.2mm의 검출소자 16개가 유효 검출소자로 사용되어 19.2mm(1.2mm × 16개)의 scan coverage를 갖는다. 즉, large beam collimation에서는 0.6mm 폭의 중앙부 검출소자 2개가 하나로 묶어져 1.2mm의 폭을 갖게 된다.

반면에 GE사와 필립스의 16MDCT는 지멘스 16MDCT와 달리 중앙부 16개 검출소자의 폭은 0.625mm이며 양쪽 주변부 8개 검출소자의 폭은 1.25mm이다. 그러므로 small beam collimation은 10mm, large beam collimation은 20mm의 scan coverage를 갖게 된다. 그리고 GE사와 필립스의 64MDCT의 경우 small beam collimation은 20mm, large beam collimation은 40mm의 scan coverage를 갖는다. Large beam collimation은 흉복부 등 스캔 범위가 넓은 일반적인 CT검사에 주로 사용되며, small beam collimation은 측두골과 같이 고선예도가 필요한 부위의 CT검사에 주로 이용된다.

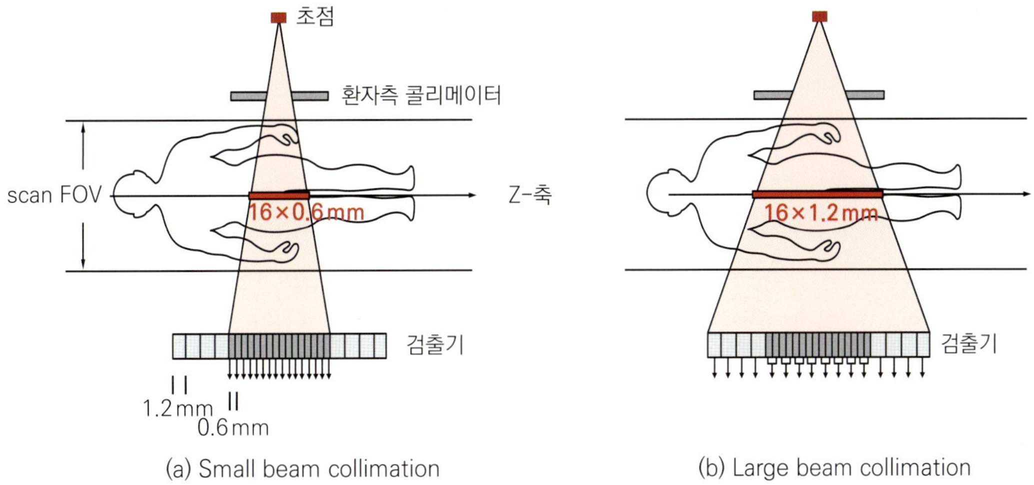

그림 2-6 16MDCT의 small beam collimation과 large beam collimation(지멘스)

표 2-1 64MDCT의 beam collimation과 선량(GE사)

Total beam collimation(mm)	Detector configuration(mm)	$CTDI_w$(10mm beam을 기준)
20(small)	16 × 1.25	0.89
40(large)	16 × 2.5	0.83

표 2-1은 64MDCT에서의 beam collimation과 선량(CTDIw)의 관계를 보여준다. 선속의 폭이 증가하면 (large beam collimation을 선택하면) 전체 선속 폭에서 반음영(penumbra)이 작은 부분에 해당되기 때문에 전체적인 CTDI는 감소된다.

3) 단면감성윤곽(유효 슬라이스 두께)

(1) 단면감성윤곽의 정의

단면감성윤곽은 section sensitivity profile(SSP), 슬라이스 프로필과 동일한 의미이다. 이들은 CT영상의 유효 슬라이스 두께(공칭 슬라이스 두께)를 표현하는 용어이며 영상의 종축분해능(longitudinal resolution)을 의미한다.

CT에서 슬라이스 단면의 모양은 빵을 칼로 자른 면으로 생각하기 쉬우나, 실제로는 투원반과 비슷한 모양을 하고 있다. 왜냐하면 X선이 초점에서 평행하게 조사되는 것이 아니고 사방으로 확산되며, 비록 인체에 조사되기 전에 콜리메이션을 하더라도 X선관의 초점 크기가 크고 콜리메이터에서의 경계면 효과(edge effect)나 산란선에 의하여 검출기 부위에서는 선속이 넓어지기 때문이다. 특히 나선형 스캔에서는 이러한 프로필이 넓어지는 현상이 현저하다. 그 이유는 연속적인 데이터 획득과정에서 일정한 속도로 테이블이 움직이기 때문이다. 이상적인 슬라이스 프로필은 슬라이스 내의 점(픽셀)들은 영상형성에 기여하고, 슬라이스 밖의 점들은 영상형성에 기여하지 않는 직육면체 모양이어야 한다.

(2) 단면감성윤곽을 나타내는 파라메터

단면감성윤곽을 나타내는 파라메터로 가장 많이 사용되는 것은 반치전폭(반전치폭; full width at half-maximum; FWHM)이다. 이외에도 최대높이 10분의 1의 전폭인 full width at tenth of maximum(FWTM), full width at tenth area(FWTA) 등이 있다.

단면감성윤곽에 영향을 미치는 요소로는 helical scan에서의 선형보간법(linear interpolation), helical pitch, 그리고 영상 재구성의 간격(increment)이다. 일반적으로 wide linear interpolation, high helical pitch(또는 테이블 이동속도)을 적용하면 단면감성윤곽을 넓게 하며 Z-축분해능을 저하시킨다.

그림 2-8의 (a)는 고식적 스캔과 나선형 스캔의 단면감성윤곽 차이를 개념적으로 비교한 것이다. (b)는 지멘스 64MDCT에서 공칭 슬라이스 두께를 0.6, 0.75, 1.0, 1.5 mm로 적용 시 측정된 슬라이스 두께이다. 측정된 단면감성윤곽은 각각 0.67, 0.81, 1.06, 1.51 mm임을 보여준다.

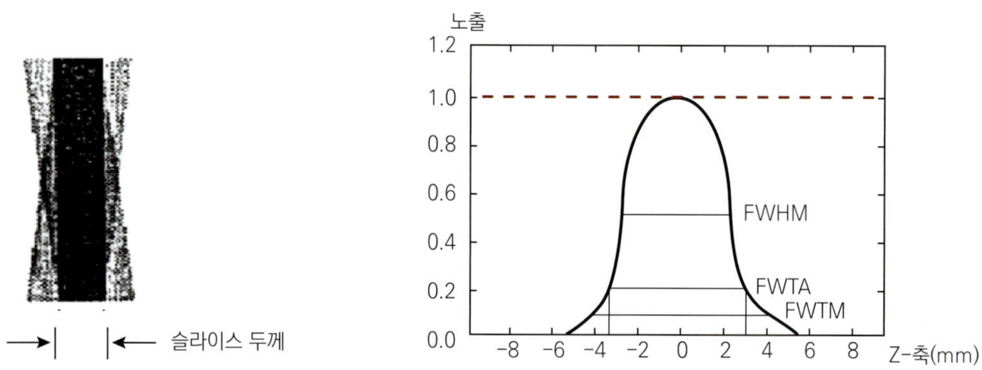

그림 2-7 단면감성윤곽의 개념과 파라메터

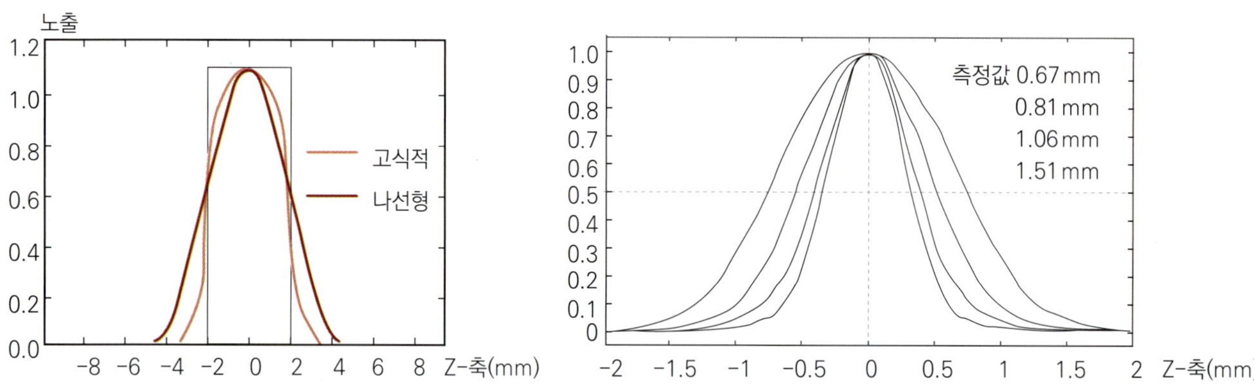

(a) 고식적 스캔과 나선형 스캔

(b) 0.6, 0.75, 1.0, 1.5 mm의 공칭 슬라이스 두께

그림 2-8 여러 슬라이스 두께에서의 단면감성윤곽의 비교(지멘스 64MDCT)

2 관전압

1) 관전압과 검출기 출력

관전압(tube voltage)은 양극과 음극 사이의 전압으로, X선의 에너지 레벨과 투과력(강도)을 결정하며 영상 대조도, 노이즈, 피폭선량에 영향을 미치는 질적인 요소이다.

관전압의 차이는 투과력을 변화시키며, 인체조직의 감쇠 정도가 달라지기 때문에 영상의 CT number에 영향을 미친다. 즉, 고관전압의 사용은 피사체의 CT number를 감소시키며, 피사체와 주변조직 사이의 CT number 차이를 저관전압에 비해 상대적으로 감소시킨다. 그리고 X선의 통과경로가 길수록 고관전압의 투과력이 저관전압에 비해 커진다. 그러므로 어깨, 골반 등의 X선 통과경로가 상대적으로 긴 부위의 스캔에서는 고관전압의 사용이 효과적이다.

고관전압은 전자들의 가속력을 높여 방사선 스펙트럼을 고에너지 레벨로 이동시킨다. 이는 bone과 조영증강된 조직에서 현저히 나타난다. 이로 인해 피사체 투과력이 커지므로 많은 수의 광자가 검출기에 도달하게 되고 영상의 노이즈가 줄어 든다. 반면에 고관전압은 조직사이의 흡수차이를 감소시키므로 영상의 대조도를 저하시키지만 어떤 해부학적 부위에서는 노이즈 감소효과를 통해 대조도분해능을 향상시킨다. 다시 말해, CT에서 고관전압의 사용은 검출기의 감응성(responsiveness)을 최대화하고 선속경화(beam hardening)로 인한 아티팩트를 최소화하며, 뼈와 연부조직 사이의 상대적인 대조도를 감소시켜 진단 영역을 넓게 한다.

25 cm 직경의 물팬텀을 통과한 X선 투과력을 기준으로 할 때, 80 kVp를 사용하면 검출기에서 얻어지는 출력은 120 kVp의 약 1/5에 해당되며, 140 kVp를 사용하면 120 kVp의 약 1.7배가 된다. 이는 X선속에 포함된 에너지 분포의 차이는 관전류와 관전압의 곱으로 계산되는 X선관의 출력(kW)에 비례하지 않음을 의미한다. 높은 관전압을 사용하는 것이 고출력의 노이즈가 적은 영상을 얻어낸다는 것이다.

MDCT에서의 관전압은 70-140 kVp의 범위에서 4-5가지의 선택이 가능하다. 이는 검사 프로토콜의 설정에 유연성을 제공하고 환자의 선량조절을 용이하게 한다. 대부분의 CT검사에서는 120 kVp가 주로 사용되며 후두골(posterior fossa) 부위, 고대조도 폐 검사(high resolution lung CT; HR lung CT), 매우 뚱뚱한 환자의 스캔에는 140 kVp의 사용이 권장된다. 그리고 골밀도 측정(bone mineral densitometry; BMD) CT나 소아 CT에서는 70-100 kVp의 사용이 권고된다.

그림 2-9는 관전압 차이에 따른 검출기의 출력(120 kVp를 기준으로 한 80 kVp와 140 kVp의 출력)을 비교한 것이며, 그림 2-10은 관전압의 차이에 따른 선량 및 영상 노이즈 특성을 나타낸 것이다.

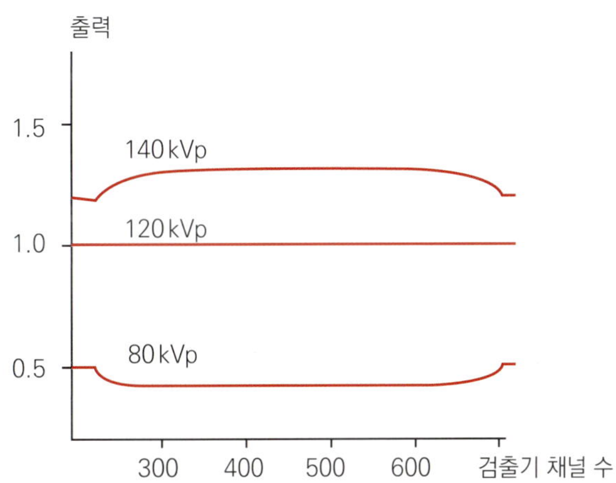

그림 2-9 관전압 차이에 따른 검출기의 출력(120 kVp 기준) 비교

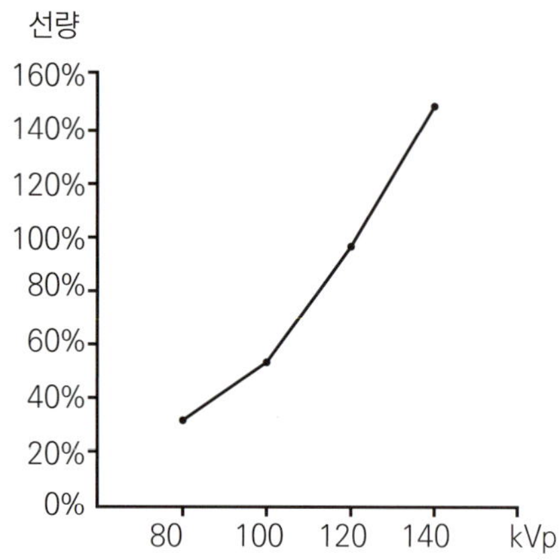

(a) 관전압과 선량

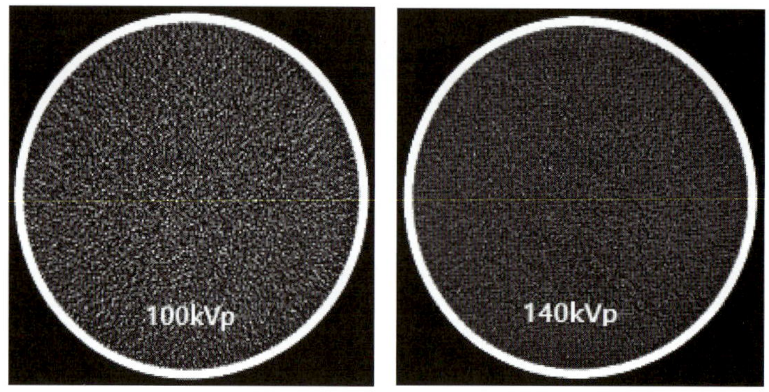

(b) 관전압의 차이에 따른 영상 노이즈

그림 2-10 관전압과 선량 및 영상 노이즈 특성

2) 관전압과 CNR(contrast to noise ratio)

그림 2-11은 서로 다른 농도의 조영 물질에서 관전압 변화에 따른 CT number를 비교한 것이다. 고관전압의 사용은 피사체의 CT number를 감소시키며, 피사체와 주변조직 사이의 CT number 차이를 저관전압에 비해 상대적으로 감소함을 보여준다. 즉, 고관전압의 사용은 물질의 X선 흡수 차이를 감소시켜 대조도를 저하시키지만 어떤 해부학적 부위에서는 노이즈 감소효과를 통해 대조도분해능을 향상시킨다. 또한 고관전압의 사용은 환자의 표면선량을 감소시키지만 전체적인 측면에서는 환자선량을 증가시키는 요인이 된다. 반면에 저관전압의 사용은 영상의 대조도대잡음비(CNR)를 향상시킨다.

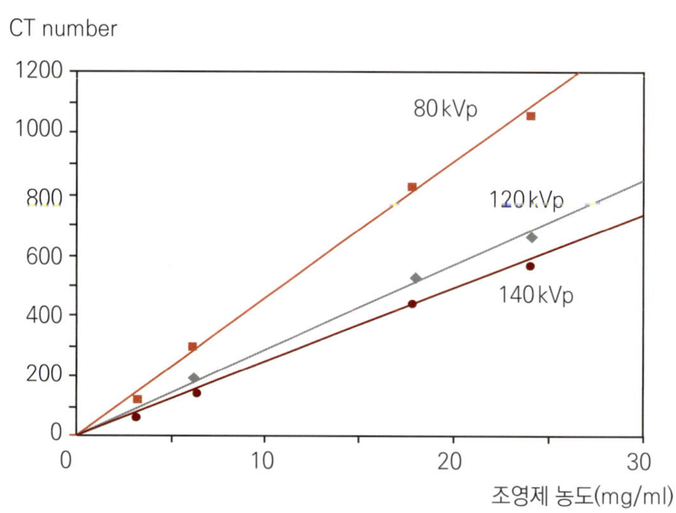

그림 2-11 여러 조영제 농도에서 관전압 변화에 따른 CT number의 차이(GE사)

그림 2-12는 필터보정 역투영법으로 재구성한 동일 환자의 복부 CT영상이다. 100 kVp를 적용한 영상이 120 kVp 영상에 비해 CNR이 향상됨을 보여준다(Seyal, 2015). 그리고 그림 2-13은 동일한 선량($CTDI_{vol}$; 6.2 mGy)을 부여한 팬텀 연구에서 kVp 변화에 따른 CNR의 차이를 보여준다. 저관전압의 적용은 CNR을 향상시킴을 알 수 있다. 참고로 사용된 팬텀은 Gammex 10 mg/ml 농도의 요오드 막대를 삽입한 Kyoto lung man 팬텀이며, 통계적 반복재구성법인 ASiR-V 0%(GE사)를 사용하여 영상을 재구성하였다.

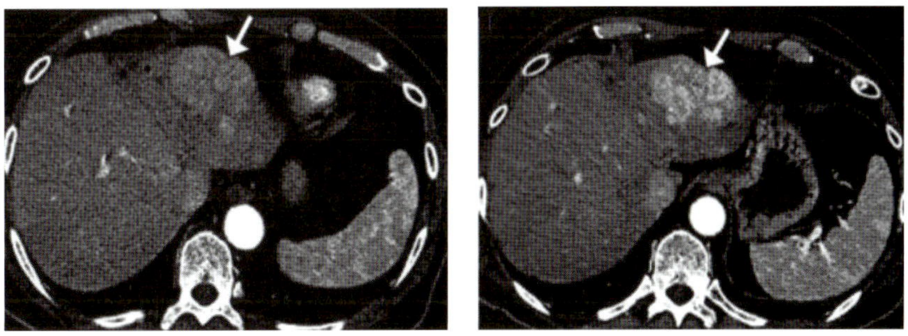

(a) 120 kVp, 7.3 mSv, CNR: 12.6　　(b) 100 kVp, 4.8 mSv, CNR: 16.8

그림 2-12 동일 환자의 검사에서 저관전압 사용의 CNR 향상(필터보정 역투영법)

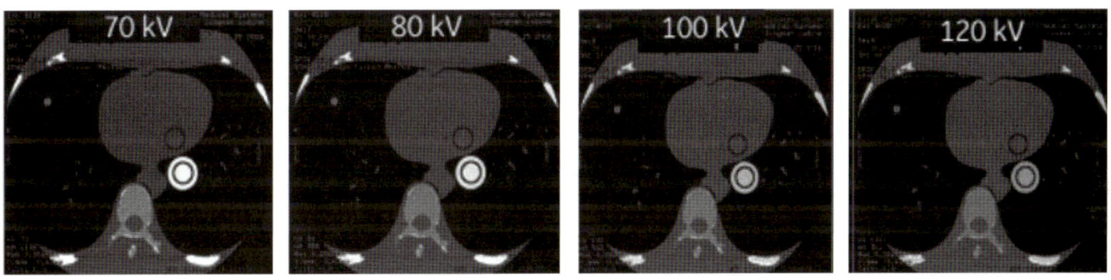

CNR: 2.4　CNR: 1.8　CNR: 1.4　CNR: 1.0

선량($CTDI_{vol}$) : 6.2 mSv　영상 재구성 : 통계적 반복재구성 기법(ASiR-V 0%)

그림 2-13 동일한 선량 부여 시 관전압 변화에 따른 CNR의 차이(GE사 데이터)

3) 관전압 자동조절기능

CARE kV는 지멘스의 관전압 자동조절기능(automatic tube voltage modulation)이다. 이는 환자 크기와 검사 타입에 기초하여 검사에 적절한 kVp와 스캔 파라메터(주로 effective mAs)를 자동적으로 조절함으로써 영상품질과 환자선량을 적절화(optimizing)하는 소프트웨어이다. 여기서 CARE는 combined applications to reduce exposure의 약어이다.

CARE kV는 scan projection radiograph를 얻을 때 표준 환자체중(75 kg)을 기준으로 계산한 후 관전압을 자동으로 조절하여 스캔을 시행하며, 관전류 자동조절기능(CARE Dose 4D)과 함께 사용될 수 있다. 그리고 캐논 메디컬의 관전압 자동조절기능은 Sure kV로 명명된다.

3 관전류, mAs, 회전시간(rotation time)

1) 관전류(tube current)

관전류는 X선관의 양극과 음극 사이의 전류의 양이다. 관전류가 증가하면 열전자(thermal electron)의 수와 선량이 증가된다. 그리고 선속의 강도(intensity)를 증가시키며 양자 노이즈를 감소시킨다.

2) mAs

mAs는 관전류에 노출시간을 곱한 값으로 X선을 통해 전달된 양자 또는 광자량(photon amount)으로 정의된다.

mAs의 증가는 선량을 직선적으로 증가시키며, 영상의 노이즈를 감소시켜 대조도분해능을 향상시킨다. 그림 2-14에 나타낸 바와 같이 영상 노이즈는 mAs(또는 선량)의 1/2제곱에 반비례한다. 그러므로 노이즈를 반으로 줄이기 위해선 mAs를 4배로 증가시켜야 한다.

복부와 같이 연부조직의 대조도가 중요한 CT검사에서는 mAs를 높이는 것이 유용하다. 하지만 척추나 안면골과 같이 고대조도 피사체 부위의 검사에서는 mAs의 영향력은 다소 떨어진다. 그러므로 척추나 뼈 CT, 검진목적의 CT(폐 스크리닝 CT, CT colonoscopy)에서는 상대적으로 mAs를 낮게 설정하는 것이 바람직하다.

관전류와 관전압의 산물인 열 단위(heat unit; HU)는 X선관의 양극에 부과된 에너지의 양을 반영한다. 그러므로 mAs를 증가시키면 X선관 양극에 열을 많이 발생시켜 부담을 주므로 전체 스캔시간이 제한되며, 냉각시간이 증가되기 때문에 스캔범위 역시 제한될 수 있다.

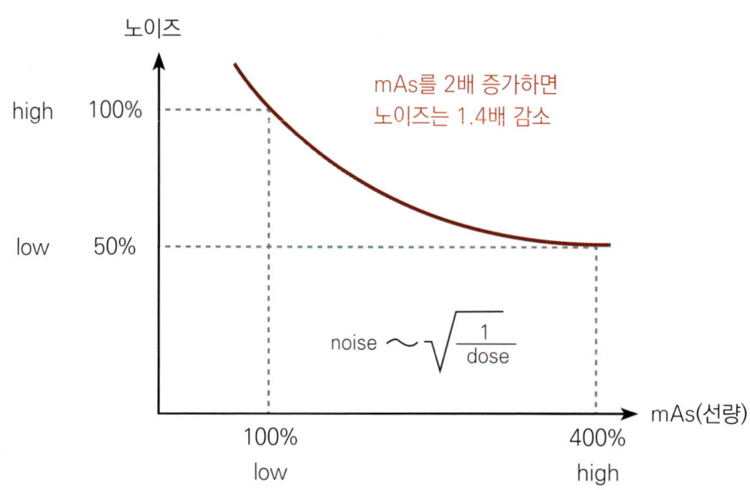

그림 2-14 mAs와 노이즈의 관계

그림 2-15는 mAs 차이에 따른 노이즈 특성을 나타낸 CT영상이다. 100 mAs 영상의 노이즈는 13.8 HU이며, 200 mAs 영상의 노이즈는 9.7HU로 감소되었다.

그리고 그림 2-16은 mAs 변화에 따른 대조도분해능의 차이를 보여주는 ACR CT팬텀 영상이다. 80 mAs의 (a)영상의 경우 많은 노이즈로 인해 직경 6 mm 구멍의 관찰이 불분명하지만 240 mAs의 (b)영상에서는 4 mm 직경 구멍까지 관찰 가능하다. 이 경우 판독자의 모니터 역시 영상품질에 유의한 영향을 미칠 수 있음을 전제로 해야 한다.

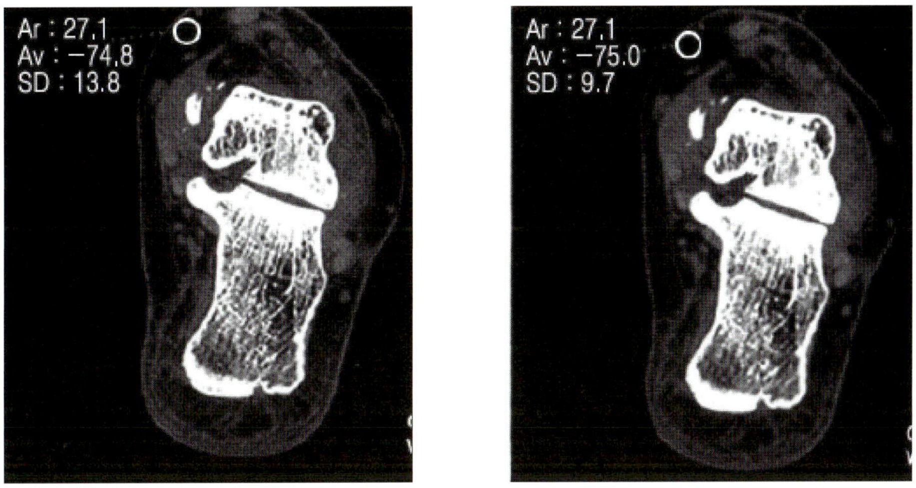

(a) 100 mAs (b) 200 mAs

그림 2-15 mAs 차이에 따른 노이즈 특성

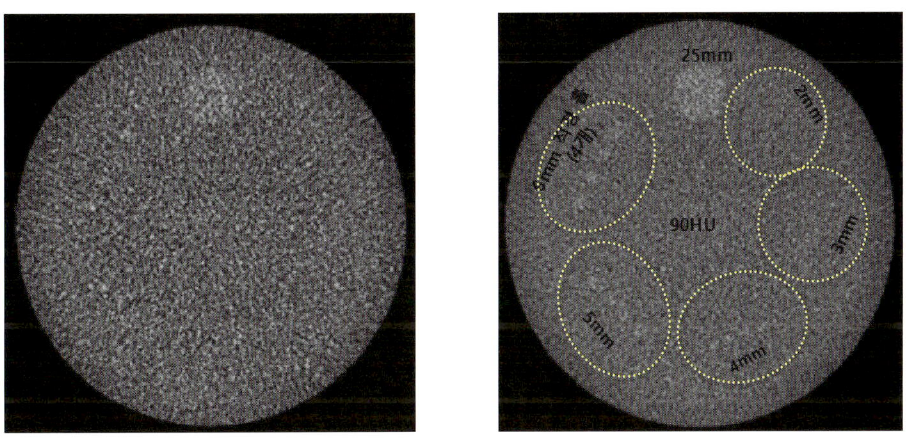

(a) 80 mAs (b) 240mAs

그림 2-16 mAs 차이에 따른 대조도분해능 특성(Michael F McNitt-Gray, 2006)

3) 회전시간(time of rotation)

회전시간은 X선관의 일회전(360°)에 걸리는 시간을 의미하며 이는 스캔 속도와 시간분해능(temporal resolution)을 결정한다. 빠른 회전시간은 심장과 혈관계 CT, 소아 CT에 매우 유용하며 검사시간을 최소화하여 motion artifact를 최소화하기에 유리하다. 특히 심혈관계 CT의 경우 최적의 조영증강과 움직임이 없는 심장 및 관상동맥 영상을 얻기 위해서는 최소의 시간분해능 적용이 필수적이다.

반면에 느린 회전시간은 뇌나 척추 CT와 같이 움직임이 거의 없는 부위의 검사에 적용함으로써 보다 많은 방사선량(mAs)과 projection수를 통해 영상품질을 향상시킬 수 있다. 제조사나 모델에 따라 차이는 있지만 MDCT의 경우 0.3-1.0초의 회전시간 선택이 가능하다.

4) Constant mAs와 effective mAs

관전류는 고식적 스캔(conventional scan; sequential scan)에서 환자선량을 나타내는 하나의 지표로 사용될 수 있으나, 나선형 스캔에서는 같은 mAs라 해도 helical pitch에 따라 환자선량과 신호대잡음비(SNR)가 달라진다. 즉, 동일한 mAs에서 helical pitch를 1.0보다 작게 적용하면 환자선량은 많아진다. 반면에 1.0보다 큰 경우 환자선량은 적어지며 SNR 역시 감소되어 영상의 질적 저하의 원인이 된다. 따라서 나선형 스캔에서의 선량과 영상품질은 helical pitch에 의해 조절되어야 할 필요가 있다.

이를 보완하기 위해서 지멘스 및 필립스 MDCT에서는 effective mAs의 개념을 사용한다. Constant mAs는 rotation당 mAs로 정의되는 반면 effective mAs는 helical pitch의 변화에 대한 영상품질(SNR)과 선량이 고려된 개념으로, 일정한 영상품질을 유지하기 위해 선택된 helical pitch에 따라 관전류의 변화를 통해 적절한 mAs가 자동으로 조절이 된다. 즉, helical pitch를 높이면 관전류를 증가시키고, helical pitch를 낮추면 관전류를 감소시켜 환자에게 동일한 선량이 부여되도록 한다. 이는 사용자가 스캔 파라메터 설정 시 effective mAs를 선택함으로써 노이즈 레벨을 선택하고 나아가 영상품질을 1.5 beam pitch 범위 내에서는 자유롭게 선택할 수 있도록 고안된 것이다. 이때 환자에 가해지는 선량은 helical pitch의 변화와 무관하게 일정하다.

Effective mAs는 슬라이스당 mAs로 정의되며 mAs를 helical pitch로 나눈 값이다. 그리고 영상 슬라이스에 실제로 적용되는 mAs값이다.

constant mAs = mA × rot. time

effective mAs = mAs / helical pitch

(예) Dose modulation 기능을 사용하지 않는 CT장치가 0.5초의 회전시간과 1.5 beam pitch를 사용하는 나선형 스캔에서 effective mAs를 200으로 선택하였을 경우 장치에서 설정되는 관전류값은 얼마인가?

effective mAs= mAs/pitch 이므로 mAs는 300이 되고, X선관 회전시간이 0.5초이므로 관전류는 600 mA가 된다. 즉, 장치에서 자동적으로 600 mA가 설정되어 스캔이 이루어지는 것이다.

4 Field of view(FOV)

1) Scan field of view(scan FOV)

조사야 범위를 의미하는 scan FOV(scan field of view; SFOV)는 스캔에서 데이터를 획득하는데 사용되는 범위이며 이에 따라 effective detector의 수가 결정된다. 예를 들면, 25 cm의 scan FOV는 중앙에 위치해 있는 400개의 검출소자만 사용하여 영상을 획득하고, 50 cm의 scan FOV는 600개의 모든 검출소자를 사용하여 영상을 획득한다는 의미이다.

동일한 크기의 재구성 매트릭스(예, 512 × 512)를 사용하는 경우 scan FOV를 작게 설정할수록 픽셀의 크기는 작아지며 공간분해능이 향상된다. 일반적으로 50cm의 scan FOV에서는 픽셀 크기가 1.0 mm이나, 25 cm의 scan FOV에서는 픽셀 크기가 0.5 mm가 된다.

스캔 파라메터의 설정 시 피사체 크기에 비해 작은 scan FOV를 설정하면 얻고자 하는 정보의 손실이 발생하며, 반대로 너무 크게 설정하면 산란선의 영향으로 영상의 질이 저하된다. Scan FOV는 장치에 따라 다소 차이는 있지만 GE사 64MDCT의 경우 25 cm 직경인 pediatric head, small head, head와 32 cm의 small body, 36 cm의 medium body, 그리고 50 cm의 large body로 구분된다. 하지만 지멘스 MDCT의 경우 50 cm로 단일화 되어있다.

2) Display field of view(display FOV; DFOV)

Display field of view는 CT영상에서 해부학적 구조가 재구성된 범위(면적; 폭)를 의미한다. 일정한 크기의 영상에서 display FOV를 크게 설정하면 모니터에 표시되는 영상 크기는 작아지고, display FOV를 작게 설정하면 모니터에 나타나는 영상은 상대적으로 커지며, 픽셀 크기는 작아진다(예를 들어 13 cm의 display FOV 사용 시 픽셀 크기는 0.25 mm가 됨).

지멘스의 경우 FOV로 명명되며, 임상에서 display FOV의 설정 방법은 수치적으로 입력하거나 원형의 영역으로 그려 설정하며, 크기는 scan FOV와 동일하거나 작게 설정한다.

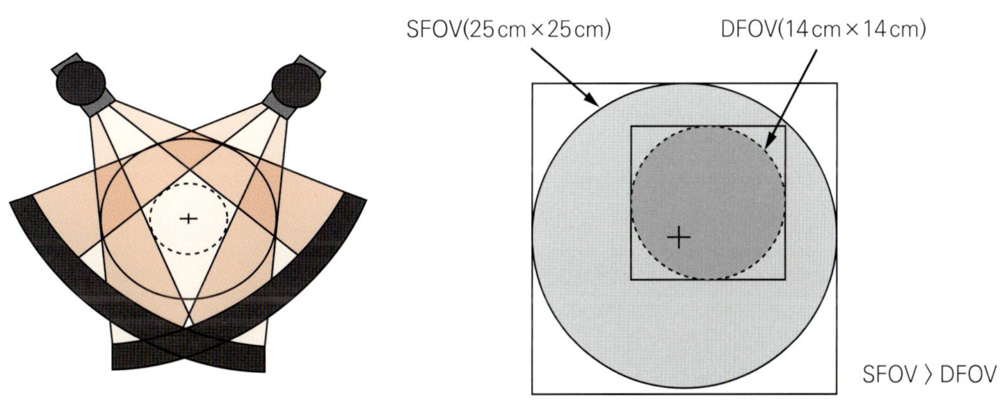

(a) Scan FOV (b) Display FOV

그림 2-17 Scan FOV와 display FOV

3) Extended FOV(확장 FOV)

지멘스 CT에서 채택하고 있는 extended FOV는 scan FOV의 직경인 50 cm 이상(갠트리 직경까지 가능)의 display FOV를 이용하고자 할 때 사용되는 개념이다. Extended FOV는 스캔 영역(scan FOV)의 바깥 부위에 보간삽입(interpolation)으로 데이터를 채운다. 이는 방사선 치료계획, 비만환자, positioning이 어려운 외상환자에게 유용한 기능이다. 하지만 scan FOV의 바깥 부위에서 영상품질의 저하가 발생될 수 있다(그림 2-18(b)의 화살표).

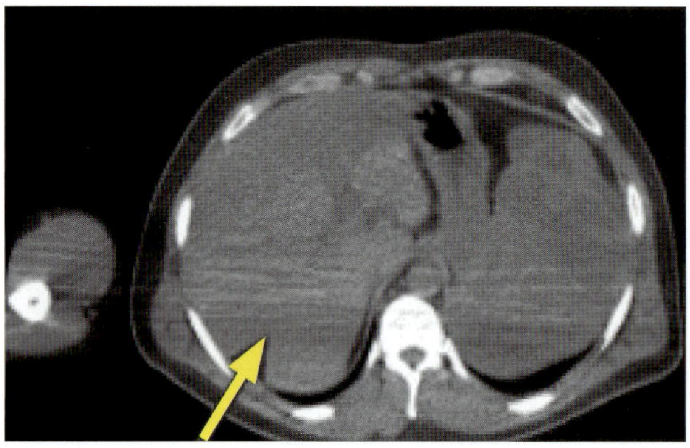

(a) Standard reconstruction(50 cm)

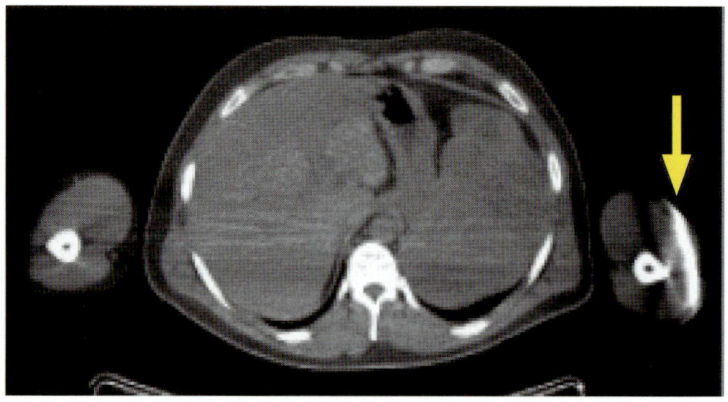

(b) Extended FOV reconstruction(70 cm)

그림 2-18 Extended FOV reconstruction

5 재구성 알고리즘(reconstruction algorithm, filter, kernel)

스캔 데이터(scan data; raw data)를 영상 데이터(image data)로 변화시키는 영상 재구성 과정에 필요한 수학적 연산 알고리즘으로 영상의 품질(해상능이나 노이즈 등)을 결정한다.

재구성 알고리즘은 인체부위의 특성과 검사목적에 따라 세분화되며, 크게 standard, bone, smoothing 알고리즘으로 분류된다. 명칭도 제조사나 모델에 따라 다양하지만 여기서는 GE와 지멘스 MDCT의 재구성 알고리즘에 대해 간단히 설명한다.

1) GE사 MDCT의 재구성 알고리즘

GE사의 재구성 알고리즘을 예로 들어 설명하면, standard 알고리즘은 가장 널리 이용되며 필터링 처리를 하지 않은 일반적인 특성을 갖는 알고리즘이다. 0.75 mm 정도 크기의 구조를 선별할 수 있으며(0.75 mm의 해상능; resolving power), 뇌나 경부CT 등에 주로 사용한다.

Soft(또는 soft tissue)로 명명되고 있는 smoothing 알고리즘은 복부와 같이 감약계수 차이가 적은 부위(저대조도 피사체)의 검사에 주로 사용된다. 보다 나은 대조도분해능을 제공하는 smoothing 알고리즘은 standard 알고리즘과 같이 0.75 mm의 해상능을 가지나 연부조직의 미세한 감약계수 차이를 상대적으로 강조하며 smooth한 영상을 얻어낸다. 그리고 저역통과 필터(low pass filter)를 적용함으로써 영상의 노이즈를 감소시킨다.

Bone(또는 high, ultrahigh) 알고리즘은 공간분해능이 우수한 알고리즘 중의 하나이다. 0.5 mm 정도 크기의 구조를 선별할 수 있으며, 특히 고해상능이 필요한 인체 구조의 검사에 적합하다. 즉, 골이나 폐야의 검사에 주로 사용된다. 고역통과필터(high pass filter)의 적용으로 bone의 경계부를 선예화 시킴으로써 영상의 공간분해능을 증가시킨다. 하지만 노이즈의 발생이 동반된다.

그 밖에 edge 알고리즘은 골과 같이 고주파수 영역(high frequency area)을 강조하는 고해상능 알고리즘이며, 특히 뼈와 공기가 인접하고 있는 미세한 구조물에서 발생하는 직선형의 아티팩트 발생을 감소시켜 측두골 CT에 유용하다. 그리고 detail 알고리즘은 standard와 bone 알고리즘의 중간적인 특성을 갖는다. 즉, 해상능은 양호하나 노이즈도 증가되는 특성을 갖는다. 그러므로 연부조직과 척추골의 양쪽 관찰이 필요한 척추 CT에 유용하다. 그림 2-19는 GE사 4MDCT에서 standard와 bone 알고리즘의 MTF(공간분해능)를 비교한 그래프이다.

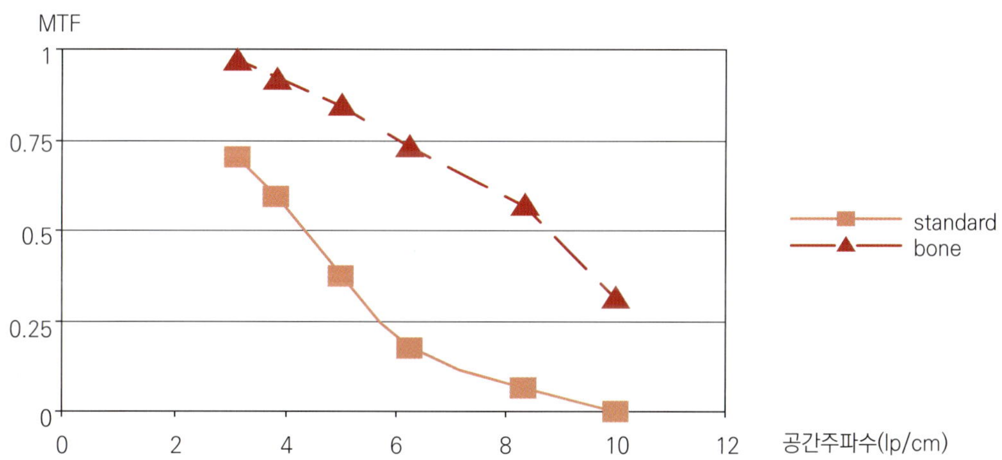

그림 2-19 GE사 4MDCT의 재구성 알고리즘에 따른 MTF 특성(Michael F McNitt-Gray, 2006)

2) 지멘스 MDCT의 재구성 알고리즘

지멘스의 경우 재구성 알고리즘(kernel)을 B30f, H70s 등으로 나타낸다. 여기서 알파벳 대문자는 검사 부위 및 용도를 표시한다. H는 head, B는 body, U는 ultra-high resolution, C는 child, S는 special application(ex. 골밀도 CT), D는 dual energy를 의미한다.

참고로 나선형 스캔에서의 ultra-high resolution의 공간분해능은 30 lp/cm이며 UHR과 z-UHR로 구분된다. UHR 모드는 최대 0.4 mm의 한계분해능과 0.6 mm의 슬라이스 두께(Z-축분해능)를 지원하며, z-UHR 모드는 최대 0.24mm의 한계분해능과 0.25 mm의 슬라이스 두께를 지원한다.

숫자(kernel 번호)는 영상의 선예도와 노이즈 특성을 표시한다. Kernel 번호가 높을수록 선예도가 증가하고 낮을수록 노이즈가 감소한다. 즉, 10-20은 smooth resolution 알고리즘이며 이는 3차원 post-processing이나 노이즈가 적은 얇은 슬라이스에 효과적이다. 30-50은 중간 정도의 해상능으로 soft tissue 영상에 적합하다. 60-70은 sharp resolution이며 이는 경계면 증강된(edge enhanced) 폐 또는 골 CT에 적합하다. 80-90은 high resolution이며 측두골과 같은 고해상도를 요구하는 미세한 조직에 효과적이다. 그리고 숫자 뒤의 소문자는 스캔 방식을 표시한다. s의 경우 표준(standard), f는 빠른(fast) 모드, h는 고해상도(high resolution) 모드를 의미한다.

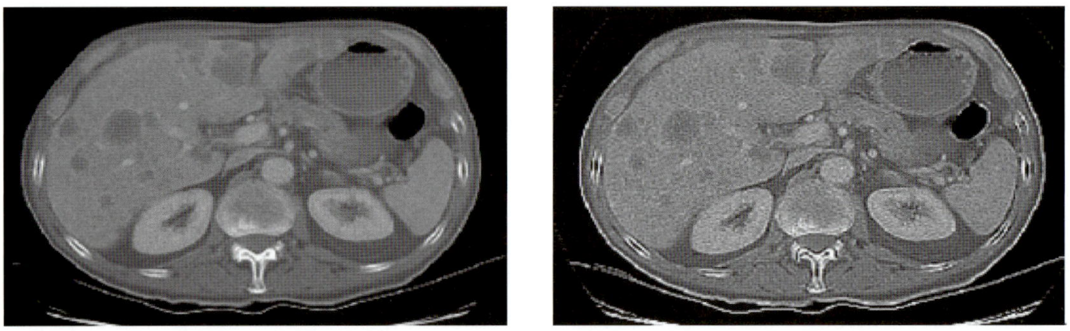

(a) Smoothing (b) Sharp

그림 2-20 Smoothing과 sharp(enhancing) 알고리즘을 적용한 복부 CT영상

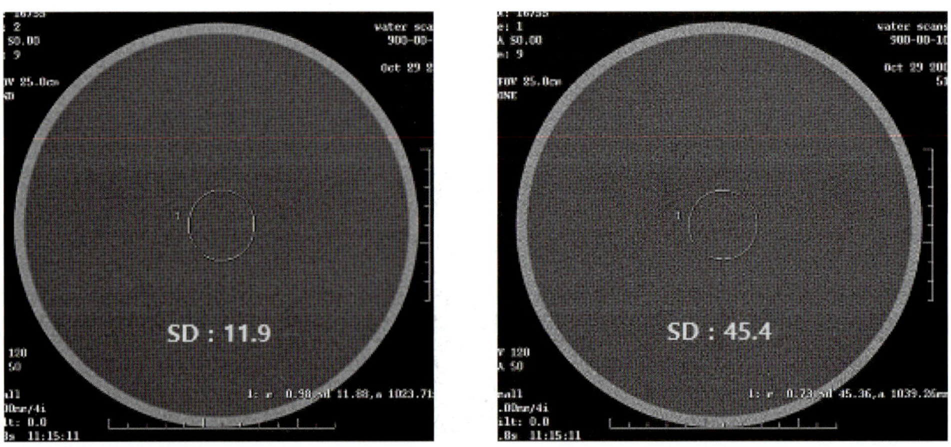

(a) Standard (b) Bone

그림 2-21 Standard와 bone 알고리즘의 물팬텀 영상의 노이즈

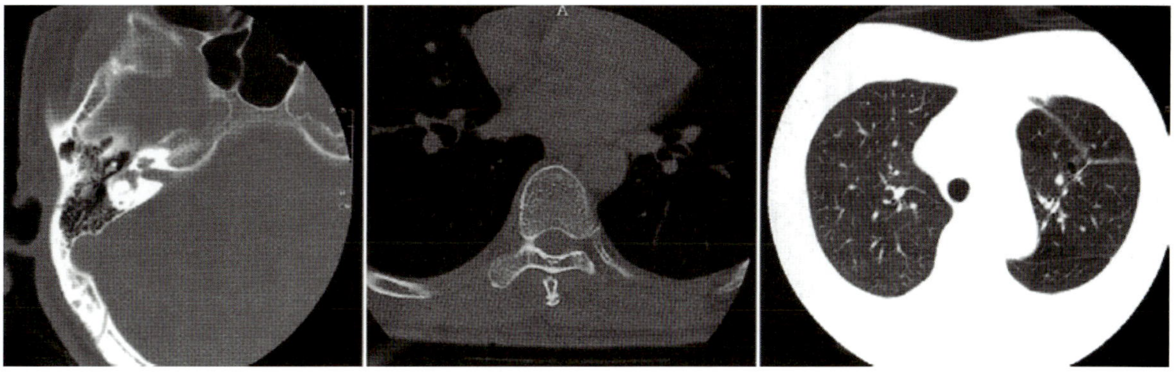

그림 2-22 고주파수 영역을 강조하는 알고리즘(bone, high, ultrahigh 등)의 적용 영상

6 초점 크기와 해상능

초점(focal spot) 크기는 영상의 해상능에 큰 영향을 미친다. MDCT는 small과 large의 2가지 초점을 가지며, 대부분의 MDCT에서는 관전류나 노출조건, 선속 콜리메이션(beam collimation)에 따라 초점 크기가 선택된다. 즉, GE사 16 및 64MDCT의 경우 335mA 이하의 관전류 적용 시, 캐논 메디컬의 16 및 64MDCT의 경우 42kW(120kVp × 350mA) 미만의 노출조건 설정 시, 지멘스 64MDCT는 small beam collimation을 사용 시(이는 0.6mm의 검출소자를 사용함) 소초점이 적용된다.

반면에 필립스 16, 64MDCT의 경우 해상능(standard, high, ultrahigh)의 설정에 따라 초점 크기가 달라지도록 디자인되어 있다. 즉, standard 해상능에서는 대초점이, high 해상능에서는 소초점이 적용된다. 그리고 ultrahigh 해상능의 경우에는 소초점이 적용되며 검출기 앞에 콜리메이터가 설치된다. 이 콜리메이터는 선속 프로필을 향상시키고 공간분해능을 20lp/cm까지 향상시키지만 검출기의 흡수효율을 저하시키고 양자 노이즈를 증가시키는 부작용도 갖는다(그림 2-23).

해상능은 중요한 스캔 파라메터이다. 사용자는 스캔 시작 전에 해상능을 설정해야 하며 데이터가 수집된 이후에는 해상능을 변화시킬 수는 없다. 하지만 하드디스크에 raw data를 저장하고 있는 경우에는 재구성 알고리즘이나 display FOV를 변화시킬 수 있다.

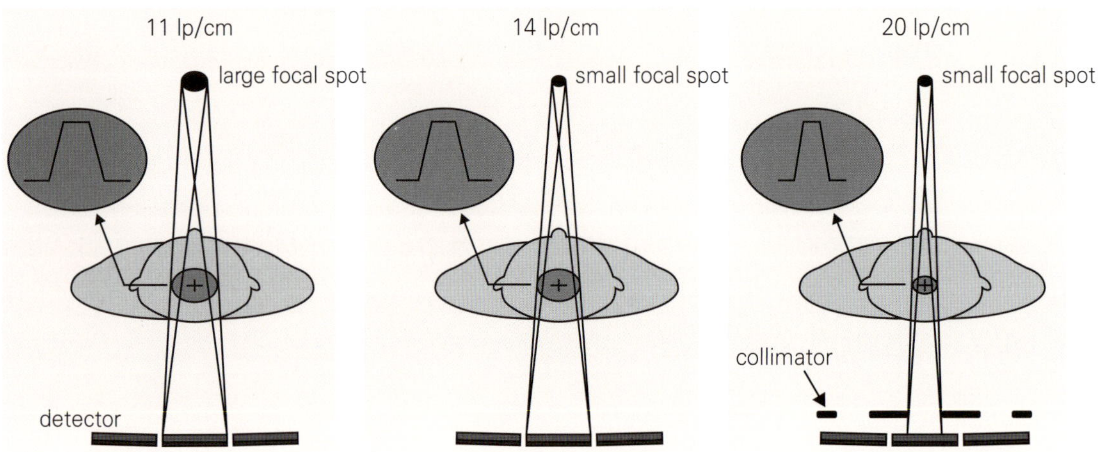

(a) Standard (b) High (c) Ultrahigh

그림 2-23 필립스 MDCT의 해상능과 초점 크기

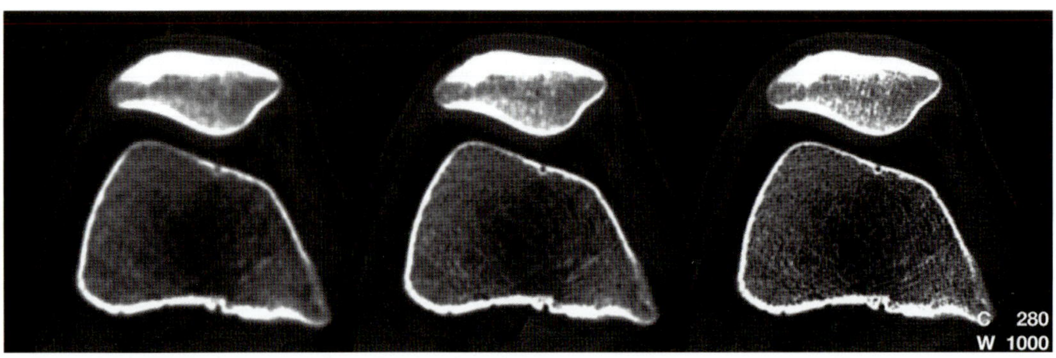

(a) Standard (b) High (c) Ultrahigh

그림 2-24 해상능에 따른 영상 디테일

7 Helical pitch와 preferred pitch

1) Slice pitch와 beam pitch

Helical pitch는 X선관이 일회전하는 동안 테이블이 진행하는 거리를 선속 콜리메이션으로 나눈 값을 의미한다. 이는 slice pitch와 helical pitch 로 구분되며 아래 식으로 정의된다.

$$\text{Slice pitch} = \frac{\text{X선관이 일회전하는 동안의 테이블 이동거리(mm)}}{\text{슬라이스 두께(mm)}}$$

$$\text{Beam pitch} = \frac{\text{X선관이 일회전하는 동안의 테이블 이동거리(mm)}}{\text{빔 콜리메이션 또는 Z-coverage(mm)}}$$

(예) 4MDCT에서 10mm의 선속 콜리메이션을 사용하여 2.5mm 두께의 영상을 4개 얻었고 이때 X선관 일회전당 테이블이 15mm 이동하였을 경우 slice pitch와 beam pitch를 구하시오.

Slice pitch = 15/2.5= 6이 되며,
beam pitch= 15/10= 1.5가 된다.

Slice pitch는 초기 4MDCT에서 사용되며, 그 외는 beam pitch 개념이 사용되고 있다. 4MDCT에서의 slice pitch 4.0은 beam pitch 1.0과 동일한 개념이다.

기존의 non-MDCT에서는 helical pitch를 증가시키면 스캔 범위는 증가되고(large scan coverage) 검사시간이 단축된다. 그리고 X선관의 부하가 감소되며 환자피폭은 감소된다. 하지만 슬라이스 폭(FWHM)이 증가되고 spiral artifact가 증가되어 Z-축분해능은 저하된다. 반면에 MDCT에서는 helical pitch를 증가시키면, 장치에 따라 다소 차이는 있지만, 지멘스 MDCT의 경우 관전류의 자동적인 조절로 인해 환자선량이 거의 일정하며 슬라이스 폭도 큰 변화가 없다. 하지만 spiral artifact가 증가되어 Z-축분해능의 저하는 피할 수 없다.

2) Preferred pitch

Non-MDCT에서 사용되던 단순한 선형보간법(linear interpolation)의 경우 helical pitch가 증가되면 나선형 raw data 곡선과 보완적(complementary) 데이터 곡선 사이의 간격이 벌어짐으로써 품질저하 현상이 발생된다.

4MDCT의 경우 helical pitch를 증가시키면 나선형 raw data 곡선과 보완적 데이터 곡선 사이의 거리가 일정하게 늘어나는 게 아니라 넓어지고 좁아지는 현상이 반복적으로 발생하게 된다. 이러한 여러가지 곡선에서 샘플링되는 데이터를 효과적으로 재구성하는 방법의 일환으로 preferred pitch를 적용하고 있다.

Slice pitch가 2.0인 경우 샘플링 위치가 다른 곡선과 겹치게 되므로 동일한 곡선을 갖는 Z-샘플링을 2번 시행하지만, slice pitch가 3.0인 경우 Z-샘플링의 위치가 곡선 사이를 메우게 되어 전체적으로 곡선 간격을 줄이는 효과가 된다. 이와 같이 helical pitch의 증가에 따라 영상품질이 균일하게 저하되지 않고 특정 helical pitch에서는 영상품질이 좋아지는 부분이 생겨난다. 이를 preferred pitch 또는 fixed pitch라고 한다. 이는 4MDCT에서만 적용되는 개념이다.

GE사 4MDCT의 경우 3 또는 6의 preferred pitch가 선택 가능하다. Slice pitch 3을 적용하면 HQ mode(high quality mode)가 적용되며, 주로 양질의 영상화에서 적절하다. 이는 0.75 beam pitch에 해당된다. 반면에 slice pitch 6을 적용하는 HS mode(high speed mode)는 1.5 beam pitch에 해당되며 스캔 속도가 우선되어야 할 검사에 유리한 preferred pitch이다.

필립스와 캐논 메디컬의 4MDCT에서는 slice pitch를 2.5와 5.0을 권고한다. 하지만 지멘스 4MDCT에서는 slice pitch를 8까지 증가시켜도 Z-축분해능에 변화가 없다. 이는 앞에서 설명하였듯이, helical pitch를 증가시킬 때 발생되는 노이즈 증가를 보상하기 위해 관전류를 자동적으로 증가시켜 영상품질을 일정하게 유지시키는 기술(automatic mA adjustment software)의 적용을 통해 이루어진다(그림 2-26).

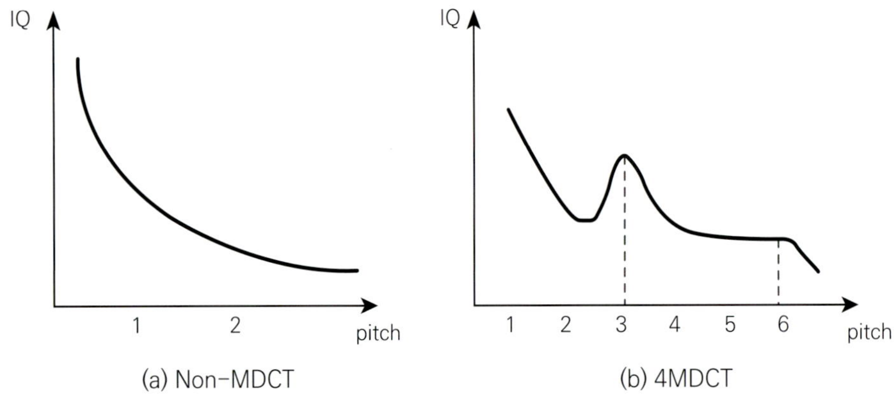

그림 2-25 Preferred pitch(GE사)

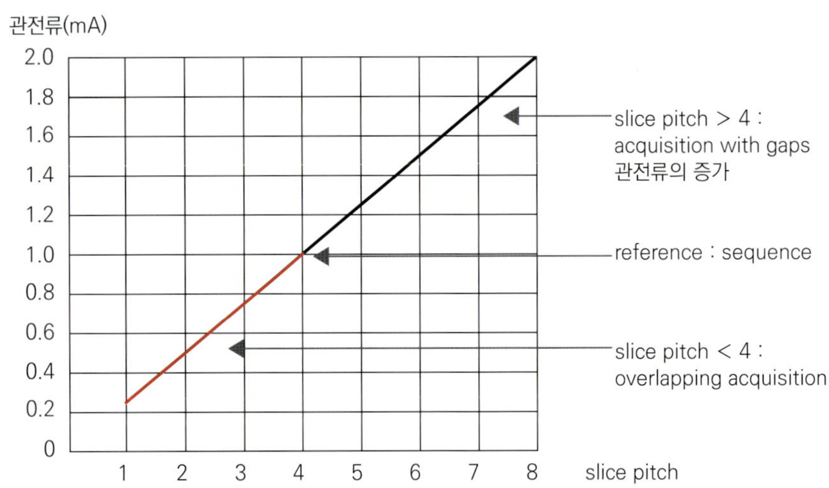

그림 2-26 Helical pitch 변화에 따른 관전류의 자동적인 변화(지멘스)

8 Scan coverage

Volume coverage, scan length라고도 불리며 나선형 CT의 성능(스캔 속도와 영상품질)을 평가하는 중요한 항목 중의 하나이다. Scan coverage는 다음의 식과 같이 X선관 일회전당 scan coverage와 초당 scan coverage로 구분된다.

$$\text{Coverage / rotation} = \text{collimation} \times \text{pitch}$$

$$\text{Coverage / second} = \frac{\text{collimation} \times \text{pitch}}{\text{scan speed}}$$

9 Bolus tracking technique(auto bolus tracking)

시간-농도곡선을 이용하여 시간의 변화에 따른 관찰 부위의 조영 피크시간을 찾는 지능형 소프트웨어이다. 이는 소량의 조영제를 주입하고 동일 부위에 일정한 시간 간격을 두고 시행되는 동적 스캔(dynamic scan)을 통해 시간-농도 곡선이 자동적으로 작성된다. 이를 통해 관심부위가 최대로 조영증강이 되는 시간을 파악한 후 이에 맞추어 주된 helical scan을 시행하도록 한다. 즉, CT angiography나 liver 다중시기 CT 등의 자동 조영제주입기를 이용한 조영제 급속주입 CT검사에서 적절한 스캔 지연시간(scan delay; prep. delay)을 설정하기 위함이다.

Bolus tracking 스캔은 조영제를 주입하기 전의 영상 관심부위(주로 대동맥활이나 상행대동맥)에 ROI를 설정한 후 테이블의 이동없이 약 20cc의 조영제를 주입하면서 20-30초 정도의 동적 스캔을 시행한다(stationary dynamic scan). 이때 관심영역에서의 최대 조영증강이 이루어지면 미리 설정된 시간 경과 후 자동으로 주된 나선형 스캔이 시작된다. GE사는 bolus tracking을 SmartPrep., 캐논 메디컬은 SureStart로 명명한다.

그림 2-27은 대동맥활에 하나의 target ROI를 위치시키고 bolus tracking을 시행한 것이다. 그리고 그림 2-28은 2개의 target ROI를 설정한 예이다. 좌측은 ROI 커서가 주폐동맥(1)과 상행대동맥(2)에 위치되어 있음을 보여주는 조영제 주입 전 영상이며, 중앙은 소량의 조영증강이 관찰되는 조영증강 axial 영상이다. 우측의 시간-농도곡선에서 주폐동맥의 최대 조영증강시간이 조영제 주입 후 8초, 상행대동맥은 12.1초임을 알 수 있다.

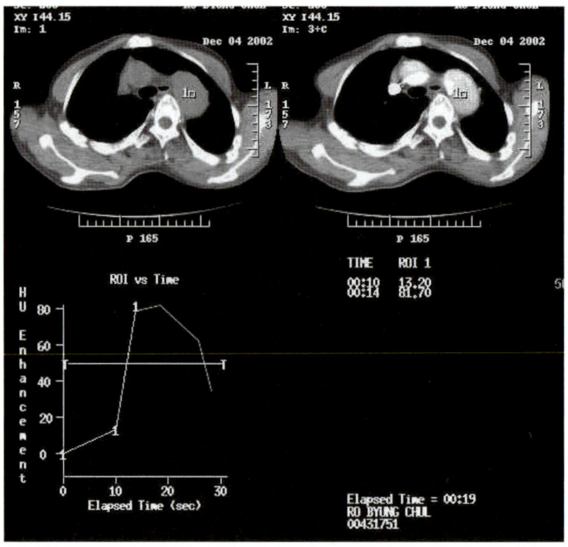

그림 2-27 하나의 target ROI를 설정한 bolus tracking 화면

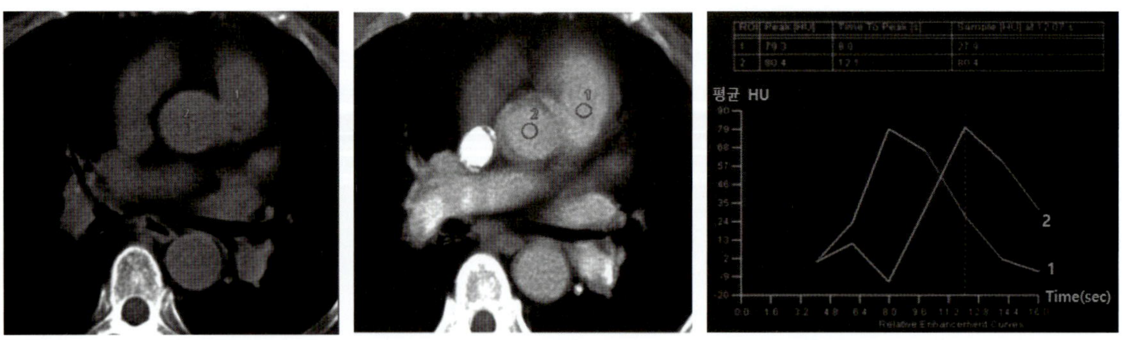

그림 2-28 2개의 target ROI를 설정한 bolus tracking 화면

10 Z-축 기하학적 선량효율

Z-축 기하학적 효율(Z-axis geometric efficiency; Z-axis geometric dose efficiency)은 CT장치의 Z-축 방향의 선량 이용률을 의미하며, MDCT의 도입과 함께 많은 관심을 받는 요소이다. 이를 좌우하는 중요한 요소는 overbeaming에 의해 발생되는 반음영(penumbra)이다.

그림 2-29는 MDCT의 반음영과 Z-축 선량이용율을 모식도로 나타낸 것이다. (a)는 non-MDCT의 10 mm single 슬라이스의 콜리메이션이다. Non-MDCT의 경우 반음영이 적게 발생하며, 환자를 투과한 거의 모든 X선이 검출기에 흡수된다. 그리고 반음영은 환자선량과 영상화에 기여한다. 반면에 (b)는 4 × 2.5 mm의 multi-slice 콜리메이션이다. 이러한 MDCT의 경우 환자측 콜리메이션이 넓어져 상대적으로 반음영이 많이 발생한다. 그리고 환자를 투과한 모든 X선이 검출기에 흡수되는 것이 아니며, 반음영은 영상화에는 기여하지 않으며 환자선량에만 기여한다.

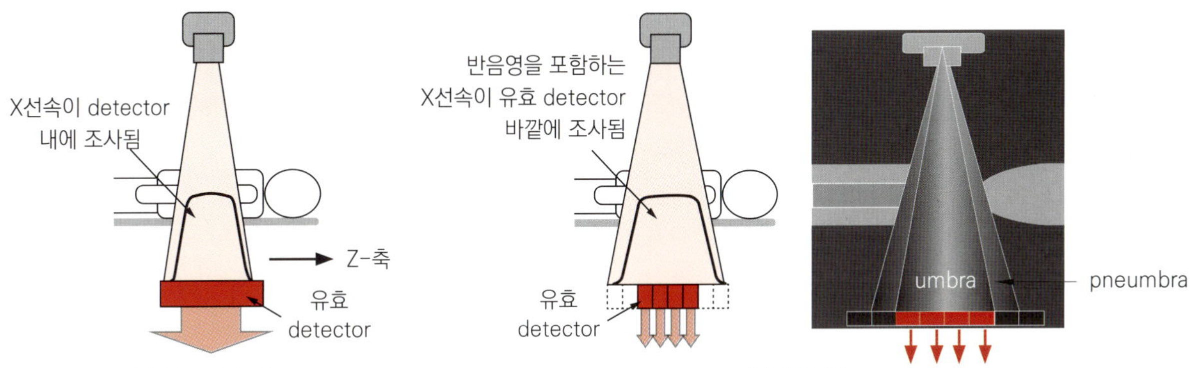

그림 2-29 반음영과 Z-축 선량이용율

2003년 개정된 국제전기기술위원회(IEC) 60601-2-44 Edition 2에 의하면 Z-축 기하학적 선량효율은 공칭 슬라이스폭 범위의 선량 프로필 적분값을 모든 선량 프로필 적분값으로 나눈 값으로 정의된다. 이는 데이터 획득에 사용되는 검출소자 범위 내에서의 Z-축 방향 선량 프로필의 적분값을 Z-방향의 총선량 프로필의 적분값으로 나누어 퍼센트로 나타낸 값을 의미한다(그림 2-30).

$$\text{Z-축 기하학적 선량효율} = \frac{\text{공칭 슬라이스 폭 범위에서의 선량 프로필의 적분값}}{\text{모든 선량 프로필의 적분값}} \times 100$$

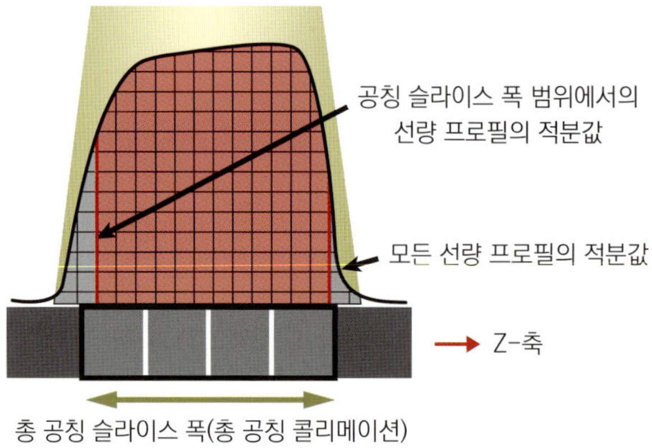

그림 2-30 Z-축 기하학적 선량효율의 정의(IEC 60601-2-44 Ed.2; 2003년)

기존 non-MDCT의 경우 선속의 거의 모든 부분이 영상화에 사용되므로 낭비되는 선량이 거의 없다. 하지만 테이블이 이동하는 상태에서 이루어지는 나선형 스캔에서의 영상 재구성에 사용되는 보간삽입처리(interpolation)는 스캔 범위를 영상화 범위에 비해 초과 설정함으로써 선량효율을 저하시키는 요인으로 작용한다.

즉, cone beam geometry를 채택하는 MDCT에서는 반음영(penumbra)을 야기시키는 overbeaming 현상은 선량을 낭비하며 Z-축 기하학적 선량효율을 저하시킨다.

Z-축 기하학적 선량효율의 이상적인 값은 1이다. Non-MDCT의 경우 Z-축 기하학적 선량효율은 1에 가까운 값을 나타내지만 대부분의 MDCT에서는 보통 이보다 적은 값을 나타낸다. 즉, Z-축 기하학적 선량효율은 MDCT가 예전의 non-MDCT에 비해 낮으며, MDCT의 경우 회전당 획득하는 슬라이스 수가 많을수록 Z-축 기하학적 선량효율이 높아진다.

그림 2-31은 필립스 MDCT의 Z-축 기하학적 선량효율을 비교한 것이다. 16MDCT인 (a)의 Z-축 기하학적 선량효율은 2.4/2.7 = 88.9%이며, 64MDCT인 (b)는 4/4.3 = 93.0%, 256MSCT인 (c)는 8/8.3 = 96.4%이다. 즉, 256MSCT가 64MDCT에 비해 Z-축 기하학적 선량효율이 3.4% 높음을 알 수 있다. 이는 detector coverage가 클수록 반음영(penumbra)을 야기시키는 overbeaming이 상대적으로 감소되므로 Z-축 기하학적 선량효율은 좋아지는 것이다.

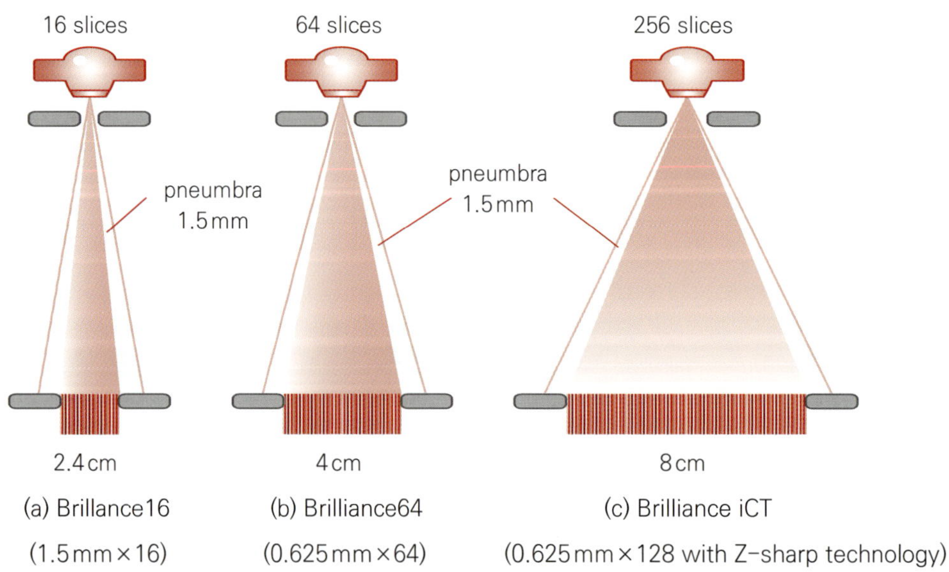

그림 2-31 MDCT의 Z-축 기하학적 선량효율 비교(필립스)

MDCT의 Z-축 기하학적 선량효율에 영향을 미치는 요인으로는 초점 크기와 선속 콜리메이션(beam collimation)이다. 대초점에 비해 소초점을 적용하거나, 큰 선속 콜리메이션을 적용할 경우 Z-축 기하학적 선량효율이 높다. 하지만 X선관 일회전에 많은 수의 슬라이스를 얻는 스캔 모드를 선택하거나, 얻어지는 슬라이스 두께를 공칭 슬라이스 두께에 근접되게 하기 위해 검출기측 콜리메이션(post-patient collimation)을 적용하는 얇은 단면두께의 영상을 획득하는 경우 Z-축 기하학적 선량효율이 저하된다.

또한 Z-축 기하학적 선량효율이 우수한 MDCT에서는 장치의 전반적인 선량이용률이 증가되어 환자피폭이 상대적으로 감소되지만 Z-축 기하학적 선량효율이 저하되는 얇은 단면두께의 영상획득에서는 환자피폭의 증가는 피할 수 없다.

대부분의 MDCT에서는 스캔 파라메터를 설정하면 콘솔에 $CTDI_{vol}$, dose length product(DLP)와 함께 Z-축 기하학적 선량효율이 표시된다. 특히 Z-축 기하학적 선량효율이 70% 이하인 경우에는 의무적으로 표시되고 있다.

CHAPTER

03

MDCT의 하드웨어

CHAPTER 03 MDCT의 하드웨어

MDCT 장치의 구성은 X선을 발생시키고 환자를 투과한 데이터를 얻어 내는 영상획득부(image acquisition system), 영상의 재구성과 후처리를 시행하여 영상을 특성화하는 영상처리부(컴퓨터 시스템), 재구성된 영상을 모니터에 디스플레이 하거나 laser imager를 이용하여 필름으로 하드카피하는 영상표시부, 그리고 보조기억매체로 데이터를 저장하거나 워크스테이션 또는 PACS로 전송하는 영상저장 및 전송부로 구분된다.

세부적으로는 고전압 발생장치(high voltage generator), X선관 장치(CT tube), 전압배분장치(power distribution unit; PDU), 검출장치(detector and DAS), 갠트리(gantry) 및 환자테이블, X선 제어 및 영상처리 장치, 사용자 조작대(콘솔) 및 워크스테이션으로 구성된다. 그 외에 조영제 자동주입기, laser imager 및 현상기, 제세동기(defibrillator) 등이 구비되어야 한다.

1 갠트리 및 환자테이블

1) 갠트리(gantry)

갠트리는 스캔을 담당하는 부분으로 X선관과 검출기 그리고 DAS(data acquisition system)를 포함하며 스캔에 필요한 각종 전기적, 기계적 기능을 제공하여 데이터 획득을 위한 동작을 제어한다. 그리고 갠트리는 환자테이블이 들어갈 수 있도록 직경이 약 70-80 cm 정도의 구멍(bore)이 만들어져 있는 사각형으로 설계되어 있다.

GE사 MDCT를 예로 들면, X선관 초점과 검출기 사이의 거리는 110 cm, X선관과 검출기의 회전 중심인 isocenter와의 거리는 63 cm 정도이다. 그리고 환자의 정확한 포지셔닝을 위해 중심선 정렬(beam alignment)용 레이저빔 시스템이 설치되어 있다. GE사와 캐논 메디컬의 경우 상하 30°의 범위 내에서 갠트리를 경사지게 할 수 있다.

갠트리의 회전 메커니즘은 벨트 드라이브와 direct 드라이브 방식으로 구분된다. Direct 드라이브 방식은 전기모터로부터 출력장치로의 토크 전송이 벨트나 톱니바퀴를 사용하지 않고 직접 이루어지는 방식이다. 이와 달리 필립스의 high version MDCT(예, 256MDCT인 IQon spectral CT)의 경우 공기 압축기로 약 5 μm 정도 띄워서 갠트리를 회전시키는 공기 베어링 방식을 사용한다. 이를 airglide 갠트리 시스템이라고 부른다. 이는 기계의 축과 베어링 사이에 고압의 공기를 보내어 공기압으로 축을 뜨게 하여 하중을 지지하는 베어링 방식으로 갠트리 회전이 조용하고 안정된 특성을 갖는다.

2) 환자테이블

환자테이블은 couch 또는 cradle이라고도 명명된다. 주로 유압식이 사용되며, 환자테이블을 상하 좌우로 움직이는 속도는 ETC(enhanced table controller)에 의해 조절된다.

2 전압배분장치 및 고전압변압기

1) 전압배분장치(power distribution unit; PDU)

전압배분장치는 제공되는 주전원을 입력단으로 사용하여 CT장치의 각 구성요소인 갠트리, 환자테이블, 콘솔, SCU(scan control unit) 등으로 전원을 배분하는 장치이다.

GE사 저관전압 slip ring 방식 CT의 전압배분장치를 예를 들어 설명한다. 외부로부터 380-480V의 3상교류전압이 전압배분장치에 인입되면 550V와 120V의 직류로 변환시킨다. 550V의 직류전압은 slip ring과 brush를 통해 갠트리 내에 위치한 양극측과 음극측의 전원변환기(인버터; inverter)에 전달된다. 인버터는 고주파수 타입의 트랜지스터 칩으로 구성되며, 전압배분장치에서 입력되는 저전압의 직류전원을 고주파의 교류전원으로 만들어 이를 고전압변압기(generator)의 일차 측으로 사용한다. 양극과 음극의 고전압변압기에서 고전위차를 발생시켜 70-140kVp의 X선을 발생시킨다. 그리고 전압배분장치를 통한 120V의 직류전압은 갠트리, 환자테이블, 콘솔, 영상 프로세싱용 컴퓨터, scan control unit(SCU)로 전달된다.

2) 고전압변압기

(1) 고전압변압기의 출력

고전압변압기(generator)는 고전압을 생성시켜 이를 X선관에 전달하는 장치이다. 이상적인 고전압변압기는 맥동이 없이 안정적인 X선 발생흐름을 보이고 장치에서 필요로 하는 충분한 용량을 가져야 한다. 정격 용량(power capacity)은 kW 단위로 표시되며 이에 의해 kVp와 mA의 설정범위가 결정된다.

대부분의 CT용 고전압변압기는 선속의 강도를 증가시키기 위해 최대 140kVp의 고관전압을 생성한다. 고관전압의 사용은 X선속의 투과력을 증가시키며, 검출기의 검출효율을 향상시킨다. 그리고 X선관의 열부하를 감소시켜 X선관의 수명을 증가시킬 수 있다.

CT장치의 가동을 위해 외부로부터의 인입 전압은 380-480볼트가 요구되며, 타시스템의 부하로 인한 전압변동을 피하기 위해 단독전원이 권고된다. 만일 여러 장치와 공유되어 설치되는 경우에는 자동전압조절기(auto voltage regulator; AVR)의 설치가 고려되어야 하며, 인입 전압이 CT장치가 필요로 하는 전압과 차이가 날 경우 외부변압기(transformer)를 사용하여 승압 또는 감압을 해야 한다.

대부분의 MDCT는 고주파수 타입의 트랜지스터 칩으로 구성된 소형의 고주파수 고전압변압기(high frequency generator)를 사용한다. 이는 기존의 3상 고주파변압기에 비해 크기가 작으며 전압의 정확한 제어와 매우 신속한 상승(ramp-up)과 하강(ramp-down)이 가능하다.

고관전압 slip ring 방식의 MDCT는 갠트리 외부에 설치되는 고전압변압기에서 고전압으로 승압을 한 후에 slip ring을 통해 X선관에 전압을 인가한다. 반면에 저관전압 slip ring 방식의 MDCT의 경우 갠트리 내에 위치된 고전압변압기에서 승압이 이루어진다.

MDCT의 고전압변압기 출력은 80-120kW 범위에 속하며, 이는 X선관의 출력과 일치하거나 약간 높다. 최근 high version MDCT의 고전압변압기 출력은 높아지는 경향을 보인다. 예를 들면, 256MDCT인 GE사 Revolution Apex와 필립스의 IQon spectral CT의 최대출력은 각각 108kW와 120kW이다.

(2) Bi-polar generator 방식과 mono-polar generator 방식

고전압변압기는 갠트리 내부의 음극 generator와 양극 generator가 분리되어 있는 bi-polar generator 방식과 음극 generator만 존재하는 mono-polar generator 방식으로 구분된다(그림 3-1). JEDI generator로 불리는 GE사의 mono-polar 방식 generator는 하나의 generator로 구성되어 있으며, 음극에 -150 kVp, 양극에는 0 kVp가 인가된다. 양극은 접지(earth)의 역할을 한다. Mono-polar 방식의 generator를 채택한 X선관을 anode ground tube라고도 부른다.

일반적으로 관전압은 70, 80, 100, 120, 140 kVp 중에서 선택이 가능하다. 하지만 대부분의 MDCT에서는 120 kVp 이상의 고관전압이 사용된다. 이는 피사체를 투과하여 검출기에 도달되는 X선량을 증가시켜 검출기의 반응성을 최대화하기 위함이다. 그리고 연부조직에 대한 뼈의 대조도를 감소시키고 피사체 내의 심한 감약 차이로 인해 발생되는 선속경화효과(beam hardening effect)에 의한 아티팩트 발생을 억제하고, 연부조직 내의 근소한 감약계수 차이를 감지하기 위함이다.

관전류는 40-1,300 mA의 범위에서 선택 가능하다. 예로 GE사 high version MDCT(예, 256MDCT인 Revolution Apex)의 경우 최대 관전류는 1,300 mA이다. 이러한 관전류의 확대 경향은 X선관 회전시간 단축과도 연관된다.

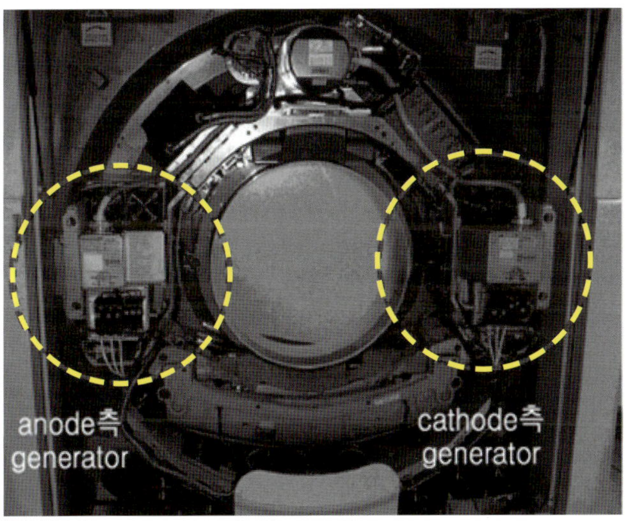

(a) Bi-polar 방식

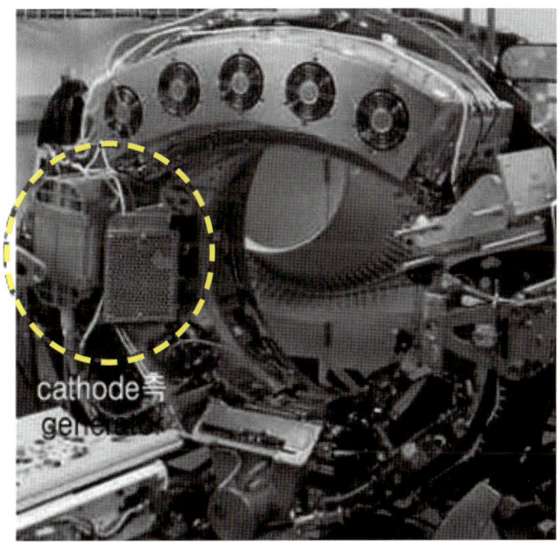

(b) Mono-polar 방식

그림 3-1 MDCT의 generator 방식

3 Slip ring과 brush

1) Slip ring 기술과 방식

나선형 스캔의 경우 X선관이 회전하는 동안 갠트리 내부에 위치된 slip ring과 brush를 통하여 전압과 데이터 신호를 전달한다. Slip ring 부위를 통과하는 전압의 고저에 따라 고압용과 저압용 slip ring 방식으로 구분된다. 그리고 slip ring은 기능에 따라 X선관이나 X선발생장치에 고전압을 공급하는 power ring, 제어장치의 작동에 필요한 저전압을 공급하는 data ring, 그리고 DAS에서 컴퓨터 프로세서로 데이터를 전달하는 signal ring의 3가지로 구분된다. 데이터 전달용 slip ring(signal ring)의 전송속도는 초기 MDCT에서는 약 833 Mbps 수준이었으나, 필립스의 64MDCT(예, Brilliance64)는 5.28 Gbps의 빠른 전송속도를 갖는 광학 slip ring(optical slip ring)을 채택하고 있다.

Slip ring은 제조회사에 따라 다소 차이가 있지만 반영구적(약 10년)으로 사용되며 마모로 인해 발생되는 부스러기의 제거를 위해 정기적인 청소가 필요하다. Brush는 심한 마모로 인해 1-2년의 간격으로 교체가 필요하다. 그림 3-2는 GE사 저전압 slip ring 방식을 채택하고 있는 CT장치의 동력 및 데이터 전달을 모식적으로 나타낸 것이다.

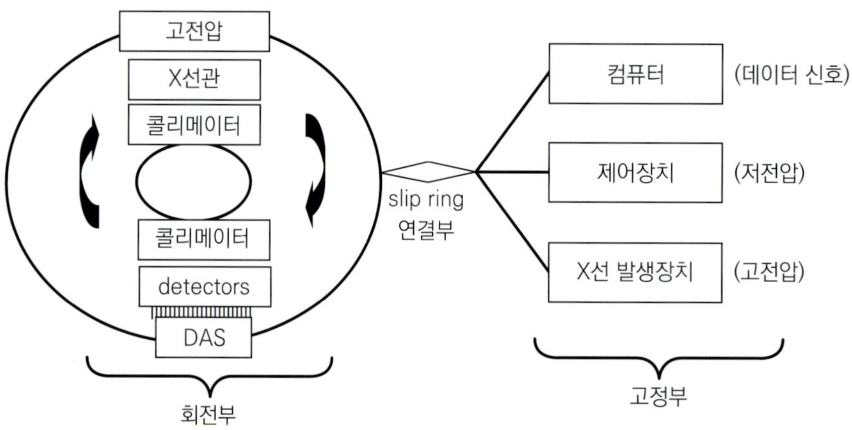

그림 3-2 Low voltage slip ring 방식의 동력 및 데이터 전달

(1) 고전압 slip ring 방식

고전압 slip ring 방식은 초기 지멘스 CT에서 채택한 방식이다. 갠트리 외부에 위치한 변압기에서 승압한 고전압이 고압케이블을 통하여 slip ring과 brush에 전달되어 갠트리 내부의 X선관에 공급하는 방식이며 그림 3-3(a)와 같은 구조를 갖는다.

고전압 slip ring 방식의 장점으로는 고주파 전원의 영향이 적어 동력전달 과정에서 전력손실이 거의 없으며, slip ring에 상대적으로 낮은 전류가 인가되므로 전력손실이 적다. 그리고 갠트리 외부에 고정된 고압의 변압기를 사용하므로 갠트리에 회전중량이 적게 부여되며 높은 출력의 연속적인 제공이 가능하다.

단점으로는 고압에 의한 아크(arcing) 및 간섭이 발생할 수 있으며, 회전하는 접촉부에서 발생하는 고열을 냉각시키기 위해 물냉각기(water chiller)가 필요하다. 또한 고압에서의 brush 사용은 전기적 노이즈를 발생시켜 영상품질에 좋지 않은 영향을 미친다.

(2) 저전압 slip ring 방식

저전압 slip ring 방식은 대부분의 high version MDCT에서 채택되고 있다. 즉, GE사 LightSpeed, 지멘스의 Sensation, 필립스의 Brilliance 그리고 캐논 메디컬의 Aquilion 모델에서 채택되고 있다.

220-480 V의 상용 입력전압을 입력전원 전압배분장치(PDU)를 통하여 550 V와 120 V의 직류로 변환한 후 slip ring으로 전달하며, 갠트리 내부의 전원변환기(인버터)를 경유하여 양극과 음극으로 분리된 2개의 소형의 고전압변압기(generator)를 통해 X선관에 전달하는 방식이다. 저전압 slip ring 방식의 장점으로는 전기적 누출에 의한 위험이 없으며 전기절연을 위한 가스 및 오일이 필요없다. 그리고 시스템의 안정성이 우수하며, 장치의 전력소모율이 적으며 고장수리가 용이하다. 그러나 갠트리 내에 고전압변압기가 위치하므로 갠트리의 하중이 커지는 단점이 있다.

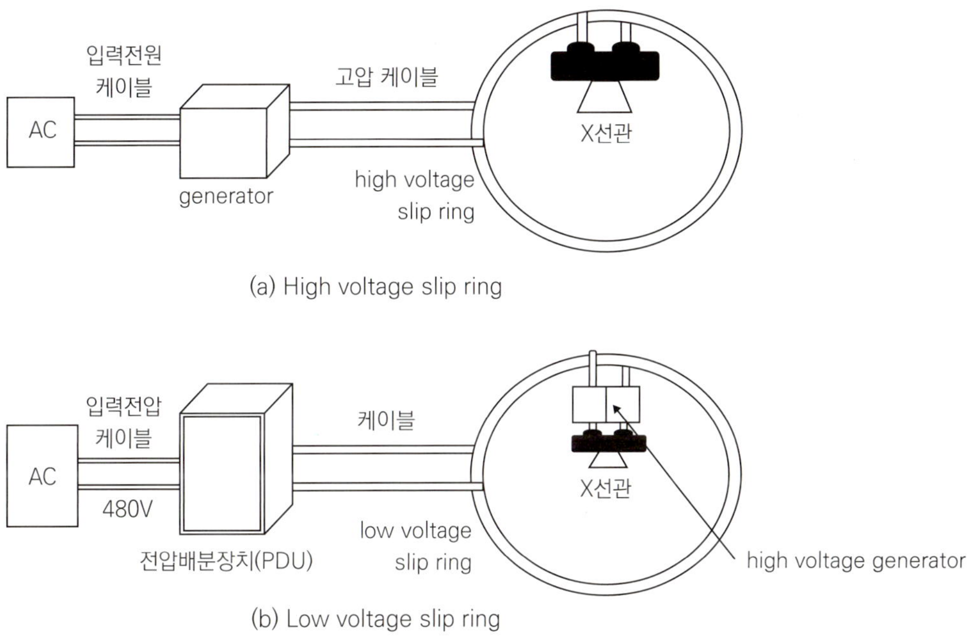

그림 3-3 고전압 및 저전압 slip ring의 구조도

2) Slip ring의 구조

(1) 초기 나선형CT

저전압 slip ring기술을 적용한 초기 나선형CT인 HiSpeed advantage(GE사 non-MDCT)를 예로 들면, slip ring의 내부는 회전부(rotor)인 ring과 정지된 상태의 고정부(stator)인 brush(sliding contact)로 이루어져 있다. 그리고 slip ring은 동력을 전달하는 8개의 power ring(550 V용 5개와 120 V용 3개)과, 6개의 signal 및 data ring(시스템 communication 용과 데이터 전송에 관여함)을 포함하여 모두 14개로 구성된다(그림 3-4(a)).

(2) GE사 16 및 64MDCT

GE사 16MDCT(LightSpeed Pro16)과 64MDCT(LightSpeed VCT)에 장착된 slip ring은 총 9개로 구성된다. 그림 3-4(b)에서 보면, 안쪽에서 바깥쪽 방향으로 1번과 2번 ring은 X선 발생용 고전압용, 3번과 4번은 120V 교류용, 5번은 ground 용이다. 즉, 안쪽의 5개(650V 직류용 2개, 120V 교류용 2개, ground용 1개)는 power ring이며, 바깥쪽의 4개는 24V의 signal ring이다. Signal ring은 통신과 관련된 명령의 on/off를 담당한다.

LightSpeed Pro16의 경우 DAS의 신호를 디지털 영상 프로세서로의 전송은 1개 채널의 무선주파수 신호(RF신호)를 이용한 무선방식이다. 이는 하나의 송신기(transmitter)와 두개의 수신기(receiver)를 통해 이루어진다. 반면에 LightSpeed VCT의 경우 2개 채널의 무선주파수 방식으로 전송된다. 이의 평균 전송속도는 833Mbaud이다.

(3) 필립스의 64MDCT

필립스 64모델의 slip ring은 14개로 구성된다. 이중 6개는 power ring이며 8개는 signal ring이다. 이와 별도로 영상 데이터 전송(DAS의 신호를 디지털 영상 프로세서로 전송)을 위해서는 4개 채널의 광학 slip ring이 사용된다. 광학 slip ring은 레이저를 이용하여 데이터를 전송하는 방식이며 5.28Gbps의 전송율을 갖는다. 이는 기존 833Mbps의 무선주파수 방식의 slip ring에 비해 전송속도가 빠르며 저선량의 영상전송에 효율적이다.

참고로, 전송속도를 나타내는 bps(bit per second)와 baud를 비교해보면, bps는 1초에 몇 bit가 전송되는지를 나타낸다. 반면, baud는 초당 전송되는 신호 요소의 수를 의미한다. 한 비트가 하나의 신호요소로 사용된 경우 bps와 baud는 동일하다. 하지만, 예를 들어, 3비트가 하나의 신호요소로 사용되는 경우 보오 속도는 bps의 1/3이 된다. 즉, baud = bps 속도/신호요소당 bit 수이다.

(4) 캐논 메디컬의 32 및 64MDCT

4개의 power ring이 있으며, 이는 3상 200V용 3개와 ground용 1개로 구성된다. 그리고 신호전송은 별도의 power supply가 담당하며, 데이터 전송(DAS와 디지털 영상 프로세서로의 전송)을 위해선 32 및 초기 64MDCT의 경우 MUDAT 시스템이 사용되었다. 하지만 2005년 이후의 Aquilion64 모델에서는 슐라이프링(Schleifring)사의 SURECOM을 채택하고 있다. 참고로 지멘스의 high version CT에서도 SURECOM 시스템이 사용되고 있다. SURECOM에 대한 설명은 3장 마지막 부분인 영상전송장치에서 설명한다.

3) Brush

Brush의 재질은 은(silver)이 코팅된 테프론(teflon)이 사용되며, slip ring과 동일한 개수로 이루어진다. 초기 나선형CT에서의 brush는 slip ring과 마찬가지로 기능상으로 3개 부분(전압배분장치에서 고전압발생기로 동력을 전달하는 5개의 brush, 전압배분장치에서 장치 조정부에 저전압을 전달하는 3개의 brush, DAS에서 주컴퓨터로 데이터 신호를 전송하는 6개의 brush)으로 나누어지며, 총 2세트로서 갠트리의 양쪽에 위치한다. 갠트리의 한쪽에 위치하는 1세트는 신호 완충용이며, 다른 1세트는 단말의 역할을 한다.

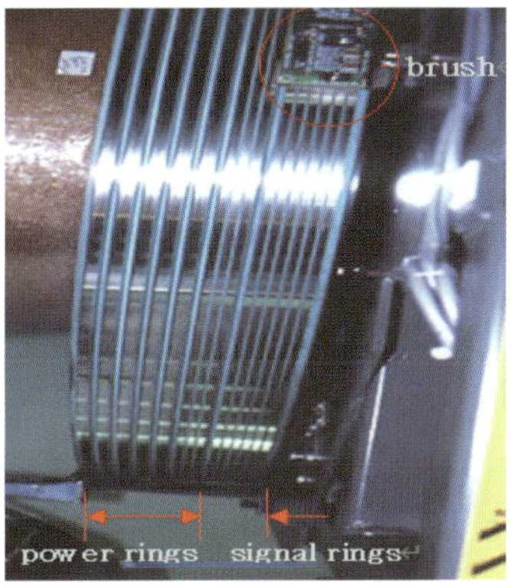

(a) GE사 non-MDCT의 slip ring

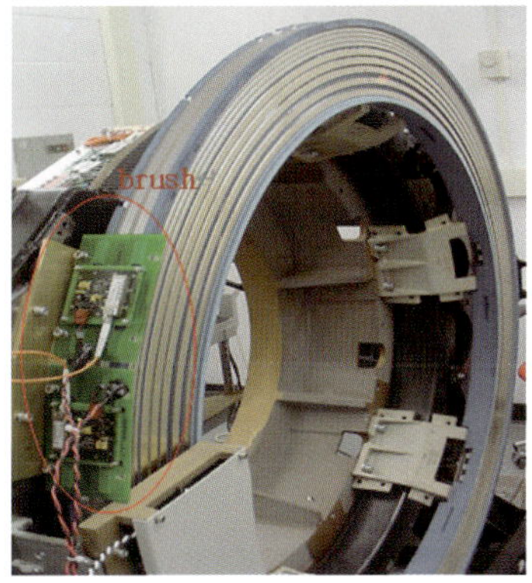

(b) GE사 LightSpeed VCT의 slip ring

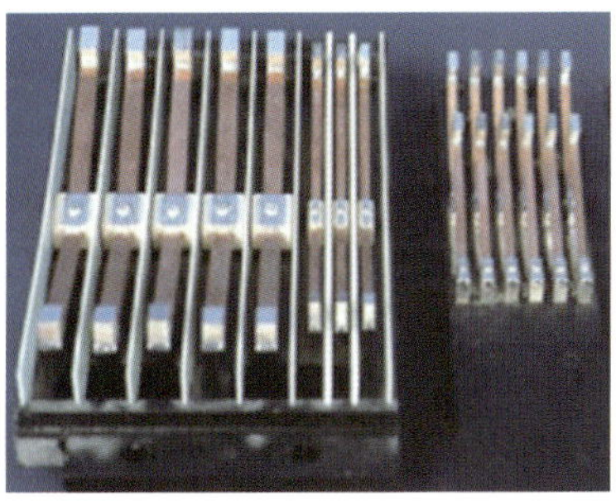

(c) GE사 non-MDCT의 brush

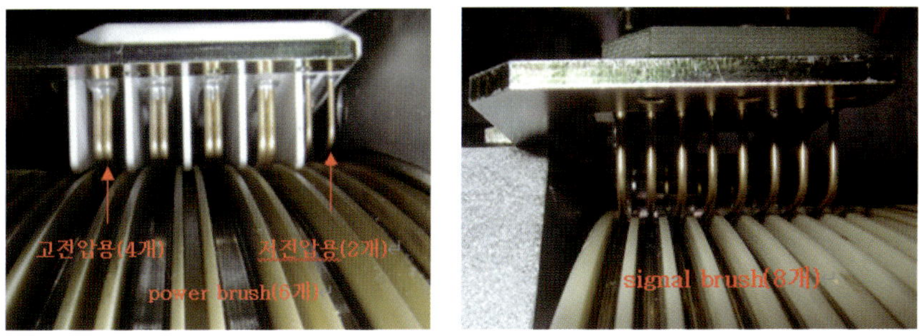

(d) 필립스 Brilliance64의 brush

그림 3-4 Slip ring과 brush의 여러 형태

그림 3-4의 (a)와 (b)는 각기 다른 slip ring 형태를 보여준다. (a)는 GE사 SDCT(HiSpeed advantage)에 장착된 slip ring이며 (b)는 GE사 64MDCT에 장착된 5Gbaud의 이중 채널 slip ring이다. 그리고 (c)는 GE사 non-MDCT의 brush를 나타낸 것이다. 이는 8개의 동력 brush(550볼트용 5개, 120볼트용 3개)와 6개의 신호 및 데이터 brush로 구성되어 있다. (d)는 필립스 Brilliance64의 power brush와 signal brush이다.

4 MDCT용 X선관

1) CT용 X선관의 구조

CT용 X선관은 인서터(inserter)와 외관을 이루는 하우징(알루미늄 합금 재질)으로 구성되며 외부의 냉각시스템과 연결되어 있다. 인서터의 내측은 X선 누출을 방지하기 위해 얇은 납판으로 내장되어 있으며 중앙부에는 X선 투과성이 좋은 에폭시 수지제의 방사구가 부착되어 있으며, X선 방출 윈도우 앞에는 콜리메이터가 위치되어 있다. 진공 구조의 X선관 내에 위치된 필라멘트는 수백 mA의 전류에 의해 음극의 전자들을 정렬하며(boiling off), 자유전자들은 고전압에 의해 양극 쪽으로 가속된다.

CT용 X선관은 하드웨어적으로 양극의 원반(디스크)에서 발생되는 열충격과 원심력의 영향을 최소화하며, 원반의 비틀림(warping)과 패임(cracking)을 방지하도록 고안된다. 그리고 양극(anode)의 재질에 따라 금속 또는 흑연(graphite) tube로 구분된다.

MDCT의 양극 회전속도는 X선관의 모델에 따라 차이가 있다. 필립스 MRC tube는 6,300 rpm(105 Hz)이며, 최근의 high-end MDCT의 경우 약 10,000rpm 수준이다.

GE사 MDCT용 X선관을 예로 들면, 49°의 넓은 부채꼴 선속과 7-12°의 저지극 각도(target angle)를 갖고 있으며, 저지극 뒤에 16.5 cm 두께의 흑연이 부착되어 있다. 그리고 0.9 mm × 0.7 mm 크기의 소초점 필라멘트는 2.2-3.5 V와 4.4-6.5 A가 필요하며, 1.2 mm × 1.2 mm 크기인 대초점 필라멘트는 6.7-9.5 V와 5.4-6.5 A가 필요하다. 최대 관전압은 140kVp이며 100kW 정도의 최대 정격을 갖는다.

MDCT용 X선관은 제조사에 따라 Performix tube(GE), Straton tube(지멘스), iMRC(maximus rotalix ceramic) tube(필립스), MegaCool tube(캐논 메디컬) 등의 다양한 명칭을 갖는다.

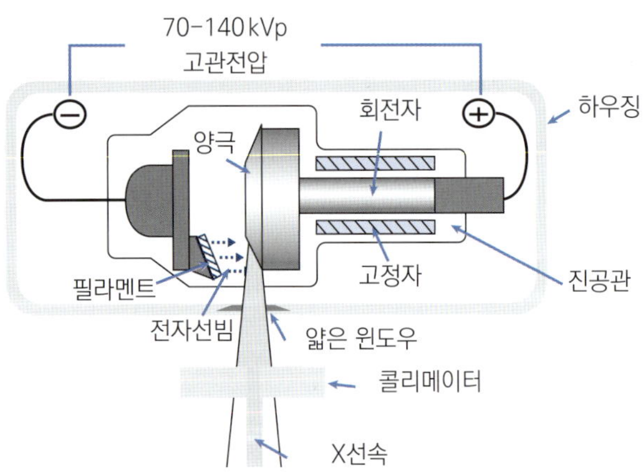

그림 3-5 MDCT tube의 내부 구조도

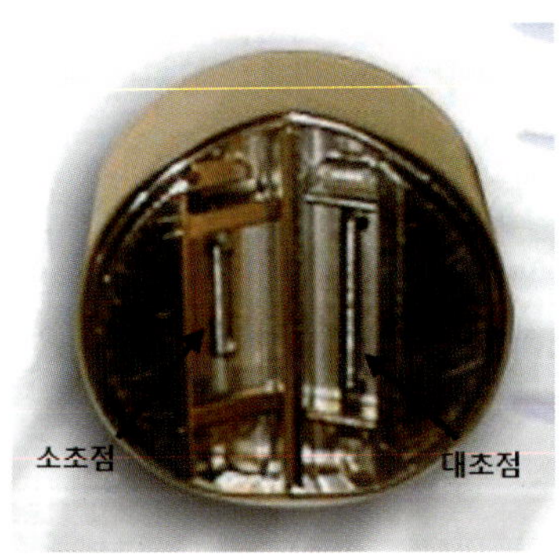

그림 3-6 양극 쪽에서 본 X선관의 이중 초점

2) MDCT용 X선관의 구비조건

MDCT에 사용되는 고부하용 X선관의 구비조건으로는 양극의 열축적용량이 커야 하며 냉각율(cooling rate)이 높아야 한다. 그리고 초점 트랙 부하능(focal track loadability)이 높아야 하며 수명이 길어야 한다. 또한 초점 크기가 작고 높은 관전류의 발생이 가능해야 하며 inter-scan delay가 없이 신속한 검사가 가능해야 한다.

3) 이중 초점과 제조사별 초점의 선택 기준

MDCT용 X선관은 소초점과 대초점을 갖는 이중 초점의 회전양극 X선관이며, 연속적인 노출로 인해 높은 발열량 특성을 갖는다. 초점의 크기는 집속체의 단면 형상과 전극간 거리 및 필라멘트의 크기에 따라 설계된다.

소초점은 기하학적인 음영이 적게 발생되어 선예하고 공간분해능이 우수한 영상을 얻게 하며, 일차적인 콜리메이션이 효율적으로 이루어져 환자가 받는 extra-dose가 감소된다. 스캔 시 소초점과 대초점의 선택은 공간분해능과 X선 출력의 측면에서 선택된다. 대초점을 사용하면 높은 출력을 얻음으로써 대조도분해능이 향상된다. 반면에 소초점을 사용하면 콜리메이터의 반음영이 감소되어 공간분해능이 향상되며 환자피폭이 감소되는 효과를 얻는다. 일반적으로 흉부나 복부 일반CT 등에서는 대초점의 사용이 권고되며, 고선예도의 영상획득이 필요한 측두골이나 폐야CT 등은 소초점이 권고된다.

초점 크기는 제조사와 모델에 따라 차이가 있으며, GE사 16 및 64MDCT의 예를 들면, 소초점은 폭과 길이가 0.7 mm × 0.6 mm, 대초점은 0.9 mm × 0.9 mm이다. 이러한 이중 초점 X선관의 초점은 GE사의 경우 관전류의 대소에 따라, 캐논 메디컬의 경우 노출조건에 따라 자동으로 설정된다. 그리고 지멘스의 경우 작은 선속 콜리메이션(small beam collimation)을 선택하면 소초점이, 큰 선속 콜리메이션을 선택하면 대초점이 적용된다. 이와 달리 필립스의 경우 선택하는 해상능에 의해 초점의 크기가 결정된다.

4) Z-sharp 기술(double Z-sampling; Z-flying focal spot; dynamic focal spot)

Z-sharp 기술은 2004년 지멘스에서 개발하여 Sensation64 모델에 최초로 도입한 double Z-sampling 기술이다. 이는 Z-축 방향으로 초점을 이동시키는 기법(Z-flying focal spot 또는 dynamic focal spot(DFS))을 이용하여 Z-축 방향으로 중복으로 샘플링을 하는 기술이다.

그림 3-7은 Z-sharp 기술로 인한 0.3 mm의 중복 샘플링(oversampling) 현상을 나타낸 것이다. 왼쪽 그림에서 X선관 하우징이 오일통(oil bath) 안에서 회전하며 양극은 쿨링 오일에 직접 맞닿아 있다. 그리고 역동적인 전자기적 굴절에 의하여 전자선빔이 양극의 두 위치에 부딪혀 2개의 초점이 형성된다. 다시 말하면, 전자선빔이 전자석에 의해 정확하게 제어되어 양극의 초점이 2개로 형성되어 노출이 시행되며 2개의 부채꼴 선속에서 번갈아(alternatively) 받아들인 재구성 데이터를 중복 샘플링한다(double sampling). 이로 인해 오른쪽 그림과 같이 Z-축 방향으로 0.3 mm의 중복 샘플링이 이루어진다. 이 때 선량의 증가는 이루어지지 않는다.

Z-sharp 기술은 고식적 스캔과 나선형 스캔에서 사용 가능하며, Z-축분해능(단면감성윤곽; SSP) 외에도 X,Y-plane의 공간분해능을 향상시키는 효과를 주며, 영상 노이즈와 선량을 감소시킨다. 그리고 Z-축 방향의 중복 샘플링은 그림 3-8(a)에 화살표로 표시된 helical artifact(windmill artifact)를 감소시키는 효과를 준다. 현재 Z-sharp 기술은 특허가 해지됨에 따라 지멘스 외에 여러 제조사에서 사용되고 있다. 예를 들면, GE사 Optima660, 필립스의 Brilliance iCT, 캐논 메디컬의 Aquilion One Prism 모델 등에서도 적용되고 있다.

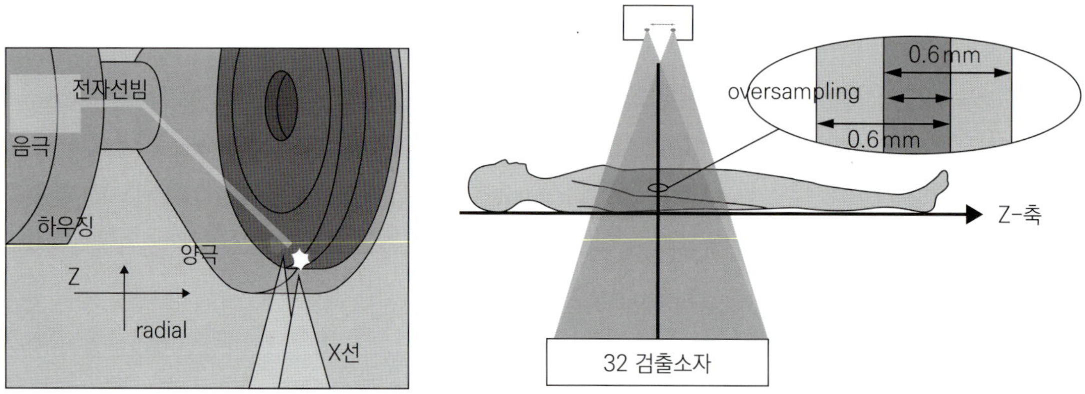

그림 3-7 Z-sharp 기술과 0.3 mm의 중복 샘플링

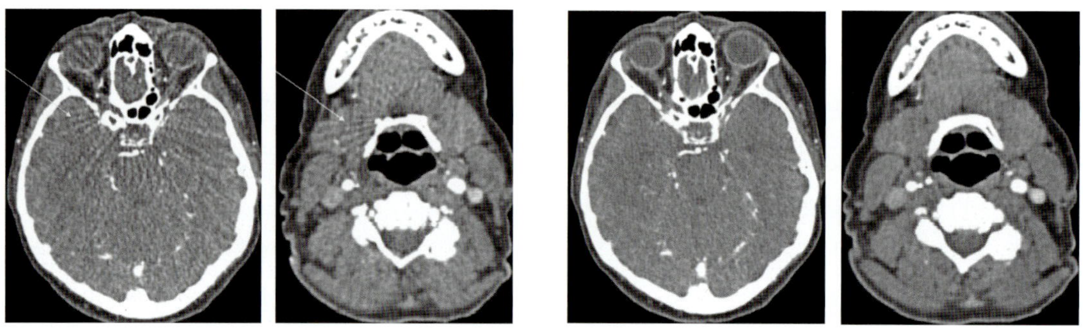

(a) Without Z-sharp　　(b) With Z-sharp

그림 3-8 Z-sharp 기술의 적용으로 인한 helical artifact의 감소 영상(0.6 mm x 32, 1.5 helical pitch)

5) CT tube의 열분산

(1) CT장치의 발열량

X선관에서 발생되는 에너지의 약 1%가 X선으로 변환되고 나머지는 양극에서 열로 바뀐다. 발생한 열의 약 10%는 스캔 도중에 발산되고 나머지 90%는 절연유를 이용하여 강제적으로 냉각시키는 방법으로 발산시키고 있다. CT장치에서의 발열량은 kW에 sec를 곱하여 얻어지며, HU(heat unit) 단위를 사용한다.

(2) 열축적용량과 열분산율

CT tube의 열축적용량은 연속적으로 스캔할 수 있는 슬라이스 수와 나선형 scan coverage에 직접적인 영향을 미친다. 양극에서의 열축적용량은 초기 MDCT tube의 경우 5-10 MHU, 최근의 high version MDCT tube의 경우 30MHU 수준이다. 하우징에서의 열축적용량은 양극에 비해 약간 작은 수준이다.

Tube의 열분산율(heat dissipation rate)은 KHU/min으로 표시한다. 초기 MDCT의 양극에서의 열분산율은 400-900 KHU/min 정도이며 하우징에서는 300 KHU/min 정도이다. 하지만 캐논 메디컬의 high version MDCT에 장착되는 MegaCool tube의 경우 양극에서의 열분산율은 1.4 MHU/min이다.

(3) 냉각 방식(cooling system)

회전양극관에서의 주된 발열부는 저지극(target)이고, 그 다음은 회전자이다. CT tube에서 발생되는 열을 효과적으로 냉각시키기 위해 X선관 하우징 내의 절연유(냉각과 절연작용을 함)를 배출도관으로 뽑아내어 냉각시킨 후 다시 X선관 하우징으로 돌려보내는 과정을 되풀이한다. 이를 oil to air 열교환 방식(유냉식)이라고 한다(그림 3-9(a)). 이러한 기존의 유냉식 CT tube의 경우 주된 발열부인 저지극의 열이 양극 측으로 전도되는 것을 최소화하기 위해 진공관 바깥에서 양극을 냉각시키는 방식이 사용된다.

하지만 최근의 지멘스 및 필립스의 CT tube에서는 그림 3-9(b)에 나타낸 바와 같이 절연유를 양극에 직접 맞닿게 하는 직접 오일쿨링 방식을 사용하여 냉각효율을 더욱 향상시킨다. GE사는 tube 외부에서의 냉각을 위해 팬을 이용하여 갠트리 내부와 외부의 공기를 순환시키는 공냉식 냉각법을 보충하고 있다. 반면에 지멘스는 water chiller를 이용하여 찬공기를 CT tube 외부에 불어넣는 일명 수냉식 냉각 시스템을 사용하고 있다. Water chiller를 사용하는 경우 별도의 급수시설이 필요하다.

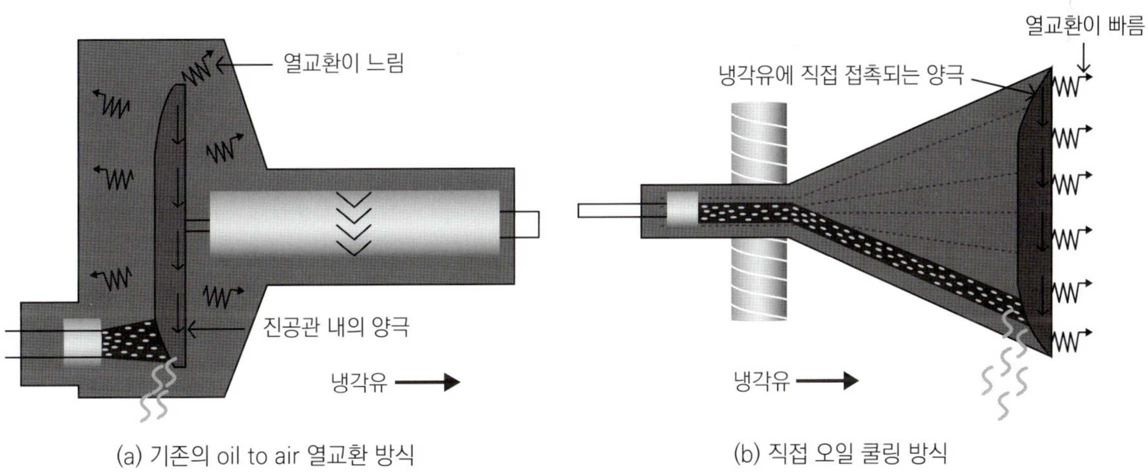

그림 3-9 CT tube의 cooling 방식

5 필터

1) Flat filter(고유필터와 부가필터)

Tube와 하우징의 필터링은 환자선량에는 영향을 미치지만 영상품질에는 기여하지 못하는 저에너지의 X선을 흡수한다. X선관의 flat filter는 영상형성에는 기여하지 않고 환자선량을 증가시키는 저에너지 X선(soft X-ray)을 흡수함으로써 선속을 경화시켜 투과력을 증가시킨다. 그리고 피부선량을 감소시키는 역할을 한다. 그림 3-10은 필터링 전후의 에너지 스펙트럼의 차이를 보여준다. 저에너지 X선이 제거됨에 따라 선속이 단색화(monochromatic)되면서 X선 스펙트럼이 좁아진다. 필터보정역투영법의 영상 재구성은 단일 에너지 X선의 가정화에서 이루어진다.

MDCT의 X선관 고유필터는 120 kVp에서는 1.0-1.5 mm, 140 kVp에서는 2.7 mm 알루미늄 등가물질이 사용되고 있다. 그리고 부가필터는 5 mm 정도의 알루미늄 등가물질이 사용되고 있다.

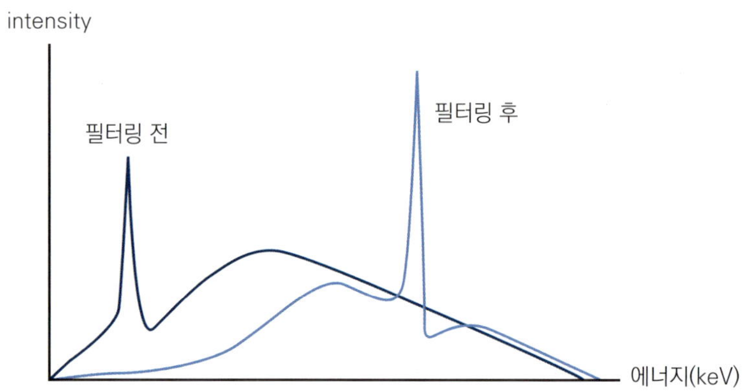

그림 3-10 필터링 전과 후의 에너지 스펙트럼

2) Beam shaping filter(bowtie filter)

인체의 주변부는 중앙부에 비해 두께가 얇으며 X선속의 투과가 많이 된다. 이는 감약이 적게 됨을 의미한다. Beam shaping filter는 이를 보상하기 위해 가장자리를 두껍게 만들어 인체 중앙부에 비해 주변부를 더 많이 감약시킨다. 3세대 MDCT에서는 beam shaping을 위해 나비 넥타이형의 bowtie 필터를 사용한다.

Bowtie filter는 저에너지 X선을 흡수함으로써 선속경화현상에 의한 cupping 현상을 보정하고 축외 X선(off-axis X-ray)의 감소를 통해 균등한 X선질이 검출기에 도달하도록 한다(그림 3-11(b)와 그림 3-12). 이로 인해 DAS의 동적범위(dynamic range)가 갖는 한계성을 감소시킴으로써 동적범위를 증가시키는 효과를 주며, X선 산란효과의 감소와 환자의 표면선량 감소(환자피폭의 감소) 효과도 얻을 수 있다.

이러한 beam shaping filter는 광자의 흡수를 적게 하고 광자의 전달을 증가시켜 더욱 균일한 X선 스펙트럼을 제공하기 위해 스캔되는 피사체의 형태와 가급적 일치되는 것이 좋다. 그러나 head와 body의 해부학적으로 형태와 크기가 다르므로 하나의 bowtie 필터로는 원하는 품질의 영상을 얻을 수 없다. 그래서 GE사 MDCT에서는 head와 같은 작은 크기의 해부학적 구조에 사용되는 standard bowtie 필터 외에 body scan에 적절하게 디자인된 넓은 형태의 SmartBeam bowtie 필터를 사용한다. 이는 body CT에 자동적으로 선택된다.

그림 3-12(b)는 flat 필터와 bowtie 필터를 동시에 적용한 경우 검출기가 받는 신호강도를 나타낸 것이다. 모든 검출소자에 일정한 신호가 제공됨을 알 수 있으며, 검출기에서의 선속경화(beam hardness) 역시 동일하다. 그림 3-13은 bowtie filter를 사용에 따른 CNR의 향상을 보여주는 head 팬텀 영상이다($CTDI_w$ = 19 mGy). Bowtie filter 사용 시 약 20%의 CNR이 향상됨을 알 수 있다.

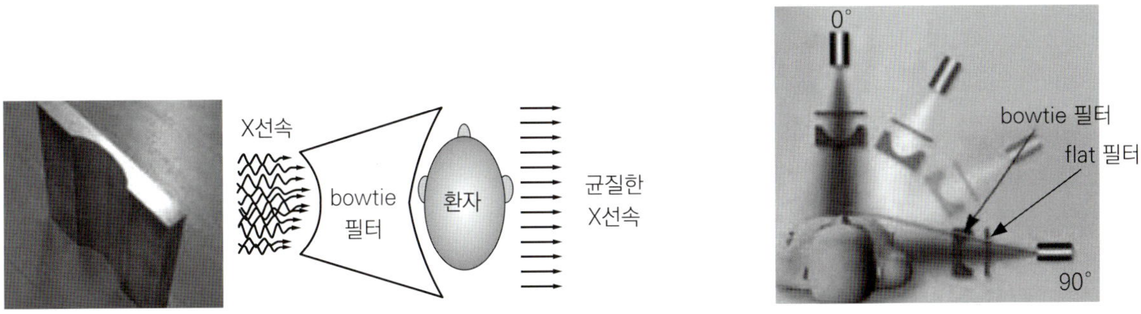

(a) Bowtie 필터의 개념 (b) Bowtie 필터에 의한 축외 X선의 감소

그림 3-11 Bowtie 필터의 개념과 축외 X선(off-axis ray)의 감소

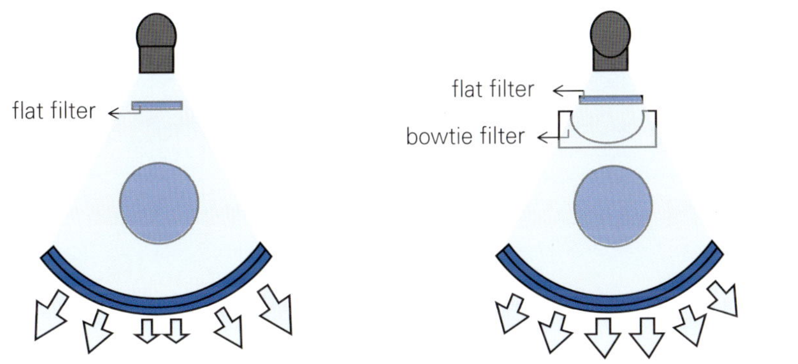

(a) Flat 필터 적용 (b) Flat 필터와 bowtie 필터의 동시 적용

그림 3-12 Flat 필터와 bowtie 필터를 동시에 적용한 경우 검출기의 신호강도

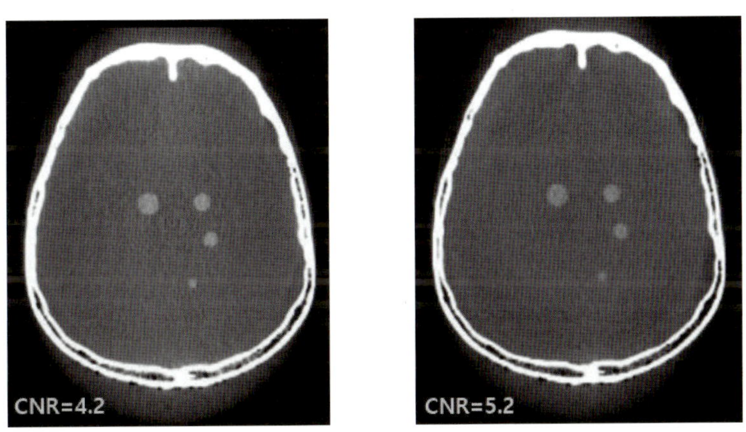

(a) 비적용 (b) 적용

그림 3-13 Bowtie filter 적용의 CNR 향상($CTDI_w$ = 19 mGy)(Xu J etc., 2016)

6 콜리메이터

1) 일반적인 개념의 콜리메이터

콜리메이터(collimator)는 슬라이스 두께를 조절하는 시준장치이며, 산란선을 줄여 영상품질을 향상시키며 필요없는 부분의 방사선 피폭을 감소시킨다. 이는 CT number의 균일성 및 안정성을 증가시키는 역할을 한다.

장치에 따라 다소 차이는 있지만 대개 0.5mm와 10mm 내에서 슬라이스 두께의 선택이 가능하며, 반음영(pneumbra)을 줄이기 위해서는 초점과 콜리메이터 사이의 거리는 가능한 떨어져야 한다. 그리고 콜리메이터의 세격(slit) 방향을 X선관의 장축에 수직으로 배치시키면 동일한 선속 면적에서의 강도차이를 축소시킬 수 있어(X선관의 heel effect의 영향을 최소화시킴) 데이터의 정확성이 향상된다.

(1) X선관측 콜리메이터(pre-patient collimator)

CT의 콜리메이터는 기본적으로 X선관측 콜리메이터과 검출기측 콜리메이터로 이루어진다. X선관측 콜리메이터는 조사되는 X선폭을 조절하여 슬라이스 두께를 결정하는 역할을 하며, 초점크기에 연관되어 반음영과 환자선량에 영향을 미친다.

(2) 검출기측 콜리메이터(post-patient collimator; 환자측 콜리메이터)

검출기측 콜리메이터는 환자를 투과한 X선속의 폭을 조절하여 정확한 슬라이스 두께를 유지하고 산란선을 감소시키는 역할을 한다. 하지만 최근의 MDCT에서는 검출기측 콜리메이터를 없애고 X선관측 콜리메이터와 검출기 row의 스위칭(검출소자의 조합)을 통해 콜리메이션이 이루어지는 장치도 많다.

2) MDCT의 콜리메이터(2콜리메이션과 1콜리메이션 시스템)

그림 3-14(b)는 GE사 64MDCT(LightSpeed VCT)의 콜리메이터 사진으로 하나의 부가필터가 부착되어 있다. 그림 3-15는 X선관측과 검출기측 콜리메이터로 구성되는 2콜리메이션 시스템과 X선관측 콜리메이터로만 구성되는 1콜리메이션 시스템을 비교한 것이다. 1콜리메이션 시스템에서는 환자에게 조사되기 전의 좁은 선속이 그대로 유지되므로 환자선량이 감소되고, 선속이 영상화에만 적절하게 사용되는 장점이 있다.

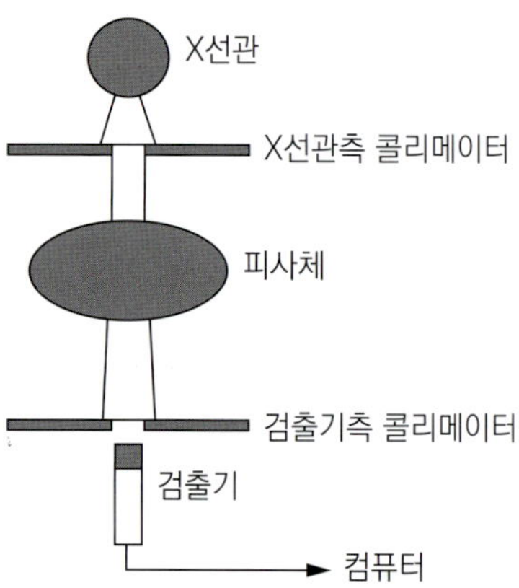

(a) 기본적인 MDCT 콜리메이터의 개념도

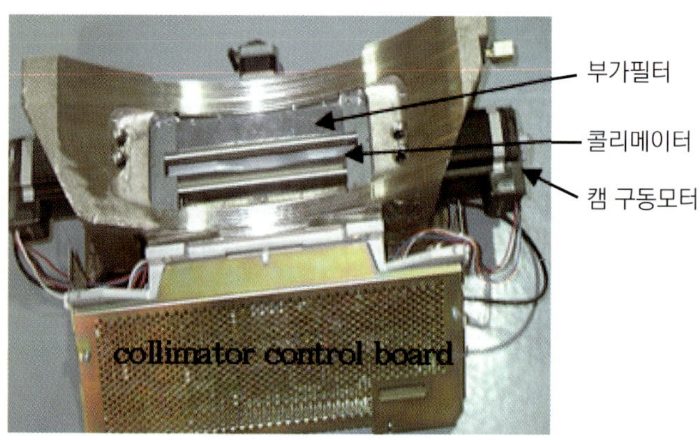

(b) GE사 64MDCT의 콜리메이터

그림 3-14 기본적인 MDCT의 콜리메이터 개념과 콜리메이터의 외관

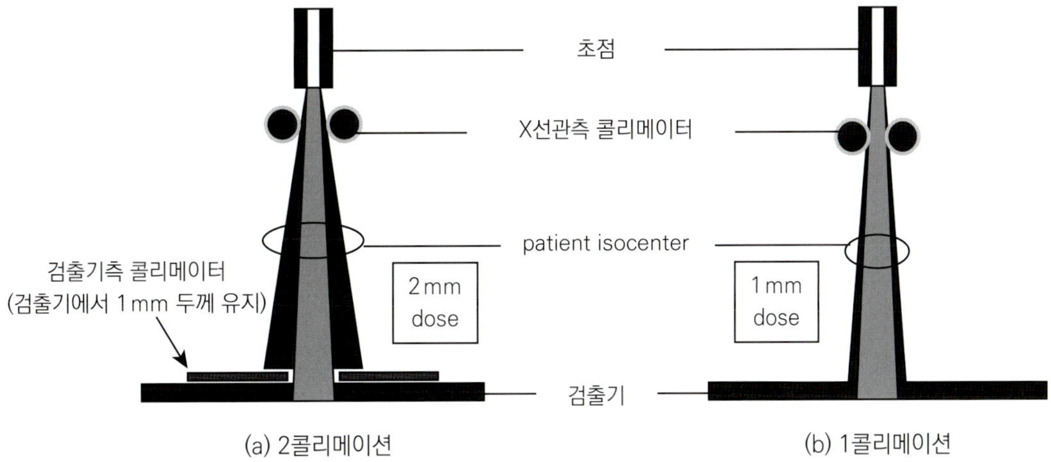

그림 3-15 2콜리메이션과 1콜리메이션 시스템의 구조와 환자선량의 차이

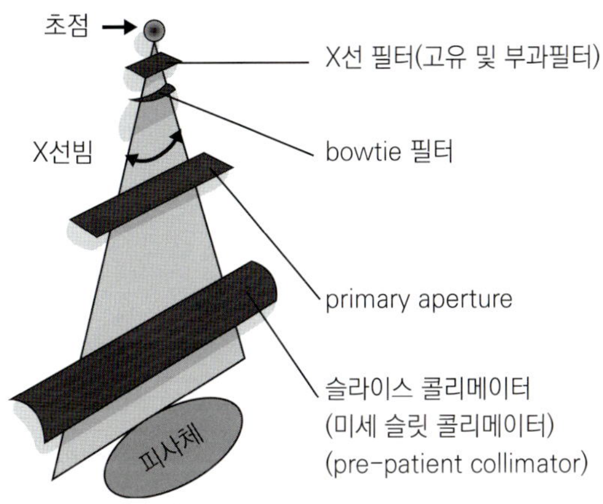

그림 3-16 필터와 X선관측 콜리메이션을 이용한 1콜리메이션 시스템의 선속 조절(GE사 64MDCT)

그림 3-16은 GE사의 1콜리메이션 시스템의 선속 조절을 보여준다. Flat filter(고유필터 및 부과필터)는 연선의 제거와 환자의 피부선량을 감소시킨다. Bowtie filter(wedge filter; beam shaping filter)는 피사체 경계부의 선속을 감약시켜 검출기에 도달되는 노출을 균일하게 한다. 또한 검출기 포화현상(detector saturation)을 피하기 위해 피사체 두께의 차이를 보상하고 DAS의 동적범위를 넓게 설정해야 하는 제한을 줄여준다.

Primary aperture(일차적 조리개)는 부채꼴 선속의 각도와 형태를 형성하고 산란선을 제거하는 역할을 하며, 최종 단계인 슬라이스 콜리메이터(pre-patient collimator)는 슬라이스 두께를 결정하며 산란선을 감소시킨다. 이러한 선속 조절과정을 통해 환자에게 노출이 이루어진다.

3) 고정 콜리메이션과 다이나믹 콜리메이션

(1) 고정 콜리메이션(conventional collimation; non-tracking)

나선형 스캔에서 X-선관의 회전속도가 높아지면 원심력의 증가로 인해 초점의 미세한 위치 변화를 일으키며, 이는 선속의 불안정과 불균일도를 야기시키며 영상에서 약간의 아티팩트를 발생시킨다. 이를 해결하기 위해 기존의 고정 콜리메이션 방식의 MDCT에서는 초점 위치가 변화되는 범위가 포함되게 X-선관측 콜리메이션을 넓게 설정하여 양쪽 주변 검출기를 선속에 충분히 포함시킨다. 하지만 이는 과노출(overbeaming)을 야기시키며 환자선량을 증가시키는 요인이 된다. 특히, 얇은 슬라이스 두께를 적용할 경우 환자선량의 증가는 피할 수 없다.

(2) 다이나믹 콜리메이션(focal spot tracking; flying focal spot)

Focal spot tracking은 기존의 고정 콜리메이션의 단점을 보완한 것으로 스캔 시 양극의 초점 위치를 이동시켜 선속의 위치를 교정한다. 다이나믹 콜리메이션 방식인 focal spot tracking은 콜리메이터 설정을 약간 조절함으로써 초점을 이동시키며, 유효 검출소자 부위에만 가능한 좁게 균일한 선속이 조사되도록 한다. 이를 통해 그림 3-17(b)에 나타낸 바와 같이 초점 그림자(focal spot shadow)를 모든 검출소자에 거의 일치시킨다. 이러한 다이나믹 콜리메이션은 선속의 두께와 위치를 조절할 수 있도록 회전이 가능하며, 기준 검출소자(reference detectors)가 선속의 정도를 측정하며 항상 일정한 좁은 선속이 검출기에 조사되도록 조절한다.

Focal spot tracking 기법에서의 슬라이스 두께는 검출기 측의 콜리메이터에 의해 결정되는데 고정 콜리메이션 방식에 비해 X-선속 콜리메이션이 설정된 슬라이스 폭에 훨씬 근접되므로 아티팩트의 발생이 최소화된다. 그리고 불필요한 환자선량의 증가요인이 없으며 선량효율을 향상시켜 25% 이상의 환자선량이 감소된다(표 3-1). Focal spot tracking은 flying focal spot 또는 focal spot moving으로도 명명되며, 대부분의 MDCT에서 채택하고 있다. 이를 통해 view당 projection 수를 2배로 늘려 공간분해능을 향상시키는 효과도 얻는다.

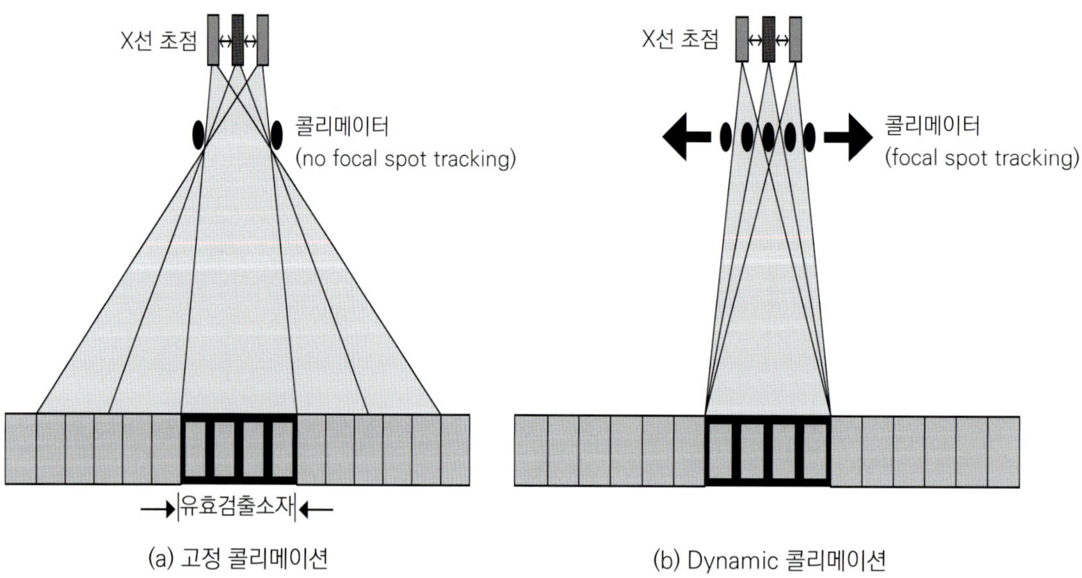

그림 3-17 고정 콜리메션법과 다이나믹 콜리메이션법의 비교(4MDCT)

표 3-1 Focal spot tracking과 고정 콜리메이션(non-tracking)의 선량 비교(GE 4MDCT)

Slice mode		4 × 5 mm		4 × 1.25 mm	
Focal spot size		Large	Small	Large	Small
Non-tracking DLP	Mean mGy · cm	29.2	27.3	13.8	12.8
	SD(%)	3.2	3.7	2.8	2.9
Tracking DLP	Mean mGy · cm	21.3	20.3	8.4	7.6
	SD(%)	2.3	2.7	2.9	3.4

4) 과방사선 노출차단용 콜리메이터

나선형 스캔에서는 영상화에 기여하지 않는 과방사선 노출(overradiation; wasted exposure)이 스캔의 시작과 끝 부분에서 발생된다. 이는 나선형 스캔의 시작과 끝 부분에서 얻어지는 데이터가 180° 미만의 데이터일 경우 영상으로의 재구성이 되지 않기 때문이다. 이러한 과방사선 노출은 검출기 폭과 스캔범위에 의해 좌우된다. 즉, Z-축 방향으로 넓은 검출기(wide detector coverage를 갖는 MDCT) 또는 나선형 스캔의 범위가 짧을 경우 더 심해진다.

과방사선 노출 차단용 콜리메이터는 eclipse collimator(eclipse dose right collimator; 필립스), adaptive dose shield(지멘스), adaptive collimator(캐논 메디컬)로 명명되며, 나선형 스캔의 시작과 끝 부위에서 콜리메이션을 자동적으로 열고 닫음으로써 환자에게 불필요한 선량을 차단한다(그림 3-18). 이는 일종의 다이나믹 콜리메이터이며, 영상품질에 기여하는 X선에 영향을 미치지 않으므로 영상의 질적 저하를 발생시키지는 않는다.

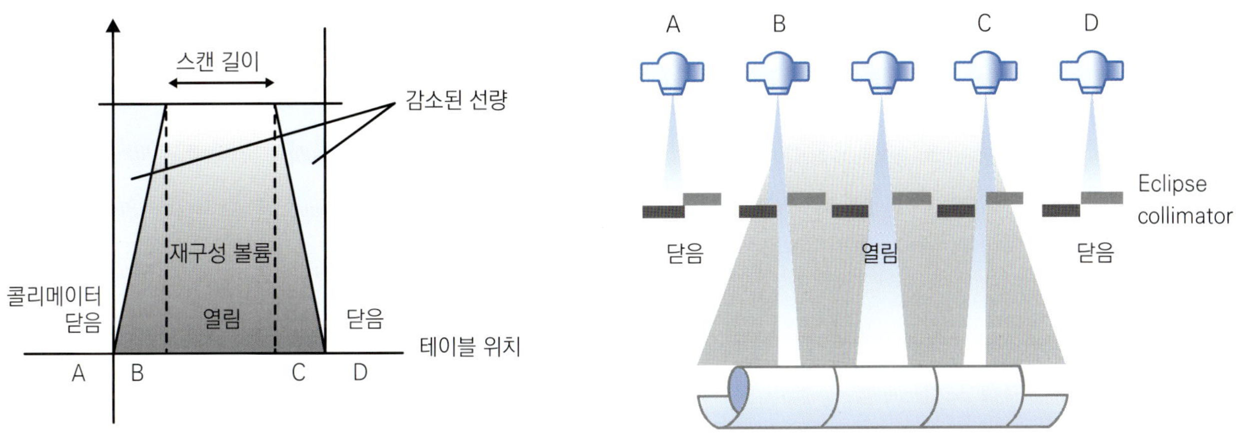

그림 3-18 과방사선 노출 차단용 콜리메이터(필립스의 eclipse 콜리메이터)

7 검출기(detector)

1) 검출기의 구성과 검출 원리

검출기는 환자를 투과한 X선을 검출하는 장치이며, 섬광체(scintillator)와 광다이오드(photodiode)로 구성된다. 섬광체는 인체를 투과 감약된 X선 광자에너지를 빛에너지로 변환시킨다. 빛신호는 1.8-2.3 옹스트롬(angström; a.u.) 정도에 해당되며 일반적인 발광파장은 400-900 nm 범위에 속한다(최대 발광파장: 510-610 nm). 섬광체의 높은 광출력은 광자 변환효율을 향상시키고 SNR과 대조도분해능을 향상시키며, 환자선량을 감소시키는 효과를 준다. 이 후 빛신호는 광다이오드를 거쳐 수십 nA의 전류(측정 가능한 전기신호)로 바뀌지고, 수십 개 채널의 데이터 케이블을 통해 컴퓨터 보드로 구성되어 있는 데이터 수집장치(data acquisition system; DAS)로 전송된다.

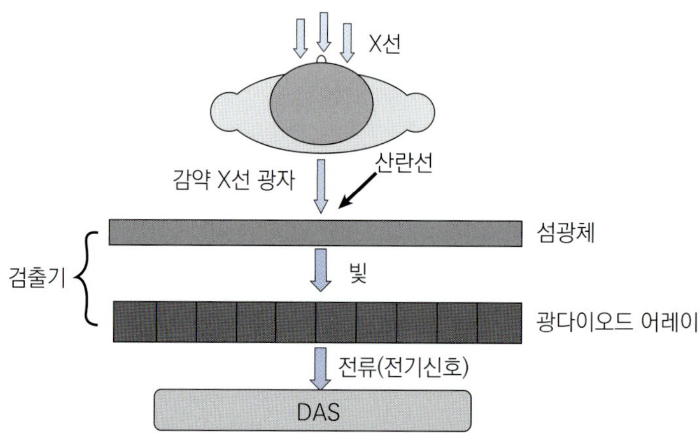

그림 3-19 MDCT 데이터의 검출 원리

그림 3-20(a)는 초기 나선형CT(non-MDCT)의 검출기 어레이와 DAS의 형태이다. 검출기 하우징은 금속 재질로 되어 있으며 아크(arc) 모양을 하고 있다. 하나의 검출기 어레이는 수백 개의 검출소자로 구성되어 있다. 연결 커넥터는 수십 개의 채널로 구성되며, 히터 패드는 정확한 영상획득을 위해 검출기 내부의 온도를 일정하게 유지하는 역할을 한다. 그리고 데이터 케이블은 검출기로부터 받아들인 X선 정보를 DAS로 전달하는 역할을 한다.

3세대 non-MDCT의 검출소자의 수는 650-900개 정도이다. GE사 나선형 non-MDCT를 예를 들면, 852개의 유효 데이터 소자(active elements)와 12개의 기준소자(reference elements)로 구성되어 있다. 기준소자는 유효 데이터 소자의 양쪽으로 6개씩 위치하며, 환자를 투과하지 않고 공기를 통과한 X선을 검출하여 출력을 모니터링하여, 입력신호의 변화가 있는 순간마다 노출을 측정하여 이를 보정하는 역할을 한다.

High version MDCT인 캐논 메디컬의 Aquilion One 시리즈(320 detector rows, 640 multi-slice acquisition)의 PureVision 검출기를 예로 들면, 검출소자 폭은 0.5mm이며, 하나의 detector row는 896개의 검출소자로 구성되므로 총 286,720개(896ea x 320row)의 검출소자로 이루어진다.

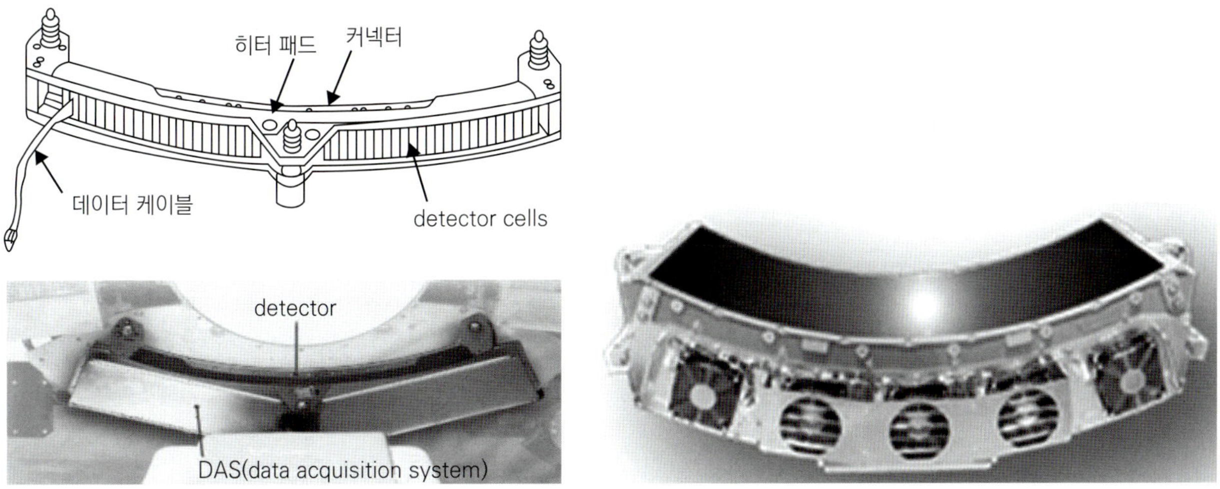

(a) 초기 나선형CT(non-MDCT) (b) MDCT

그림 3-20 초기 나선형CT와 최신 MDCT의 검출기 및 DAS

우수한 공간분해능을 갖는 MDCT 검출기는 검출소자의 폭이 작으며, 고신호 감도를 얻기 위해서는 섬광체 물질의 발광 스펙트럼과 광다이오드의 감도 스펙트럼의 매칭이 요구된다. 그리고 역동적인 심장영상의 구현을 위해선 섬광체 재질의 빠른 감쇠시간(decay time)과 저잔광 특성이 필요하며, 우수한 선량효율성(검출효율)을 얻기 위해서 우수한 stopping power와 높은 빛출력 성능이 필요하다. 또한 소형화되고 집적화된 회로의 DAS를 통해 노이즈의 감소가 요구된다.

2) MDCT 검출기의 구비조건

(1) 높은 X선 흡수효율(X-ray absorption efficiency)

저선량에서도 주선속 에너지의 흡수 효율성이 좋아야 한다. 즉, 입사되는 모든 X선 광자가 전기신호로 변환되어 SNR이 우수해야 한다. 높은 검출효율은 많은 전기신호를 얻음으로써 X선관에 미치는 부담을 줄이고 영상의 대조도분해능을 증가시키며 환자피폭을 감소시킨다. 반대로 검출효율이 낮으면 SNR의 저하로 노이즈를 증가시켜 영상품질을 저하시키고 환자피폭을 증가시키는 요인이 된다.

(2) 넓은 동적범위(wide dynamic range)

넓은 동적범위는 포화현상(saturation effect)에 의한 아티팩트 발생을 없애며, 대조도분해능과 직접적인 연관을 갖는 저신호 영역에서의 양질의 데이터 검출을 가능케 한다.

(3) 신속한 radiation shift

Radiation shift는 형광체에 입사된 방사선 에너지가 광다이오드에 이동되는 시간을 의미한다. Radiation shift는 빨라야 하며, 광다이오드에 도달하는 방사선의 강도는 입사된 에너지와 섬광에 의해 결정된다.

(4) 우수한 신호의 직선성, 일관성, 재생성

입력에 대한 출력신호의 직선성(linear response)이 좋아야 한다. 이는 변환된 전류가 투과된 X선의 에너지에 정비례해야 함을 의미한다. 그리고 X선 검출결과의 일관성(consistency)과 재생성(reproducibility)이 우수해야 한다.

(5) 검출소자 사이 공간에 의한 불감영역과 산란선 제거율

인접하는 검출소자 사이의 공간에 의한 불감영역이 적어야 하며 산란선 제거율이 좋아야 한다. 이를 위해서는 측정소자 간의 오염이 없어야 한다.

(6) 섬광체의 감쇠시간, 잔상, 신호간섭, 회복시간

감쇠시간(decay time)이란 X선 입력이 중지된 후 섬광체의 출력신호가 지수함수적으로 감쇠되는 시간이다. MDCT의 섬광체는 CsI(cesium iodide; 요오드화 세슘)과 GOS(gadolinium oxysulfide; $Gd_2O_2S:Pr$; 가돌리늄 옥시산황화물)가 주로 사용된다. 이상적인 MDCT 검출기의 섬광체는 10㎲ 이하의 짧은 감쇠시간을 가져야 한다. CsI와 GOS의 감쇠시간은 각각 2㎲와 4㎲ 수준이다. 그리고 MDCT의 섬광체는 잔상이 적어야 하며, 하나의 회로나 채널에서 전송되는 신호에 의해 다른 회로나 채널에서 원치 않는 영향이 발생되는 현상인 신호간섭(talk-over)이 적어야 하며, 회복시간(response time)이 짧아야 한다. 감쇠시간이 늦거나, 잔상(afterglow)이 길거나, 신호간섭이 많으면 공간분해능이 저하된다.

(7) 검출소자의 수

검출소자(detector element)의 수가 많아야 한다. 이는 영상의 공간분해능에 직접적인 연관을 미친다. 다시 말해, 높은 효율의 검출기는 X선 흡수율이 우수하고, 감쇠시간이 짧고, 잔상이 적으며 전자적 노이즈의 발생이 적으며, 동적범위가 넓어야 한다.

(8) 온도나 습도에 대한 안정성

온도나 습도에 대한 안정성이 높아야 된다. 안정성이 약하면 장치 사용시간이 경과되면 영상의 질적 저하가 일어나 시스템 교정(calibration) 횟수가 많아지게 된다.

3) 검출기의 섬광체 물질과 특성

MDCT의 solid state 검출기(고체 검출기; 반도체 검출기)의 섬광체는 단일결정 크리스탈 구조의 CsI과 다결정체 세라믹 구조의 섬광체인 GOS가 주로 사용된다. GOS는 지멘스 등의 세라믹 재질(UFC)의 MDCT 검출기에 사용되며, GE사 MDCT의 젬스톤(Gemstone) 검출기는 lutetium terbium aluminum garnet(LuTAG) 섬광체를 사용한다. 참고로 CsI 섬광체(탈륨을 촉매제로 사용한 CsI 섬광체(CsI:Tl))는 고해상능과 우수한 디테일을 제공하며 저선량 검사가 가능하여 GOS 섬광체와 함께 DR 시스템의 평판형 판넬 검출기(flat panel detector)에 사용되는 대표적인 섬광체이다.

Solid state MDCT 검출기의 성능은 섬광체 물질의 여러가지 고유 특성과 제조 프로세스에 의해 결정되지만 그 중에 일차속도(섬광체에서 출력신호가 생성되는 시간), 잔상, radiation damage, Z-축 균일도가 특히 중요하다. 하지만 MDCT 검출기의 전반적인 질적 특성은 중앙에 위치된 검출소자와 가장자리에 위치된 검출소자 사이의 질적 차이에 좌우된다고 해도 과언이 아니다. 이러한 solid state MDCT 검출기의 성능을 좌우하는 섬광체의 중요한 특성은 다음과 같다.

(1) 일차 속도(primary speed)

Primary speed란 X선 입력에 대한 응답으로 섬광체에서 출력신호가 생성되는 시간이다. Primary speed는 잔상과 함께 섬광체의 빛출력 특성을 좌우하는 가장 중요한 요소이며, scan FOV의 주변부에서의 흐림(방위각 흐림; azimuth blurring)의 발생을 방지할 수 있도록 빨라야 한다. 특히 섬광체의 빠른 primary speed는 sub-second 스캔에서 초점 조절기술과 초고속 kVp 스위칭 기술과 함께 고해상능을 유지하는데 중요한 요소이다. 만일 primary speed가 너무 늦으면 skin-air interface 아티팩트와 같이 고대조도 경계부를 가로지르는 음영이 나타난다. GOS의 primary speed는 1.4-5 μs 수준이며, LuTAG는 0.02 ms(= 20 μs) 수준이다.

(2) 잔상(afterglow)

X선 입력이 중지된 후 남아있는 신호를 잔상(섬광체로부터 빛 방출의 이차적인 붕괴)이라 한다. 이는 X선 입력이 중지된 후 섬광체 물질이 얼마나 빨리 그리고 정확하게 회복되는가를 의미한다.

Primary speed는 X선 신호가 중지된 후 바로 나타나는 화면에 영향을 미치는 반면, 잔상은 신호중지 후 0.1-0.6초 후에 영상에 영향을 미치며, 일반적으로 0.5초 후에 측정된다.

잔상은 스캔 중 하나의 view에서 다음 view로 신호를 동반하므로 정보의 번짐과 저감약 부위에서 고감약 부위로의 잠재적인 아티팩트의 확장을 야기한다. 즉, 잔상의 증가는 저감약 부위에서 고감약 부위로 침범하는 arcing artifact를 발생시키고 공간분해능을 저하시키는 직접적인 원인이다. GOS의 잔상은 0.003% 정도이며, 젬스톤 검출기의 섬광체인 LuTAG은 0.0003% 정도로 매우 짧은 편이다.

(3) Radiation damage

Radiation damage란 방사선 노출시간 경과에 따른 물질의 darkening이다. Radiation damage는 낮을수록 좋으며, 높은 radiation damage는 gain의 변화(gain은 입력 신호에 대한 출력 신호의 비를 의미하며, gain의 변화는 잦은 calibration을 필요로 함)를 야기시키며, Z-축 균일도의 심한 변화를 초래한다. 따라서 Z-축 방향으로 급속히 변화하는 해부학적 구조의 스캔에서 원형 또는 점 형태의 아티팩트를 발생시킬 수 있다.

(4) Z-축 균일도

Z-축 균일도란 인체의 종축 방향인 Z-축에 따른 검출기의 반응(response)이며, 이는 Z-축에 따라 연속적인 점으로 세밀하게 시준된 X선 초점(source)으로 측정된다. 특히 wide cone angle MDCT에서는 heel effect의 증가로 인한 소스 스펙트럼의 큰 변동은 Z-축 coverage의 CT number 불균일도(CT number의 차이)를 발생시킨다. 이의 해결을 위해서는 X선 광자량을 증가시키거나 소프트웨어적 방법(예, GE사의 MMAR(multi-material artifact reduction) 알고리즘)의 적용이다.

Z-축 균일도가 저하되면 영상의 윗부분과 아랫부분에서의 CT number의 불균일성이 발생되며, 슬라이스 두께 내에서 급격한 변화를 갖는 구조의 경우 영상 중앙부에 점 또는 원형의 아티팩트가 발생된다. 예를 들면, 머리 꼭대기 부분(vertex)의 중앙부에서 원형 아티팩트가 발생되며 이는 특히 소아 두부CT에서 종종 관찰된다.

평평하고 안정적인 Z-축 프로필은 두부CT에서 우수한 영상품질을 제공하는데 중요한 요소이며, 저하된 Z-축 균일도를 교정하는 것은 매우 어려운 일이다.

이외에도 섬광체의 특성은 섬광체의 발광 스펙트럼, 빛출력 특성, 광다이오드의 출력 스펙트럼과의 매칭 정도(섬광체의 출력 스펙트럼이 광다이오드의 감도 프로필에 가깝게 매칭될수록 결과적인 출력 전기신호가 높아짐), 투과도, X선 차단력(이는 140 kVp에서 98%의 X선을 정지시키는데 필요한 섬광체 물질의 두께로 정의됨), 제조 편이성 등에 의해 평가된다.

4) Non-MDCT(SDCT)의 검출기

기존의 non-MDCT에 사용되던 검출기는 크게 2가지로 구분된다. 하나는 섬광 크리스탈 광증배관 검출기(scintillation crystal photomultiplier detector)이며, 다른 하나는 제논 가스 검출기이다.

(1) 섬광 크리스탈 광증배관 검출기

섬광 크리스탈 광증배관 검출기는 섬광체와 다이노드(dynode) 구조를 갖는 광증배관으로 구성된다. 여기서 다이노드란 광전자 증배관에서 광전 음극에서 방출된 광전자를 증폭하기 위해서 2차 전자 방출물질이 발라져 있는 극판을 말한다. 섬광 크리스탈 광증배관 검출기는 1, 2, 초기 4세대 CT에서 사용되었으며, 검출기의 섬광체 물질로는 $CdWO_4$, gadolinium-based ceramic(UFC; 지멘스), rare earth oxide(HiLight; GE사)가 사용되었다.

이의 X선 검출원리는 다음과 같다. 형광체에 X선 광자가 입사하면 그 에너지에 비례한 빛을 발생하며, 형광체 표면에 도포된 고도의 반사물질에 의해 빛을 광증배관(진공관이며 양극, 음극, 다이노드로 구성됨)에 도달하게 한다. 광증배관의 앞쪽에 위치한 광음극에 빛이 입사하면 빛의 강도에 따라 광전자를 방출하며, 이는 다이노드에 입사한다. 다이노드에 전자가 입사 충돌하면 2차전자를 방출하는데 첫번째 다이노드는 광음극보다 높은 전압을 갖고 각 순번대로 전압을 높게 하여 여러 번의 증폭작용을 거치는 동안 전자들이 증폭된다. 약 10개 다이노드의 동일한 비율의 증폭으로 입력신호(섬광체의 빛)의 강도에 비례한 출력신호(전기전류)를 발생시킨다.

섬광 크리스탈 광증배관 검출기는 검출효율이 우수하지만(두께 2.5 cm NaI 형광체의 효율은 약 100%에 가깝다) 검출기가 크고 안정성이 저하되며, 방사선 강도의 차이에 따른 감응성이 정비례하지 못하므로 이용 선속의 에너지 범위에 제한이 있어 MDCT에서는 사용되지 않는다.

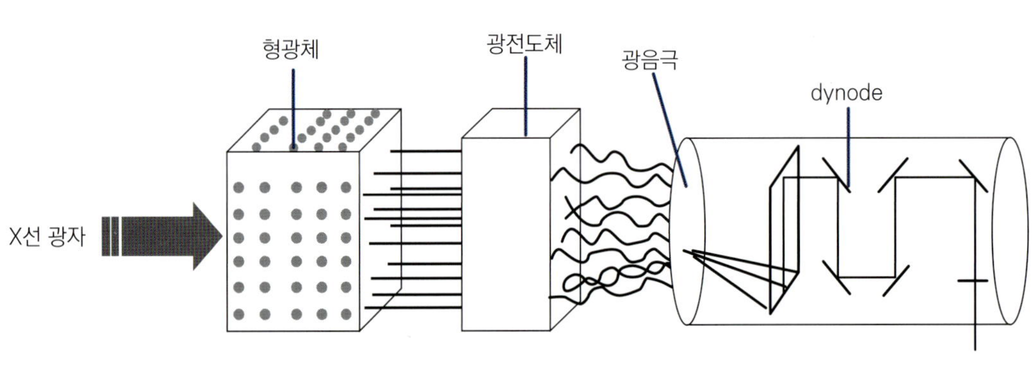

그림 3-21 섬광 크리스탈 광증배관 검출기의 구조

(2) 제논 가스 검출기(Xenon gas detector)

제논 가스 검출기는 비례계수관 내에 고전압의 양극판과 음극판을 설치하고 두 극판 사이에 고압(25 기압)의 비방사능의 제논 가스를 봉입한 구조이며 검출 챔버(chamber)의 길이는 5 cm 정도이다.

기본원리는 다음과 같다. 인체를 투과한 X선 광자가 입사하면 전리함 내의 가스분자를 전리시켜 전하를 갖는 이온을 발생시킨다. 발생된 마이너스 이온은 양극에, 플러스 이온은 음극에 포획된다. 포획된 전자는 전압의 조절 하에 X선 에너지에 비례하여 출력전류를 발생시켜 전기신호로서 측정된다. 더불어 전극 자체에 의해 산란선이 제거되는 효과가 이루어지므로 산란선 배척율이 우수하다.

제논 가스 검출기는 금속전극에 의해 하나의 검출 챔버가 각각 분리되는 형태를 가지므로 산란선 방지용 그리드의 역할을 한다. 즉, 뛰어난 방향성으로 인해 산란선에 의한 영상품질의 저하가 거의 없다. 그리고 섬광체에서 나타나는 잔광현상이 거의 없고, 기하학적 효율이 높으며 X선속 강도에 영향을 받지 않는다. 하지만 상대적으로 가스 농도가 낮아 많은 X선 광자가 검출되지 않고 통과하기 때문에 검출효율이 낮은 편이다(검출된 X선을 빛신호로 변환하는 효율: 60-90%). 이를 보완하기 위해서는 상대적으로 높은 노출조건이 필요하며, 제조과정에서 분자수의 증가를 위해 챔버 길이를 가능한 길게 하는 것(8 cm 정도)이 좋으며 이온쌍의 재결합을 돕기 위해 전극 사이의 전압을 높게 한다. 또한 검출기 내부의 고전압 전극의 움직임과 내부 연결부의 접촉불량으로 인해 고전압이 불안정할 수 있으며, 제논 가스의 유출이 발생될 수 있다. 제논 가스 검출기는 X선관과 검출기의 방향이 기계적으로 고정된 초기 3세대 non-MDCT에서만 사용되었으며, MDCT에는 사용되지 않는다.

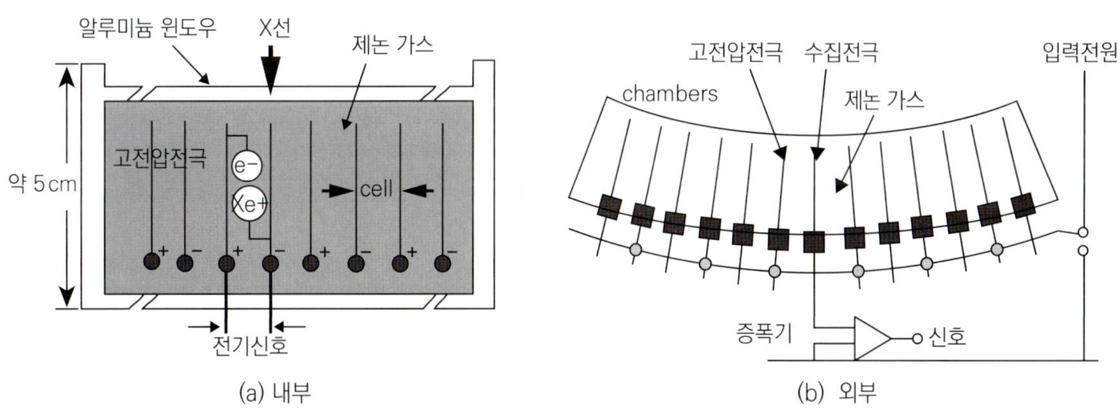

그림 3-22 제논 가스 검출기의 구조

5) MDCT의 검출기

(1) MDCT 검출기의 구조

MDCT에는 섬광 크리스탈 광다이오드 검출기가 사용되며, 이의 구조는 4부분으로 구분된다. 검출기의 표면부에는 X선 광자를 빛으로 변환시키는 섬광체, 그 하부에는 빛을 전기신호(아날로그 신호)로 변환시키는 실리콘 재질의 광다이오드 어레이(photodiode array)가 있다. 크리스탈 구조의 투명한 섬광체가 캡슐에 넣어져 있으며 이는 광다이오드 표면에 위치된다. 또한 산란선을 억제하기 위해 텅스텐 재질의 콜리메이터판이 삽입되어 있다. 하지만 이는 기하학적 손실을 발생시키는 요인이 된다. 그리고 채널의 조합과 채널 사이의 스위칭

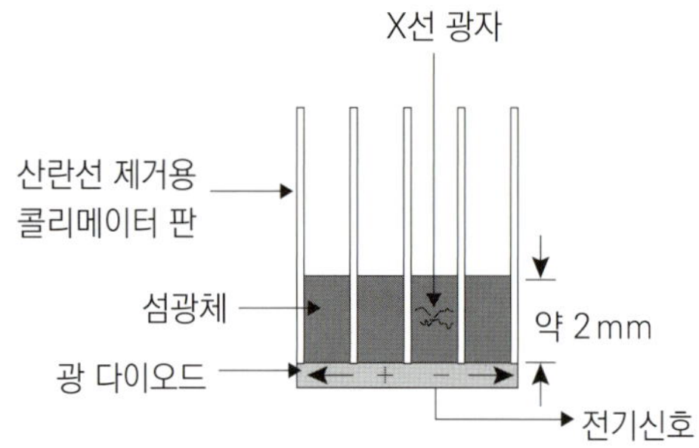

(a) 내부 구조

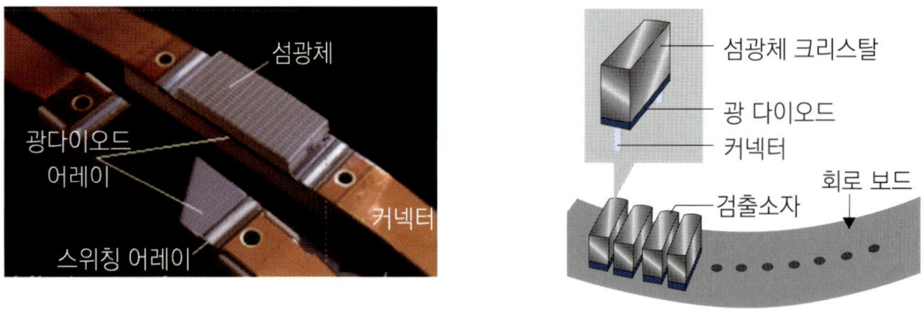

(b) 외부 구조

그림 3-23 MDCT 검출기의 구조

기능을 담당하는 스위칭 어레이(switching array), 그리고 전기신호를 DAS로 전달하는 커넥터(connector)로 이루어진다(그림 3-23(b)).

그림 3-24는 multi-detector의 데이터 흐름을 나타낸 것이다. X선 광자에너지가 섬광체 크리스탈에 흡수되면 그 양만큼의 에너지를 갖는 빛으로 변환된다. 빛으로 변환된 광자(저에너지 광자)가 광다이오드에서 전기신호로 변환되며(빛이 광다이오드에 도달하면 μA 정도의 전류가 흐르는데 이를 검출하는 것), 이는 커넥터를 통해 DAS로 전달된다. 여기서 카본 윈도우(carbon window)는 검출기를 보호하는 역할을 하며, 판과 철사줄 그리드(plate and wire grid)는 산란선을 제거한다.

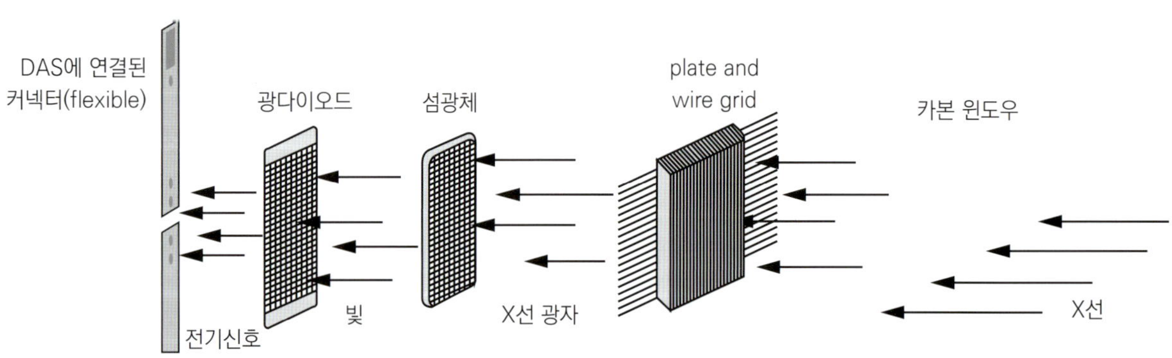

그림 3-24 Multi-detector의 데이터 흐름(GE사)

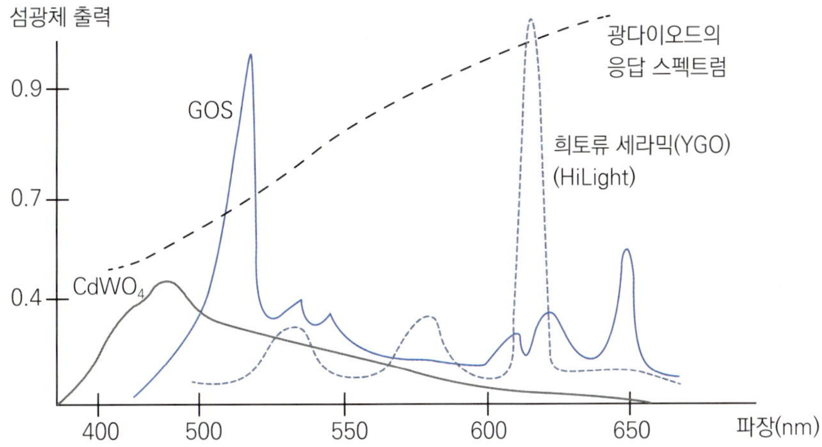

그림 3-25 광다이오드의 응답 스펙트럼과 여러 섬광체의 출력 스펙트럼

(2) MDCT 검출기의 섬광체의 출력 스펙트럼

전술하였듯이 섬광체는 gadolinium oxysulfide(GOS), lutetium terbium aluminum garnet(LuTAG), 희토류 세라믹(rare-earth ceramic; YGO) 등이 사용된다.

광다이오드는 균일한 Z-축 응답을 가져야 하며, 발광 스펙트럼(응답 스펙트럼)이 섬광체의 빛신호 출력의 피크에 적절하게 매칭되어야 한다. 그림 3-25는 광다이오드의 응답 스펙트럼과 여러 종류의 섬광체의 출력 스펙트럼을 나타낸 것이다. YGO와 GOS는 광다이오드의 출력 스펙트럼이 매칭되어 높은 광자효율을 나타낸다.

(3) MDCT 검출기의 검출 효율

3세대 및 4세대의 MDCT에 사용되고 있는 섬광 크리스탈 광다이오드 검출기(scintillation crystal photodiode detector)는 검출효율(광자 흡수효율)이 80-90% 정도로 매우 높아 상대적으로 낮은 노출조건의 사용이 가능하다. 하지만 각 검출소자들을 연속적으로 배열하기가 어려워 기하학적 효율은 낮은 편(약 80%)이며 산란선에 의한 영상품질의 저하가 발생된다.

그림 3-26은 Lumex라고도 명명되는 희토류 세라믹(YGO) 섬광체를 채택한 섬광 크리스탈 광다이오드 검출기의 효율(약 78%)과 검출과정에서의 데이터 손실(약 22%)을 나타낸 것이다. 참고로 기존의 제논 가스 검출기의 효율은 56% 수준이다.

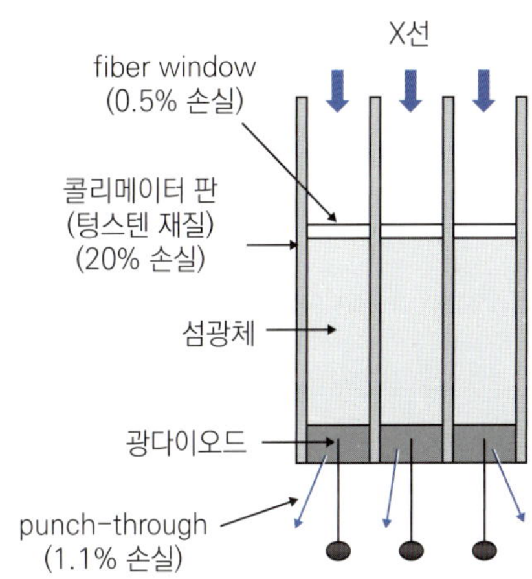

그림 3-26 섬광 크리스탈 광다이오드 검출기의 손실률(GE사)

(4) MDCT의 검출기 배열 타입(detector configuration)

MDCT의 detector configuration은 크게 3가지로 구분된다. Matrix type(fixed array type) detector는 그림 3-27(a)와 같이 동일한 크기의 검출소자를 갖는다. 이는 GE와 필립스의 MDCT, 그리고 지멘스의 최근 high version MDCT에서 채택되고 있다.

Adaptive array type detector는 중앙부에서 양쪽 주변부로 갈수록 검출소자의 폭이 증가하는 형태이다(그림 3-27(b)). 이는 지멘스 초기 MDCT에서 채택되었던 타입이다. 그리고 hybrid type detector는 중앙부는 크기가 동일하며 얇은 폭의 검출소자들로, 양쪽 주변부는 크기가 동일하며 두꺼운 폭을 가진 검출소자들로 구성된다(그림 3-27(c)). 이는 캐논 메디컬에서 채택하고 있다.

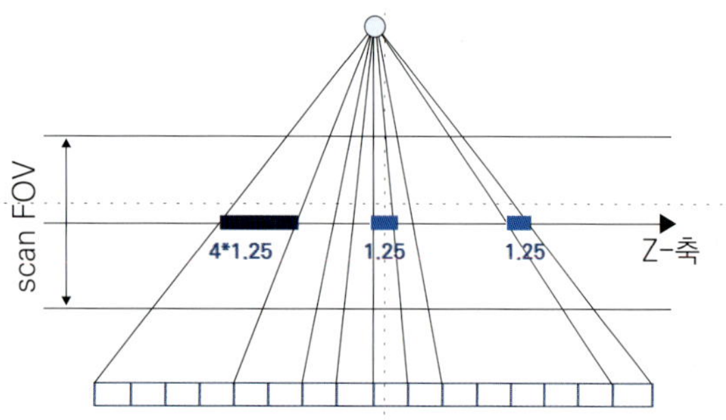

(a) Matrix detector(16 slice)

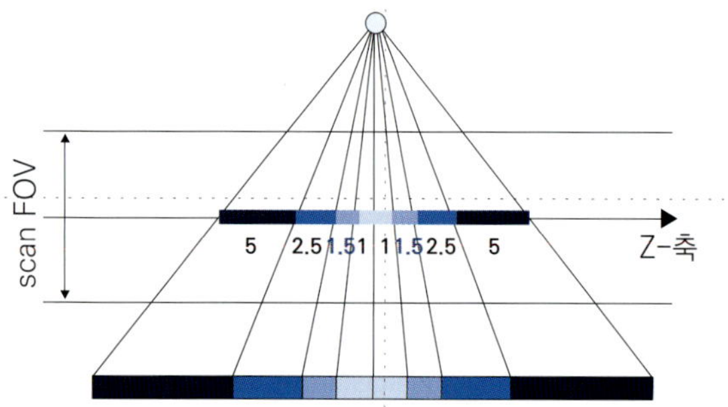

(b) Adaptive array detector(4 slice)

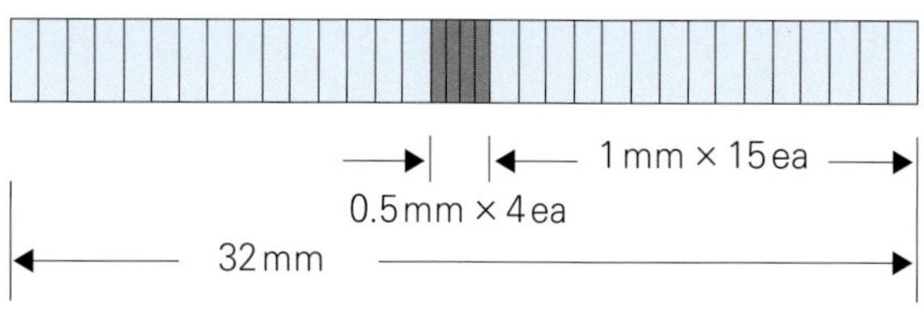

(c) Hybrid detector(32 slice)

그림 3-27 MDCT의 detector configuration

(5) Front illuminated photodiode와 back illuminated photodiode

① Front illuminated photodiode

Front illuminated photodiode 방식은 frontlit diode 방식이라고도 불리며 16MDCT 이전의 검출기에서 사용되던 방식이다. 이 방식은 섬광체와 광다이오드 사이에 전기적 신호를 전달하는 와이어가 광다이오드 앞쪽에 존재하여 광다이오드 유효면적의 일부를 감소시킨다. 이를 광다이오드 갭이라 한다. 광다이오드 갭은 섬광체에서 광다이오드로의 신호전달 과정에서 일정 부분의 신호손실을 발생시키고 선량효율성을 저하시키는 원인이 된다.

이러한 front illuminated photodiode 방식의 경우 채널수가 증가하면 와이어 밴드의 면적이 증가되어 광다이오드의 활성영역을 감소시킨다. 이로 인해 획득되는 영상의 품질저하가 야기된다. 즉, wide cone beam MDCT에서의 front illuminated photodiode 방식은 신호손실과 각 채널 간의 주파수 혼동을 야기시킨다.

② **Back illuminated photodiode**

기존의 front illuminated photodiode 방식에서는 데이터 전송 시 병목현상이 발생되어 전송속도가 저하되며 광다이오드 갭으로 인해 선량효율성이 감소된다. 이러한 이유로 기존의 frontlit diode 방식은 wide cone beam MDCT에서 사용하기에 어려움이 있어 GE사나 필립스에서는 back illuminated photodiode 방식(backlit diode 방식)을 채택하고 있다.

Back illuminated photodiode 방식은 섬광체와 다이오드 사이에 신호전달용 와이어를 위치시키지 않고, 광다이오드의 전기적 신호를 발생시키는 부분을 뒤쪽에 위치시켜 도전성 에폭시 수지를 부착하여 기판을 연결하는 구조를 갖는다(그림 3-28(b)). 이 방식은 와이어를 통하지 않고 직접 데이터를 전송하므로 전송속도가 빠르고, 와이어로 인한 각 광다이오드 사이의 갭을 없앨 수 있으며(와이어 밴드의 밀집현상의 극복), DAS와의 직접 연결을 가능케 함으로써 선량효율성을 높여 적은 선량으로도 우수한 영상품질을 얻을 수 있다. 또한 scan coverage를 증가시키며 DAS의 크기를 감소시키는 효과를 제공한다.

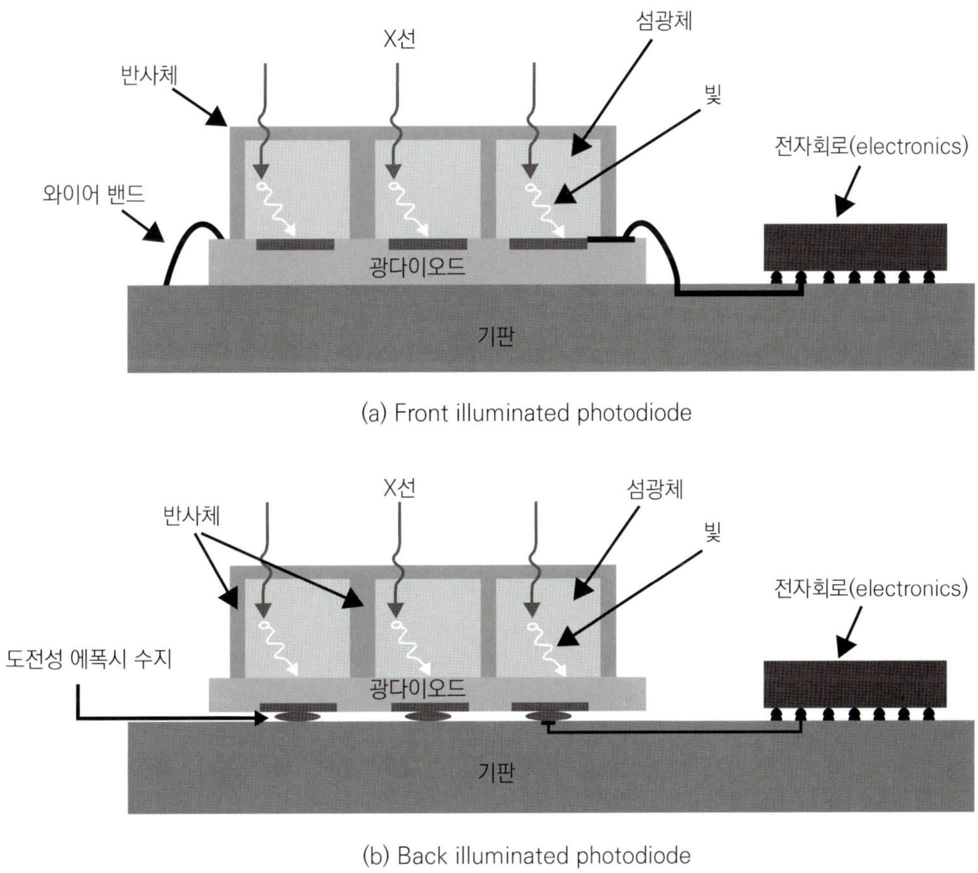

그림 3-28 Front illuminated photodiode 및 back illuminated photodiode의 구조

(6) MDCT의 다양한 영상획득

그림 3-29의 (a)는 non-MDCT의 단일 슬라이스 검출기이다. 5 mm 두께로 스캔 시 모든 검출기가 활성된 상태에서 영상획득이 이루어지며, 슬라이스 두께를 변경하기 위해서는 콜리메이션을 변경시켜야 한다. (b)는 균일한 크기의 16 row element를 갖는 4MDCT 검출기이다. Matrix type이며 각 검출소자의 직경은 1.25 mm이다. 2.5 mm 두께의 4영상을 얻고자 할 경우 중앙부에 위치한 8개 row element는 활성 상태로, 좌측과 우측의 8개 row element는 비활성 상태로 유지된다. 5 mm 두께의 4영상을 얻는 경우 16개의 모든 row element가 활성 상태로 유지된다. 그리고 (c)는 갠트리 일회전에 4영상을 획득하는 개념도이다.

MDCT의 장점의 하나는 스캔 속도의 단축이다. 이로 인해 움직임이 없는 영상과 일회의 조영제 주입과 호흡중지로 모든 영상을 얻을 수 있어 CT혈관조영검사(CT angiography)나 심장CT(cardiac CT)에 유리하며 검사시간의 단축으로 환자편의가 증가되고 검사소요시간을 단축하는 효과도 얻을 수 있다. 즉, MDCT를 이용한 1.25 mm 두께의 4영상획득(1.25 mm × 4 ea) 방식은 1.25 mm 두께의 스캔을 4회 시행하는 single slice sequential scan 방식에 비해 스캔시간이 1/4로 줄어들고 CT tube의 부담을 줄인다. 그리고 5 mm 두께의 single slice scan(5 mm × 1 ea)에 비해 얇은 단면 두께를 적용한 덕분으로 부분체적효과에 의한 아티팩트 발생을 감소시키고 영상품질을 향상시킨다.

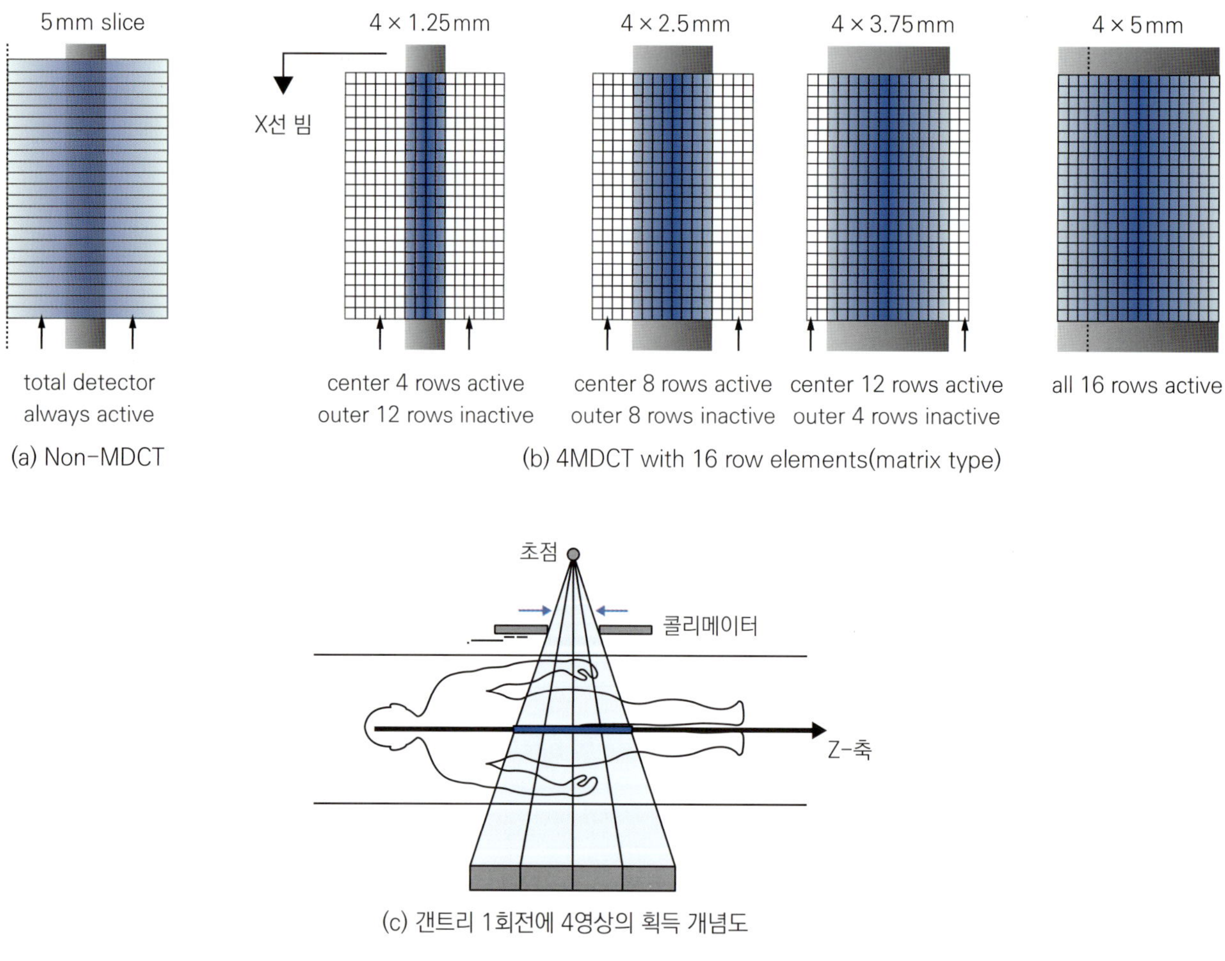

그림 3-29 4MDCT의 영상획득

8 DAS(data acquisition system)

1) DAS의 구조 및 소형화

DAS는 검출기 후면에 위치한 수십 개의 IC보드이며, 광다이오드에서 출력되는 아날로그 형태인 전기신호를 증폭한 후 아날로그 디지털 변환기(ADC)를 통해 디지털 신호로 변화한 후 컴퓨터로 보내는 전기적 하드웨어이다.

DAS의 채널수는 제조사와 모델에 따라 차이가 있다. 캐논 메디컬의 Aquilion 모델에서는 896개, Shimadzu 사의 SCT TX 모델에서는 928개의 채널을 갖는다. 그리고 GE사의 초기 HiSpeed 모델에서는 744개의 채널을 갖고 있으며 984 Hz의 샘플링율(data sampling rate)을 갖는다. 즉, 1초 스캔기법에서 하나의 슬라이스를 얻기 위한 총 샘플링수(=view수)는 984개가 되며, 2초 스캔 기법을 사용하는 경우는 984 × 2 = 1,968개의 샘플링이 발생된다.

일반적으로 detector row수가 증가하면 높은 샘플링수를 유지하기가 어려워지며, 결과적으로 샘플링수의 감소는 영상의 질적 측면에서 바람직하지 못한 요인으로 작용된다. 하지만 최신 MDCT에서는 이를 극복하고 있다. 예를 들면, 캐논 메디컬의 16MDCT(Aquilion16)의 샘플링수는 1,800 views/revolution/element이다. 그리고 제조사별 high-end MDCT의 샘플링수는 다음과 같다. GE사는 2,496 views/revolution/element, Z-flying focal spot(ZFS)을 채택한 지멘스는 4,460 views/revolution/element, 그리고 dynamic focal spot(DFS)를 채택한 필립스는 high sampling mode에서 4,640 views/revolution/element를 갖는다.

DAS에서 읽은 모든 데이터는 1초 내에 컴퓨터로 전달된다. 더불어 multi-row detector의 스위칭 조절 기술은 회로감도(circuit gain)의 적절한 설정을 자동화하고 있다. 이로 인해 검출기/DAS 시스템의 전기적 노이즈로 인한 영향을 여러 스캔조건 범위에서 최소화하며 이론적으로 가능한 SNR(검출기에 입사되는 X선 광자수에 의해 결정되는 최대한의 SNR)의 획득을 가능케 한다.

그림 3-30은 GE사 64MDCT의 검출기 모듈과 검출기 어레이의 사진이다. 검출기 모듈에는 Volara DAS가 포함된 디지털 칩과 V-Res detector가 장착되어 있다. 검출기 고장이 날 경우 개별적인 검출기 모듈의 교체가 가능하다. Volara DAS는 2개의 아날로그 디지털 변환보드(A/D board)와 8개의 주문형 집적회로 반도체(application specific integrated circuit; ASIC)로 구성되어 있다. 이는 기존의 DAS에 비해 소형화되었으며, 저신호에 의한 노이즈를 현격히 감소시켜 SNR을 향상시킨다.

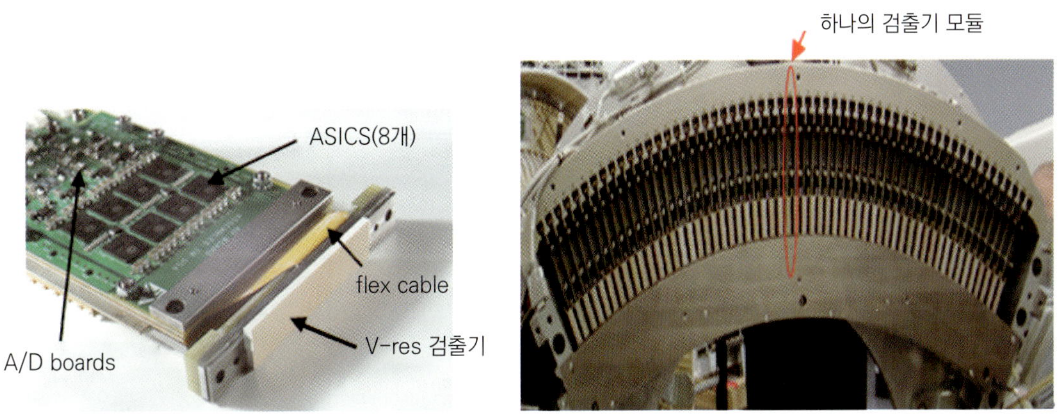

(a) 검출기 모듈 (b) 검출기 어레이(57개의 검출기 모듈로 구성됨)

그림 3-30 GE사 64MDCT의 검출기 모듈과 검출기 어레이

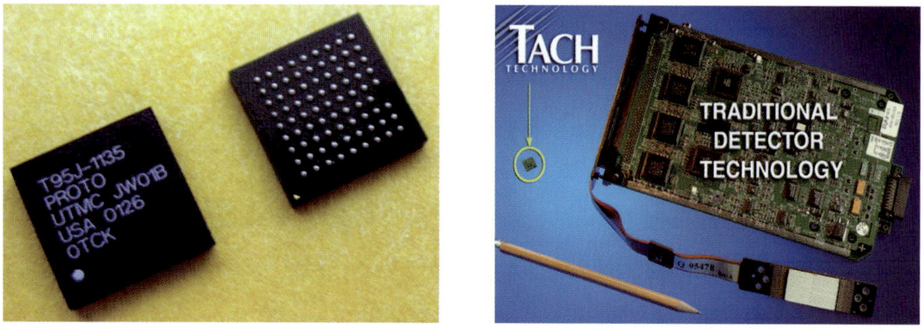

(a) Tack 칩 (b) 검출기 모듈

그림 3-31 필립스 MDCT의 Tach 칩과 검출기 모듈

검출기 어레이는 57개의 검출기 모듈로 구성되며, 3-30(b)는 57개의 검출기 모듈로 구성된 검출기 어레이(어셈블리)를 안쪽에서 본 것이다.

그림 3-31은 필립스 Brilliance64의 검출기 모듈과 DAS에 내장된 Tach 칩의 사진이다. Tach칩(8 mm×8 mm 크기를 갖는 소형의 ASIC 칩)은 DAS 보드에 통합되어 있으며, Tach 칩을 내장한 DAS는 광다이오드에서 발생된 신호를 아날로그 신호로의 경유없이 디지털 포맷으로 직접 변환시킨다. 또한 저신호의 영상획득과 저선량에서의 노이즈 감소를 통해 데이터의 SNR을 향상시킨다. 이는 최근에 많은 관심을 불러일으키고 있는 저선량 스캔기법과 직접적인 연관을 갖는 낮은 신호레벨에서 우수한 특성을 보인다. 또한 multi-slice 데이터 세트로부터의 수많은 데이터들을 하나의 패키지로 묶어 빠른 속도로 전송하는 역할도 한다(초고속 다중채널 DAS). 검출기 모듈은 applause detector module(APDM)이라고 명명된다.

2) DAS의 동적범위(dynamic range)

동적범위란 검출시스템에서 직선적인 응답으로 받아들여지는 신호의 범위를 의미하며, CT검출기가 saturation (포화상태)없이 동시에 측정할 수 있는 입력신호의 범위를 의미한다. 여기서 saturation은 매우 작은 신호에서 미세한 차이가 더 이상 측정되지 않고 소멸되는 현상을 말한다. 동적범위는 식별이 가능한 범위 내에서 가장 밝은 부분(X2)과 어두운 부분(X1)의 비율로 나타내며. 이를 데시벨(dB)로 표현한다. dB = 20log(X2/X1)로 계산된다.

동적범위는 SNR과 함께 검출기의 성능을 나타내는 주요한 지표이며, 하단부는 시스템 노이즈(noise floor)에 의해 제한되며, 상단부는 포화레벨(saturation level)에 의해 제한된다. 입력신호가 동적범위를 넘어서면 포화효과(saturation effect)에 의한 아티팩트가 발생되며 영상 재구성 과정에서 사용되는 데이터는 실제 광자의 양을 반영하지 못하게 된다.

지멘스의 스텔라 검출기(Stellar detector with HiDynamics; Definition Edge와 Definition Flash 모델에 장착됨)의 경우 120 dB(1,200,000:1)의 높은 동적범위를 가진다. 이는 동사의 기존 UFC 검출기에 비해 15% 이상 향상된 동적범위를 가진다(필립스 Brilliance40 모델은 1,000,000:1의 동적범위).

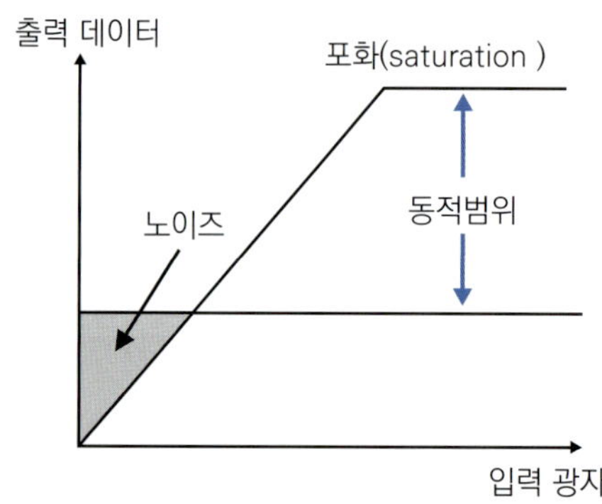

그림 3-32 DAS의 동적범위

높은 동적범위는 검출기의 포화효과를 줄이며 저관전압 스캔(ex. dual energy scan이나 70kVp 사용 소아 스캔)과 저선량 dynamic CT(80kVp 적용)에서의 영상 디테일을 향상시키는 효과를 준다. 그리고 bowtie filter 역시 검출기의 포화효과 발생을 예방하는 효과를 준다. 즉, 높은 감약계수와 낮은 감약계수를 갖는 피사체 사이의 대조도 차이를 줄임으로써 넓은 동적범위를 취해야 하는 DAS의 기능을 도와주는 역할을 한다.

3) DAS의 요구조건

DAS의 요구조건으로는 동적범위가 넓고 포화효과로 인한 아티팩트가 없어야 하며 증폭과정에서의 노이즈가 적어야 한다. 그리고 아날로그 신호에 정비례하여 디지털 신호를 발생시켜야 하며(직선성), 안정성이 높아야 한다. MDCT에 사용되는 DAS의 동적범위는 적어도 10,000:1 이상이며, 동적범위가 클수록 어두운 부분과 밝은 부분을 동시에 잘 표현할 수 있다. 최근의 MDCT에서는 획득되는 슬라이스 두께에 따라 동적범위가 자동으로 조절되도록 되어있다. 이로 인해 얇은 슬라이스 두께의 스캔에서 gain(입력신호에 대한 출력신호의 비)이 증가됨으로써 적은 선량으로 우수한 질의 영상획득이 가능해진다.

9 영상처리장치

1) 개요

DAS에서 디지털 신호로 변환된 데이터는 영상처리를 위하여 컴퓨터로 전송된다. 컴퓨터에서는 convolution과 영상 재구성 기법을 통해 횡단면 영상을 얻어내고 이를 토대로 영상 노이즈의 감소, 대조도증강 등(영상후처리)을 행한다. 또한 장치 내부의 전반적인 처리과정을 제어하고 운영에 관련되는 각종 데이터의 관리 등을 행한다.

영상처리장치는 입출력장치(input/output unit), 중앙처리장치(central processing unit; CPU), back-projector를 비롯한 array processor(AP), 인터페이스장치, 저장장치 및 통신 하드웨어 등을 포함하며, 각 하드웨어가 특정한 작업을 시행하도록 하는 소프트웨어도 역시 포함한다. 이러한 컴퓨터를 포함한 영상처리장치를 scan control unit(SCU) 라고 부르는 장치도 있다. SCU를 구성하는 요소로는 scan reconstruction unit(SRU)와 CPU로 구분 가능하다. SRU는 환자 테이블과 gantry, generator를 제어하고, raw data를 수집하며, 영상을 재구성하고, 만들어진 영상을 컴퓨터로 전송하는 역할을 한다. 최근의 MDCT는 SRU에서 영상을 재구성하는 동안 환자스캔, 영상의 디스플레이 등의 작업이 동시에 가능하다.

GE사 4MDCT(LightSpeed QXi)의 경우 영상 재구성에 관여되는 프로세서는 front-end processor(FEP)와 하나의 image generator(IG)로 구성된다. 반면에 64MDCT(LightSpeed VCT)에서는 IG가 3개가 장착되어 있다.

MDCT의 CPU는 컴퓨터 내부의 전반적인 제어와 부속장치의 작동을 통제하는 역할을 하며, 일반적으로 2-3 GB 정도의 메모리를 갖는다. GE사 16MDCT(LightSpeed Pro16)의 경우 Linux 호스트 컴퓨터(HP x8000)의 사양을 살펴보면, Dual P4 Xeon 2.6 GHz의 CPU를 탑재하고 있으며 2 GB의 메모리와 36 GB 용량의 하드디스크를 탑재하고 있다.

2) 영상처리장치의 아키텍쳐

CT의 컴퓨터 영상처리 시스템의 아키텍쳐는 multi-processing을 위해 여러가지 작업을 동시에 가능케 한다. Multi-processing의 최종 목표는 처리속도를 신속하게 하는 것이다. CT 데이터 프로세싱 아키텍처는 크게 pipeline processing, parallel processing, distributed processing의 3가지로 분류된다

Pipeline processing은 영상 재구성 과정에서 일어나는 영상의 전처리, convolution 그리고 back projection의 각 단계를 분리된 프로세서들에 할당하여 시행하는 방식을 취한다. 이러한 구조는 신속한 영상처리와 재구성이 가능하여 스캔이 끝나는 즉시 모니터에 영상을 디스플레이한다.

Parallex라고 불리는 parallel processing 아키텍처는 시스템 버스에 의해 연결되어 있는 3개의 multi-task 컴퓨터에서 환자스캔, 영상 디스플레이, 데이터 프로세싱이 분배되어 행해진다. 이를 위해서는 빠른 계산속도를 갖는 고성능 프로세서가 필요하다.

Distributed processing 아키텍처의 예를 들면, AP가 약 1,025 고속 퓨리에 변환으로 bulk reconstruction 작업을 하며, multiple pipeline 아키텍처를 갖는 back projector processor는 픽셀당 80nsec의 pipeline 속도로 순차적으로 views를 통과시킨다. 또한 12개의 독립된 프로세서가 초당 40MB의 비율로 multi-bus에 의해 연결되어 있다. 그리고 laser imager와 모니터 키보드에 연결되어 있는 2개의 다른 프로세스 보드가 있다.

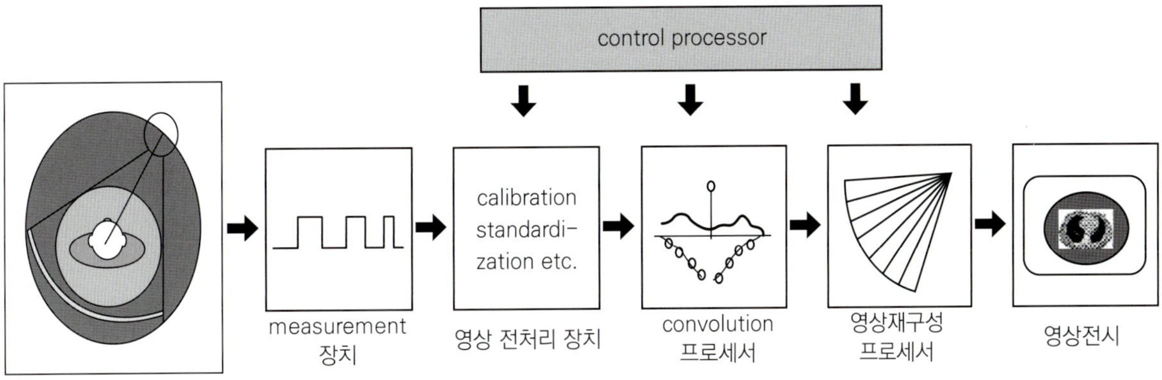

그림 3-33 Pipeline processing 모형

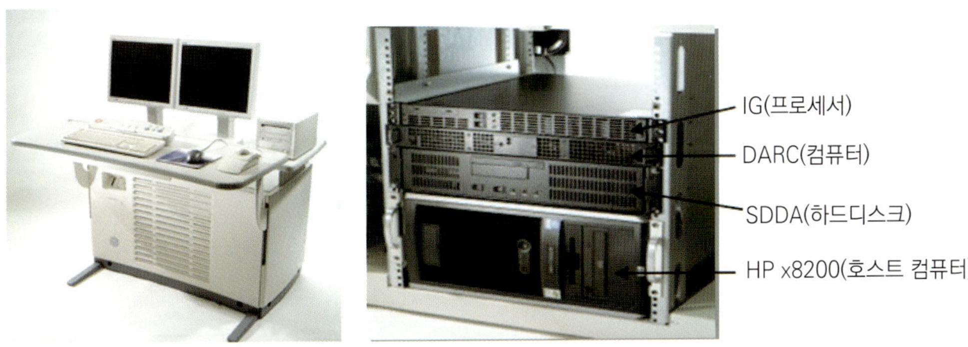

그림 3-34 콘솔과 영상 재구성 장치(16MDCT인 GE사 LightSpeed Pro)

3) 입출력 장치

(1) 사용자 조작대(console)

대표적인 입출력 장치이며 display controller(키보드와 마우스), 영상 메모리, DAC, 모니터 등으로 구성된다. 스캔을 위한 정보입력 및 각종 기능의 제어를 수행하며 데이터 및 영상을 처리, 해석, 저장하여 얻고자 하는 정보를 처리한다. 이는 조작 콘솔과 디스플레이 콘솔(physician console; independent console)로 구분된다. 후자는 스캔 후 영상 재구성 등의 별도 작업을 시행하는 용도이다. 콘솔의 모니터는 256단계(8bit depth)의 gray level을 갖는다.

GE사 16MDCT(LightSpeed16)의 콘솔을 예로 들면, 2GB의 RAM(64 bit)과 146GB 용량의 하드디스크가 배치된 SGI 옥타곤 컴퓨터가 장착되어 있다. 영상 재구성 장치(global recon engine; GRE)는 3개의 노드(node)로 구성되는데, 이는 데이터 획득과 재구성 조절 노드, 영상생성 노드, 그리고 스캔 데이터 디스크 노드이다. 그리고 64MDCT(LightSpeed VCT)에서는 3개의 영상생성 노드(IG node)가 합해져 하나의 IG모듈로 이루어져 있다.

(2) 워크스테이션(workstation)

① 용도 및 구성

워크스테이션은 재구성된 영상을 네트워크를 통해 전송받아 영상을 디스플레이, MPR 및 3차원 재구성 처리, 하드카피 및 다른 장치로 데이터를 전송한다. 최근의 MDCT에서는 워크스테이션에서 자체적으로 영상 데이터를 저장할 수 있는 시스템(magneto optical disk; MOD 등)이 별도 부착되고 DICOM 네트워크가 가능하며 multi-modality 간의 영상합성 등 특수한 목적의 영상처리 소프트웨어를 설치하여 영상후처리를 시행하는 경우가 많다. 그러므로 MDCT용 워크스테이션은 많은 수의 영상을 신속하게 처리할 수 있으며 사용이 간편해야 한다.

워크스테이션은 해상도에 따라 1K와 2K 워크스테이션으로 구분되며, 1 또는 2 모니터 시스템으로 구축된다. 또한 gray scale 모니터와 컬러 모니터로 구분되며, portrait형(모니터의 세로 길이가 가로 길이보다 긴 형태)과 landscape형(모니터의 가로 길이가 세로 길이보다 긴 형태)으로 구분된다.

GE사 advantage workstation 4.2version(HP X8000 워커스테이션)의 경우 2×3.06 GHz의 이중 제논 프로세서를 장착하고 있으며, 2 GB의 RAM과 146 GB(73 GB×2개)의 하드디스크 용량을 갖는다. 그리고 필립스의 Extended Brilliance workspace(Dell precision 650 워커스테이션) 역시 2 GB의 RAM과 146 GB의 하드디스크 용량을 갖는다. 이는 512매트릭스의 257,121개 영상의 보관이 가능하다.

대부분의 워커스테이션에서는 DICOM 프린트가 가능하며 워크스테이션 자체에서 CD드라이버가 부착되어 있어 자체적으로 보조기억매체에 영상저장(DICOM CD writing)이 가능하다. 이 외에 MDCT 영상의 후처리용으로 국내에서 많이 사용되는 워크스테이션으로는 지멘스의 Leonardo workstation, Vital images의 Vitrea 2, TeraRecon의 Aquarius workstation version 3.5, Infinit의 Rapidia, 그리고 Aze 등이 있다.

② 워크스테이션의 최신 업무흐름(workstream)

MDCT용 high version 워크스테이션은 효율적인 영상후처리를 위해서 해당 워크스테이션뿐만 아니라 사무실이나 집에서 PC를 통해 자유롭게 워크스테이션에 접속하여 워크스테이션에서 할 수 있는 작업들을 수행할 수 있다. 이러한 기능을 원거리 접근(remote access) 기능이라 한다. 예로 필립스의 Brilliance Portal 시스템은 PC에 간단한 client-server 소프트웨어의 설치를 통해 CT콘솔에 저장되어 있는 영상의 디스플레이와 후처리가 가능하여 사용자가 다른 장소에서도 영상후처리 작업을 할 수 있게 한다.

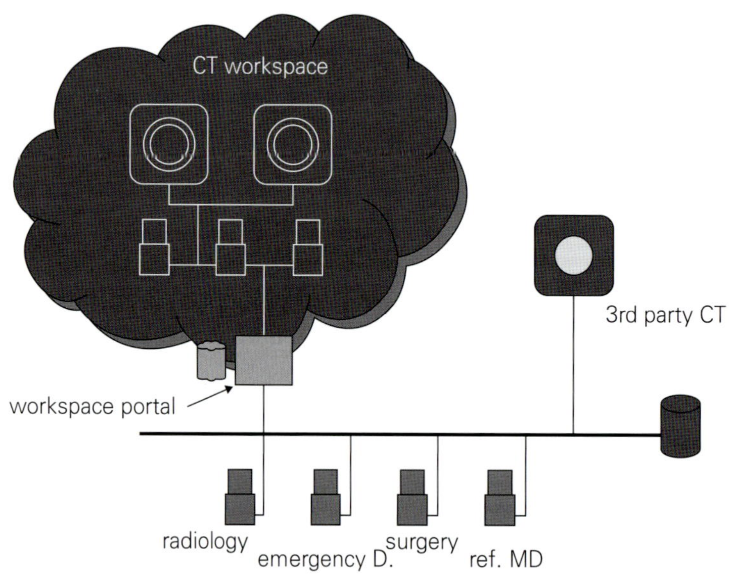

그림 3-35 필립스의 Brilliance Portal의 개념도

10 영상전송장치

1) 네트워크와 MDCT 전용 PACS

CT콘솔, 워크스테이션, 영상후처리 장치 그리고 PACS 사이에서의 영상전송을 위해서는 DICOM(digital imaging and communication in medicine) 데이터 포맷과 이더넷 네트워킹(ethernet-based connectivity)이 권고된다.

PACS로 MDCT 영상을 전송을 할 경우 출력영상이 DICOM 포맷이면 MIU(modality interface unit)로 충분하나, DICOM 포맷이 아닌 제조사의 고유 영상포맷으로 출력되는 경우(대부분의 현재 MDCT시스템에서는 DICOM 포맷으로 영상 데이터를 얻음) 이를 DICOM 포맷으로 변환시켜주는 게이트웨이(gateway)가 필요하다.

기존의 non-MDCT에서의 데이터 네트워크는 ethernet 100base-T(이는 베이스밴드 전송방식으로 양꼬임대 케이블(twisted pair cable)의 전송매체를 사용하며 100 Mbps의 전송속도를 가지며, 이는 16 fps 정도의 DICOM 전송율을 가짐)로 충분하였다. 하지만 64슬라이스 MDCT 이상의 high version CT에서의 네트워크 구축은 데이터 전송의 원활을 위해서 광케이블 매체를 사용하고 1 Gbps의 전송속도를 갖는 네트워크(기가비트 네트워크) 구성이 요구된다.

MDCT 전용 PACS(picture archiving and communication system)란 여러 대의 MDCT를 운영하는 대형병원에서 main PACS와는 별도로 CT영상을 단기간 보관하는 mini-PACS(또는 partial PACS) 시스템이다. 이는 mini-PACS의 기능 외에 기존의 MOD 등을 이용한 데이터 저장시스템을 대체하는 MDCT 영상의 이중 저장시스템으로 운영이 가능하다.

3대의 MDCT를 운영하는 1,000 병상 규모의 대형병원에서 MDCT 전용 PACS를 구축하여 운영하고 있는 상황을 예로 들면, MDCT 전용 PACS의 데이터 저장용량은 3 TB이며, 이는 CT영상을 한달 정도 보관한다. 반면에 테라리콘(TeraRecon)의 Aquarius Net server(16 GB 메모리와 9 TB의 하드디스크 용량, 최대 27,000여 슬라이스 까지의 동시 접속이 가능한 시스템임)를 사용한 국내 대형병원의 MDCT 전용 PACS 시스템의 경우 약 2달 정도의 CT영상이 보관되고 있다. MDCT 전용 PACS의 구축 시에는 하드디스크 저장용량이 가득 찼을 경우 입력된 순서에 따라 자동적으로 데이터가 삭제되도록 하고, 장기저장이 필요한 경우에는 CT실에 구비된 별도의 DVD(또는 MOD나 하드디스크)를 이용하여 영상을 저장하도록 설계하는 것이 권고된다. 또한 MDCT 전용 PACS와 main PACS 사이의 양방향 영상전송이 가능하도록 하는 것이 좋다.

2) 데이터 송수신 장치

(1) SURECOM

① SURECOM의 개념

지멘스, 캐논 메디컬의 MDCT에서는 무선주파수(radiofrequency; RF) 신호를 이용하는 별도의 데이터 송수신장치를 사용한다. 이의 대표적인 제품이 SURECOM(sure communications)이다. SURECOM은 독일 슐레이프링(Schleifring)에서 개발된 제품으로 용량 결합(capacitive coupling)과 전하 결합(charge coupling)에 의해 데이터를 전송하는 시스템이다. 이는 채널당 2.125 Gbps의 전송 속도를 갖는 micro-stripe 전송선을 사용한다.

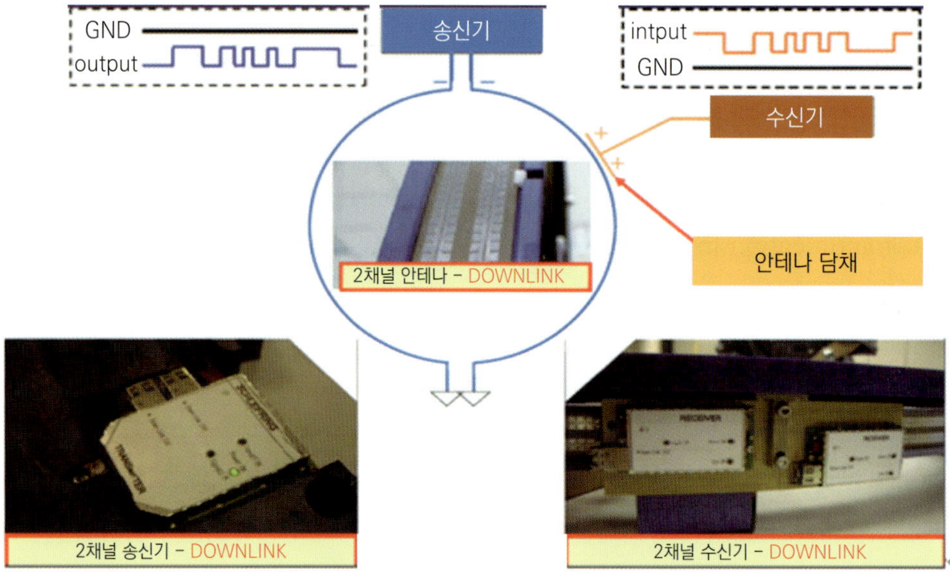

그림 3-36 SURECOM의 구조

참고로 캐논 메디컬의 경우 2010년 이전의 Aquilion32와 64모델에서는 데이터 송수신 장치로 다중 데이터 전송 시스템(multi-data transmitting system; MUDAT)을 사용했으나 그 이후의 버전에서는 SURECOM을 사용한다.

② SURECOM의 구성

SURECOM은 송신기(transmitter)와 수신기(receiver), 그리고 안테나로 구성된다. 송신기는 복잡한 커넥터로 안테나와 연결되어 있으며 광신호를 전기신호로 변환시킨다. 수신기는 전기신호를 광신호로 변환시키며, 안테나 담채(antenna carrier; 안테나 운송파)와 연결된다. 안테나 담채는 안테나와 1.4mm의 간격을 두고 배열되어 있다. 안테나는 2개로 분리되어 있으며 각각 180°씩 담당하고 있다. 또한 각각 40옴의 레지스터(register)에 연결되어 있다. 여기서 레지스터란 특정한 목적으로 외부 정보를 일시적으로 기억하는 장치이다.

그림 3-36은 데이터 송수신장치인 SURECOM의 구조 및 데이터 전송방법을 나타낸 것이다. DOWNLINK에서는 control data와 스캔한 데이터를 재구성 프로세서로 전송한다. 이는 항상 2개 채널(각각 2개의 송신기, 안테나, 수신기)로 전송이 이루어진다. 반대로 UPLINK에서는 control data의 전송이 이루어진다. 이는 콘솔에서 데이터를 입력함으로써 전송이 시작되며, 1개의 채널(1개의 송신기와 안테나, 그리고 수신기)을 사용하여 전송이 이루어진다.

(2) 광학 slip ring 시스템

GE나 필립스의 MDCT에서는 DAS의 디지털 데이터를 갠트리 외부에 위치된 프로세서로 전달하기 위해서는 기존의 무선주파수 방식이 아닌 slip ring과 광케이블을 이용하는 광학 slip ring(optical slip ring) 시스템을 사용한다. 갠트리의 광학 송신기는 데이터를 광학 수신기 어레이에 보내며, 적어도 하나의 송신기와 하나의 수신기가 광학적 접착(optical contact) 상태로 되어 있다.

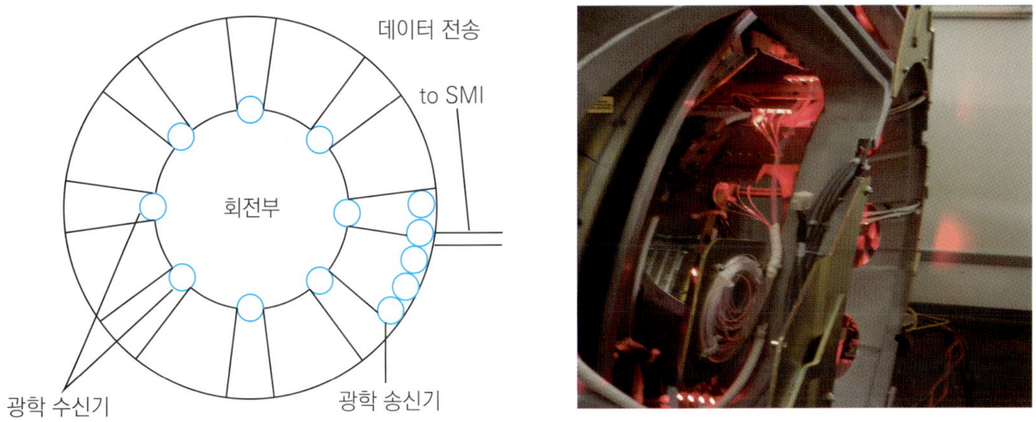

그림 3-37 광학 slip ring의 개념도

필립스 64MDCT(Brilliance64) 모델의 광학 slip ring은 5.28 Gbps의 전송율을 갖는다. 이는 레이저를 이용하여 데이터를 전송하는 방식으로 기존 무선주파수 방식의 833 Mbps의 전송속도에 비하여 비약적으로 빨라지고, 순수한 신호만을 전송하므로 저선량의 영상전송에 효율적이다.

CHAPTER

04

CT영상의 형성

CHAPTER 04 CT영상의 형성

1 Scan projection radiography(topography)

Topogram, scannogram으로도 불리는 scan projection radiograph는 주로 스캔 범위와 display FOV 설정을 목적으로 얻으며, scout view, pilot view, surview로도 명명된다.

Scan projection radiography는 1.25 mm 정도의 유효 구경을 갖는 slit beam 형태의 스캔이며, 일반적으로 흉부나 복부CT에서는 frontal projection, 두부나 척추CT에서는 lateral projection으로 스캔이 시행된다. 하지만 더욱 정확한 재구성 영역을 지정하거나 선량 적정화를 위한 dose modulation 기술을 적용하고자 할 경우 frontal projection과 lateral projection 스캔을 동시에 시행하기도 한다.

Scan projection radiography는 X선과 검출기는 고정되고 환자테이블이 등속으로 이동되면서 스캔이 시행된다. 환자 투과후 검출기에서 획득된 감약 데이터를 DAS에서 집계하여 디지털 신호로 변환시킨 후 프로세서에서 gray scale을 부여하여 모니터에 표시한다. 이러한 일련의 과정을 영상 구성(image construction)이라고 한다.

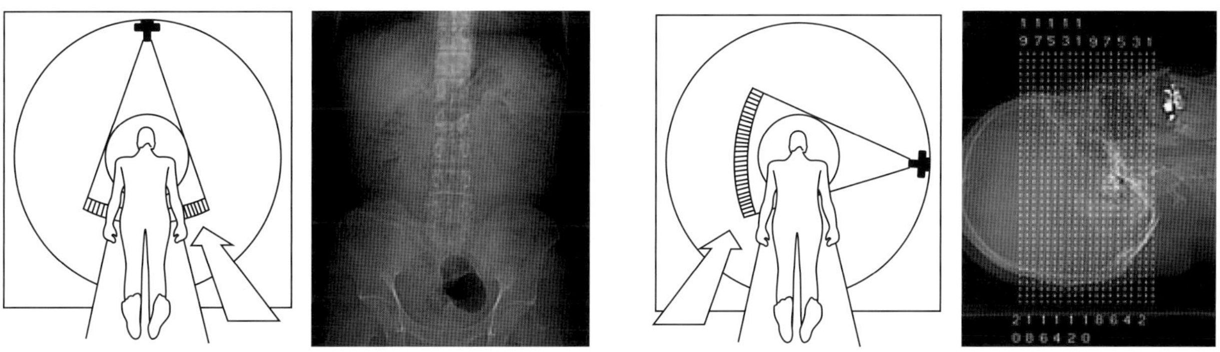

(a) Frontal projection (b) Lateral projection

그림 4-1 Frontal 및 lateral scan projection radiography

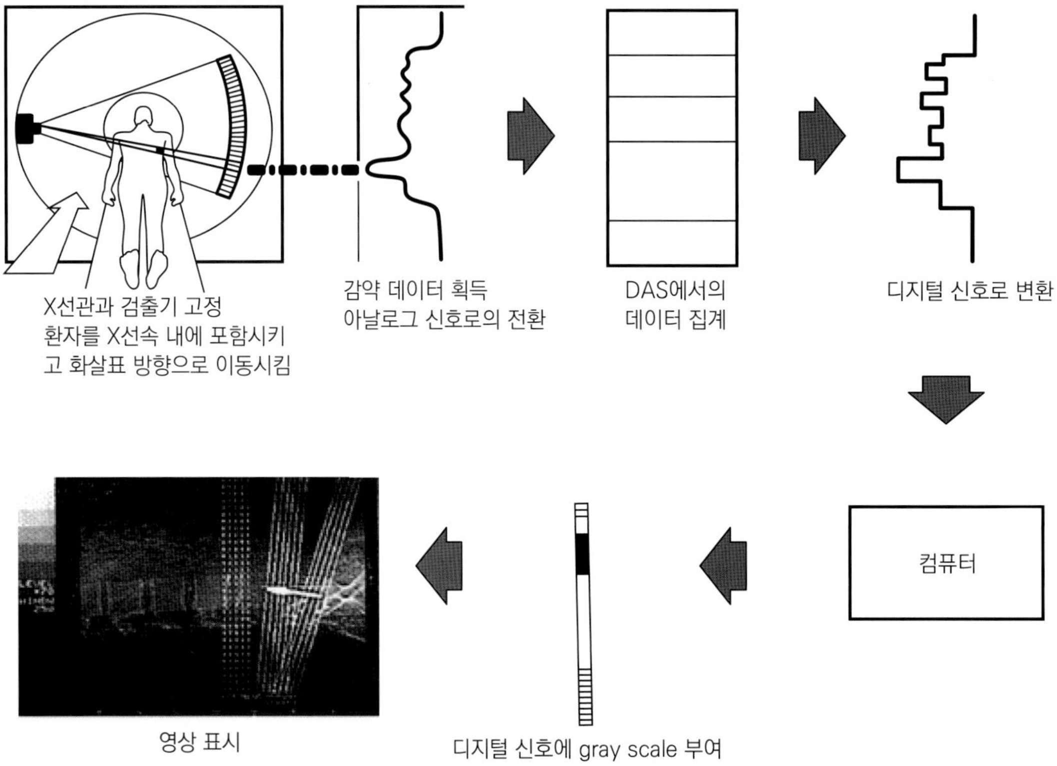

그림 4-2 Scan projection radiograph의 형성 과정

2 Axial 영상과 노이즈 필터링

1) Projection, view, sinogram

Axial scan은 X선이 360° 회전하는 경로를 따라 조사야(scan field)에 위치된 해부학적 구조물을 연속적으로 투사하며, 피사체를 투과한 X선의 강도(감약 프로필)는 검출기에서 측정된다. 이때 하나의 방향에서 투사되는 ray의 합을 ray-sum이라 하며, 이는 projection(투영)과 동일한 의미를 갖는다. 그리고 각 방향에서의 projection이 합하여 이루어지는(projection과 view수가 곱하여 얻어지는) 데이터를 sinogram이라 하며 이는 컴퓨터로 보내져 raw data set로서 보관된다. MDCT에서의 영상당 projection수는 1,100-2,460개 정도이다. 3세대 CT장치는 X선관과 검출기가 동시에 회전하는 scanning geometry를 채택하고 있으며, X선관의 연속적인 회전(360°)으로 각 방향에서의 감약 프로필을 획득한다. 한 영상당 1,800개의 projection을 얻는 CT장치의 경우 이는 X선관이 0.2°씩 회전되는 위치에서 projection을 하나씩 얻는 셈이 된다.

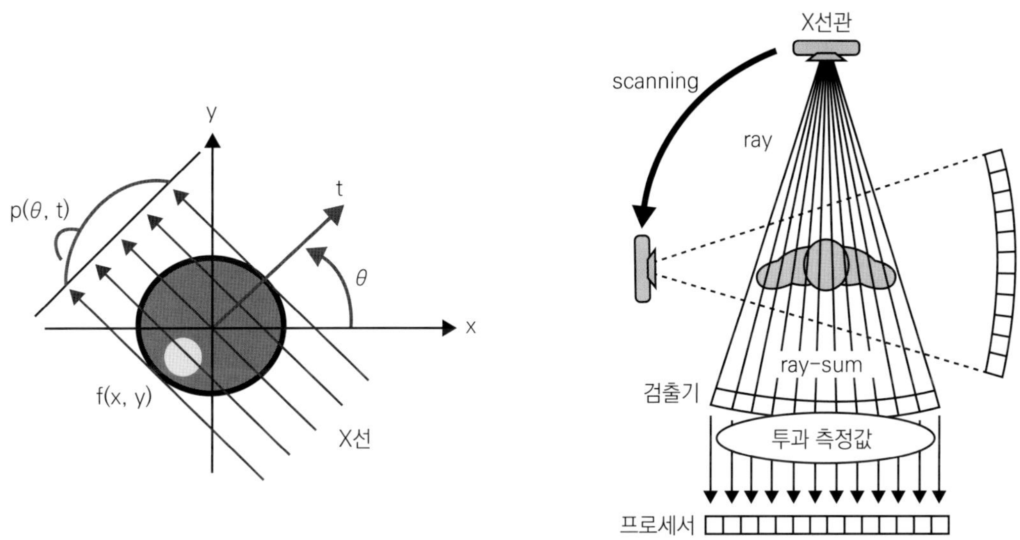

(a) Ray, ray-sum(projection)

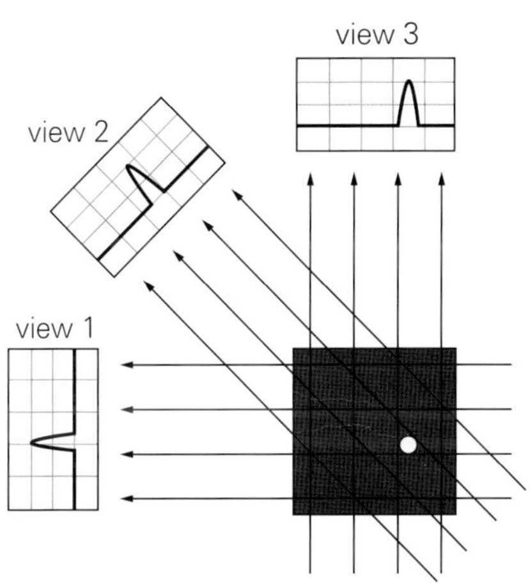

(b) View

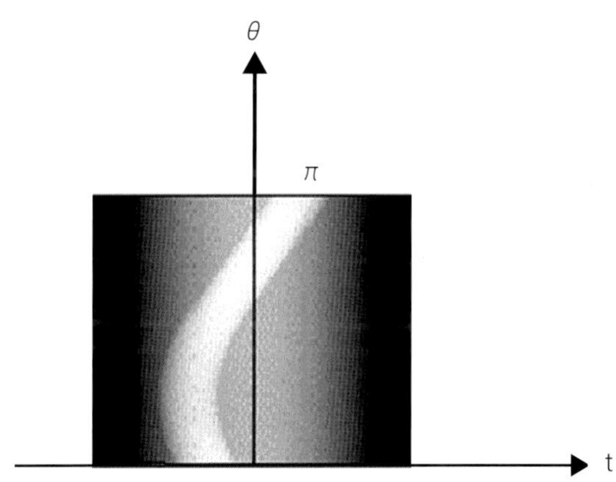

(c) Ray-sum과 view로부터 얻어지는 sinogram

그림 4-3 Projection과 view, 그리고 sinogram의 개념

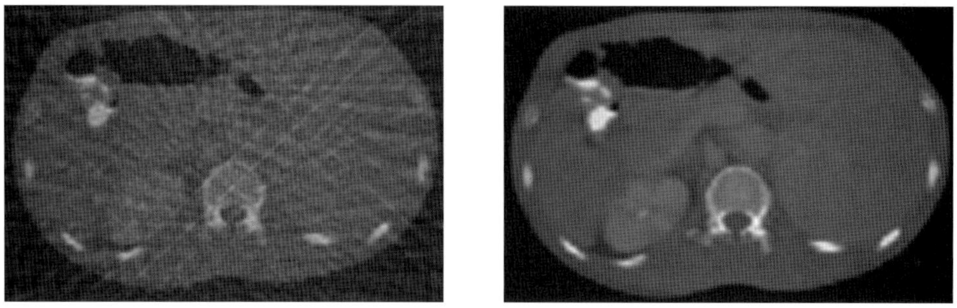

(a) 128 projections (b) 1,024 projections

그림 4-4 Projections 수와 영상품질(공간분해능과 노이즈)

2) Axial 영상의 형성

(1) 측정 데이터(measurement data)

측정 데이터(measurement data)는 DAS(data acquisition system)에서 측정되어 영상 재구성의 기초가 되는 데이터이다. 하나의 영상을 형성하기 위한 총 측정 데이터는 유효 검출소자(active detector element) 수에 초당 샘플링수를 곱하여 얻어지며, 총 측정 데이터는 총 감약 데이터, 총 투과 측정값, raw data set로도 명명된다.

예를 들면, 유효 검출소자가 852개이며 초당 샘플링수가 984개인 CT장치에서 50 cm의 scan FOV를 사용하여 1초의 X선관 회전시간으로 복부 CT스캔을 시행한다면, 한 영상당 프로세싱되는 총 측정 데이터량(raw data량)은 852×984×1 = 838,368이 된다.

기본적인 필터보정역투영법을 이용하는 CT의 데이터 획득은 다음의 과정을 거친다.

환자를 투과한 X선은 검출기의 표면에 위치된 섬광체에서 빛신호로 변환되어 광다이오드에 보내진다. 광다이오드는 빛신호를 전기신호(아날로그 신호)로 변환시킨후 DAS로 전송한다. DAS에서 전기신호는 증폭된후 아날로그/디지털 변환기를 통해 디지털 신호로 변환되고 컴퓨터 메모리(프로세서)로 전송된다. 이러한 DAS는 data electronics와 동일한 의미로 사용되며 소형의 IC보드(integrated circuit boards)로 구성된다.

그 후 데이터는 대수변환(logarithmic conversion)이 이루어진다. 대수변환은 측정 데이터가 두께를 갖는 감약 데이터로 변화되는 것을 의미하며, 이는 영상전처리(pre-processing)의 중요한 부분이다. 영상전처리 후의 데이터(raw data; scan data)는 convolution(알고리즘 처리; 필터링 처리)과 역투영(back projection)을 거쳐 image data로 변환된다. 그 후 denoising 등의 영상후처리를 거친 image data는 하드디스크에 저장되거나 PACS로 전송된다.

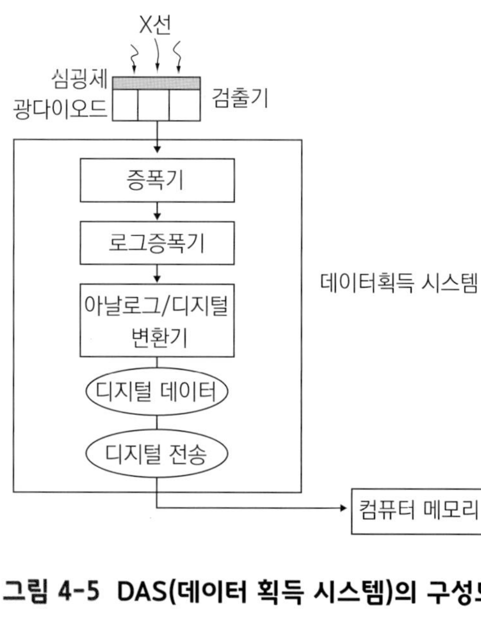

그림 4-5 DAS(데이터 획득 시스템)의 구성도

(2) 샘플링(sampling)

① 샘플링의 정의

검출기는 환자를 투과한 후 도달된 선속 강도를 측정하고 projection data의 샘플링을 시행한다. CT에서의 샘플링은 view 또는 view sampling으로도 명명되며, 컴퓨터에서 영상 재구성을 위한 데이터를 생성하는 하나의 과정을 의미한다.

데이터 획득과정에서의 불충분한 샘플링은 영상에 aliasing artifact가 발생된다. 이의 감소 및 예방을 위해선 슬라이스 두께를 얇게 해야 한다(thin slice thickness).

샘플링수의 증가는 스캔당 얻어지는 총 측정값을 증가시켜 공간분해능을 향상시킨다. 여러 모델에서 채택되고 있는 Z-축 방향의 이중 샘플링을 얻는 Z-sharp 기법(Z-flying focal spot 기법; dynamic focal spot 기법)과 검출소자 크기의 1/4만큼 차이를 두고 검출기를 배치시키는 방법인 Quarter detector offset(Quarter offset method)은 샘플링 효율 향상을 통해 공간분해능을 향상시키는 대표적인 기술들이다. 이에 대해서는 제8장의 공간분해능 영향인자에서 설명된다.

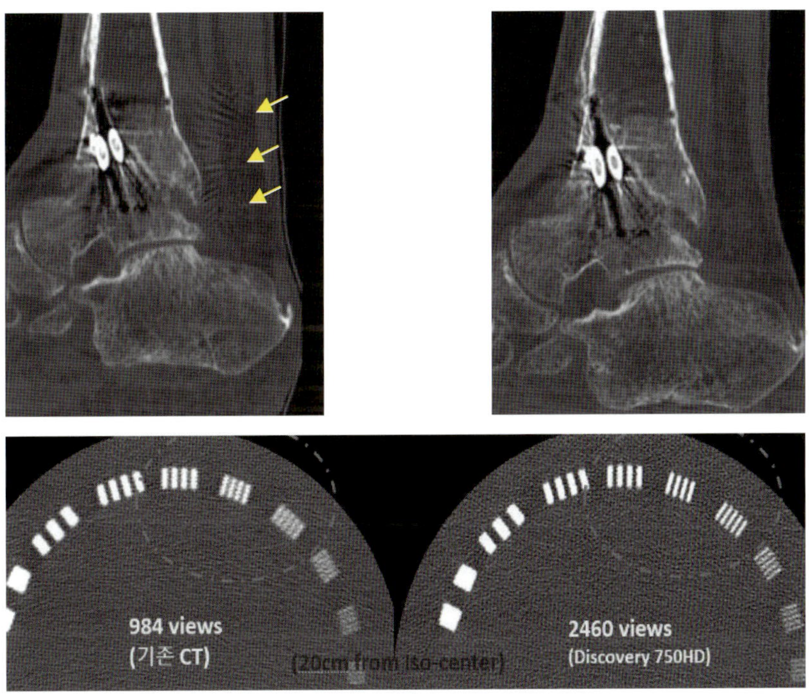

(a) 기존의 984 sampling (b) 향상된 2,460 sampling

그림 4-6 샘플링수 증가로 인한 aliasing artifact의 감소와 공간분해능의 향상(Dennis Foley)

② MDCT의 샘플링 효율 향상 기술

고공간분해능의 영상을 얻기 위한 MDCT의 샘플링은 DAS 뿐만 아니라 X선관과 검출기에 영향을 받는다. 이를 위해서는 X선관, 검출기, DAS의 모든 구성품이 통합되어 디자인되고 서로 상호 보완적인 역할을 수행해야 한다. 공간분해능을 향상시키기 위해선 샘플링수(views/revolution/element)가 많아야 한다. 샘플링 수가 많은(빠른 샘플링) DAS는 샘플링의 균일성을 향상시키고 피사체 위치의 부정확성을 감소시킴으로써 경계부가 잘 보존되고 공간분해능이 향상된다.

선량의 증가없이 공간분해능 향상을 위한 또다른 방법은 피사체의 데이터를 다방향에서 획득할 수 있도록 샘플링 패턴을 변화시키는 것이다. 대표적인 예인 Z-sharp 기술과 같이 초점의 위치를 약간 변화시킴으로써 검출소자들이 다른 view angle에서 피사체의 추가적인 정보를 얻게 하는 것이다. 이는 피사체의 위치를 더욱 정확히 파악함으로써 고해상능의 영상을 제공한다. 즉, 검출소자들이 다른 view angle에서 추가적인 명확한 샘플을 갖도록 하여 영상 재구성에 이용되는 정보량을 증가시키는 것이다. 통계적 IR기법(SIR)과 같이 노이즈를 감소시키는 영상 재구성 기법도 고공간분해능의 샘플링을 가능하게 한다. 또한 매우 빠른 속도의 검출기(예를 들면, GE사의 Gemstone, 지멘스의 Stellar 검출기 등)는 DAS의 샘플링을 신속하게 하는 장점을 가지며, 검출기 섬광체의 빠른 decay time(primary speed)과 적은 잔광 특성은 효율적인 샘플링을 통해 고해상능 영상의 획득을 가능케 한다.

결론적으로, 효율적인 샘플링 디자인을 갖춘 MDCT의 검출 시스템은 흐림 현상(blurring)을 감소시키고 공간분해능(특히, Z-축 분해능과 X, Y-plane 분해능)을 향상시키는 효과를 얻게 한다.

(3) 아날로그 신호의 디지털 변환(AD conversion)

① 아날로그 신호의 디지털 변환과정

검출기에서 출력되는 신호는 아날로그 형태이다. 이와 같은 아날로그 정보원에 대한 디지털 처리의 첫번째 과정은 아날로그 신호를 디지털 신호로 변환하는 것이다. 디지털 신호는 시간의 흐름에 따라 진폭이 이산적인 값을 갖는 신호로 정의된다.

아날로그 신호의 디지털 변환은 다음의 3과정을 통해 이루어진다. 시간축 상에서의 이산화 조작인 표본화(sampling), 진폭값을 일정한 이산값으로 변환시키는 과정인 양자화(quantization), 그리고 양자화된 디지털값을 일정한 법칙에 따라 이진부호로 바꾸는 부호화(coding) 과정이다.

ⓐ 표본화(샘플링)

아날로그 신호의 디지털 변환과정을 설명하려면 적분을 생각하면 이해하기 쉽다. 어떤 신호가 입력되면 적분에서는 구간을 생각한다. 아날로그/디지털 변환기(AD convertor)에서 적분의 구간에 해당되는 것이 샘플링 타임에 해당한다. 즉 적분에서 구간을 잘게 나눌수록 원래 함수의 체적을 정확히 구할 수 있듯이 아날로그/디지털 변환기에서도 표본화 시간이 빠를수록(표본화 간격이 좁을수록) 정확한 신호값을 얻는다.

Nyquist 정리에 의하면, 아날로그/디지털 변환에서 입력 아날로그 신호에 포함된 최대주파수의 2배 이상이 되는 주파수로 샘플링을 시행하면 노이즈가 없는 원래의 신호를 재현할 수 있다. 따라서 고주파 신호일수록 고속의 아날로그/디지털 변환기가 요구된다.

ⓑ 양자화(quantization)

짧은 표본화 간격으로 이산화된 값들이 어떤 단계의 값에 해당하는지를 알아야 한다. 아날로그 영상신호가 입력될 때 표본화에 의해 어느 한 시점의 아날로그값을 얻으며, 이와 정확히 일치하는 디지털값으로의 변환은 사용하는 아날로그/디지털 변환기의 비트수(bit depth)에 의해 결정된다. 예를 들어, 8비트 아날로그/디지털 변환기를 사용하면 28(8: 비트수)에 의해 256 단계의 신호값으로 구분할 수 있다. 즉 표본화한 값을 컴퓨터가 알 수 있는 이진수의 디지털값으로 나타내기 위해서 샘플링한 값을 아날로그/디지털 변환기의 단계에 매칭시켜는 작업을 해야 하는데 이 과정을 양자화라고 한다.

아날로그/디지털 변환기가 갖는 출력 이진수의 비트수가 많을수록 아날로그/디지털 변환기의 해상능이 높다고 말하며, 해상능이 높다는 것은 양자화 단계가 더욱 세분화되어 원래의 신호에 더욱 가까운 디지털값을 갖는 것을 의미한다.

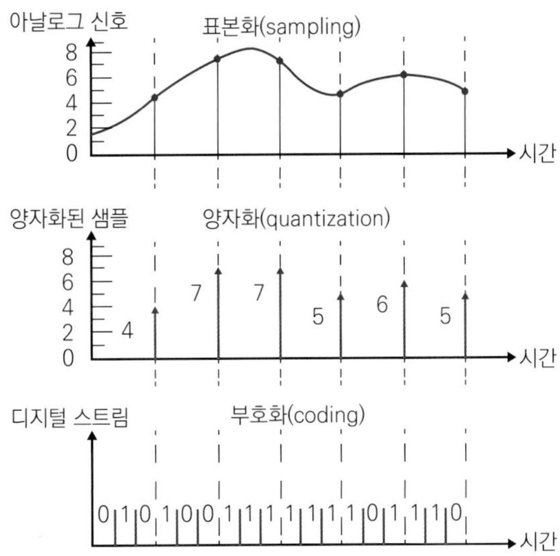

그림 4-7 아날로그 디지털 변환 과정

ⓒ 부호화(coding)

부호화란 아날로그/디지털 변환기에 의해 나누어진 단계값을 이진화하는 작업이며 이러한 부호화 과정을 마쳐야만 비로소 컴퓨터에 디지털값을 저장할 수 있다.

결론적으로, 아날로그/디지털 변환은 아날로그 신호에 대해 샘플링 주기의 결정, 양자화, 부호화의 과정을 거쳐 디지털 신호로 바꾸는 것이다.

그림 4-7은 이러한 3단계의 의미를 간략하게 나타낸다. 이렇게 변환된 디지털 신호는 여러 가지 필요한 영상처리 과정을 거쳐 저장 또는 전송된다. 하지만 우리가 눈으로 보는 영상은 아날로그 영상이다. 그러므로 최종적인 영상을 모니터에서 관찰하기 위해선 디지털 신호를 아날로그 신호로의 재변환이 필요하다.

CT장치에 8비트의 아날로그 디지털 변환기가 장착되어 있고 100 MHz의 신호가 입력되는 경우를 예를 들어 변환과정을 설명하도록 한다.

우선 Nyquist 정리에 의해 샘플링 주파수는 최소 200 MHz 이상이 되어야 한다. 그래야 다시 아날로그 신호로 변환할 때 원래의 신호를 복원할 수 있다. 주기= 1/주파수이므로 1/(200 × 1,000,000) = 0.000,000,005초에 한 번씩 값을 얻을 것이다.

또한 8비트이므로 양자화 레벨은 256(0-255 단계) 레벨이 된다. 이것은 영상의 검고 흰 정도를 256 단계로 나누어 놓은 것으로 생각하면 된다.

그리고 얻어진 영상의 한점의 값이 10이라는 레벨에 속한다면 최종적으로 이 값을 부호화하면 00001010(10 진수로 10)이라는 이진수의 디지털값으로 표시될 것이다.

② 아날로그/디지털 변환기(AD convertor)

CT에서의 아날로그/디지털 변환기는 특정 입력전압을 이진 표현의 디지털값으로 바꾸는 전자소자를 의미한다. 병렬형의 고속 아날로그/디지털 변환기가 주로 사용되며, 입력전압을 모든 변환요소들에게 동시에 적용시켜 디지털 출력을 받아낸다. 이는 입력신호 범위가 좁은 신호(예를 들면, 비디오 신호)를 매우 빠른 속도로 디지털 처리하는데 적합하며, 빠른 속도로 인해 번개 아날로그/디지털 변환기(flash AD converter)라고 불린다.

(4) 영상전처리(pre-processing)

필터보정역투영법의 예를 들면, 감약 데이터(DAS 데이터)로부터 최종적인 횡단면 영상으로 변환되는 pipe-line적인 처리과정은 영상전처리, convolution, 역투영법의 3단계로 이루어진다. 그 후 필요에 의해 노이즈 감소처리(denoising) 등의 영상후처리(post-processing)가 추가적으로 행해진다.

영상전처리는 모든 디지털 영상장치에서 공통적으로 적용되는 영상 재구성의 첫 단계이다. CT에서의 영상전처리는 각 projection으로 부터 얻어진 감약 데이터의 프로필값을 필요한 형태로 변환시킨다. 이는 장치의 calibration file에 이미 수록되어 있는 데이터와 비교되어 행해진다. CT의 영상전처리는 대수처리(logarithm), 표준화(normalization), off-set calibration(장치 제어계의 설정값과 실제 출력값의 차이를 off-set(잔류편차)이라고 하며, 이를 교정하는 것을 off-set calibration이라 함), calibration file의 교정, 그리고 선속경화현상에 기인되어 물리학적으로 파생되는 신호강도의 편차를 수학적으로 교정하는 과정이 포함된다.

영상전처리 과정을 통하여 감약 데이터는 raw data(스캔 데이터)로 변환된다. Raw data는 image data에 비해 양이 매우 많으며 주기억장치와 보조기억장치에 저장될 수 있고, 영상 재구성을 위해 주기억장치(하드디스크)로 불러낼(retrieve) 수도 있다.

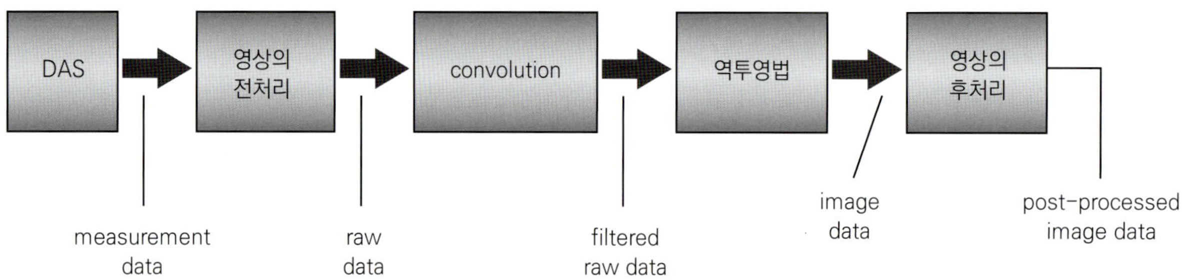

그림 4-8 필터보정역투영법(FBP)을 이용한 횡단면 영상의 형성 과정

(5) Convolution

Convolution은 필터함수(filter function)를 사용하여 감약 프로필을 합성하는 수학적인 프로세스이다. 이는 재구성 영상의 흐림을 제거하며 선명도(definition)와 노이즈에 많은 영향을 준다. Convolution은 알고리즘(algorithm) 또는 필터링(filtering)이라고도 하며 공간영역(spatial domain)에서 픽셀값을 변형시키는 영상처리이다. 즉, 출력 픽셀값이 처리하고자 하는 입력영상 픽셀의 주위 작은 영역의 픽셀값에 의해 영향을 받는 로컬 프로세싱(local processing)의 일종이다.

Convolution에 사용되는 필터함수(convolution kernel)는 원점이 양의 값(+)이고 그 밖은 음의 값(-)이며, 원점에서 멀어질수록 0으로 접근하는 형태를 갖는다.

Convolution이 수행되는 기본과정을 그림 4-9에 나타내었다. 출력영상에서 P_5의 새로운 값은 입력영상의 P_5픽셀과 그 주위 픽셀들의 가중 평균값에 의하여 계산된다. 평균값은 convolution kernel이라고 하는 픽셀 그룹을 사용하여 계산되며, kernel에서의 각 픽셀은 하나의 가중요소(convolution 계수)이다. 일반적으로 kernel 크기가 3×3인 매트릭스가 흔히 사용된다.

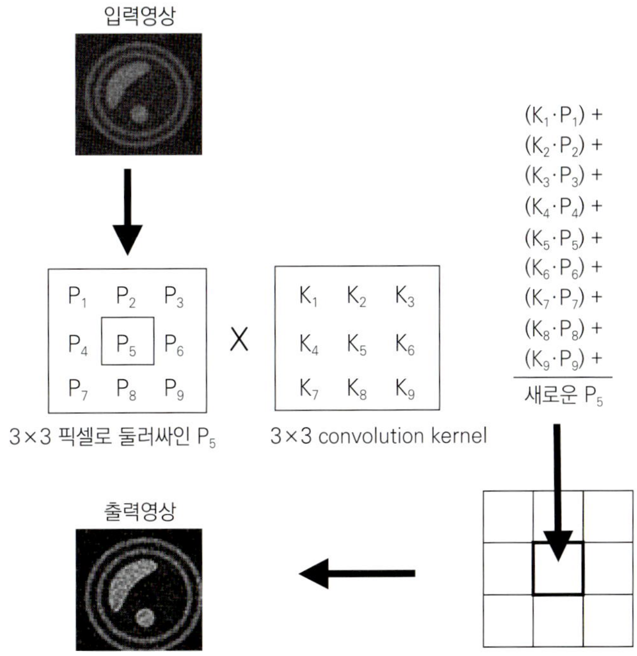

그림 4-9 Convolution의 개념도

Convolution 수행을 위해선 입력영상의 각 픽셀과 인접 픽셀들 그리고 convolution kernel 모두가 해당되는 출력 픽셀값을 계산하는데 이용된다. 다시 설명하면, 각 픽셀의 값(이는 각 감약 프로필의 값이라고 생각하면 됨)은 convolution kernel 고유의 가중요소로 곱해진 후 합해지며 이러한 합산의 결과로 산출된 값은 출력 픽셀의 중앙부값으로 정해진다. 이러한 처리가 입력영상의 모든 픽셀들에게 적용되며, 각각의 픽셀 계산을 위해서는 9번의 곱셈과 9번의 덧셈이 필요하다.

CT에서 사용되는 convolution 처리는 크게 standard, enhancement, smoothing 처리의 3가지로 구분된다. Standard 알고리즘은 강조(enhancement)나 노이즈 감소처리를 하지 않은 알고리즘이며 뇌조직 등의 일반적인 조직이나 구조물을 관찰하고자 할 때 사용된다. High, ultrahigh, bone 등으로 명명되는 강조 알고리즘은 표시되는 해부학적 구조물의 경계부를 강조할 뿐만 아니라 영상의 선예도를 향상시킨다. 하지만 부수적으로 영상 노이즈가 증가된다. 이들은 주로 미세한 구조물의 파악이 필수적인 폐야 또는 측두골 CT에 주로 사용된다.

반면에 soft나 soft tissue 등으로 명명되는 smoothing 알고리즘은 영상 노이즈를 줄이고 감약 차이가 적어 구별이 어려운 연부조직 구조의 선별력을 증가시킨다. 하지만 경계부와 미세조직 구조들 역시 smooth하게 만든다. Smoothing 알고리즘은 주로 복부CT에서 많이 사용된다.

(6) 역투영법(back projection)

역투영법은 filtered raw data(convolved raw data)를 우리가 눈으로 볼 수 있는 image data로 재구성하는 연산 알고리즘이다. 이를 통해 filtered raw data는 512×512개 또는 1,024×1,024개의 픽셀을 갖는 데이터로 변환된다.

역투영법은 그림 4-10에 나타낸 바와 같이 각 view를 원래 얻어진 ray 경로(path)를 따라 되돌려 투영함으로써 영상을 재구성한다. 그 후 image zoom factor나 display FOV의 적절한 선택에 따라 재구성된 영상의 특정 부분이 선택되어 나타내게 한다.

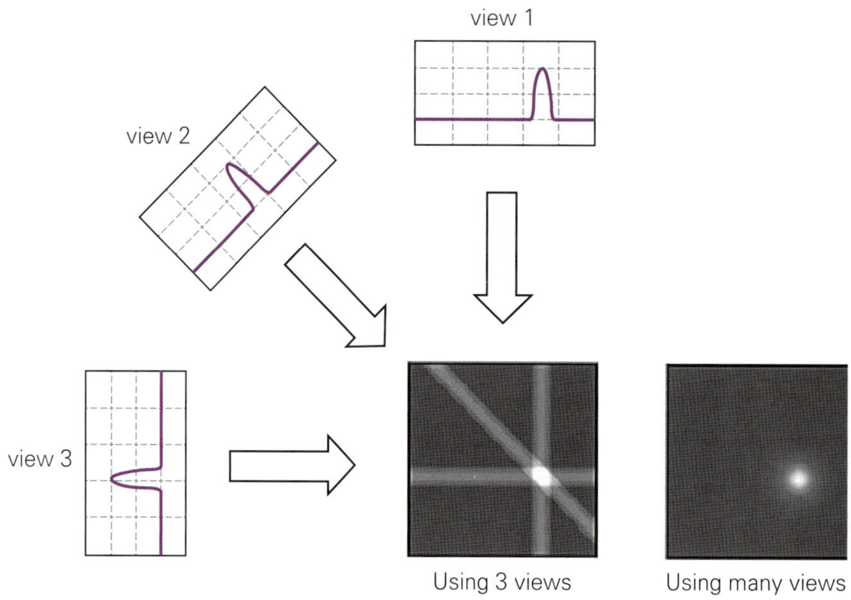

그림 4-10 역투영법의 원리

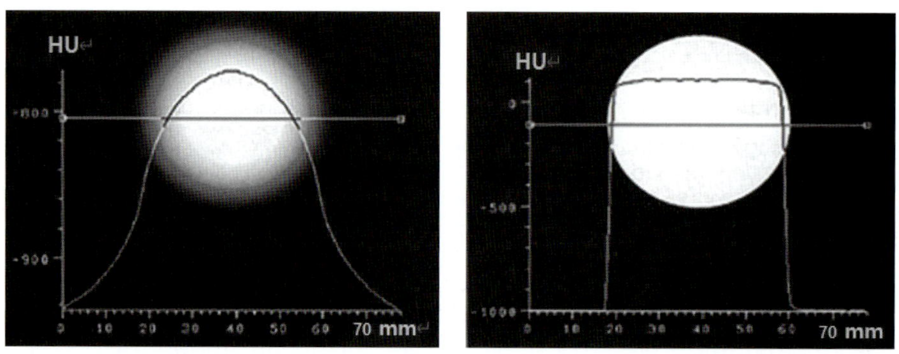

(a) Without convolution　　(b) With convolution

그림 4-11 Convolution의 시행 유무에 따른 plexiglass 실린더의 역투영상의 품질 차이

영상 픽셀의 밝기는 X선속의 감약값(스캔된 슬라이스에 해당되는 픽셀의 CT값)에 대응된다. 즉, 뼈와 같이 높은 CT값을 가진 구조는 희게 표시되고, 반면 폐와 같이 낮은 CT값을 가진 구조는 어둡게 나타난다. 만약 raw data를 convolution 없이 역투영법을 직접 시행한다면 영상의 흐림이 심하게 나타난다. 그림 4-11의 (a)는 convolution을 시행하지 않고 역투영한 영상이며, (b)는 convolution과 역투영을 시행한 plexiglass 실린더(특수 아크릴 수지)의 영상에 휘도 프로필을 삽입한 것이다. 이를 통해 convolution이 CT 영상품질에 미치는 영향을 관찰할 수 있다.

(7) 영상후처리(post-processing)

CT영상의 대표적인 후처리로는 노이즈 감소처리(denoising 처리)를 비롯하여, window width 및 level 변화(window setting)와 대조도 증강(contrast stretching), raw data를 이용한 display FOV의 변환, 재구성 알고리즘 또는 슬라이스 간격(increment) 등을 변경하는 후향적 영상 재구성(retrospective reconstruction), 영상의 특정부위에서의 픽셀값 분석 또는 히스토그램 표현, multi-planar reformation(MPR), 3차원 영상 재구성 및 가상 내시경 영상화(virtual endoscopic reconstruction) 등이 해당된다.

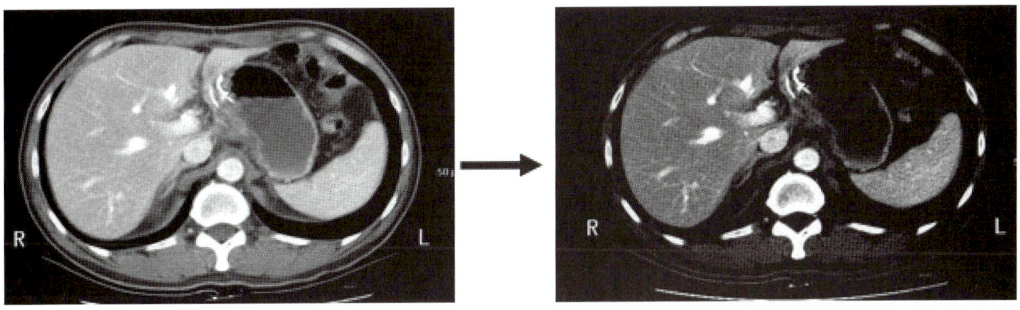

그림 4-12 대조도 증강(contrast stretching; window setting)

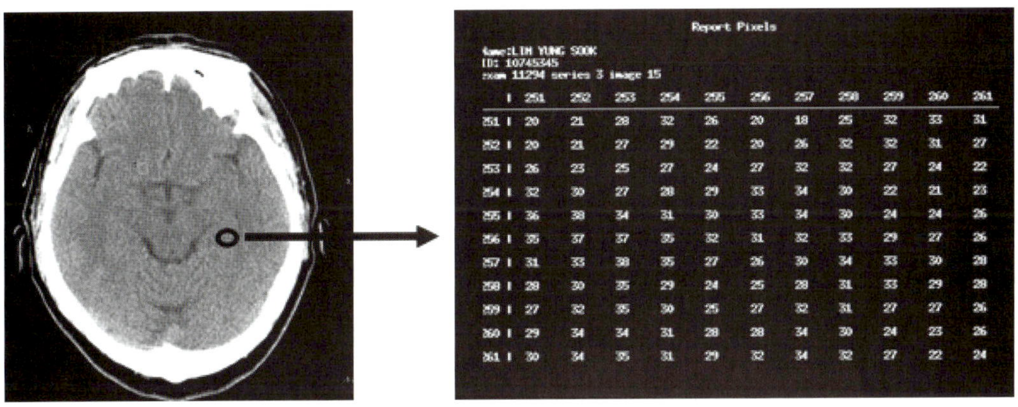

그림 4-13 픽셀값의 측정

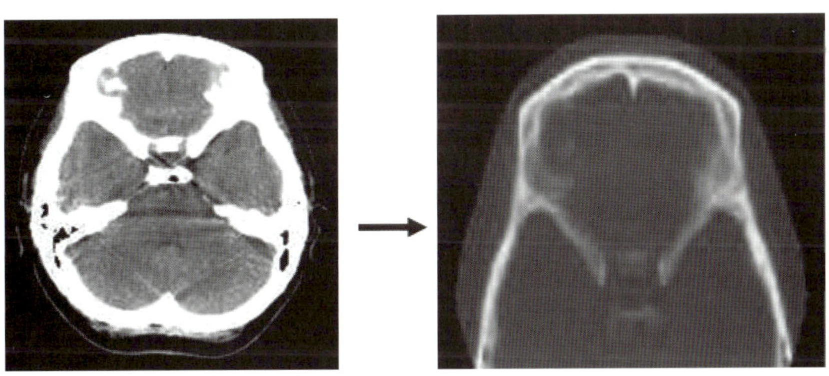

그림 4-14 후향적 영상 재구성(retrospective reconstruction)의 예
(standard algorithm → bone algorithm, 25cm DFOV → 10cm DFOV)

(8) 영상품질 향상을 위한 부가적인 영상후처리

영상의 품질 향상을 위한 부가적인 영상후처리는 head CT에서 후두개와(posterior fossa) 부위에 많이 발생하는 posterior fossa artifact의 발생을 감소시키거나, abdomen CT에서 장의 연동운동에 의한 흐림을 감소시키는 peristaltic option, 움직임 보정(motion correction), 그리고 metal artifact reduction 등이 대표적이다.

참고로 posterior fossa artifact는 두개부에서 발생되는 선속경화현상(beam hardening effect)과 부분체적효과(partial volume artifact)에 의한 아티팩트를 총칭하는 용어이다.

① **Posterior fossa artifact 감소 소프트웨어**

다색방사선(polychromatic beam)으로 이루어진 X선속이 조직을 통과하면 저에너지 스펙트럼(낮은 광자에너지)이 선택적으로 흡수된다. 이로 인해 투과된 선속의 평균에너지가 증가되는 현상이 선속경화현상이다. 이는 뼈와 연부조직이 인접한 뒤머리뼈오목(후두개와) 부위에서 많이 발생하며, 특정 구조물의 Hounsfield 값을 변화시키거나 영상에서 검은색 밴드 또는 줄무늬 형태의 아티팩트를 발생시켜 영상품질을 저하시키고 정확한 판독을 어렵게 한다.

선속경화현상에 의한 아티팩트는 예방 소프트웨어 뿐만 아니라 beam shaping filter(bowtie filter)를 사용함으로써 감소시킬 수 있다. Beam shaping filter는 주선속의 유효에너지를 증가시키는 이점이 있지만 단위 mAs당 발생되는 광자를 다소 감소시키므로 mAs의 증가가 요구되고 결과적으로 X선관 부하가 증가될 수 있다.

부분체적효과는 하나의 복셀 내에 감약계수 차이가 큰 조직들이 포함될 때 조직들의 감약계수의 평균값에 비례하여 선감약이 이루어지고, 재구성 알고리즘이 복셀의 감약값을 균일하게 가정함으로써 복셀 내 CT감약값을 평균화(volume averaging)하여 계산하는 측정 오류이며, 이로 인해 부분체적효과 아티팩트가 발생된다. CT에서의 부분체적효과 아티팩트는 매우 높은 조직밀도를 갖는 피사체(뼈)가 스캔면의 주변부(off-center)에 부분적으로 포함될 때 CT감약값이 평균화되어 대조도 변화(오류)가 발생되며, 이는 views 사이의 불일치(inconsistencies)로 인해 streak 형태나 shading 형태로 나타난다.

Iterative bone option(IBO), volume artifact reduction(VAR), beam hardening correction(BHC) 등은 posterior fossa artifact를 감소시키는 영상후처리 소프트웨어이다. 이들은 후두개와 부위에서 많이 발생하는 선속경화현상과 부분체적효과에 의한 아티팩트와 중뇌 부위에서 두개골과 뇌의 인접부위에서 발생되는 흐림 음영을 감소시키는 기능을 갖는다.

이와 함께 posterior fossa artifact를 감소시키기 위해서 고관전압의 적용과 얇은 슬라이스 두께의 스캔이 권고된다.

그림 4-15는 GE사 IBO의 개념과 영상처리 흐름을 나타낸 것이다. 먼저 스캔을 통해 얻어진 영상에서 뼈 성분을 추출해낸다. 이를 re-projection한 후 교정 테이블을 통해 영상을 재구성하여 뼈 성분에 의한 아티팩트가 제거된 영상을 얻는다.

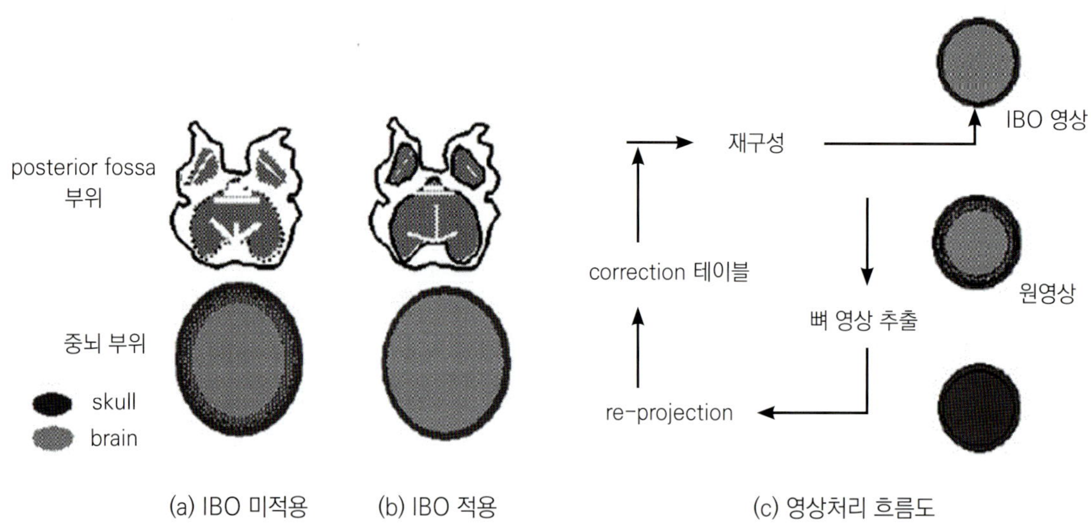

그림 4-15 Iterative bone option의 개념과 영상처리 흐름도

② 노이즈 필터링(denoising filtering; denoising)

조직의 영상을 구성하고 있는 성분은 구조물, 경계, 노이즈로 구분할 수 있다. 여기서 노이즈 성분을 구별해 내어 원래의 영상에서 노이즈 성분을 감산하는 것이 노이즈 필터링이다.

노이즈 필터링은 검출소자에서의 저신호(노이즈 레벨이 높은 신호)를 감소시키는 소프트웨어적인 노이즈 감소처리이다. 어떤 검출소자에서 너무 낮은 신호가 발생하면 주위 검출소자들의 신호를 이용하여 신호를 평균화한다. 이 과정은 raw data 단계에서 이루어진다.

각 projection에서 매우 낮은 신호를 갖는 검출소자는 많지 않기 때문에 신호의 평균화(노이즈 필터링)는 projection data의 일부분에만 영향을 미친다. 그러므로 공간분해능에 미치는 영향은 크지 않다. 노이즈 필터링은 경계 성분을 보존하고 있는 점이 통상적인 smoothing filter와 구별된다.

MDCT에서는 raw data에 대한 3차원 노이즈 필터링을 적용하고 있다. 이는 어떤 projection에서의 검출신호가 너무 낮으면 주위 검출소자들의 유사한 projection data를 Z-축 방향으로 부분적으로 평균화시키는 3차원 가중함수를 사용한다. 결과적으로 낮은 검출신호를 갖는 projection data(높은 노이즈의 데이터)가 선택적으로 평균화되어 노이즈가 감소되는 것이다.

그림 4-16은 denoising filter(GE사의 smart filter)를 통상적인 smoothing filter와 비교한 것이다. 통상적인 smoothing filter를 적용한 (b)는 원영상 (a)에 비해 경계부 선예도(짧은 화살표)와 고공간주파수(긴 화살표)가 감소된다. 반면에 smart filter를 적용한 (c)에서는 통상적인 smoothing filter와 달리 경계부의 선예도는 보존되고(짧은 화살표), 고공간주파수는 유지됨(긴 화살표)을 알 수 있다. 이러한 노이즈 필터는 낮은 신호부위의 자동적인 교정(신호의 평균화)을 통해 노이즈와 아티팩트를 감소시키며, 선량의 감소효과도 얻는다. 그리고 그림 4-17은 노이즈 필터링을 통한 어깨 부위의 streak artifact의 감소를 보여주는 영상이다.

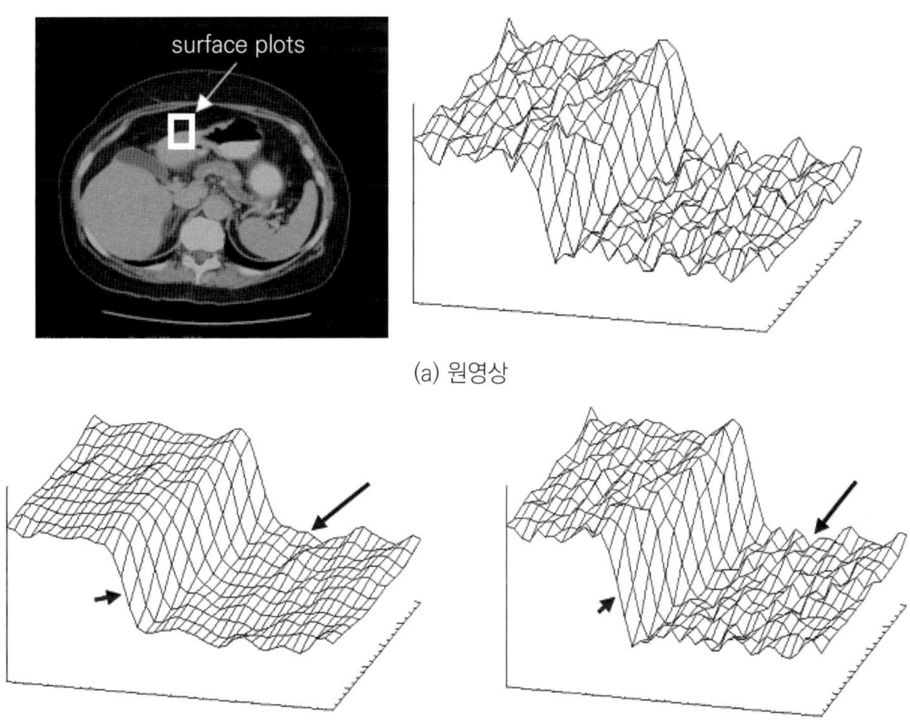

(a) 원영상

(b) 통상적인 smoothing filter의 적용

(c) Denoising filter의 적용

그림 4-16 통상적인 smoothing filter와 denoising filter의 차이(GE사)

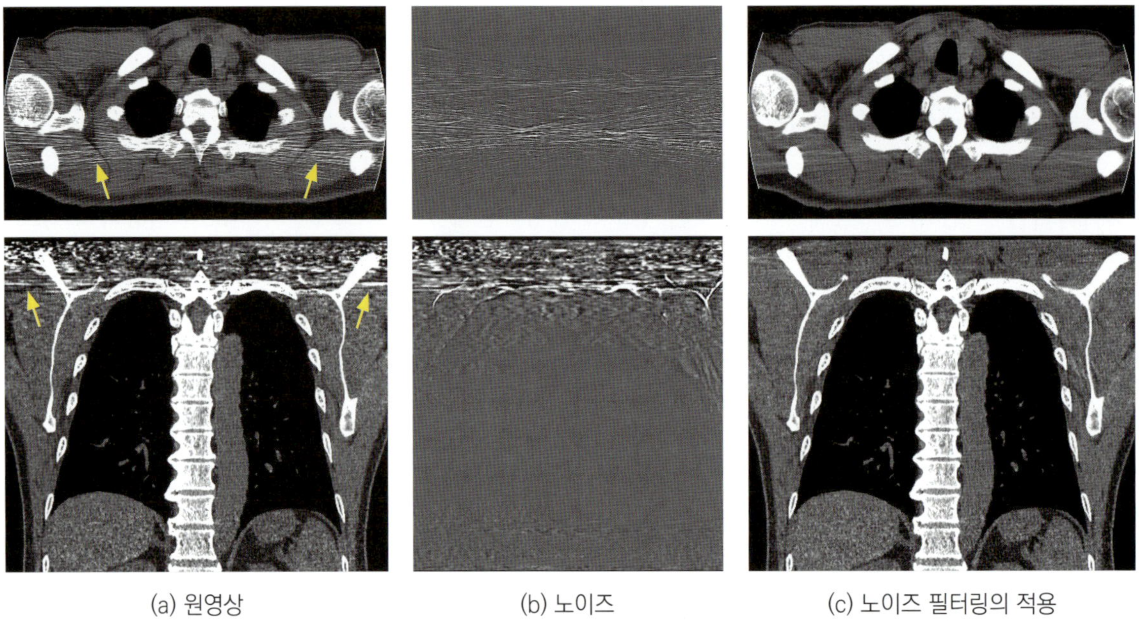

그림 4-17 노이즈 필터링을 통한 streak artifact 감소(캐논 메디컬)

③ Metal artifact reduction(MAR)

Metal은 CT영상에 심한 streak-like artifacts를 발생시키며 병변과 정상조직 사이의 명확한 구별을 어렵게 만든다. MAR 알고리즘은 인체내 metal에 의해 발생되는 선속경화현상과 광자 부족(photon starvation)에 의한 streak artifacts를 감소시킨다.

그림 4-18은 projection data 영역에서 시행되는 MAR 알고리즘의 개념이다. 재구성(FBP)된 axial 영상에서 metal의 분할(segmentation)과 forward projection을 시행하여 metal의 sinogram을 얻는다. 그리고 원래의 sinogram에서 metal을 감산하여 제거하고 3-D 보간처리를 시행한 후 재구성을 시행한다. 이때 마스크(mask)로 metal을 대체한다.

이 과정을 3단계로 나누어 설명하면, 첫 단계는 projection에서 금속물질에 의해 변질된 표본을 식별하는 과정이다. 두번째 단계는 metal에 의해 변질된 projections을 정확한 데이터로 대체함으로써 복원된 데이터를 생성하는 과정이다. 이때 정확한 데이터는 분류된 영상의 forward projection을 통해 생성된다. 세번째 단계는 원래의 projection 데이터와 복원된 projection의 조합으로 정확한 projection을 생성하는 과정이다. 이로써 artifacts로 인해 숨겨진 해부학적 디테일이 나타난다. 그림 4-19는 충전물 삽입 환자와 엉덩관절(고관절) 대치술 환자의 MAR 처리 전후의 영상이다. (b)의 밑 영상에서 방광 뒤의 저감약 병변이 관찰된다.

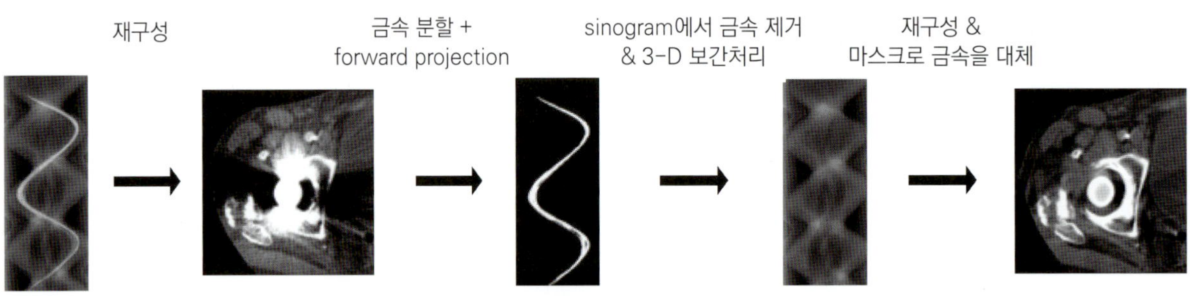

그림 4-18 MAR의 개념도(GE사)

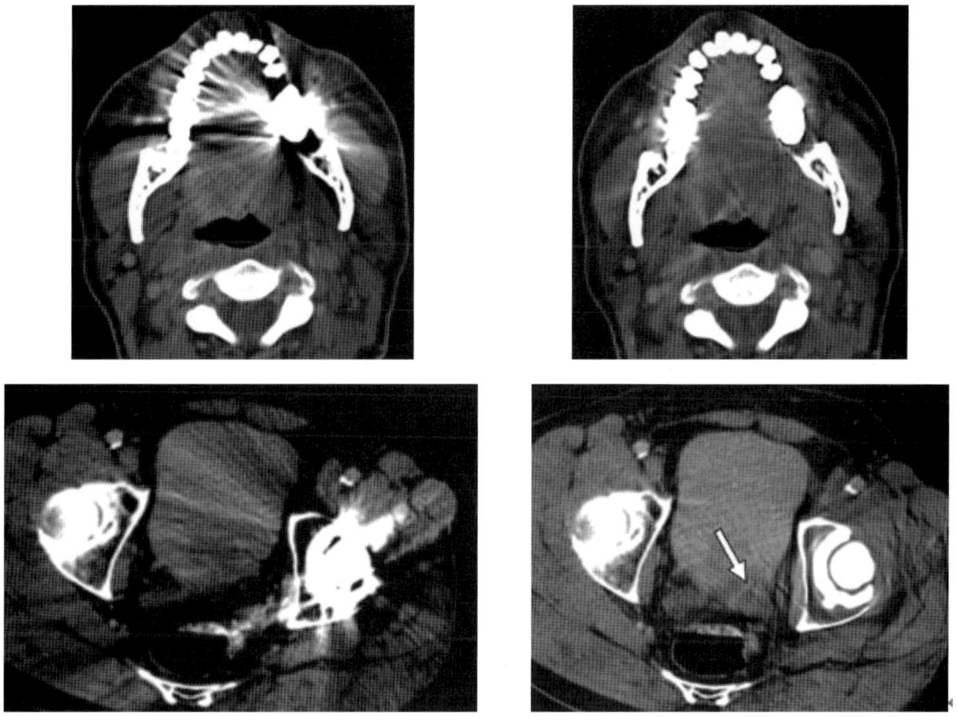

(a) 비적용 (b) 적용

그림 4-19 MAR의 적용 영상

④ Motion correction 처리

움직임이 있는 경우의 보정에 사용되는 소프트웨어이다. 그림 4-20의 (a)에서 motion artifact가 콩팥 윤곽을 흐리게 한다(화살표 머리). 하지만 motion correction을 적용한 (b)영상에서는 artifact가 거의 관찰되지 않는다.

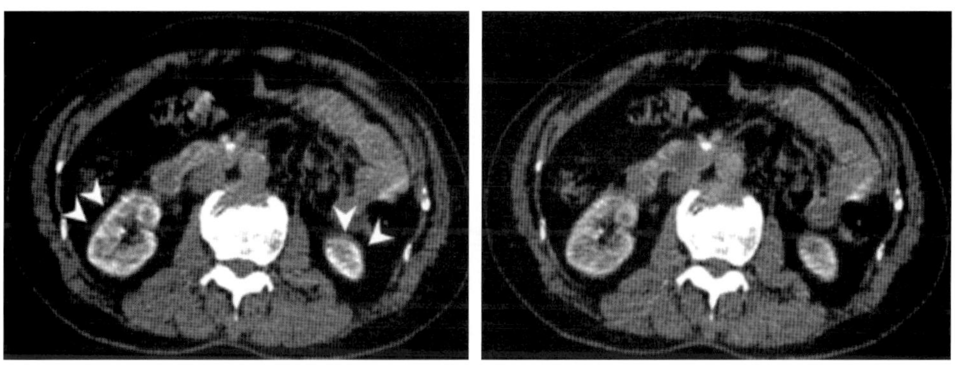

(a) 비적용 (b) 적용

그림 4-20 복부CT의 motion correction 처리

3 Reformation 영상

1) Multi-planar reformation(MPR)

Multi-planar reformation은 재구성된 얇은 슬라이스의 횡단면 영상을 이용하여 다방면으로 영상의 형태를 변경시키는 영상처리이다. 이는 raw data를 image data로 변경하는 재구성(reconstruction)과 달리 image data를 image data로 변경하는 2차원적 영상처리이다. MDCT에서 많이 사용되는 MPR 기법으로는 coronal, sagittal, oblique, 그리고 curved reformation이다.

MPR은 average projection, MIP(maximum intensity projection), MinIP(minimum intensity projection)의 3가지로 구분하여 나타낼 수 있다(그림 4-21). Average projection은 각 픽셀의 밀도가 CT영상 내의 각각의 픽셀에 대응하는 복셀 강도의 평균으로 만들어지는 일반적인 MPR 영상이다. MIP는 영상 내에서 가장 밝은 복셀들(가장 높은 밀도)만이 선택되어 프로젝션하는 MPR 기법이다. 반면에 minIP는 영상 내에서 가장 어두운 복셀들(가장 낮은 밀도)만이 선택되어 디스플레이 하는 기법으로 저대조도 피사체를 증강시키는 효과를 갖는다.

대부분의 MDCT는 70-80 cm의 갠트리 구경과 최대 50 cm의 조사야(scan FOV)를 갖고 있어 두부를 제외한 body scan에서는 직접적인 coronal이나 sagittal scan(direct coronal or sagittal scan)이 불가능하다. 그러나 최근의 MDCT에서는 양질의 얇은 단면두께의 영상획득이 가능하여 X-Y축 분해능(in-plane resolution)과 동일한 수준의 Z-축분해능(longitudinal resolution)을 갖는 영상을 실시간 reformation을 통해 얻을 수 있다. 양질의 MPR 영상을 위해서는 동일한 스캔 파라메터의 영상(동일한 각도, display FOV, 슬라이스 간격 등)이 필요하며 Z-축분해능의 향상을 위해서 얇은 슬라이스의 횡단면 영상이 권고된다.

(a) Average

(b) MIP

(c) MinIP

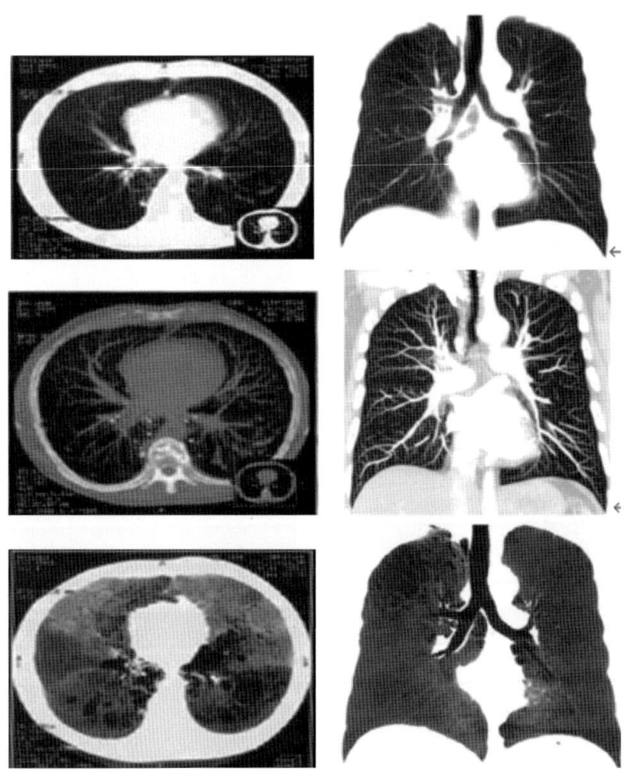

그림 4-21 Average, MIP, MinIP로 나타낸 axial 및 coronal reformation 영상

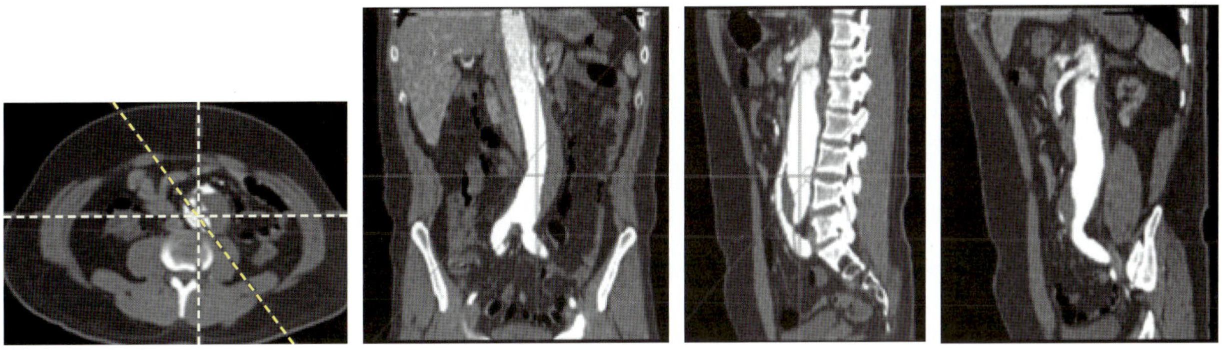

(a) Coronal (b) Sagittal (c) Oblique

그림 4-22 복부 대동맥 박리(aortic dissection)를 보이는 MPR 영상

2) Curved planar reformation(CPR)

Curved reformation으로 불리며, 보통 원하는 해부학적 부위의 trace를 통해 얻어지며 심장 또는 치과용(dental) CT에서 많이 이용된다. 그림 4-23의 (a)는 콩팥동맥, (b)는 이자관(췌장관), (c)는 요관, (d)는 심장의 좌전하행지(LAD)의 curved reformation 영상이다.

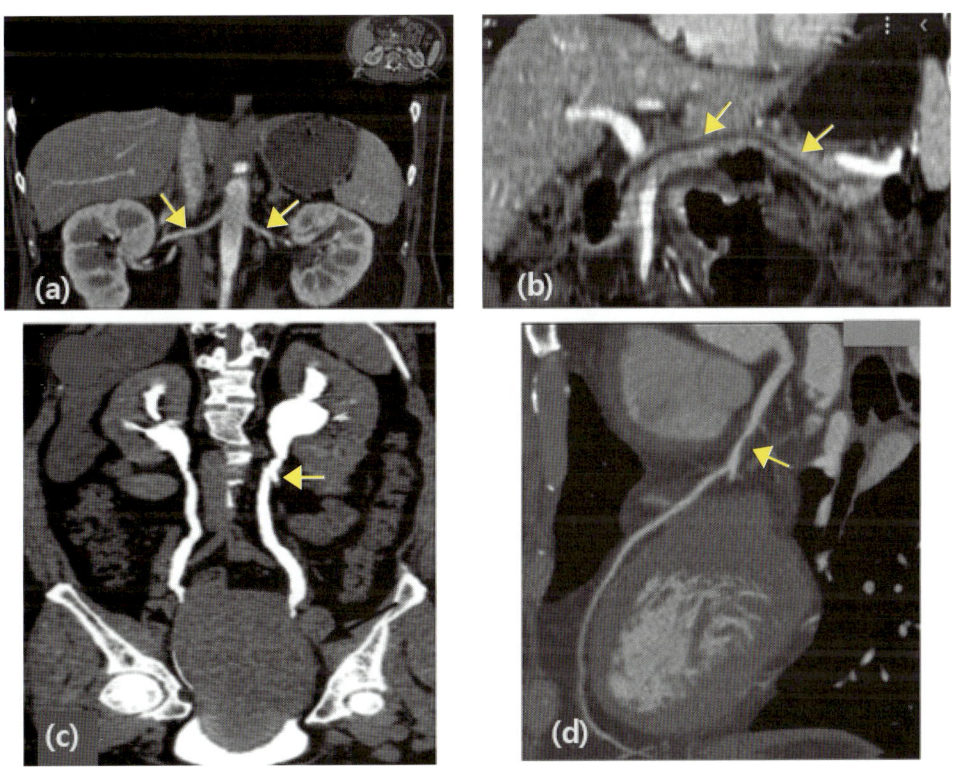

그림 4-23 Curved planar reformation images

3) Multi-planar volume reconstruction(MPVR)

MPVR은 볼륨 데이터를 이용한 3차원적인 reconstruction이다. 이는 어떤 단면에서 선택적으로 볼륨을 갖는 프로젝션이며, 슬라이스 두께와 방향의 변화가 가능하다.

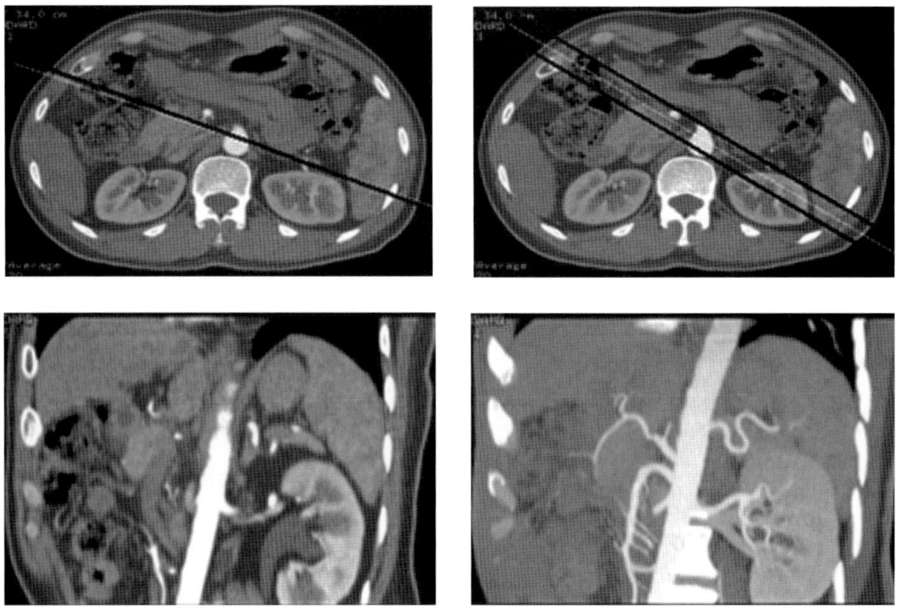

(a) MPR (b) MPVR

그림 4-24 복부 MPR과 MPVR 영상

4 3차원 영상

1) 3차원 영상화 단계

3차원 영상화란 스캔으로 얻어진 횡단면 데이터 세트로부터 병변이나 해부학적 특성을 다각도로 가시화할 수 있는 입체적인 영상으로 재구성하는 과정이다.

CT장치에서 얻어진 볼륨 데이터가 3차원적으로 가시화되려면 먼저 환자를 투과하여 얻어진 일련의 볼륨 데이터는 기본적인 영상처리(resampling)를 거친다. 이는 데이터 분할화(segmentation)와 데이터 보간삽입(interpolation)으로 대표된다. 하지만 최근의 MDCT에서는 동등해상능(isotropic resolution)의 axial 영상 획득이 가능하여 보간삽입은 생략되고 있으며, 데이터 분할화는 필요에 의해 시행된다.

볼륨 데이터는 전용 소프트웨어를 통해 모델링, 에디팅, 렌더링 과정을 거쳐 가시화된다. 그림 4-25는 3차원 영상의 가시화 경로를 나타낸 것이다.

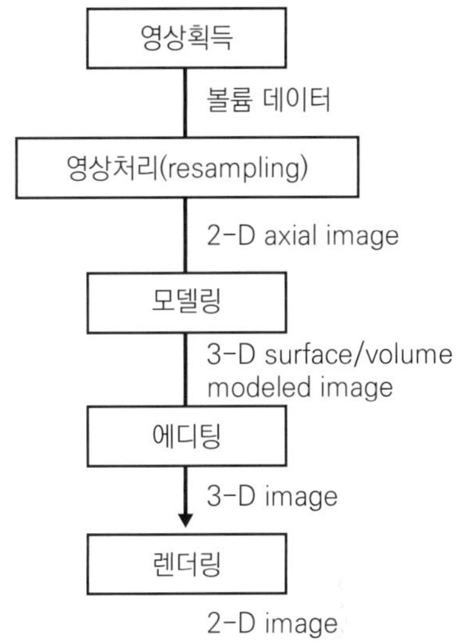

그림 4-25 3차원 영상화 경로

결론적으로, 양질의 3차원 CT영상을 얻기 위해서는 관심부위의 해부학적 볼륨을 충분히 포함하는 연속적인 볼륨 데이터가 필요하며 이를 3차원 영상화 소프트웨어가 설치된 콘솔이나 워크스테이션으로 보내어 모델링, 에디팅, 렌더링 과정을 거쳐 최종 영상이 가시화된다.

2) 모델링(modeling)

공간적인 모델을 구축하여 3차원적으로 표현하는 방법을 모델링이라 한다. 최근의 3차원 CT영상화에는 볼륨 모델링이 주로 사용된다. 이는 볼륨 데이터로 부터 직접 3-D view를 생성시키며 표면구조의 영상이나 투명 또는 반투명한 영상을 얻기 위해 gray level 복셀 데이터가 사용된다.

3) 에디팅(editing)

에디팅은 관심부위를 쉽게 관찰하기 위하여 불필요한 부분을 제거하는 것이다. 관심부위의 CT number가 주변부위에 비해 큰 차이를 가지면 3-D 디스플레이 시 구분이 잘 되지만, 차이가 크지 않거나 주위조직의 CT number가 관심부위보다 클 경우 관심부위를 가릴 수 있기 때문에 이를 제거해 주어야 한다.

3차원 CT영상화에서 많이 사용되는 에디팅 기법은 threshold 기법, scalpel 기법, filter floater(filtering), growing 기법, subtraction 기법(감산법)이 있다.

Threshold 기법은 특정 조직이나 피사체를 표현하고자 하는 복셀 범위에 속하는 부분만을 선택하는 기법으로 CT number의 범위를 정하여 그 범위 내의 피사체만 표현해 낸다(그림 4-26). Scalpel 기법(sculpt 기법)은 모델링된 3-D 영상을 여러 방향으로 움직이거나 회전시키면서 관심부위와 겹치거나 가리고 있는 부위, 불필요한 구조물을 잘라내는 기법이다. Filter floater는 설정한 복셀의 크기보다 작은 볼륨 데이터를 제거하는 기능으로, 디스플레이되어 있는 영상 주위의 불필요한 작은 노이즈 또는 아티팩트를 제거한다. 그리고 growing 기법은 CT값의 범위를 정한 후 관심부위에 커서를 놓고 클릭을 하면(이를 seeding이라고 함), 설정 범위 내에서 연결되어 있는 픽셀들이 제거되는 기법이다. 이를 region growing이라고도 부르며, 영상 하나하나 혹은 전체를 선택하여 growing 기법을 적용할 수 있다.

뼈의 제거를 위한 CT number의 범위는 +150 HU부터 +3,071 HU 까지가 적당하다.

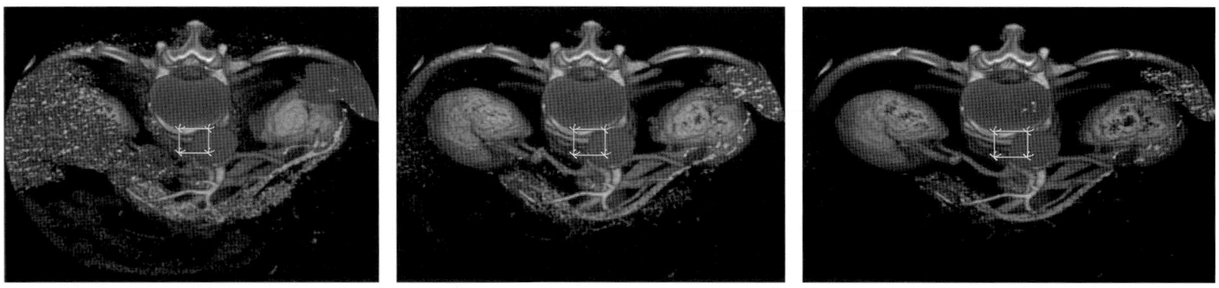

(a) 70 HU (b) 85 HU (c) 100 HU

그림 4-26 Thereshold 기법에서의 문턱값에 따라 표시되는 영상의 차이

4) 렌더링(rendering)

렌더링이란 재구성 과정을 거친 3차원의 데이터를 2차원의 모니터에 나타내는 과정이다. 이때 일어나는 차원의 축소에 따른 데이터 손실을 보상하며 자연스러운 표현을 위해 음영법(shading), 투영법(transparency), hidden part removing(관찰하는 시선의 뒷쪽에 있는 부위를 보이지 않게 제거하는 기법), 그리고 dynamic rotation 등의 기법이 같이 사용될 수 있다. 렌더링은 크게 표면 렌더링, 볼륨 렌더링 그리고 projection shading으로 분류된다.

(1) 표면 렌더링(surface rendering; surface shading; SSD)

표면 렌더링은 설정된 문턱값 범위에 속하는 강도(HU)의 복셀들을 선택하고 범위 밖의 복셀들은 제거시킨 후 기하학적 계산을 통해 구조물의 표면을 나타내는 이진법에 기초한 기법이다.

표현 가능한 데이터의 전체가 사용되지 않으므로 데이터 소모량이 상대적으로 적으며(볼륨 렌더링의 약 10% 미만), 문턱값의 변화에 매우 민감하다. 문턱값을 높게 설정하면 작은 혈관의 관찰을 어렵게 하고 협착 정도를 과장되게 나타낸다. 반대로 문턱값을 낮게 설정하면 배경조직에 의해 혈관구조의 묘사가 부족해진다.

표면 렌더링은 3-D 피사체를 완전히 불투명(opaque)하게 처리하며, 선택된 복셀들은 원래 자신의 HU값을 버리고 일정 수준 이상의 값으로 높여져 표시된다. 이 경우 모든 복셀은 약 +2,000 HU 정도의 값을 유지하기 때문에 겉 표면만 관찰이 가능하며, 선택된 복셀의 고유 HU값이 모두 동일한 HU값으로 변하여 표시되므로 상대적으로 대조도가 낮은 3차원 영상으로 표시된다. 이를 보완하기 위해 가상적인 광원으로부터 빛을 비추어 명암을 만들고 음영(shading)을 추가한다. 이를 통해 깊이를 갖는 입체감을 얻을 수 있다.

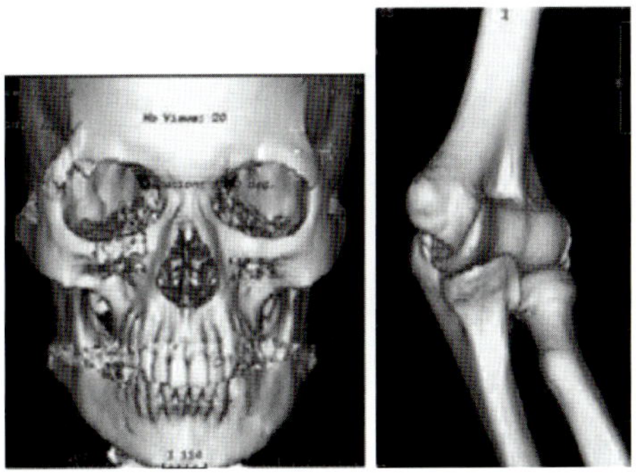

(a) Facial bone과 elbow의 표면렌더링

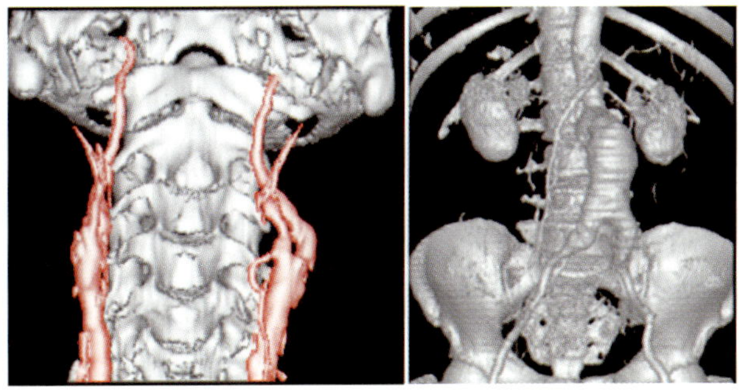

(b) Merging

그림 4-27 표면렌더링(SSD)과 merging 영상

표면 렌더링에 음영을 추가한 SSD(shaded surface rendering)의 경우 표면의 정보만 갖고 있으므로 비교적 단순하고 영상 표시속도가 빠르다. 또한 상대적으로 경계가 우수한 영상을 얻을 수 있고 해부학적 구조의 묘사능이 우수하다. 하지만 가늘거나 협착정도가 심한 혈관은 부분체적효과에 의해 혈관의 CT감약치가 떨어지면 협착 정도가 과장되거나 존재하지 않은 협착이 만들어질 수 있으며 혈관 내경과 혈관벽의 석회화 구분이 어렵다. 또한 노이즈나 혈류의 흐름에 영향을 받아 영상의 왜곡현상이 나타날 수 있으며 가상 광원이 비추는 방향과 동일한 각도를 갖는 혈관은 음영이 발생되어 혈관이 협착된 것처럼 나타날 수 있다.

그리고 SSD 기법에서는 HU값의 차이가 큰 서로 다른 관심부위를 나타내고자 할 경우 다양한 영역의 표시범위를 설정할 수 없기 때문에 동일한 범위 안에 있는 피사체를 분할(segmentation)하여 저장한 후 다른 영상에 부착시켜 동시에 나타낸다. 이러한 기법을 merging이라고 한다. SSD 기법은 두개 및 안면부, 척추, 사지, 기관지 등의 3차원 CT영상화에 주로 사용되고 있다.

(2) 볼륨 렌더링(volume rendering; VRT)

복셀이 하나의 강도값만 갖는 표면 렌더링에 비해, 복셀이 여러 개의 강도값을 가지며 구조물의 표면이 아닌 전체적인 볼륨 정보를 나타내는 렌더링 기법이다.

볼륨 렌더링은 관심 영역별로 각각 다른 CT number의 문턱값 범위를 여러 개 동시에 지정할 수 있으며, 영역별로 다양한 휘도 레벨과 불투과도(opacity의 정도, transparent 또는 opaque 처리)를 취하거나, 다른 컬러를 적용하여 여러 개의 해부학적 구조를 동시에 입체적이고 사실적으로 표시할 수 있는 percentage rendering 방식이다. 즉, 데이터 세트에서 컬러 코딩과 결합된 투과도를 변화시킴으로써 영상 표면부와 심부의 구조를 동시에 디스플레이 할 수 있으며, 구조물을 완전히 투명하게(transparent) 표시하거나, 반대로 매우 opaque하게 표시할 수도 있다. 즉 SSD 기법과는 달리, 디스플레이 영역을 지정할 때 그래프에서 기울기를 변화시켜 불투과도를 선정할 수 있다. 완전히 opaque한 볼륨 렌더링 영상은 표면 렌더링 영상과 거의 동일한 효과를 나타낸다.

타 렌더링 기법에서는 부분체적효과에 의해 경계영역 복셀의 CT number값이 이웃한 복셀의 CT number 값으로 인해 점점 커지거나 작아지는 현상이 나타나는데, 볼륨 렌더링은 상하영역에 각기 다른 불투과도를 갖는 CT number값을 지정해 줄 수 있어 3차원 영상을 자연스럽게 나타낼 수 있다. 그리고 구조물 내부의 복셀에 특성이 각각 부여되므로, 특별히 어떤 부분을 선택하여 강조하거나 소멸시킬 수 있으며, 중복된 부분의 가시능이 우수한 장점이 있다.

볼륨 렌더링은 임상에서 가장 사용빈도가 높고 우수한 렌더링 기법이다. 그러나 표면 렌더링이나 MIP 기법에 비해 훨씬 많은 양의 데이터가 소모된다.

(3) Projection shading

Projection shading은 3-D 피사체를 마치 투명한 것으로 취급하며, 3-D 피사체 내의 복셀을 변화시키는 방법에 따라 최대강도 투영법(MIP), 고선명 최대강도 투영법(HD MIP; high definition maximum intensity projection), 최소강도 투영법(MinIP), 평균강도 투영법(average intensity projection), ray-sum projection, integral projection으로 구분된다.

① MIP(maximum intensity projection; 최대강도 투영법)

MIP는 대표적인 projection shading 기법의 하나이며 CT나 MR혈관조영술에서 광범위하게 사용되어지는 렌더링 기법이다. 기본원리는 관찰자로부터 일직선으로 구조물을 투과시켜(projection) 그 직선상에 놓여 있는 최대강도의 신호를 갖는 복셀들(maximum voxel value)을 선택하여 렌더링한다.

MIP는 대조도가 우수한 영상을 얻을 수 있으며, 일직선상의 단일 픽셀을 사용하여 복셀값을 나타내므로 볼륨 렌더링에 비해 데이터량이 적고 처리속도가 빠르다. 그리고 MIP는 영상의 gray scale이 CT감약값으로 표현되므로 혈관의 협착이나 조영증강된 혈관에서 금속클립이나 혈관벽의 석회화(mural calcification)의 구별이 용이하다. 또한 혈관내 스텐트 구조의 관찰이 용이하고, SSD 영상에 비해 작은 혈관의 묘사능이 우수하다.

② MinIP, average intensity projection

MinIP는 projection 상에서 최저 강도신호를 갖는 복셀을 선택하여 표시해낸다. 그리고 average intensity projection은 프로젝션된 복셀값의 합을 복셀의 수로 나누어 평균값을 표시해 내는 기법이다.

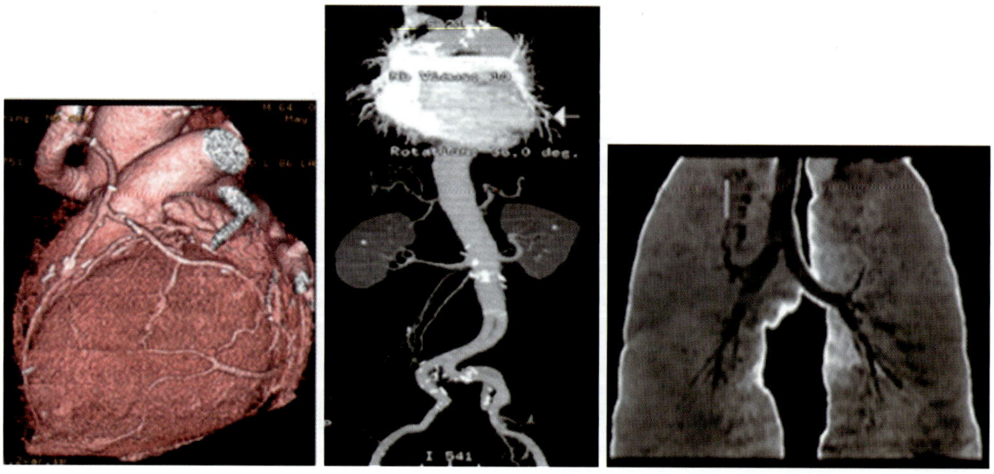

(a) Volume rendering (b) MIP (c) MinIP

그림 4-28 Volume rendering, MIP, MinIP 영상의 예

5) 투영처리(transparency)

투영처리(transparency)는 3차원적으로 모델링된 영상의 전체 또는 일부분을 투명화시키는 영상처리이다(그림 4-29).

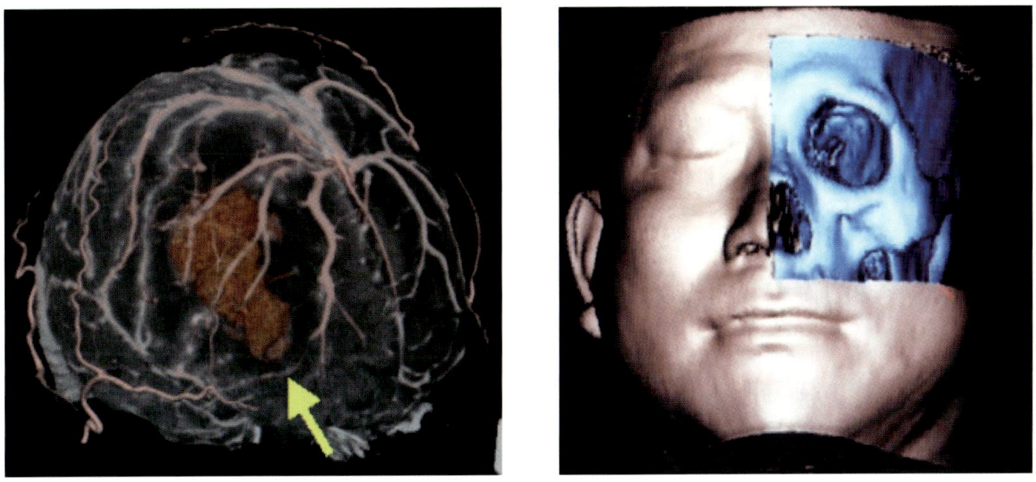

그림 4-29 투영처리(transparency)

CHAPTER

05

MDCT의 영상 재구성 기법

CHAPTER 05

MDCT의 영상 재구성 기법

영상 재구성이란 피사체를 투과한 감약계수의 분포인 투영(projection data)을 다수의 방향으로부터 얻은 후 수학적 연산처리를 이용하여 2차원의 횡단면상을 만들어내는 것이다. MDCT에서의 영상 재구성 기법은 필터보정역투영법(FBP) 외에 통계적 반복재구성법(stastical iterative reconstruction; SIR)이 추가 장착되는 경향이며, 최근의 high-end MDCT(해당 업체가 출시하는 제품군 중 최상위에 있는 MDCT)에서는 모델기반 반복재구성법(MBIR)과 인공지능 기반의 딥러닝 영상 재구성법(DLIR)도 도입되고 있다.

1 필터보정역투영법(filtered back projection; FBP)

1) 역투영법(back projection)

1960년대 William H. Oldendorf와 David E. Kuhl에 의해 핵의학 영상의 재구성을 위해 개발된 기법이다. 각 방향에서 얻은 투영값(ray)을 거꾸로 픽셀면에 되돌려서 그 하나 하나를 합산하는 기법이다. 합산이 시행된 후에는 전체 픽셀 중에서 가장 수치가 작은 기본값(background)을 각각의 픽셀에서 감산한 다음, 다시 픽셀들의 최소공배수의 값으로 나누어 원래의 값을 얻어내는 연산법이다.

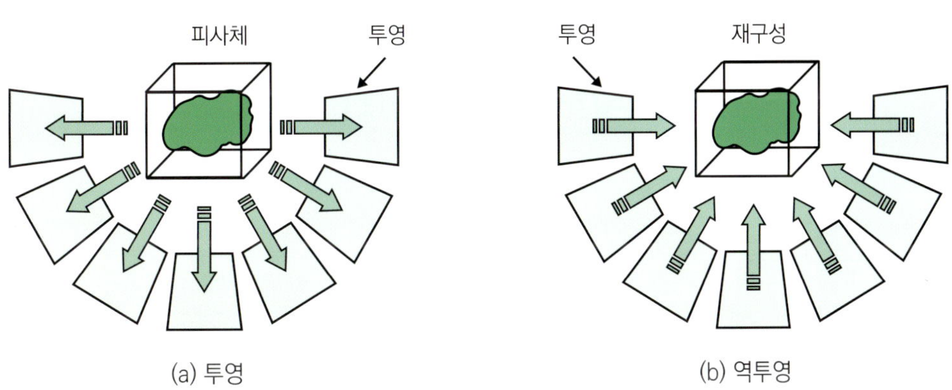

그림 5-1 투영(projection)과 역투영(back projection)

역투영법의 기본 연산방법을 그림 5-2에서 설명한다. 투영 후 각 단면에는 0, 1, 2, 3의 다른 감약계수값을 가지는 픽셀로 구성된 횡단면이 생긴다. 이 영상을 역투영하기 위하여 수평방향 및 수직방향의 투영을 구하여 각각 중첩시킨 후 투영값을 더한다. 동일한 방법으로 오른쪽 대각선 방향의 투영을 각각 구하여 순차적으로 앞의 값에 더한다. 최종적으로 얻어진 값에서 background값 6을 빼면 된다. 여기서 최소공배수 3으로 나누면 원래의 값이 된다.

다시 말하면, 역투영은 투영된 데이터 세트를 2차원 평면에 역방향으로 재배열하여 단면영상을 얻는 기법이다. 하지만 그 결과는 주변에 방사형의 흐림(burring)이 나타나 본래의 투영값과 동일하게 나타내지 못한다.

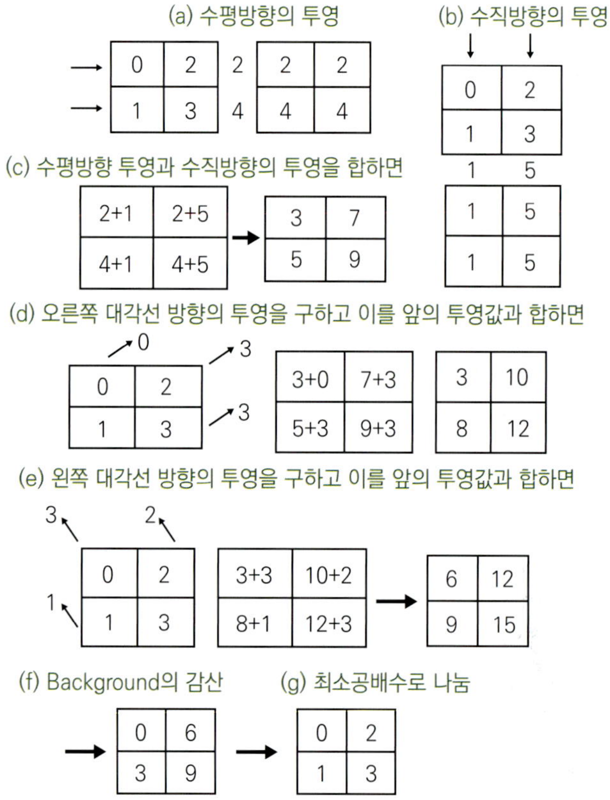

그림 5-2 역투영법의 기본원리

실제 물체를 이용하여 역투영 결과를 컴퓨터 화면에서 확인해보자. 한 방향에서 고흡수 물체인 못을 스캔하면 못의 위치에 대응되는 피크가 투영되어 나타난다. 한번의 스캔이 끝나면 X-선관과 검출기는 일정 각도의 회전 후 다시 스캔하여 투영을 얻으며, 이는 앞에서 역투영된 영상에 포개어져 수레바퀴(spoke) 모양이 된다. 수레바퀴의 중심부는 못의 위치에 대응하는 높은 농도로 나타나며 그 주위에는 흐림(blurring)이 동반된다. 흐림은 높은 농도의 물체로부터 거리에 역비례하여 감소한다. 그림 5-3의 (a)는 못을 투과한 실제의 투영 데이터이며, (b)는 역투영법의 결과로 얻어지는 데이터이다. 그리고 그림 5-4는 projection수에 따른 역투영 영상의 품질차이를 보여준다.

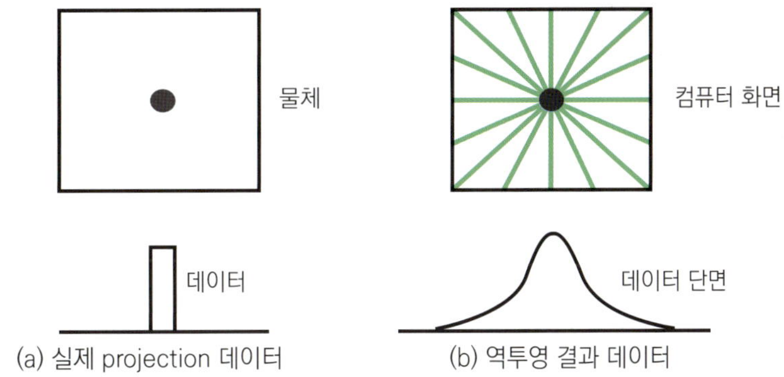

그림 5-3 실제 projection 데이터와 역투영 결과 데이터의 차이

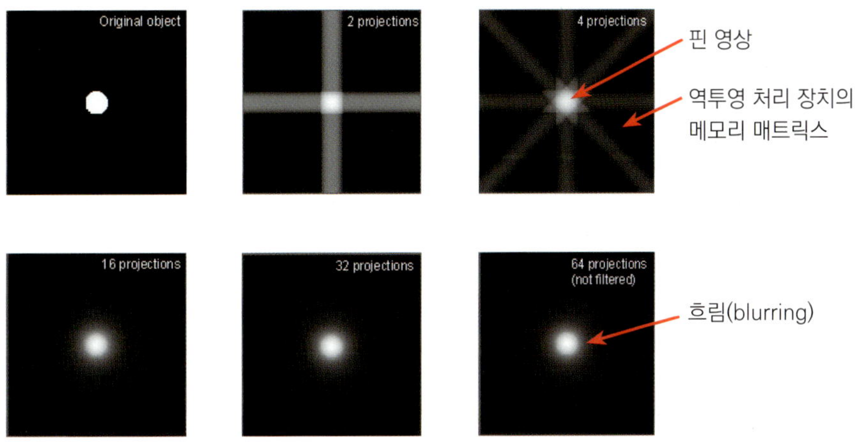

그림 5-4 Projection수에 따른 역투영 영상의 차이

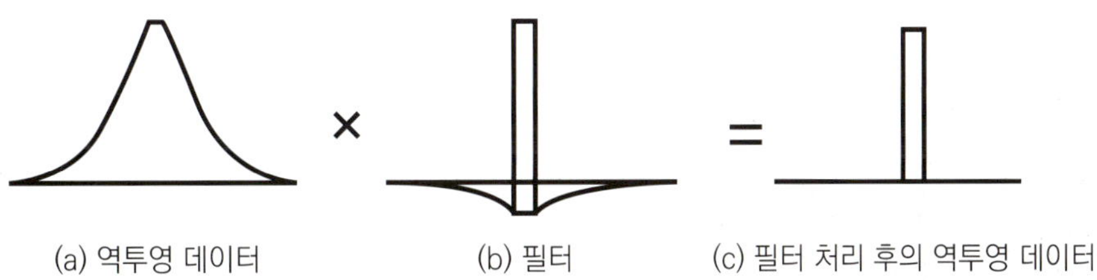

그림 5-5 역투영 데이터의 필터 처리

필터 처리(convolution 처리)는 역투영 영상의 흐림을 제거하기 위해 시행되며 이에 사용되는 필터의 형태는 그림 5-5(b)와 같다. 이는 원점이 양의 값(+)이고 그 밖은 음의 값(-)이며, 원점에서 멀어질수록 0으로 접근하는 모양을 갖는다.

역투영의 시행 후 2차원적인 필터처리를 하는 방법을 역투영 필터처리 기법(back-projection filtering method)이라 하며, 이는 개발 초기의 CT에서 적용되었으나 재구성 시간이 많이 소요되는 단점으로 인해 현재는 사용되지 않는다. 현재의 MDCT에서는 필터링과 역투영법을 거의 동시에 시행하는 필터보정역투영법(filtered back-projection)이 사용된다.

2) 필터보정역투영법의 기본 원리

필터보정역투영법(filtered back projection(FBP); convolved back projection)은 분석학적 영상 재구성법이며, 역투영법과 흐림을 제거하는 수학적 필터처리를 포함한다. 필터처리 후의 투영은 중심이 교차하는 점은 높은 농도로 나타나며, 그 점 이외는 거의 0이 된다. 따라서 고농도의 점은 남고 주위의 흐림은 없어진다. 만약 역투영을 필터처리 없이 raw data로부터 직접 시행한다면 영상의 흐림이 발생된다. 흐림이 발생된 후에 필터처리를 시행하면(역투영필터보정법) 재구성 시간이 길어진다. 이를 최소화하기 위해 역투영과 거의 동시에 필터처리가 행해지는 것이다(필터보정역투영법). 이러한 필터보정역투영법은 다음의 과정으로 요약된다.

① 모든 방향의 투영값(projection profile)을 획득한다.
② 영상전처리(pre-processing)를 시행한다. 이에는 데이터 대수화(logarithm) 및 선속경화현상 감소처리 등이 포함된다.
③ 디지털 필터(convolution filter)를 각 데이터에 곱한다.
④ 필터된 프로필을 역투영(backprojection)한다.
⑤ 필터된 역투영값은 합산되고 마이너스와 플러스 성분이 각기 상쇄되며, 최종적으로 흐림이 없는 영상을 얻는다.

필터 처리는 convolution 또는 algorithm 처리로 명명되며, 사용되는 필터의 특성에 따라 영상의 해상능 특성이 달라진다. 즉, smoothing 필터는 연부조직의 관찰에, enhancement(sharp) 필터는 고해상능의 영상을 얻는데 사용된다. 그림 5-6은 필터 처리 전후의 공간분해능과 신호 프로필을 비교한 것이며, 그림 5-7은 역투영법과 필터보정역투영법의 개념을 비교한 것이다.

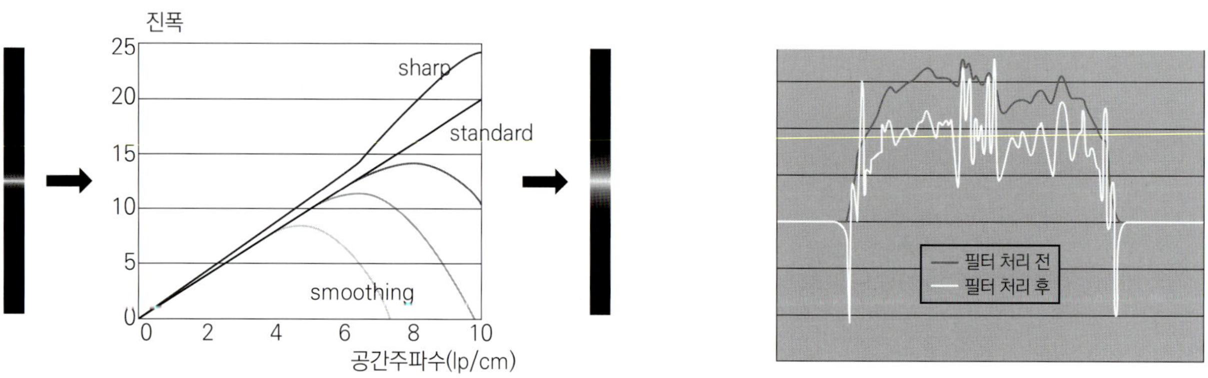

(a) 공간분해능 (b) 신호 프로필

그림 5-6 필터 처리 전과 후의 공간분해능과 신호 프로필의 비교

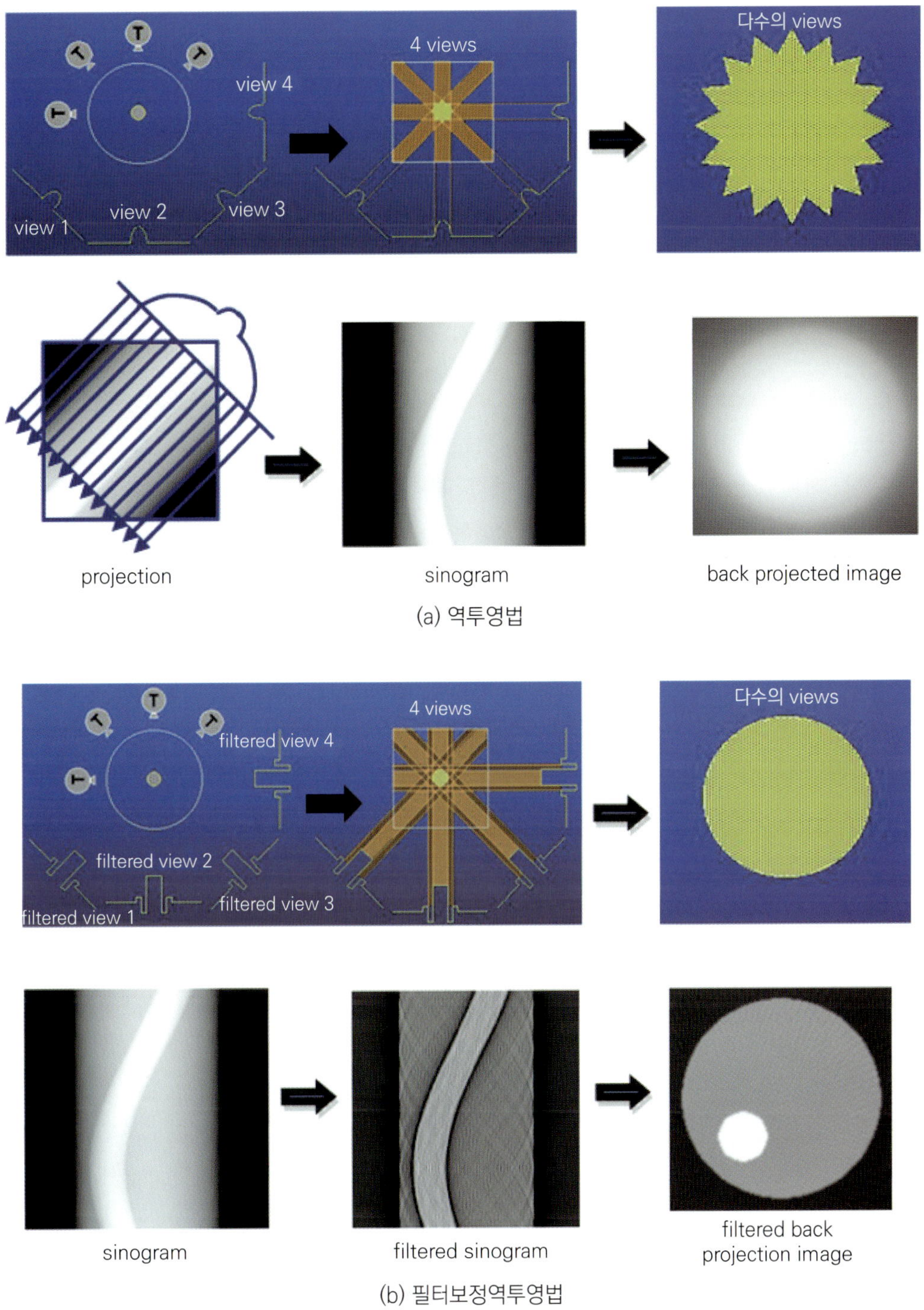

그림 5-7 역투영법과 필터보정역투영법의 개념 비교

3) 필터보정역투영법의 발전

(1) Parallel beam 필터보정역투영법(parallel beam FBP)

특정 각도에서 projection 데이터를 얻기 위해 X선관과 검출기가 평행하게 이동하는 초기 CT인 parallel beam geometry에 적합한 필터보정역투영법이다. Parallel beam 필터보정역투영법에서는 초점과 피사체의 복셀, 검출기를 점으로 가정하여 연산이 이루어진다.

(2) 2-D 필터보정역투영법(2-dimensional FBP; 2-D FBP)

Wide fan beam을 갖는 non-MDCT의 검출기는 X-축 방향으로 배열되어 있는 많은 수의 검출소자를 이용하여 데이터를 동시에 수집함으로써 연필형 선속을 갖는 기하학적 구조(pencil beam geometry)에 비해 스캔시간이 단축된다. 하지만 연필형 선속이 아닌 부채꼴 형태이기 때문에 기존의 parallel beam FBP 기반의 재구성 기법을 적용할 경우 fan beam artifact가 발생된다. 즉, 2-D FBP은 wide fan beam을 채택한 non-MDCT에서 발생되는 fan beam artifact를 극복하기 위한 기법이다.

(3) 3-D 필터보정역투영법(3-D cone beam reconstruction; 3-D FBP)

① Cone beam 데이터를 2-D FBP에 적용 시 문제점

그림 5-8은 cone beam scan에서 2-D FBP와 3-D FBP의 ray path 차이를 보여준다. 여기서 실제 보고자 하는 영상면은 피사체에 수직으로 입사되며 점선으로 표시된 2-D ray의 가상 경로이다. Cone beam scan을 통해 얻어지는 cone angle data에 2-D FBP을 적용하면 실제 ray path는 점선이 아닌 경사진 검은색 실선을 따라 진행하게 되고, 검출 데이터는 보고자 하는 피사체 정보를 거의 가지고 있지 않음을 보여준다. 이로 인해 중앙부의 detector rows에서는 그나마 양호한 영상이 재구성되지만, FOV 주변부 row의 영상은 단면감성윤곽이 넓어지며 다른 주변 detector row의 간섭(data employ)이 생긴다. 또한 ray path와 검출기 사이에 angle이 존재하고 있음에도 불구하고 수직으로 가정하여 영상을 재구성하기 때문에 cone beam artifact가 발생된다.

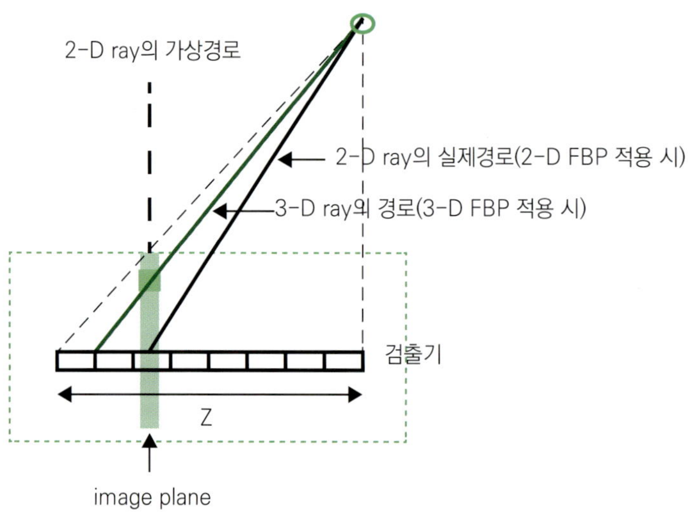

그림 5-8 Cone beam scan에서 2-D FBP을 적용 시 실제 ray path와 가상경로의 차이

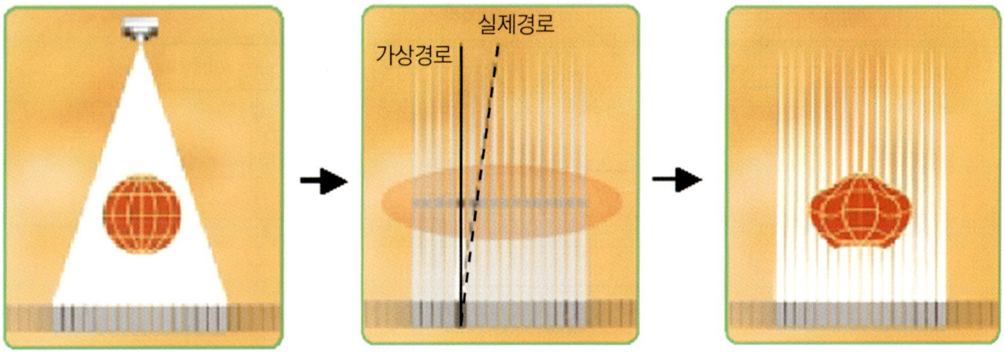

그림 5-9 Cone beam data를 2-D FBP으로 재구성한 경우 발생되는 영상 왜곡

결론적으로, cone angle이 큰 데이터(검출기 rows가 많은 경우)에 2-D FBP의 적용은 영상품질을 심각하게 저하시킨다. 이러한 이유에서 wide cone angle을 사용하는 MDCT에서는 원하는 실제 영상면의 정보(피사체에 수직으로 입사되는 2-D ray의 가상경로 정보)에 가까운 경로의 정보(3-D ray의 정보)를 얻어내는 3-D FBP와 같은 정밀한 재구성 기법이 필요하다.

그림 5-9는 기존의 2-D FBP을 사용하여 cone beam 데이터를 재구성한 경우 나타나는 영상 프로필(단면감성윤곽)의 왜곡을 보여준다. Cone beam에 의한 프로필 왜곡은 X선 초점과 detector row가 회전축에 수직이 되지 않아 발생된다. 이러한 cone beam에 의한 프로필 왜곡은 갠트리 회전당 얻어지는 슬라이스 수가 많거나 슬라이스 두께가 얇을 때 더욱 심해진다.

② 3-D FBP의 원리 및 흐름도

3-D cone beam reconstruction(3-D FBP)은 cone beam scan을 채택한 MDCT에서 발생되는 cone beam artifact를 줄이기 위해 고안된 필터보정역투영법이다.

3-D FBP인 COBRA(cone beam reconstruction algorithm; 필립스 MDCT 재구성법)의 흐름도를 그림 5-10에 나타내었다. 이는 제4장 axial 영상의 형성에서 설명한 것과 동일한 것이지만 convolution 전의 과정이 세분화된 것이다. 즉, measurement data를 convolution 처리와 역투영을 시행하기 전에 angular rebinning, dynamic focal spot interleaving, off-set calibration, 등중심 보간(isocenter interpolation), height rebinning이 시행된다. 이들은 영상전처리를 포함한 일종의 특성화된 과정이다.

ⓐ 선형보간(linear interpolation; helical interpolation)

나선형 스캔에서 테이블 이동으로 인해 발생되는 영상의 흐림을 방지하기 위해 영상 재구성에 필요한 가상의 횡단면 투영 세트를 만들어내는 처리이다.

ⓑ Angular rebinning

투영(projection) 데이터를 이루고 있는 여러 rays에서 공통적으로 평행한 ray의 진행 경로를 골라내어 pencil beam과 같은 투영 데이터를 얻는 과정이다(그림 5-11(a)의 두껍게 표시된 직선들). 참고로 rebinning이란 reconstruction과 동일한 의미를 갖는 영상처리 용어이다.

ⓒ Dynamic focal spot의 interleaving

Dynamic focal spot interleaving은 dynamic focal spot 기법을 이용하여 만든 여러 개의 views를 알맞은 위치로 만드는 처리이다. 여기서 interleaving이란 처리속도 향상 등을 위해 일련의 연속성을 보존하면서 데이터 구성요소를 서로 교차 배치하는 처리를 의미하는 용어이다.

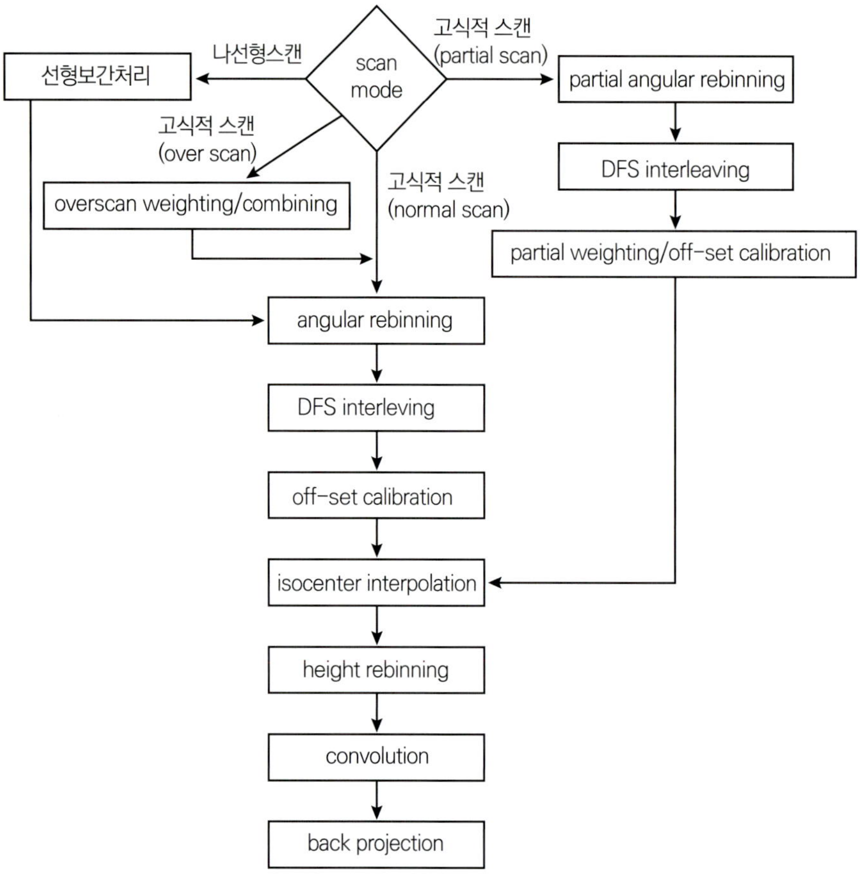

그림 5-10 3-D FBP의 흐름도(필립스)

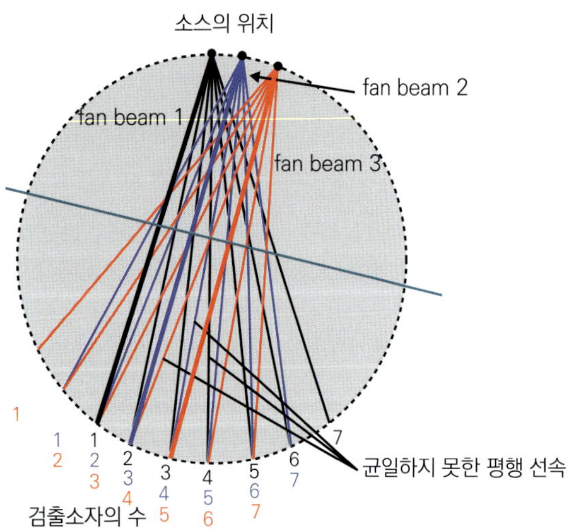

(a) 각 fan beam에서 평행한 ray의 선택

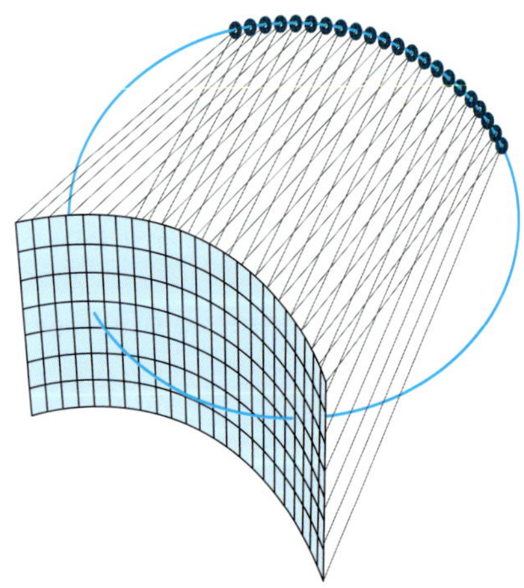

(b) Angular rebinning 후의 데이터

그림 5-11 Angular rebinning

ⓓ Off-set calibration(잔류편차 교정)

Off-set은 장치 제어계의 설정값과 실제 출력값의 차이를 일컫는 용어이다. Off-set calibration은 off-set을 보정하는 처리이며, 영상전처리의 일부분이다.

ⓔ 등중심 보간(isocenter interpolation)

Angular rebinning된 데이터 정보는 그림 5-11(b)와 같이 약간 휘어져 있으며 ray는 서로 평행하지만 그 간격이 일정하지 않다. 즉, X-선 진행경로(path)가 X-선 소스의 위치가 대해 수직인 직선을 기준으로 살펴보면 외각으로 갈수록 간격이 좁아진다. 이러한 현상은 영상 아티팩트를 발생시키기 때문에 중심부와 주변부 ray의 진행경로 간격을 일정하게 유지하기 위해 보간처리(interpolation)가 시행된다. 이를 등중심 보간이라 한다.

ⓕ Height rebinning

Height rebinning은 cone beam artifact의 영향을 줄이기 위해 휘어진 평면 데이터를 회전축 중심부로 다시 투영(projection)하는 과정이다. 그림 5-12는 height rebinning을 나타낸 것이다. 먼저 measurement data를 angular rebinning을 하면 휘어진 평면 데이터(a)를 얻는다. 그 후 휘어진 평면 데이터를 회전축 중심으로 끌어올려 가운데 부분이 약간 볼록한 평면 데이터(b)를 얻고, 직교 격자 보간처리를 통해 볼록한 사각형을 직사각형으로 변화시키는 과정(c)이 height rebinning이다. 참고로 (b)는 중앙부의 ray path가 바깥 부분의 ray path에 비해 더 길기 때문에 직사각형이 아닌 가운데 부분이 약간 볼록한 사각형을 이루게 되는 것이다. Height rebinning이 끝나면 convolution으로 연결된다.

ⓖ Convolution(filtering)

Convolution은 필터처리 또는 알고리즘 처리와 동일한 의미이다. 이는 필터함수를 이용하여 감약 프로필을 합성하는 수학적인 프로세스이며, 공간영역에서 픽셀값(raw data)을 변형시키는 영상처리이다. Convolution은 재구성 영상의 흐림을 제거하며, 영상의 선명도(definition)와 노이즈에 영향을 미친다. Convolution 함수(필터함수)는 원점이 양의 값을 갖고 그 밖의 부분은 음의 값을 가지며, 원점에서 멀어질수록 0에 접근하는 함수이다.

ⓗ 역투영법(back projection)

역투영법은 filtered raw data를 image data로 변환하는 연산 알고리즘이다. 이를 통해 filtered raw data가 512×512개 또는 1,024×1,024개의 픽셀(element)을 갖는 image data로 재구성된다.

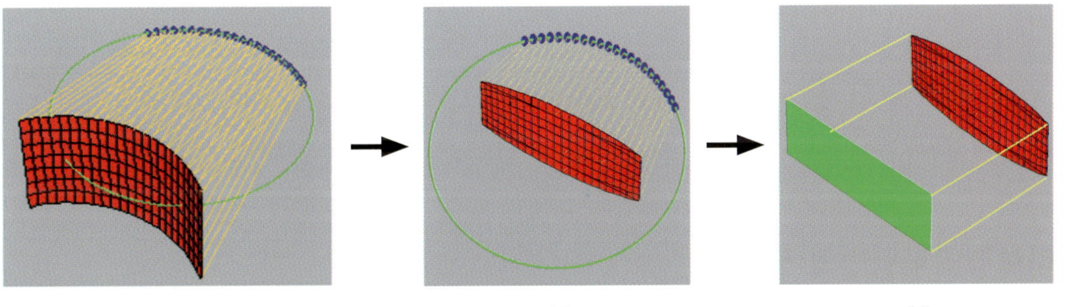

(a) (b) (c)

그림 5-12 Height rebinning

(a) Angular rebinning 후의 휘어진 평면의 데이터, (b) 휘어진 평면을 회전축의 중심으로 끌어올려 가운데 부분이 약간 볼록한 평면의 데이터, (c) Height rebinning된 직사각형 형태

(4) Wide coverage MDCT(16cm scan range 수준의 MDCT)의 3-D FBP

16cm(0.625mm × 256rows 또는 0.5mm × 320rows)의 Z-coverage를 갖는 wide coverage CT(wide detector MDCT)는 심장 등을 갠트리 일회전으로 영상화 할 수 있는 임상적 장점을 갖는다. 하지만 넓은 cone angle의 채택으로 인해 산란선의 발생과 heel effect의 증가로 인한 X선 스펙트럼의 변동을 야기시킨다. 이러한 산란선과 X선 스펙트럼의 변동은 주파수 데이터를 잘못 처리하거나 소실시키며 종축의 끈김 현상을 야기시켜 CT number의 불균일성과 CNR을 저하시킨다. 그리고 shading, cupping, ghosting artifacts를 제공함으로써 CT영상의 품질에 나쁜 영향을 미친다.

다시 말하면, wide coverage MDCT는 산란선과 CT number의 불균일성, cone beam artifact 및 beam hardening artifact과 같은 영상품질 측면에서 해결해야 할 물리적 문제를 갖는다. 이러한 문제의 극복에 필요한 가장 중요한 부분은 영상 재구성 기술이다. 이에 각 장치 제조사에서는 고유의 영상 재구성 기술을 개발하였으며, GE사의 VHD(volume high definition) 재구성법, 케논 메디컬의 Volume ConeXact plus(V-TCOT; volume true cone beam tomography) 재구성법이 이에 해당된다.

Wide coverage MDCT의 3-D FBP은 beam hardening artifacts를 감소시키며, 바깥쪽 검출소자에서 얻은 영상에서 발생되는 cone beam artifact를 감소시킨다. 그리고 Z-축 방향의 CT number 균일도를 향상시키며, dynamic contrast study와 관류 CT와 같은 계량적 검사에서 시간분해능을 향상시킨다.

GE사 wide coverage MDCT의 3-D FBP은 axial 영상뿐만 아니라 gated cardiac 영상의 재구성에도 적용된다. Axial 영상의 재구성을 위해 360°의 scan mode(normal scan mode)로 획득된 데이터가 사용되며, 이의 바탕은 Feldkamp(FDK) 알고리즘이다. 반면에 gated cardiac 영상의 재구성에서는 Parker-weighted FDK 알고리즘의 가중 데이터를 바탕으로 한다.

그림 5-13은 기존 3-D FBP(Feldkamp 재구성법)과 비교한 wide coverage MDCT의 VHD 재구성 영상이다. (a)는 비교를 위해 고정된 팬텀(static phantom)을 5mm collimation으로 스캔된 영상으로 cone beam artifact가 관찰되지 않는다. (b)는 moving phantom(10 breaths/분: moderate respiratory motion)을 5mm collimation으로 스캔된 영상이다. 피사체의 움직임은 인접 단면사이에서의 mis-registration을 발생시켜 연속된 구조물의 표시를 어렵게 만든다. 그리고 (c)와 (d)는 움직이는 팬텀(10 breaths/분)을 160mm collimation의 normal scan mode로 스캔한 후 각각 Feldkamp와 VHD 재구성법으로 얻어진 coronal reformation 영상이다. Feldkamp 재구성 영상은 인접한 coronal 슬라이스에서 유래되는 cone beam artifacts가 관찰되지만 VHD로 재구성된 영상(d)에서 아티팩트의 감소가 현저하게 관찰된다.

그림 5-14는 160mm collimation의 gated cardiac CT영상들이다. (a)와 (b)의 위와 아랫 영상은 sagittal reformation, 가운데 영상은 coronal reformation 영상이다. 이들의 원 영상(axial image)의 display FOV는 250mm이다. 기존의 3-D FBP(Parker-weighted Feldkamp 재구성 영상(a)에서 cone beam artifacts(화살표 표시)가 관찰되지만, wide coverage MDCT용 3-D FBP(VHD 재구성) 영상인 (b)에서는 교정이 되어 관찰되지 않는다.

4) 필터보정역투영법의 장단점

FBP은 타 영상 재구성 기법에 비해 처리속도가 빠르며 선명한 영상을 제공한다. 하지만 많은 노이즈의 생성은 단점으로 작용한다. 이를 보완하기 위해 필터보정역투영법 시행 전 또는 후에 노이즈 감소처리(image-based denoising)가 시행된다.

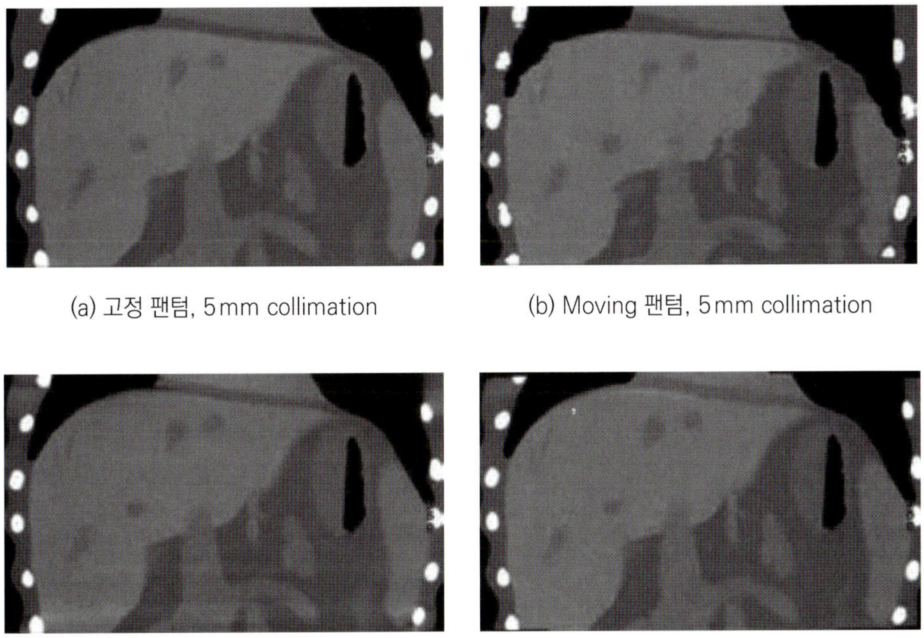

(a) 고정 팬텀, 5 mm collimation

(b) Moving 팬텀, 5 mm collimation

(c) Moving 팬텀,160 mm collimation, 기존 3-D FBP

(d) Moving 팬텀,160 mm collimation, VHD

그림 5-13 기존의 3-D FBP(Feldkamp법)과 wide coverage MDCT의 3-D FBP(VHD)의 영상품질 비교 (GE사 Revolution CT 백서, Brian Nett 등)

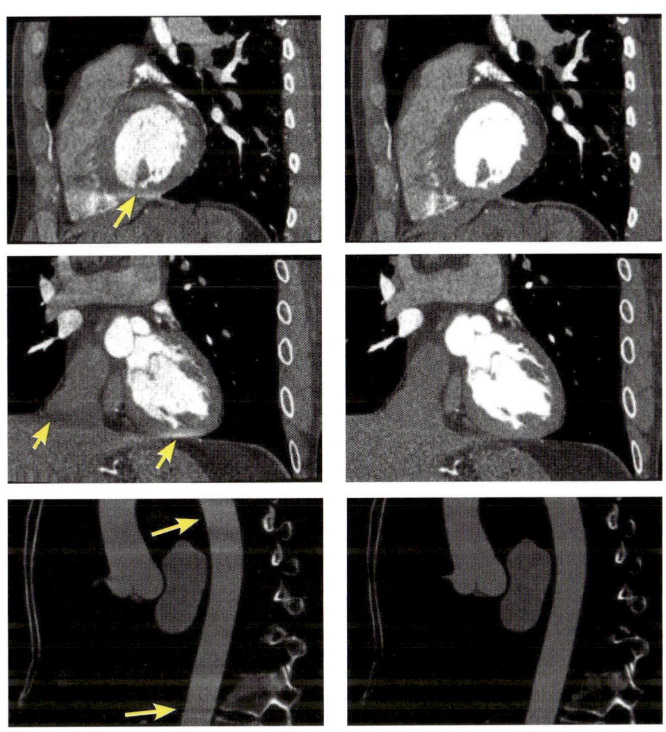

(a) 기존의 3-D FBP

(b) Wide coverage MDCT용 3-D FBP

그림 5-14 기존의 3-D FBP(Parker-weighted Feldkamp)와 wide coverage MDCT용 3-D FBP(VHD)의 영상품질 비교(GE사 Revolution CT 백서, Brian Nett 등)

2 통계적 반복재구성법(stastical iterative reconstruction; SIR)

1) 대수적 반복재구성법(algebraic reconstruction; ART)

대수적 반복재구성법은 단일광자방출 컴퓨터단층촬영(single photon emission computed tomography; SPECT)과 양전자단층촬영(positron emission tomography; PET)에서 사용되어 왔던 재구성법으로 반복근사치 보정에 의한 재구성법(iterative approximation method)이라고도 명명된다. 이는 피사체를 투과해서 측정된 투영값을 각각의 여러 방향에서 반복적인 보정(correction)을 통해 평균치를 구하는 방법이다. 보정은 원래 구조에 접근한 만족한 영상이 얻어질 때까지 시행할 수 있다.

그림 5-15는 대수적 반복재구성법의 기본적 연산 원리이다. 4개의 다른 감약계수 값(0, 1, 2, 3)을 갖는 픽셀로 구성된 영상에서 먼저 수평방향 투영의 합 6을 구하고 이를 전체 픽셀수 4로 나누면 (a)와 같이 각 픽셀의 평균값은 1.5가 된다. 그리고 (b)와 같이 할당된 수치의 수평방향의 새 투영(new ray)을 구하고 이를 old ray와 합쳐 새로운 수평방향의 새 투영을 구한다. 그 후 (c)와 같이 수평방향에서의 실측치(old ray)와 계산치(new ray)의 차를 픽셀수로 나누는 보정을 시행하면 윗행은 (2-3)/2 = -0.5이며, 아랫행은 (4-3)/2 = +0.5가 된다.

다음은 원래 데이터의 수직방향을 투영을 구하고, 수평방향 보정결과치(c)의 수직 방향 투영을 구한 후 합하여 수직방향에서의 새 투영(d)를 얻는다. 그리고 (e)와 같이 수직방향에서의 실측치에 대한 두번째 교정을 시행하면 좌측 열은 (1-3)/2 = -1이며, 우측 열은 (5-3)/2 = +1이 된다. 이러한 보정과정을 거치면 원래의 픽셀값과 동일한 값을 얻게 된다.

대수적 반복재구성법의 실제 적용 시 픽셀수가 너무 많고 X-선속의 방향에 따라서는 선속이 픽셀의 일부분밖에 투과하지 않는 부위도 발생한다. 따라서 실제의 투영을 계산함에 있어서 각 픽셀의 값에 선속이 지나가는 면적율을 곱해 총합을 구한다. 이러한 대수적 반복재구성법은 계산에 있어서 여러 가지 제한조건을 붙여 재구성 영상의 정밀도를 향상시키고 노이즈를 감소시킬 수 있는 장점이 있다. 그러나 모든 투영값의 반복 계산으로 인해 재구성 소요시간이 길며, 양자 노이즈와 환자의 미세한 움직임에 의해 발생되는 투영값의 부정확 현상이 발생되는 단점을 가진다.

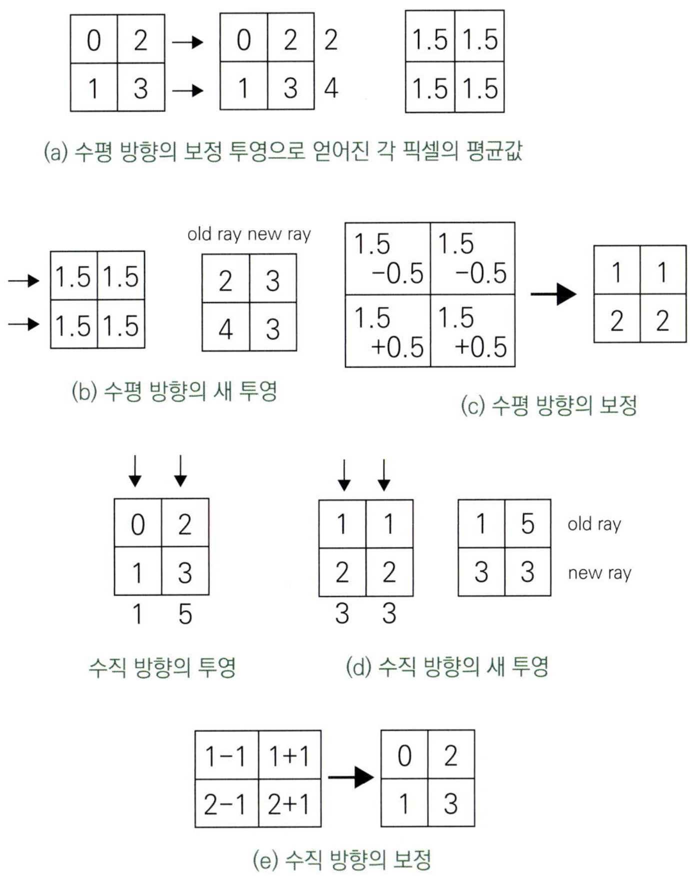

그림 5-15 대수적 반복재구성법의 기본연산 원리

2) 통계적 반복재구성법(statistical IR; SIR)

2000년대 후반부터 IR 기법은 MDCT의 부가적인 영상 재구성 기법으로 활용되기 시작했다. 즉, 컴퓨터 기술의 향상으로 인해 영상 재구성 시간이 다소 단축됨에 따라 기존의 필터보정역투영법(FBP)에서 발생되는 노이즈를 감소시키는 보완적인 재구성 방법으로 자리잡은 것이다.

IR기법은 통계적 IR(statistical IR)과 모델기반 IR(model based IR)로 구분된다. 통계적 IR은 하이브리드 IR이라고도 불리며, 필터보정역투영법으로 재구성된 영상을 image data 또는 raw data 영역에서 통계적인 방법을 이용하는 재투영(reprojection)을 통해 추가적인 재구성을 시행한다.

모델기반의 IR과 달리 통계적 IR은 영상화 체인의 통계적 특성(노이즈 특성)의 모델링에만 초점을 맞춘다. 이러한 결과로 모델기반의 IR에 비해 계산적 복잡성이 현저히 감소된다.

통계적 IR 기법의 중요한 장점 중의 하나는 측정된 CT projection data(투영 데이터)의 통계적 특성을 CT 영상 재구성 처리에 쉽게 포함할 수 있는 것이다. 이는 high-quality projection에 비해 노이즈가 많은 low-quality projection에 가중치를 적게 부여할 수 있게 한다. 이를 통해 영상 디테일을 보존하는 상태에서 노이즈 및 아티팩트를 감소시키며 부가적으로 선량감소효과도 얻는다. 즉, 입상성(granularity)과 대조도분해능을 향상시키며, 또한 dark-band artifact를 감소시켜 공간분해능 향상과 저선량 검사를 가능하게 한다. 하지만 통계적 IR기법으로 얻은 영상에서의 인공적인 느낌은 수정되어야 할 부분이다.

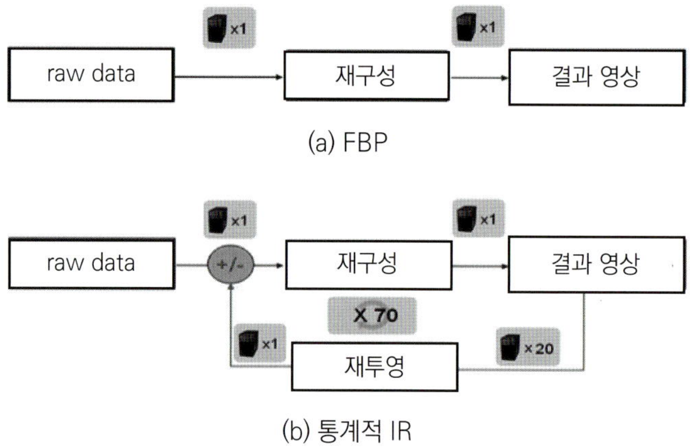

그림 5-16 FBP과 통계적 IR의 개념 비교

통계적 IR 기법은 영상 재구성 동안의 시스템 광학특성(system optics)의 모델링을 단순화시켜 노이즈와 환자선량을 감소시킨다. 또한 사용자가 통계적 IR을 적용 시 선택적으로 IR값을 적용할 수 있는데, 캐논 메디컬사 AIDR 3D의 경우 3단계(mild, standard, strong), GE사 ASIR의 경우 10단계의 선택이 가능하다. ASIR 0%는 필터보정역투영법만 시행한 영상임을 의미하며, ASIR 100%는 노이즈가 제로인 영상을 의미한다.

통계적 IR 기법은 제조사와 버전에 따라 명칭이 차별화되어 사용된다. GE사의 ASIR-V(adaptive statistical iterative reconstruction-V), 지멘스의 SAFIRE(sinogram affirmed iterative reconstruction)와 ADMIRE (advanced modeled iterative reconstruction), 필립스의 iDose4, 캐논 메디컬의 AIDR(adaptive iterative dose reduction) 3D Enhanced와 FIRST(forward projected model-based iterative reconstruction solution) 등이 이에 해당된다.

캐논 메디컬의 FIRST를 예로 들어 기본적 원리를 설명한다. FIRST는 기존의 AIDR 3D에 forward projection을 추가하여 업그레이드한 모델기반 IR(model based iterative reconstruction)이다. 그림 5-17에 나타낸 바와 같이, 먼저 seed 영상으로 명명된 FBP 영상을 얻기 위해 original projection data(measured projection data)로부터 FBP가 시행된다. 그 후 FBP 영상의 forward projection이 시행된다. 이 과정은 FBP 영상이 forward projection되어 forward projection 데이터 세트가 생성됨을 의미한다. 즉, 각 ray path projection을 따라 projection의 HU값이 합산된다. 그 다음 과정으로 forward projection data와 original projection data가 비교된다(차이 계산). 두 데이터 사이의 차이를 찾아내기 위해선 forward projection data와 original projection data가 비교되며, 이 과정에서 보상되어야 할 FBP의 에러가 찾아진다.

마지막 과정은 순차적인 교정이다. 이는 광자 노이즈 및 전자적 노이즈(통계적 모델), 정확한 스캔 파라메터(스캐너 모델), 초점 및 복셀 크기와 선속 및 검출기 형태(광학적 모델; optics model), cone beam 궤적(cone beam 모델)에 관련된 정보들이 seed 영상을 업데이트하는 프로세스이다. 이러한 프로세스는 아나토미에 연관된 노이즈 조절과 연결되어 이루어지며, original projection data와 forward projection data 사이의 차이가 최소화될 때까지 반복된다. 이러한 교정은 공간분해능과 대조도분해능을 향상시키며, 이를 통해 얻어진 최종영상은 적은 광자량의 데이터에서도 우수한 영상품질을 보이며, 이는 선량감소에 기여한다.

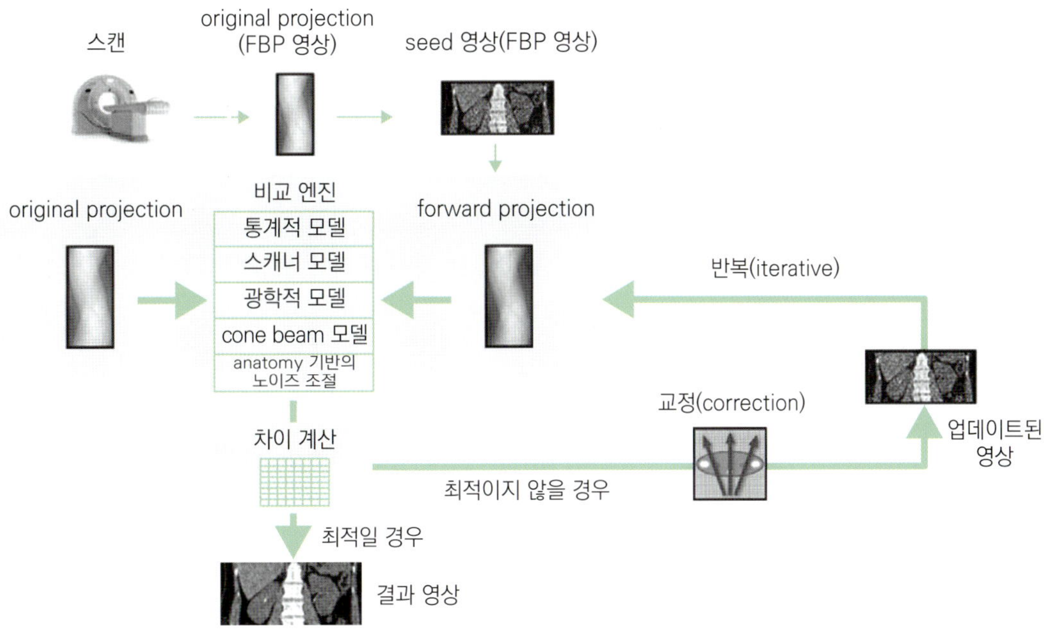

그림 5-17 통계적 IR기법인 캐논 메디컬의 FIRST의 개념도

그림 5-18의 (a)는 200 mAs의 노출에서 FIRST의 공간분해능을 FBP과 비교한 팬텀 영상이며, (b)는 50 mAs의 노출에서 FIRST의 대조도분해능을 FBP, AIDR 3D과 비교한 영상이다. AIDR 3D는 캐논 메디컬의 통계적 IR의 구버전이다.

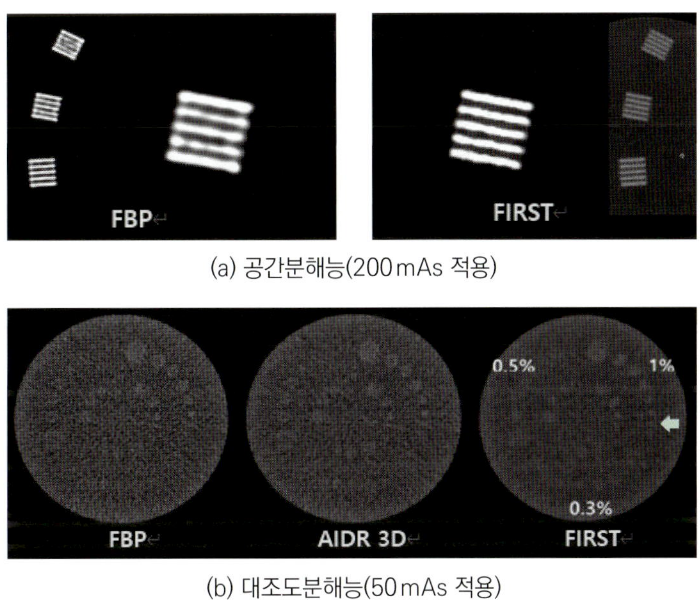

그림 5-18 FIRST의 공간분해능과 대조도분해능의 비교(캐논 메디컬)

3 모델기반 반복재구성법(model based IR; MBIR)

지난 50년 넘게 모든 CT는 영상 재구성 방법으로 FBP을 사용해 왔다. FBP에서는 수학적 추적 연산을 위해 많은 단순화와 가정(assumption)이 도입되었다. 이에는 X선 초점은 매우 작은 점이고, 검출기 역시 검출기 소자의 중앙에 위치한 하나의 점이며, 재구성된 복셀도 형태나 크기를 갖고 있지 않다. 그리고 측정된 신호는 광자 노이즈(광자 통계; photon statistics)나 전자적 노이즈로 인한 에러를 포함하지 않는다는 가정을 갖는다(그림 5-19(a)). 이러한 가정은 영상 재구성의 수학적 관점에서는 필요하지만 재구성된 영상의 결과 측면에서는 CT시스템의 정확한 상태를 대변하지 못하기 때문에 영상의 질을 떨어뜨리는 저해요인으로 작용한다.

이를 해결하고자 그림 5-19(b)와 같이 CT시스템의 정확한 상태를 반영한 재구성 알고리즘인 모델기반 IR(model-based iterative reconstruction; MBIR)이 개발되었다. 이는 CT시스템의 광자통계 특성(광자 노이즈)뿐만 아니라 광학 특성(optics; 영상화 체인의 파라메터인 초점, 빔, 픽셀, 검출기 형태 등의 기하학적 정보), 피사체 특성, 그리고 물리적 특성(X선 스펙트럼, 감약)까지도 정확히 모델링하여 반영한다. MBIR에서 사용되는 모델링 요소들과 이들이 영상품질에 미치는 영향을 그림 5-20에 요약하였다. MBIR은 GE사의 Veo와 필립스의 iMR(iterative model reconstruction)로 대표된다.

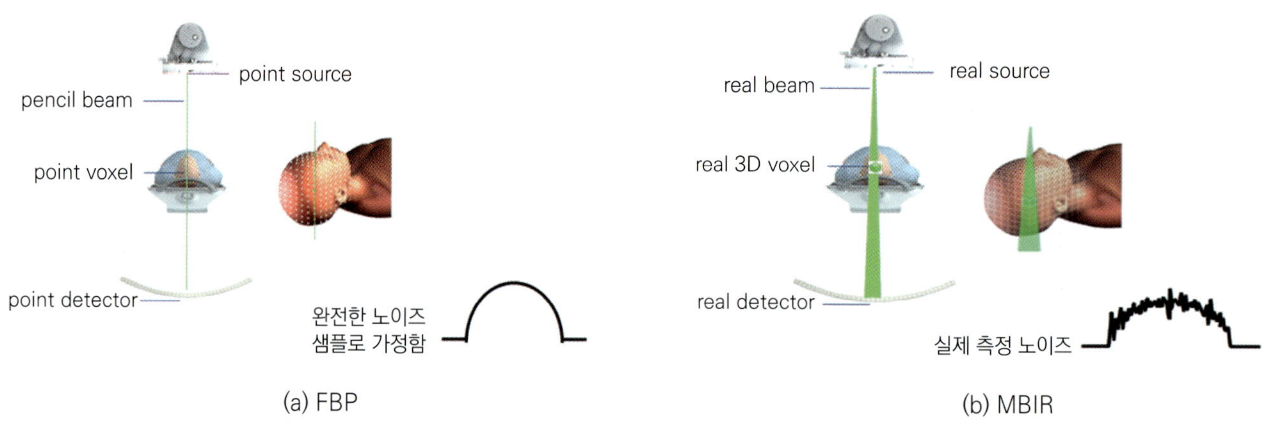

그림 5-19 FBP와 MBIR의 개념 비교(GE사)

표 5-1 FBP과 MBIR의 차이(GE사)

FBP	MBIR
점 초점	실제 초점
연필형 선속	넓은 부채꼴 선속
점 검출기	실제 검출기
점 복셀	입방체의 복셀
완전한 샘플	통계적 모델
선 적분	물리적 모델
상대적으로 단순한 계산	복잡한 계산

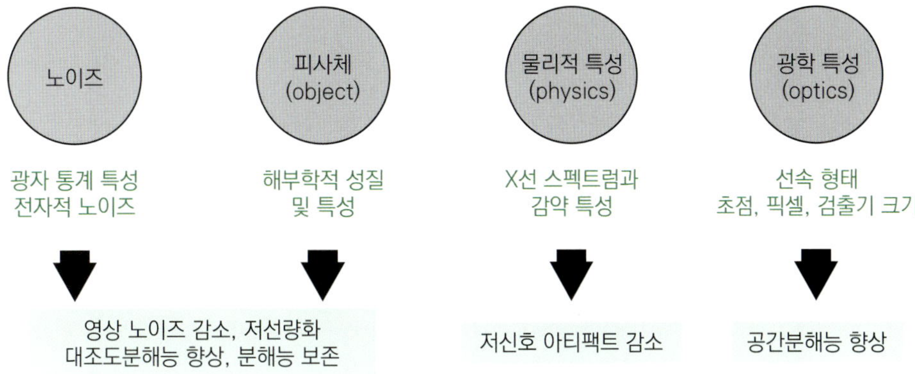

그림 5-20 MBIR에서 사용되는 모델링 요소들과 이들이 영상품질에 미치는 영향(GE사)

MBIR은 FBP과 달리 분리된 별도의 프로세서를 필요로 하며, 비용함수 해법(solve cost function)과 모델 생성(build model)을 통해 영상 재구성이 이루어진다. 비용함수란 머신 러닝(machine learning)에서 실제값과 가설함수의 오차를 최소화하는 매개변수를 찾기 위해 사용되는 함수이며, build는 소스 코드 화일을 컴퓨터에서 실행할 수 있게끔 만드는 과정을 의미한다.

MBIR은 raw data 영역에서 영상 재구성이 이루어지며, 공간분해능을 향상시킨다. 영상의 노이즈 및 저신호 아티팩트(streaks 형태)를 감소시킴으로써 대조도분해능을 향상시키고 환자선량을 감소시킨다. 하지만 MBIR은 움직임에 민감한 심장CT나 관류검사(perfusion CT) 등에는 사용이 제한된다. 그리고 재구성을 위한 계산의 복잡함으로 인해 최신의 고성능 컴퓨터 시스템으로도 재구성 속도 측면에서 routine CT검사의 업무흐름을 충분히 소화해내지는 못하고 있는 실정이다. 그러므로 영상 재구성 소요시간이 긴 점은 앞으로 극복되어야 할 문제이다.

그림 5-21의 (a)는 CATPHAN 팬텀을 이용하여 GE사 ASiR(통계적 반복재구성법)과 Veo(모델기반 반복재구성법)의 공간분해능을 비교한 영상이며, (b)는 FBP과 ASiR에 비교한 Veo의 노이즈 특성을 나타낸 그래프이다.

그리고 그림 5-22는 230 mAs와 30 mAs에서의 FBP(standard 알고리즘)과 ASiR 50%에 비교한 Veo의 영상품질을 비교한 인체모형 팬텀의 CT영상이다. 적용된 스캔 파라메터는 120 kVp, 64 × 0.625 mm, 0.984 pitch이며, 재구성 영상의 슬라이스 두께는 0.625 mm이다. 특히 30 mAs의 저선량에서 Veo의 영상품질이 우수함을 알 수 있다.

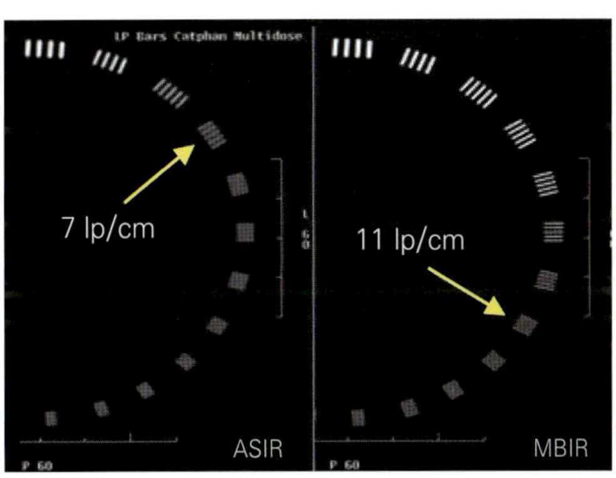

(a) ASiR에 비교한 Veo의 공간분해능

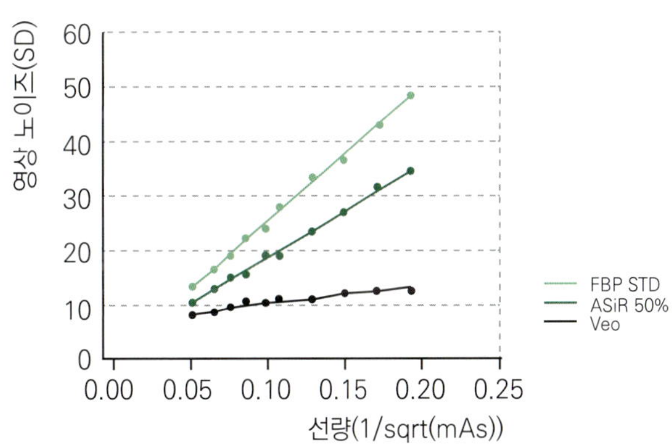

(b) FBP와 ASiR에 비교한 Veo의 노이즈 특성

그림 5-21 Veo의 공간분해능과 노이즈 특성(GE사)

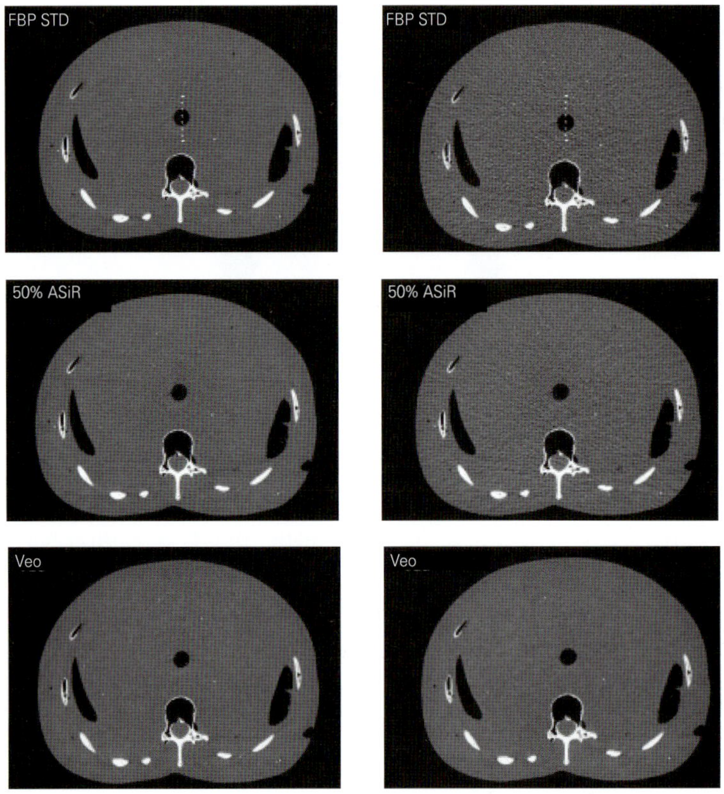

(a) 230mAs (b) 30mAs

그림 5-22 FBP과 ASiR 50%에 비교한 Veo의 영상품질 비교(GE사, WW=400HU, WL=40HU)

그림 5-23은 필립스의 모델기반 반복재구성법(iMR) 영상의 비석회화 플라크의 검출능을 자사의 통계적 반복재구성법(iDose)과 FBP 영상에 비교한 것이다.

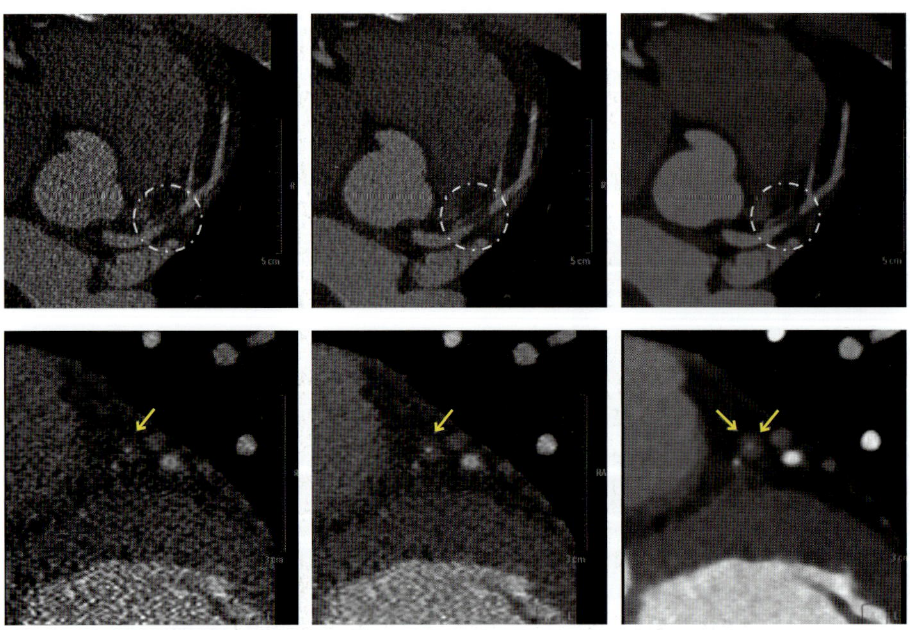

(a) FBP (b) iDose4 (c) iMR

그림 5-23 FBP, SIR, MBIR로 재구성된 심장 CT영상에서 비석회화 플라크의 검출능 비교(필립스)

4 딥러닝 영상재구성법(deep learning image reconstruction; DLIR)

1) 딥러닝의 개념

2018년 인공지능(artificial intelligence; AI) 기반의 딥러닝 영상 재구성 기법(deep learning image reconstruction; DLIR)이 CT에 최초로 도입되었다. DLIR은 저선량 IR을 FBP의 고전적인 영상 텍스쳐에 결합시킨 인공지능 이용 CT영상 재구성 기법이며, 저선량으로 고품질의 CT영상을 재구성하는 기법이다. 이는 충분한 선량을 사용하여 얻어진 자연스럽고 우수한 품질의 FBP 영상을 활용하여 인공신경망(artificial neural network; ANN)으로 학습시킨 인공지능 영상 재구성 기법이다(인공신경망 중 입력층과 출력층 사이에 여러 개의 은닉층(hidden layers)을 가진 심층 신경망(deep neural network; DNN)을 사용함). DLIR의 궁극적인 목표는 MBIR의 영상품질, 선량특성, 재구성 속도를 능가하며 FBP과 같은 자연스럽고 우수한 영상을 만들어 내는 것이다.

그림 5-24는 딥러닝, 머신러닝, 인공지능의 개념을 비교한 모식도이다. 인공지능은 머신러닝과 딥러닝을 포함한다. 머신러닝의 부분집합인 딥러닝은 정확도 향상을 위해 신경망(DNN)을 사용한다. 딥러닝은 기존의 머신러닝과는 다르게 인간 고유의 영역, 영상분석, 언어 인식과 같은 직관적이고 고차원적인 사고를 요하는 분야에 강점을 갖는다. 하지만 이런 신경망을 이용한 딥러닝을 제대로 수행하기 위해서는 고성능의 컴퓨터(우수한 그래픽 및 처리속도의 개선)가 필요하며, DLIR의 임상에서 상용화는 2015년 GPU(graphic processing unit)의 개발과 함께 시작하였다.

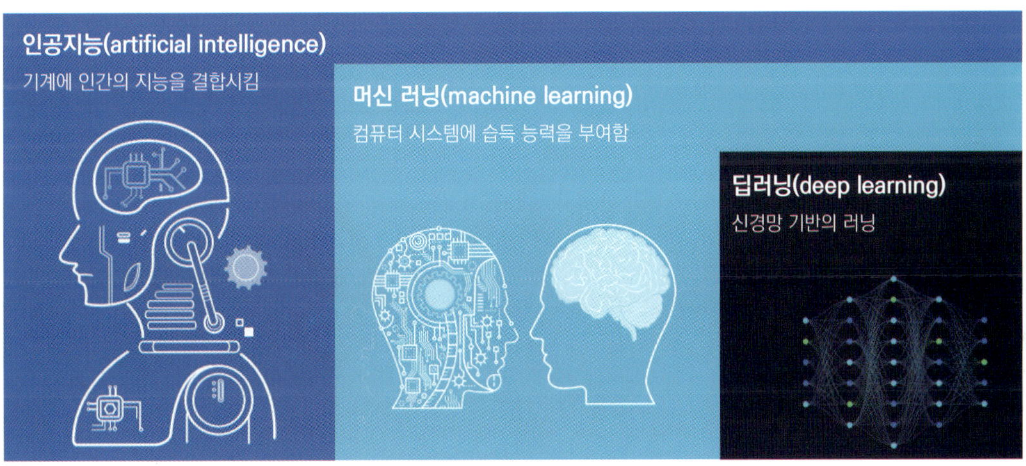

그림 5-24 딥러닝, 머신러닝, 인공지능의 개념도

2) DLIR의 구현 기술과 교육 프로세서

GE사 Revolution Apex CT모델의 경우 TrueFidelity라고 명명되는 딥러닝 영상 재구성 기술(엔진)을, 캐논메디컬의 Aquilion One Prism CT모델의 경우 AiCE(advanced intelligent clear-IQ engine; 2019년 출시) 또는 PIQE(precise IQ engine; 2021년 출시)을 이용하여 DLIR을 구현한다. 특히, PIQE는 cardiac CT를 위한 고해상능을 제공하는 딥러닝 재구성 기술이다. 이들 DLIR은 노이즈의 감소로 인해 대조도분해능의 저하나 선량의 증가없이 공간분해능을 최대화시키는 영상 재구성 기술이다.

GE사의 DLIR 엔진 개발을 위한 프로세서는 디자인(design), 교육(training), 테스트(verifying)의 3단계를 거친다. 그림 5-25는 DLIR 교육 프로세서의 모식도를 나타낸 것이다.

디자인은 CT품질 특성을 배우기 위한 인공신경망(deep neural network; DNN)에 기반을 둔다. Ground truth(실측 자료) 교육 데이터 세트는 스캔된 피사체를 충실하게 표현해내는 FBP으로 재구성된 CT영상이다. 이에는 고선량 FBP의 팬텀 영상과 충실도 높은 FBP의 임상 영상의 2가지 카테고리 데이터가 선택된다. 그리고 영상품질의 모든 측면(공간분해능, 대조도분해능, 영상 노이즈와 NPS, CT number의 정확성 및 균일도, 아티팩트 억제)에 관한 지식을 적용하기 위한 내용이 교육 프로세서에 포함된다.

교육 프로세서(교육 단계)는 교육, 인증(validation), 테스트로 요약될 수 있으며, 다음의 단계를 갖는다. 먼저 DLIR 엔진이 저선량 스캔으로 얻어진 입력 sinogram으로부터 출력영상을 생성하고, 출력영상은 영상 노이즈, 노이즈 텍스쳐, 대조도분해능, 공간분해능 관점에서의 특성 차이를 찾기 위해 ground truth image와 비교된다. 그 후 DLIR 출력과 ground truth 영상 사이의 차이를 최소화하기 위해 내재된 역전파 알고리즘(embedded back propagation algorithm)을 통해 신경망을 대표하는 수백만개의 파라메터의 미세한 조정이 시행된다. 역전파 알고리즘이란 신경망 모형의 목적함수를 최적화하기 위해 사용하며, 연결강도를 갱신하기 위해 예측된 결과와 실제값의 차이인 에러를 통해 가중치를 조정하는 알고리즘이다.

이러한 교육 프로세서는 DLIR 엔진이 ground truth 영상과 정확하게 일치하는 출력영상을 생성할 때까지 다양한 실제 환경 하에서 수천개의 교육 데이터 세트에서 반복이 이루어진다.

이러한 과정의 교육단계가 끝나면 DLIR은 노이즈를 제거할 수 있을 뿐만 아니라 noise texture, 해부학적 및 병리학적 세부사항을 보존하도록 설계하는 테스트 단계를 거친다. 테스트 단계에서는 DLIR 엔진이 이전에 보지 못했던 수많은 사례와 매우 드문 케이스를 위해 특별히 설계된 테스트를 만나게 되며, 이렇게 DLIR 엔진이 교육되고 충분한 테스트를 거치면 임상환경에서 효율적 사용 가능성을 평가가 이루어진 후 영상 재구성 엔진으로 이용된다.

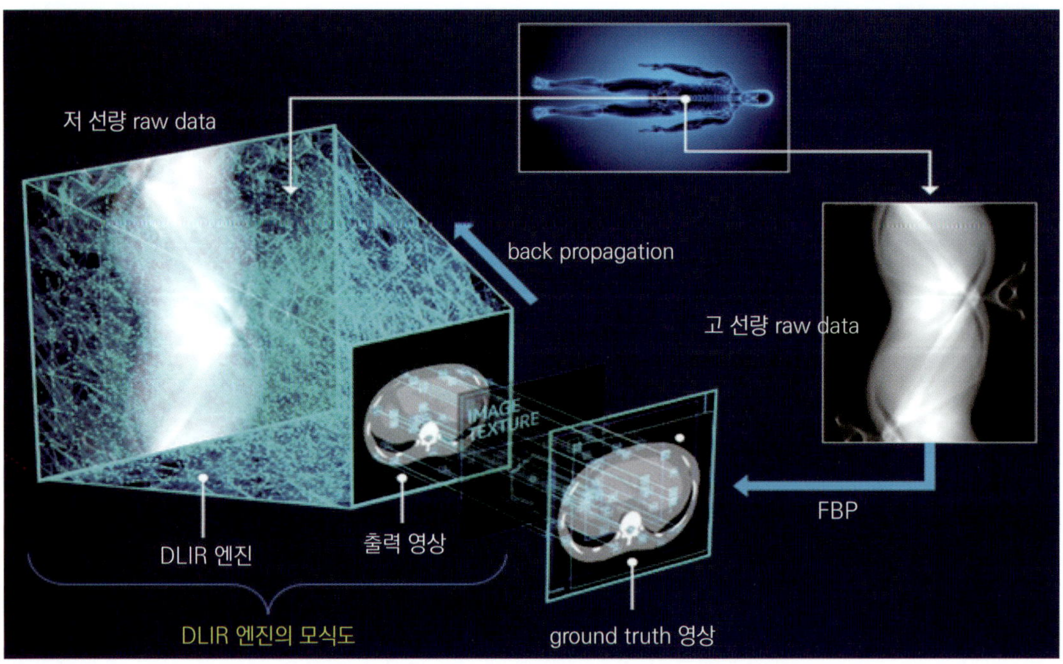

그림 5-25 DLIR 교육 프로세서의 모식도(GE사)

3) DLIR의 임상적용과 품질 특성

그림 5-26은 FBP과 ASiR-V 100%와 비교한 DLIR의 noise power spectrum(NPS)이다. Noise power spectrum은 CT영상에서 노이즈 특성을 판단하기 위해 사용되며, 공간주파수 함수로서 ROI 내의 noise power를 기술한다. NPS의 피크가 낮은 주파수에 위치하면 영상이 거친 노이즈 세분성을 가지며, 높은 주파수에 위치하면 미세한 노이즈 세분성을 갖는다. 그래프에서 DLIR의 NPS는 FBP와 유사하다. 이는 DLIR의 노이즈 텍스쳐가 고선량의 FBP과 동일함을 의미한다.

DLIR의 노이즈 감소의 제어를 위해 재구성 강도(strength) 수준은 low, medium, high의 3단계에서 선택이 가능하며, 임상적 적용과 SNR(%)를 기초로 설정하는 것이 좋다. 그림 5-27은 low, middle, high strength DLIR의 노이즈를 FBP과 ASiR에 비교한 것이다. FBP에 비해 middle DLIR의 노이즈는 약 50%의 감소를 보인다. DLIR은 젬스톤 스펙트럴 영상(gemstone spectral imaging; GSI)에서도 이용된다(GSI DLIR).

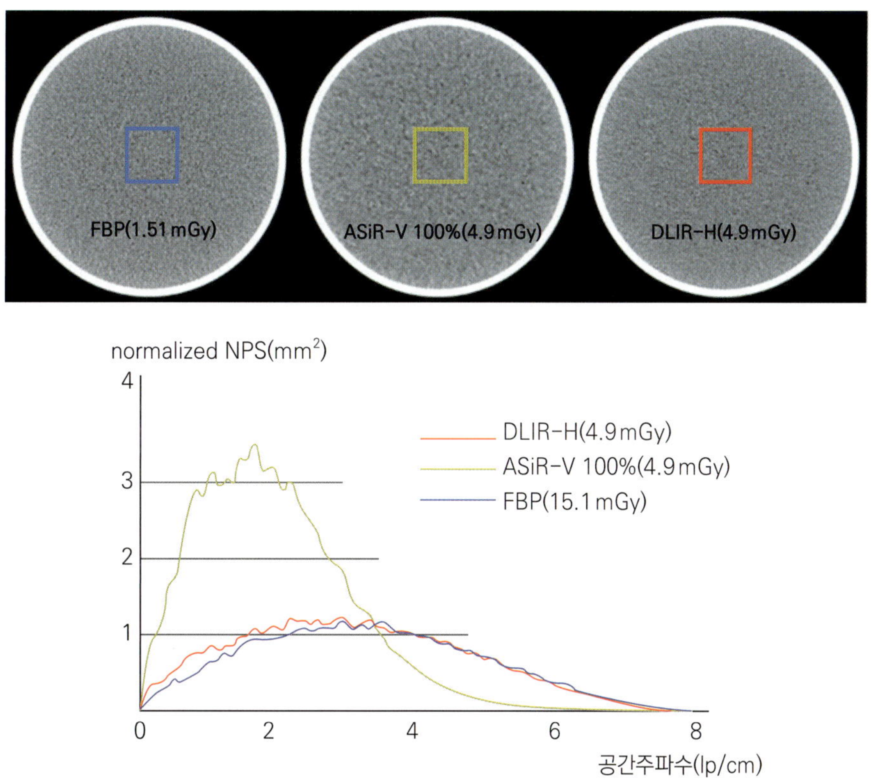

그림 5-26 DLIR의 noise power spectrum(NPS) 곡선

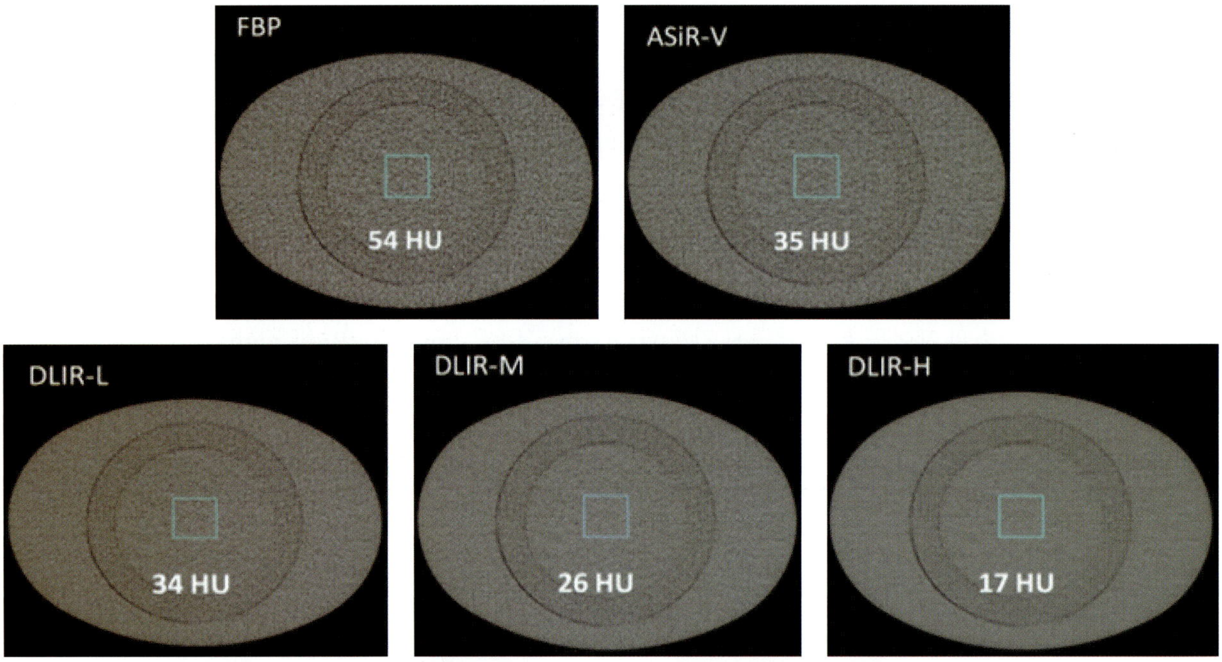

그림 5-27 Low, middle, high strength DLIR의 노이즈 비교

표 5-2 MBIR과 DLIR의 특성 비교

	파라메터 수	파라메터 적정화	재구성 시간	시각적 표현
MBIR	100 이하	수동적으로 디자인되고 인간 전문가에 의해 적정화 됨	늦음 (각 영상 복셀의 반복적인 찾음)	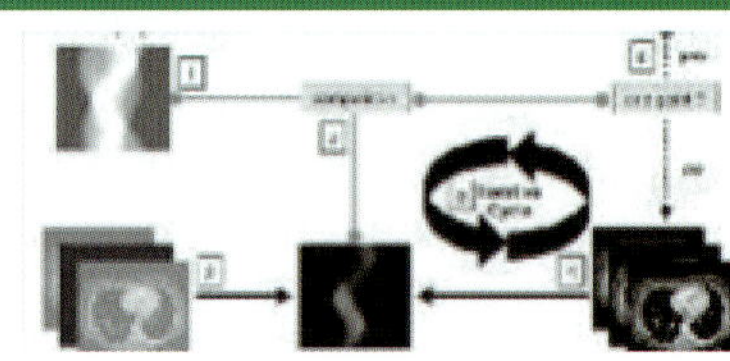
DLIR	1,000,000 이상	신경망(DNN)에 내재된 역전파 알고리즘에 의해 자동적으로 미세하게 조정됨 수많은 데이터세트에 의해 확인되고 인증됨	빠름 (일회의 신경망을 통한 영상 재구성)	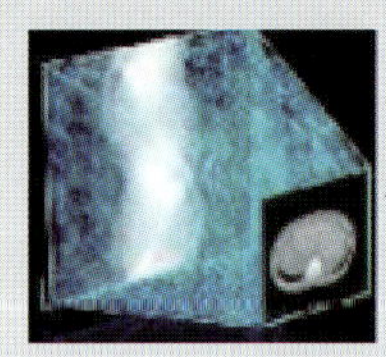

그림 5-28은 GE사 Revolution Apex에서 DLIR 기법으로 얻은 심장 CT영상을 FBP과 ASiR-V 50% 영상과 비교한 것이다. 스캔은 70 kVp와 1,180 mA, 0.28초의 회전시간, 160 mm의 scan length로 시행되었다.

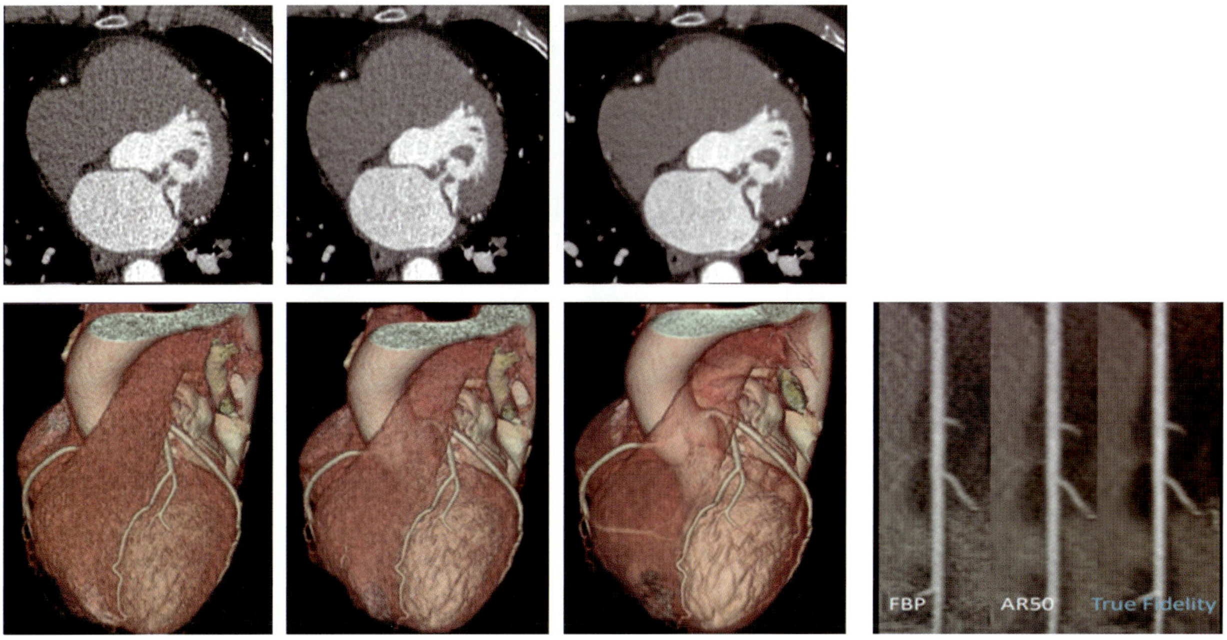

(a) FBP (b) ASiR 50% (c) DLIR

그림 5-28 TrueFidelity 영상 재구성 기술을 이용한 DLIR과 FBP, ASiR-V 50%로 재구성된 heart 영상의 비교 (GE사 Revolution Apex)

5 기타 영상 재구성 기법

1) 역 매트릭스법(matrix inversion method)

MDCT에서는 이용되지 않고 있지만 가장 기본적인 영상 재구성 기법이다. 수학의 방정식에서 구하고자 하는 X값들이 여러 개 있을 때, 알고자 하는 X값들 보다 더 많은 등식을 만들 수 있다면 그 등식들을 서로 대입하여 원하는 X값들을 구하는 방법을 이용한다.

2) 푸리에 재구성법

(1) 푸리에 변환(Fourier transform)

단면영상을 재구성하는 과정에서 필요한 각종 수학적인 처리를 위해서는 데이터를 정량적인 함수식으로 표현이 필요하다. 푸리에 변환은 어떤 일련의 신호를 푸리에 이론을 바탕으로 하여 삼각함수의 식으로 표시하는 것이다. 즉, 디지털 영상의 농도가 가지고 있는 매트릭스 신호를 푸리에 급수로 변환시킴으로써 신호를 삼각함수로 표현하는 것이며, 시간과 공간의 어느 요소를 주파수와 진폭을 달리하는 사인파와 코사인파를 합하여 재현하는 것이다. 그림 5-29는 공간 영역과 주파수 영역의 영상변환을 나타내는 개념도이다.

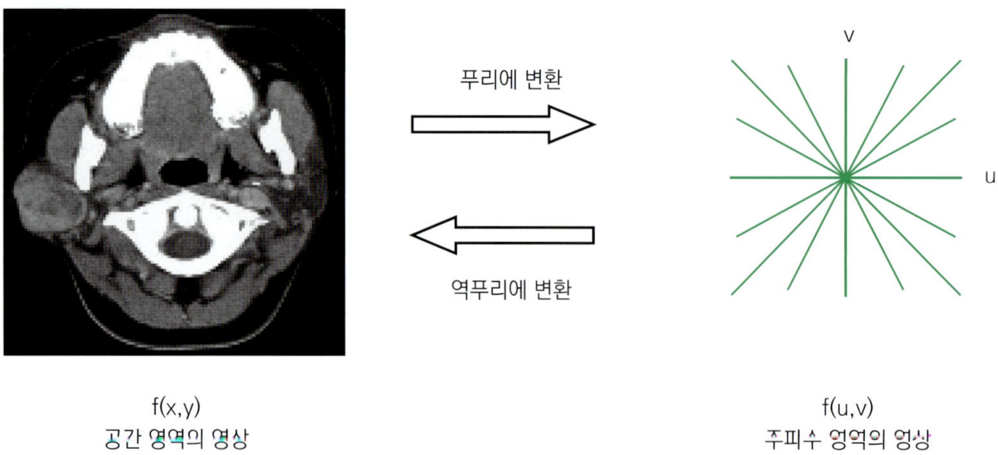

그림 5-29 공간 영역과 주파수 영역의 영상변환 개념도

(2) 푸리에 재구성법(Fourier transform reconstruction)

푸리에 재구성은 라돈 변환(Radon transform)의 반대 순서로 이루어지는(inversion) 분석적 영상 재구성법(analytical image reconstruction method)이다. 이는 극성 샘플로부터 카테시안 샘플로의 정확한 보간(interpolating from polar to Cartesian samples)이 어렵기 때문에 CT에선 널리 사용되지 않는다.

푸리에 재구성의 기본 원리는 다음과 같다. 피사체로부터 투영된 데이터 세트(적어도 180° 이상 회전된 데이터)를 획득하여 이를 함수 F(x,y)로 표현한 후 푸리에 변환을 통해 주파수 영역(푸리에 영역)으로 변환시킨다. 이때 실제 영상의 자료체계는 대단히 복잡하고 이를 처리하기 위해서는 고성능의 컴퓨터를 이용하여 계산의 속도와 계산량을 줄일 수 있는 2차원적인 FFT(2-D fast Fourier transform) 알고리즘이 사용된다. 그 후 주파수 영역의 영상은 공간 영역의 필터링과 동일한 역할을 하는 특별히 고안된 틀인 직사각형의 그리드(grid array)에 위치되어 영상처리(interpolation 처리)된다. 이때 주로 512 또는 1,024 그리드가 사용된다. 만일 영상처리가 정밀하게 시행되지 않으면 아티팩트를 야기시킬 수 있다. 이는 푸리에 재구성법이 MDCT에 사용되지 않는 이유이기도 하다. 마지막 단계는 영상처리된 영상을 역푸리에 변환을 통해 공간 영역의 영상으로 나타낸다. 2차원적 푸리에 변환기법은 MRI 영상의 재구성에 주로 이용되고 있다. 그림 5-30은 푸리에 재구성법의 개념을 나타낸 것이다.

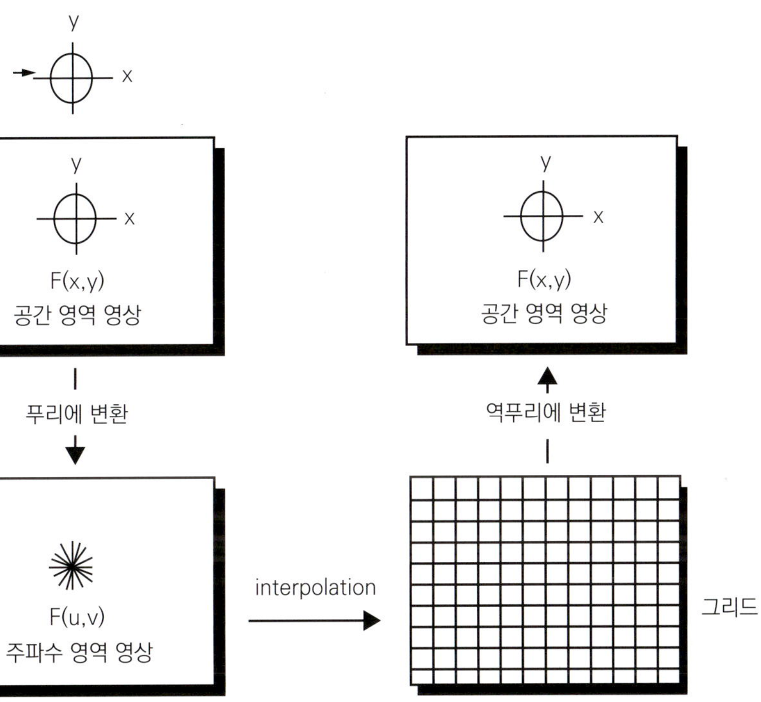

그림 5-30 푸리에 재구성법의 설명적 개념도

CHAPTER

06

제조사별 MDCT의 기술적 특성

CHAPTER 06

제조사별 MDCT의 기술적 특성

1 4MDCT

그림 6-1은 single slice CT, dual slice CT, MDCT의 검출기 디자인을 비교한 것이다. 참고로 MDCT는 장치의 detector row의 수, MSCT는 획득되는 슬라이스 수를 기준으로 명명된다.

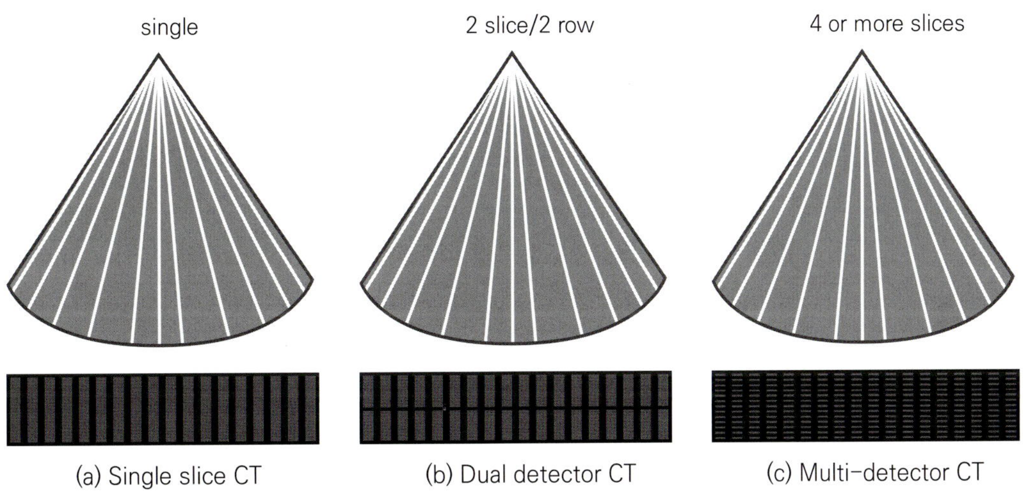

그림 6-1 Single slice CT와 multi-detector CT의 디자인 비교

4MDCT는 8개 또는 16개의 detector row를 장착하며 일회 스캔으로 최대 4개의 영상을 획득한다. 중앙부 4개의 detector row를 사용하여 일회 노출로 최대 5mm 두께의 영상을 4개 얻는다. 만일 한번의 노출에 7.5-10mm 두께의 4개의 영상을 얻고자 하면, 발생되는 X선이 1mm 이하의 작은 초점에서 시작되어 부채형으로 확산되는 형태를 가지므로 중앙부 검출소자에 도달하는 X선량은 충분하지만 가장자리 검출소자에 도달하는 X선 광자량이 부족하여 진단에 적합한 영상을 얻지 못한다. 4MDCT의 X선관 최소 회전시간은 0.5초 수준이다. 4MDCT를 비롯한 MDCT의 검출기 형태(detector type; detector configuration)는 matrix detector(fixed array detector), adaptive array detector, hybrid detector로 구분된다.

1) Matrix detector(fixed array detector)

매트릭스 타입의 4 multi-detector CT는 그림 6-2에 나타낸 바와 같이 1.25mm의 동일 두께인 detector row가 Z-축 방향으로 16개 배열되어 있으며 GE사, 필립스 등의 4MDCT가 이에 해당된다. Detector array는 섬광체(scintillator), 광다이오드 어레이(photodiode array), 스위칭 어레이(switching array), 커넥터로 구성되며 총 14,592개의 검출소자(detector elements)로 이루어진다. 섬광체는 입사된 X선 광자를 빛으로 변환시키는 기능을 한다. 섬광체는 크리스탈 구조를 가지며 캡슐에 넣어진 채로 검출기의 표면부에 위치하며, 그 하부에는 빛을 전기신호로 변환시키는 광다이오드 어레이(실리콘 재질)가 있다. 전계효과 트랜지스터(field effect transistor; FET)로 이루어져 있는 스위칭 어레이는 채널의 조합과 채널 사이의 스위칭 기능을 담당하며, 커넥터는 전기신호를 DAS로 전달하는 역할을 한다.

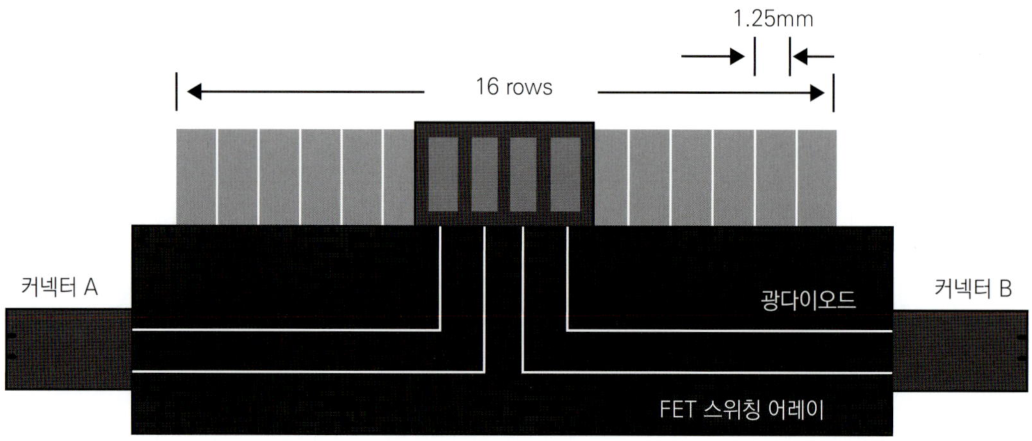

그림 6-2 16 row로 구성된 matrix type 4MDCT의 검출기 구조

그림 6-3은 GE사의 single detector CT(SDCT; non-MDCT)와 16 rows를 갖는 matrix type 4MDCT의 검출기 구조를 비교한 것이다.

Matrix 방식의 검출기는 Z-축 방향으로 1.25mm의 동일한 두께로 16열로 배열되어 있으며 최대 20mm의 scan range를 갖는다. 그리고 산란선 억제를 위해 삽입되어 있는 콜리메이더 핀(텅스텐 재질)과 검출소자 사이의 갭으로 인해 기하학적 효율이 저하되지만, 슬라이스 두께의 조합이 타 방식에 비해 다양하다.

그림 6-4는 matrix, adaptive array, hybrid 방식을 장착한 4MDCT의 detector 구조를 비교한 것이다.

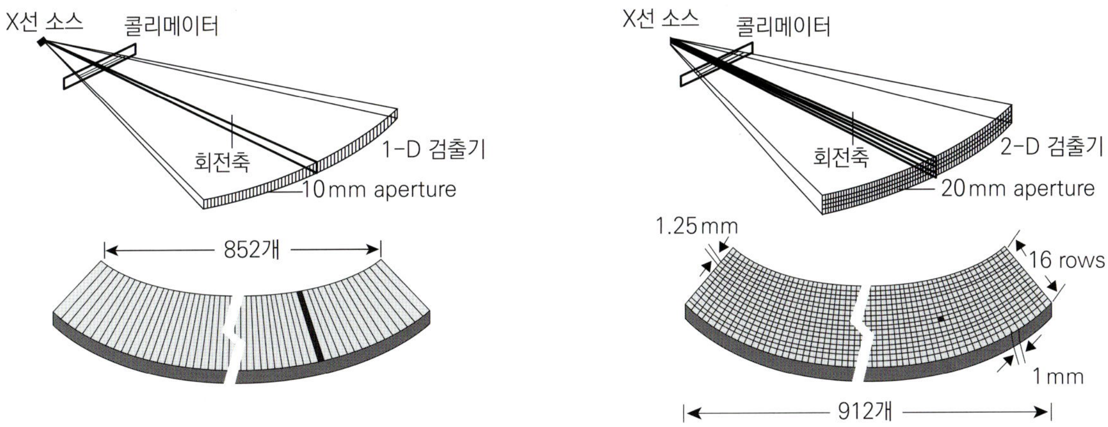

1mm 간격, 총 852개 검출소자, 49°arch

(a) Non-MDCT

1mm×1.25mm 간격, 총 14,592개 검출소자, 55°arch

(b) 4MDCT

그림 6-3 Non-MDCT와 matrix type 4MDCT의 검출기 비교(GE사)

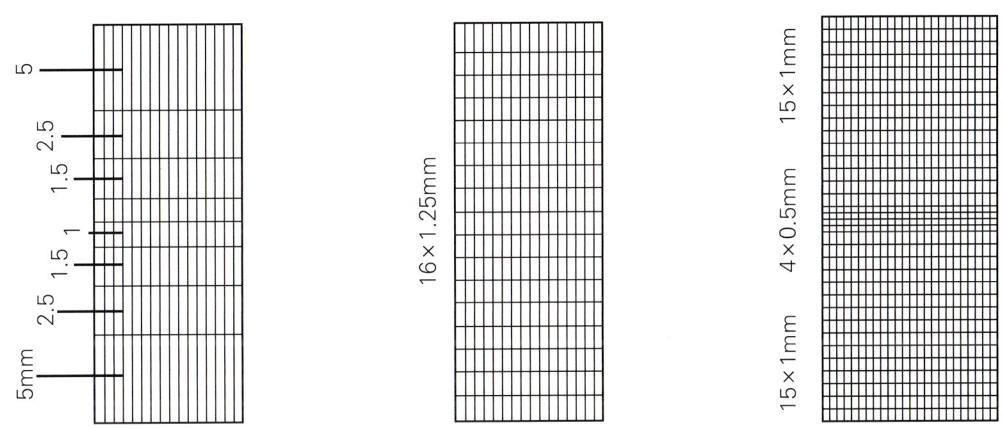

20mm(8 rows)
지멘스(adaptive arryay type)

20mm(16 rows)
GE/필립스(matrix type)

32mm(34 rows)
캐논 메디컬(hybrid type)

그림 6-4 제조사별 4 슬라이스 multi-detector의 구조

그림 6-5는 matrix 방식의 GE사 4MDCT(LightSpeed QX/i, LightSpeed Plus)의 scan geometry를 기존의 non-MDCT와 비교한 것이다. 4MDCT는 일회 스캔에 1.25, 2.5, 3.75, 5mm 두께의 영상을 4개씩 획득할 수 있으며, non-MDCT에 비해 초점과 검출기 사이의 거리 단축으로 인해 X선관의 원심력이 감소되며, 약 20% 정도의 mAs 감소효과가 발생한다.

그림 6-6은 matrix 방식의 4MDCT에서 하나의 데이터 세트(1.25mm×8개)에서 1, 2, 4개의 다양한 영상을 얻는 것을 보여준다.

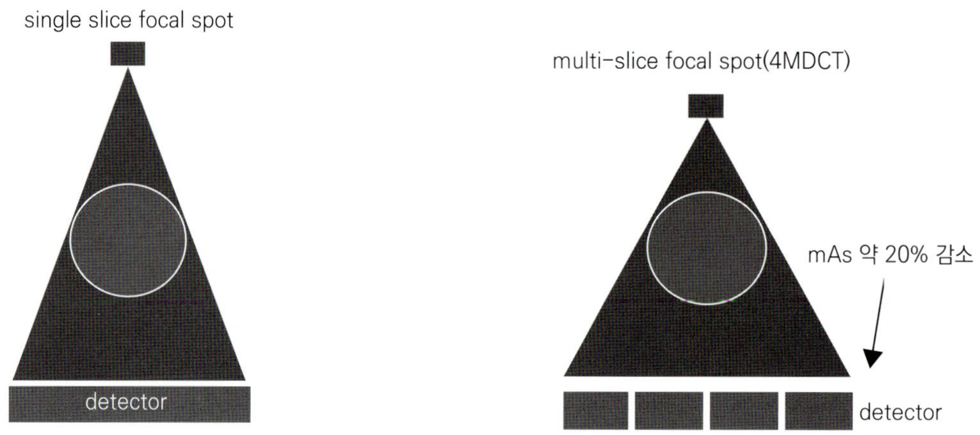

- focus to isocenter : 63 cm
- focus to detector : 110 cm
- fan beam angle : 49°
- scan FOV : 48 cm
- sampling rate : 984 Hz
- image acquisition : 1 image/rot

- focus to isocenter : 53 cm
- focus to detector : 90 cm
- fan beam angle : 55°
- scan FOV : 50 cm
- sampling rate : 1,230 Hz
- image acquisition : 1,2,4 image/rot

그림 6-5 4MDCT와 non-MDCT의 scan geometry 비교(GE사)

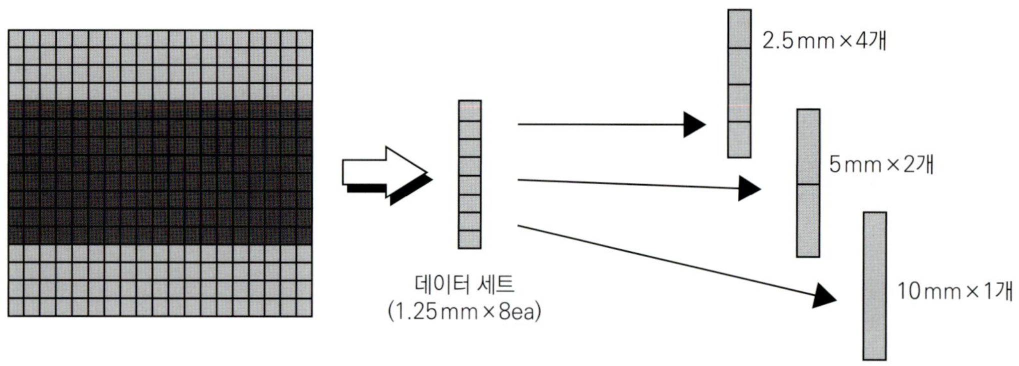

그림 6-6 Matrix 타입의 4MDCT에서 하나의 데이터 세트(1.25 mm x 8개)로 부터 1, 2, 4개의 영상획득을 보여주는 모형도

2) Adaptive array detector

그림 6-7(a)는 지멘스 4MDCT(Sensation4)에 장착된 adaptive array detector의 구조이다. 1, 1.5, 2.5, 5 mm 두께를 갖는 8개 detector rows로 구성되며. 획득할 수 있는 영상조합은 0.5 mm × 2개, 1 mm × 4개, 2.5 mm × 4개, 5 mm × 4개, 10 mm × 2개이다. 참고로 64MDCT 이상의 high-end MDCT에서는 adaptive array detector는 채택되지 않는다.

Sensation4의 경우 30 lp/cm의 공간분해능을 가지며, ASSR(advanced single slice rebinning) 재구성 알고리즘을 채택하며 helical pitch를 다양하게 적용할 수 있다.

다시 말하면, GE사 4MDCT의 경우 preferred pitch(fixed pitch)의 적용으로 인해 선택할 수 있는 slice pitch가 3과 6에 한정되지만 지멘스 Sensation4에서는 1-8까지의 폭넓은 slice pitch 선택이 가능하다(variable pitch).

3) Hybrid detector

그림 6-7(b)는 캐논 메디컬의 4MDCT(Aquilion4)에 장착된 hybrid detector의 구조이다. 총 34 rows로 이루어져 있으며 중앙부에는 0.5 mm 두께의 검출소자가 4개, 좌우로 1 mm 두께의 검출소자가 15개씩 배치된다. 총 33,296개의 검출소자로 구성되며, 일회 스캔에 최소 0.5 mm에서 최대 8 mm 슬라이스 두께의 영상(0.5, 1, 2, 3, 4, 5, 8 mm)을 4개씩 획득할 수 있다.

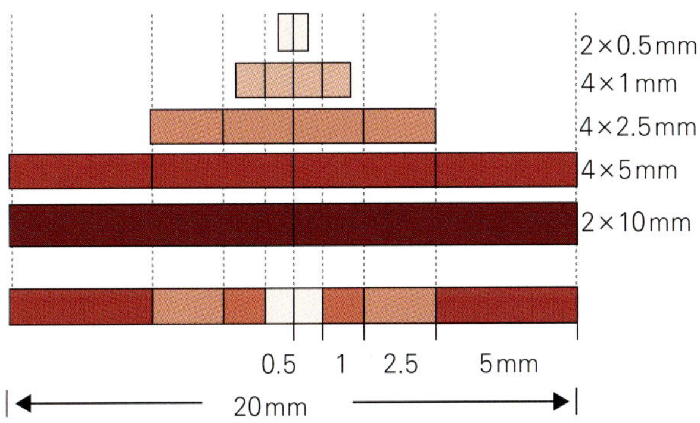

(a) Adaptive array detector

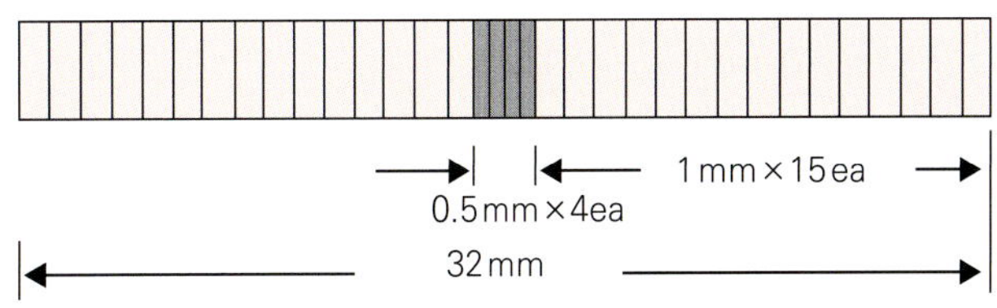

(b) Hybrid detector

그림 6-7 Adaptive array detector와 hybrid detector의 구조

2 16MDCT

1) GE사 16MDCT

GE사 16MDCT(LightSpeed Ultra16)의 검출기는 24 rows로 이루어져 있다. 중앙부 16개 rows는 0.625 mm, 주변부 8개 rows(4 rows씩 양쪽)는 1.25 mm의 폭을 갖는다. 최대 scan coverage는 20 mm이며, 10 mm의 narrow beam collimation(0.625 mm × 중앙부 16개 row의 조합)과 20 mm의 wide beam collimation(1.25 mm × 16개 조합)을 선택할 수 있다.

일회 스캔에 0.625 mm 또는 1.25 mm 두께의 영상을 16개 획득할 수 있다. 0.5초 스캔이 가능하며, 초당 6개의 영상 재구성이 가능하다. 또한 최대 발광파장이 610 nm인 희토류 재질의 세라믹 검출기($(Y,Gd)_2O_3$:Eu,Pr 섬광체를 갖는 HiLight detector)를 사용하며, 검출소자는 21,888개(912개 × 24rows)로 구성된다. 최대출력은 53.2 kW이며, 공간분해능은 15 lp/cm@0% MTF, 대조도분해능은 3 mm@0.3%이다. Single spiral scan은 최대 120초까지 가능하다.

2) 지멘스 및 필립스 16MDCT

지멘스 16MDCT(Sensation16)과 필립스 16MDCT(Brilliance16)의 검출기는 24 rows로 이루어져 있다. 중앙부 16개 rows는 0.75 mm의 폭으로, 주변부 8개 rows(4 rows씩 양쪽)는 1.5 mm의 폭으로 구성된다. Beam collimation은 12 mm의 small beam collimation(중앙부의 0.75 mm × 16개 조합)과 24mm의 large beam collimation(1.5 mm × 16개 조합)이므로 최대 scan coverage는 24mm이다.

12 mm의 small beam collimation을 사용하는 경우 0.75, 1, 1.5, 2, 3, 4, 5, 6, 7, 8, 10 mm 슬라이스 폭의 선택이 가능하며, 0.5초의 스캔 방식에서 초당 12-36 mm의 테이블 이동이 가능하다. 그리고 24 mm의 large beam collimation을 사용하는 경우 2, 3, 4, 5, 6, 7, 8, 10 mm 슬라이스 폭의 선택이 가능하며, 초당 24-72 mm의 테이블 이동이 가능하다.

30 lp/cm의 공간분해능을 가지며, 심장CT의 경우 105 msec의 시간분해능(temporal resolution)을 갖는다. 그리고 AMPR(adaptive multiple plane reconstruction) 재구성 알고리즘을 장착하고 있다.

하드웨어적으로는 1.7 GHz dual CPU(펜티엄4), 223 GB 용량의 하드디스크와 2개의 콘솔을 구비하며, 디스플레이 콘솔(second console)에서도 후향적 영상 재구성(retrospective reconstruction)이 가능하다. 그리고 일정한 영상품질을 유지하고 노출의 적정화를 통해 환자선량을 감소시키기 위해 환자 윤곽과 인체기관의 감약 특성에 따라 관전류를 자동으로 조절하는 CARE Dose(관전류 자동조절기능; automatic tube current modulation; ATCM) 소프트웨어가 장착된다.

반면에 필립스 16MDCT는 COBRA(cone beam reconstruction algorithm) 재구성 알고리즘과 DoseRight ACS와 DoseRight D-DOM으로 명명되는 자동 관전류조절 소프트웨어가 장착된다.

3) 캐논 메디컬의 16MDCT

캐논 메디컬의 16MDCT(Aquilion16)의 detector는 40 rows로 이루어져 있으며, 중앙부에 0.5mm 폭의 detector row가 16개, 양쪽 주변부에 1mm 폭의 row가 각각 12개로 구성된다(hybrid type detector). 0.5, 1, 2 mm 두께의 16개 영상획득이 가능하며 초당 12개의 영상 재구성이 가능하다.

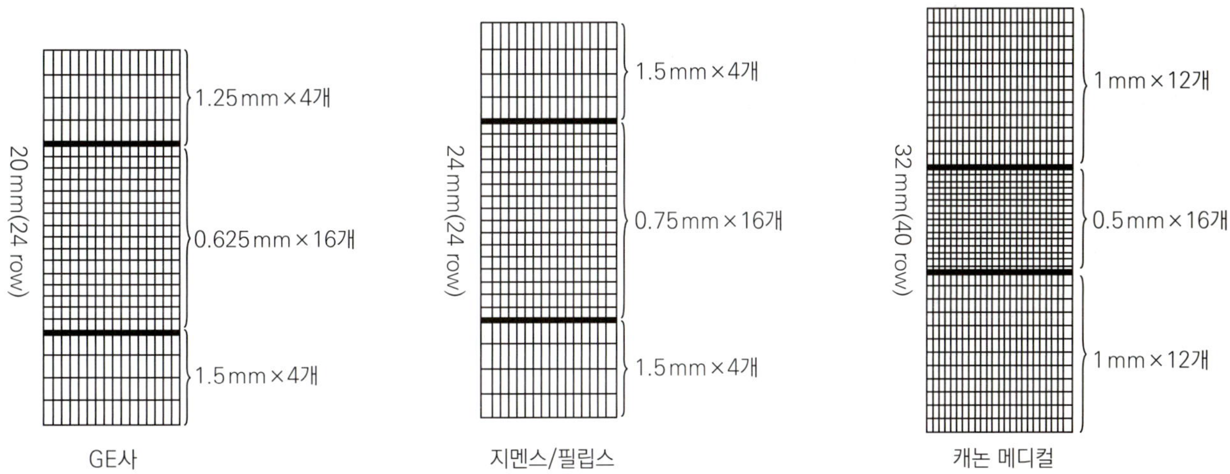

그림 6-8 제조사별 16MDCT의 검출기 구조

표 6-1 16MDCT의 제조사별 주요 특성 비교

	GE/LightSpeed Ultra16	지멘스/ Sensation16	필립스/ Brilliance16	캐논 메디컬/Aquilion16
Z-축 detector 길이	20 mm	24 mm	24 mm	32 mm
최소 슬라이스 폭	16×0.625 mm	16×0.75 mm	16×0.75 mm	16×0.5 mm
Tube 회전시간	0.5초	0.42초	0.5초	0.5초
Generator 출력(kW)	53.2	60	60	60
Tube 열축적(MHU)	6.3	5.3	6.5	7.5

3 64 slice CT

GE사의 LightSpeed VCT 및 Discovery 750HD, Revolution Maxima, 필립스의 Brilliance64, 캐논 메디컬의 Aquilion64 등이 64MDCT이다. 반면에 지멘스의 Sensation64 및 Definition AS는 64MSCT(64 slice acquisition with 32 row detector through Z-sharp 기술)이다.

1) GE사 64MDCT

(1) 하드웨어 특성

갠트리 회전속도의 단축으로 인한 영상의 질적 저하를 보상하기 위해선 X선관 출력의 향상이 필요하다. 이를 위해 100 kW 정격의 generator와 800 mA의 최대출력을 가지며 최대 335 mA까지 소초점의 적용이 가능한 Performix Pro X선관이 장착되었으며, 이는 최대 670 mA로 20초의 스캔이 가능하다. 또한 음극에서 흩어져 양극에 도달되는 자유전자로 인해 발생되는 불필요한 초점외 X선(off-focal radiation)을 현저히 줄일 수 있는 전자집속장치(electron collector)를 채택하여 환자에게 불필요한 산란선의 조사를 감소시키고 영상의 대조도분해능을 향상시킨다.

Performix Pro X선관의 저지극(target)은 흑연으로 후면 처리된 몰리브덴 합금물질 위에 텅스텐-레늄(tungsten-rhenium) 물질로 초점 트랙을 이룬다. 최대 필라멘트 전류는 7.5암페어이며, 최소 고유여가(minimum inherent filtration)는 70 kVp에서 0.04 mm 알루미늄 등가를 이룬다. 양극의 회전속도는 8,400 rpm이며, 양극과 X선 하우징의 열축적용량은 각각 8 MHU와 3.2 MHU이다. 양극의 저지극 각도는 7°이며, 최대 800 mA를 적용할 수 있으며, 최대 100 kW@140 kVp의 부하를 수용한다. 그리고 소초점과 대초점의 이중초점 시스템을 구비하며 크기는 각각 0.9 mm × 0.7 mm, 1.2 mm × 1.2 mm이다. 최소 0.35초의 X선관 회전시간과 갠트리 구경은 70 cm이다. 초점과 isocenter 사이의 거리는 54 cm이며 초점과 검출기 사이의 거리는 95 cm이다.

64 row 검출기는 888개의 유효 검출소자와 15개의 reference 검출소자를 갖는다. 그리고 32 또는 64 row DAS를 이용한 데이터 획득이 가능하다. 즉, 일회 스캔에 0.625 mm 두께 영상을 64개(0.625 × 64개 = 40 mm의 scan coverage), 1.25 mm 두께 영상을 32개(1.25 × 32개 = 40 mm) 획득한다. 또한 2.7 kHz의 소형화된 Volara DAS는 영상획득과 디지털화 변환속도를 단축하고 저신호의 노이즈를 감소시켜 저선량에서도 영상의 SNR을 향상시킨다.

컴퓨터 시스템으로는 Revolution Maxima 모델의 경우 프로세서는 Dual Intel Xeon 8 Core, RAM은 64 GB DDR4이 장착된다. 그리고 Z-sharp 소프트웨어의 장착 시 일회 스캔에 128 슬라이스 획득이 가능하다.

(2) 소프트웨어적 특성

6종류의 scan FOV 선택이 가능하다. 25 cm 직경인 pediatric head, small head, head와 32 cm의 small body, 36 cm의 medium body, 그리고 50 cm의 large body로 구분된다. 최소 display FOV는 9.6 cm이며, 최소 픽셀크기는 0.1875 mm이다.

재구성 알고리즘은 soft tissue, standard, detail, bone, bone plus, lung과 edge의 7개가 사용된다. 그리고 필터보정역투영법(FBP)과 진보된 노이즈와 피사체 모델링 기반의 재구성 소프트웨어인 ASiR-V가 기본적으로 장착된다.

최대 1.531의 helical pitch의 적용이 가능하며, 512 매트릭스 외에 1,024 매트릭스가 채택된다. CT number scale은 −31,743 HU에서 +31,743 HU이다. 0.28 mm의 공간분해능과 44 msec의 시간분해능을 가지며, 대조도분해능은 0.3%의 대조도 차이(5.69 mGy $CTDI_{vol}$)에서 5 mm 크기의 피사체를 구분할 수 있다.

Scan coverage가 40 mm로 넓어지면서 발생되는 cone beam artifact를 최소화하는 볼륨 재구성 알고리즘을 적용하였으며, 섬광체와 다이오드 사이의 신호 전달용 와이어를 다이오드 뒷면에 설치하는 backlit diode 방식으로 변환하여 신호전달과정에서의 손실을 최소화한다(필립스의 Brilliance 모델도 동일함). 이는 적은 X선량으로 양질의 영상을 얻을 수 있다. 참고로 기존의 16 이하의 MDCT에서는 신호 전달용 와이어를 다이오드 앞에 설치한 frontilt diode 방식을 채택하였다.

최근 버전의 64MDCT에서는 나선형 스캔의 oversampling을 줄이고 전향적(prospective) ECG gating을 채택하는 CardIQ SnapShot pulse 소프트웨어와 뇌관류CT(brain perfusion CT)에서 interscan delay 없이 일회 노출로 80 mm를 커버하는 volume shuttle mode가 채택된다.

금속 아티팩트 제거를 위한 smart MAR 외에 관전류 자동조절기술(automatic tube current modulation (ATCM)와 관전압 자동조절기술(automatic tube voltage modulation), 방사선 감수성이 높은 장기가 위치한 환자 전면부에 관전류를 감소시킴으로써 전면부의 선량을 감소시키는 장기기준 자동선량제어기술(automated organ based current modulation; AOBCM)이 장착된다. 그리고 인공지능 기술에 기반한 Auto patient positioning 소프트웨어와 하나의 X선관으로 50 cm의 FOV를 갖는 이중에너지 스캔(volume dual energy 50; VDE50)이 장착된다(single source dual energy CT).

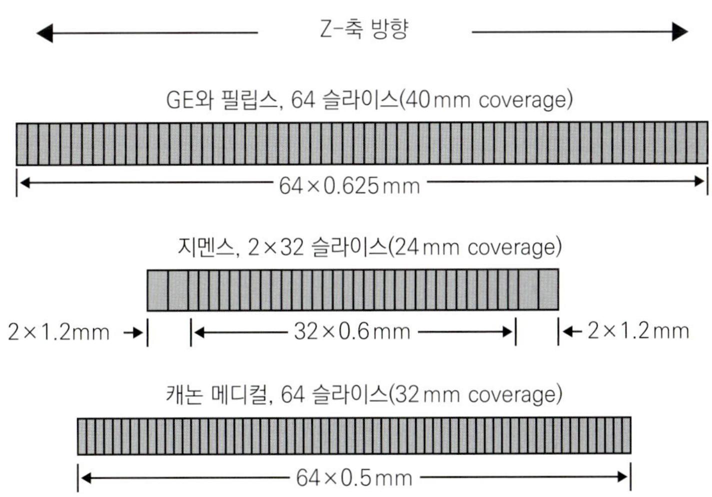

그림 6-9 제조사별 64 multi-slice CT(64MSCT)의 검출기 구조

2) 지멘스 64 slice CT(64 MSCT)

(1) 하드웨어적 특성

지멘스 64MSCT(Sensation64, Definition AS)는 0.6mm 직경의 32 row detector를 장착하며 19.2 mm(0.6mm × 32개)의 scan coverage를 갖는다. 그리고 Z-sharp 기술을 이용하여 한번의 노출에 최대 64개 영상을 얻는다(64 slice acquisition with 32 row detector). 0.33초의 X선관 회전시간과 50cm 직경의 scan FOV를 가지며, ultrafast ceramic(UFC) detector를 장착하며, DAS의 데이터 획득속도는 2.5Gbit이다.

영상획득은 다음의 3가지로 구분된다. 0.6mm의 32개 영상을 획득하는 고해상능 모드(0.6mm × 중앙부 32ea = 19.2mm scan coverage), Z-sharp technology를 이용하여 0.6mm의 64개 영상을 얻는 routine 모드(19.2mm scan coverage), 그리고 2개의 0.6mm 검출소자에서 받아들인 데이터를 짝지어 1.2mm 두께의 24개 영상을 획득하는 볼륨 모드(1.2mm × 24ea = 28.8mm)이다. 고해상능 모드는 0% MTF에서 30lp/cm의 공간분해능을 갖는다.

(2) Z-sharp 기술(double Z-sampling)

Z-sharp 기술, Z-flying focal spot 기술으로 명명되는 중복 샘플링 기술은 전자석에 의해 전자선빔이 정확하게 제어되어 양극의 초점이 2개로 형성되어 노출이 발생된다. 2개의 부채꼴 선속에서 받아들인 재구성 데이터 샘플들을 번갈아 샘플링(Z-방향의 중복 샘플링)을 시행한다. 이로 인해 각 detector row에서 360° 회전당 2개의 중복된 슬라이스가 동시에 획득된다. 32 × 0.6mm detector array에서 64개의 슬라이스가 획득되며, 이는 64 × 0.3mm detector의 샘플링 패턴과 동등한 데이터이다. 결과적으로 helical pitch의 크기에 상관없이 Z-축 방향으로 0.3mm의 중복 샘플링을 시행하여 0.6mm 폭의 64개의 중복된 슬라이스의 데이터 세트를 제공한다. 이로 인해 Z-축분해능(Z-축 방향의 공간분해능)이 향상되며, 0.6mm 폭의 검출소자로 0.4mm의 동등해상능(isotropic resolution)을 갖는 영상의 획득이 가능하다(그림 6-10). 이 때 선량은 증가되지 않는다.

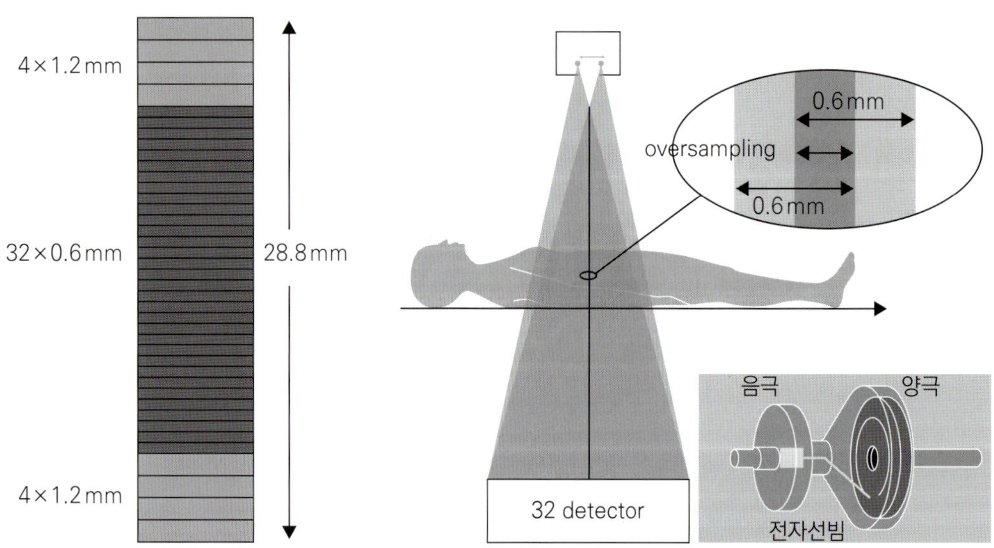

그림 6-10 지멘스 Sensation64의 검출기 구조와 Z-sharp 기술

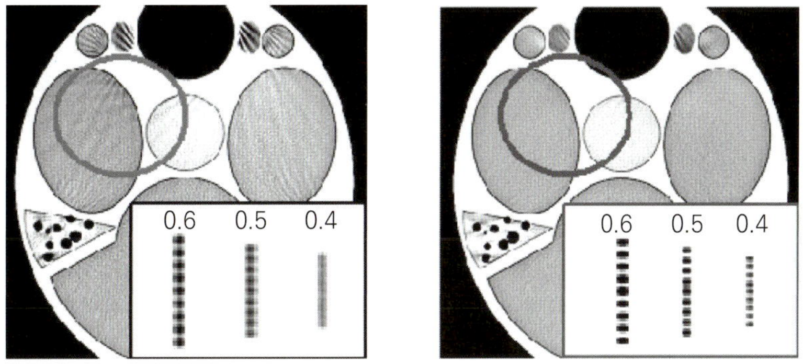

(a) Without Z-sharp (b) With Z-sharp(0.4 mm의 동등해상능 영상)

그림 6-11 Z-sharp 기술을 적용 유무에 따른 공간분해능(지멘스 Sensation64)

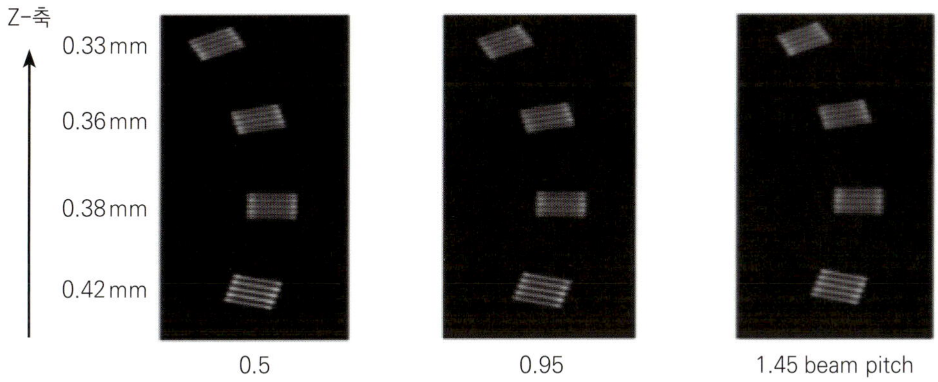

그림 6-12 Z-sharp 기술의 적용으로 helical pitch의 증가에도 일정한 동등해상능 (0.36 mm 이하의 Z-축분해능)을 보여주는 팬텀 영상(지멘스 Sensation64)

3) 필립스 64MDCT

필립스 Brilliance64는 한번의 노출로 0.625 mm의 영상을 64개 획득할 수 있으며(40 mm scan coverage), 0.33 × 0.33 × 0.34 mm(고해상능 모드에서 0.34 mm의 Z-축분해능)의 영상을 얻을 수 있다. 하드웨어적으로는 dual xenon 3.8 GHz의 CPU와 4.0 GB RAM(host computer main memory), 876 GB(73 GB × 12개)의 하드디스크의 용량을 갖는다. 검출 시스템은 Tach chip으로 불리는 DAS, 그리고 backlit diode 방식을 채택하고 있다.

4) 캐논 메디컬의 64MDCT

Aquilion64는 3°의 cone angle을 가지며, 한번의 노출에 0.5 mm 두께의 64개, 1 mm 두께의 32개 영상획득이 가능하다(최대 32mm scan coverage).

MegaCool tube는 0.35초의 회전속도와 최대 60 kW(120kVp × 500 mA)의 출력을 갖는다. 이는 기존의 center ground tube 방식에서 탈피하여 anode ground tube 방식을 채택하여 양극의 전위를 0(ground)으로 하고 음극의 전위를 -150 kV로 설정하여 X선을 발생시킨다. 또한 양극을 양쪽에서 지지하는 double support G-shaft를 채택하여 안정적으로 X선관을 회전시킨다.

영상 재구성 알고리즘은 초기 4MDCT에서 사용하는 기존의 helical filtered interpolation(HFI+) 기법을 대신하여 true cone beam tomography(TCOT) 알고리즘을 사용한다. TCOT는 MDCT에서 나타나는 cone angle로 인한 문제(cone beam effect)를 극복하기 위해 프로젝션 데이터 경로를 따라서 역투영법을 시행하는 3-D FBP이다. 이는 FOV의 경계부에서도 단면감성윤곽(section sensitivity profile; SSP)이 넓어지지 않는 양질의 영상을 얻는다.

중앙처리장치(CPU)는 32 bit 또는 64 bit이며 메모리는 6 GB RAM 수준이며, 16영상/초의 영상 재구성이 가능하다.

Cardiac 스캔 모드인 SureCardio는 phaseXact 소프트웨어를 사용한다. PhaseXact 소프트웨어는 RR interval과 msec method를 사용하며, 환자 심박수에 따라 적절한 phase가 자동으로 선택된다(adaptive segmented reconstruction). 그리고 MPR이나 3-D 재구성에 사용되는 얇은 슬라이스 데이터들을 하나의 묶음 데이터(volume data)로 만듦으로써 사용자들의 데이터 관리를 쉽게 한다.

4 128 slice CT

1) 지멘스 128MSCT

(1) Definition AS Plus, Definition Edge, Definition Edge plus

0.6mm의 64 row detector를 채택하여 38.4mm의 volume coverage를 가진다. 그리고 Z-sharp 기술을 적용하여 한번의 노출에 최대 128개의 영상을 얻어낸다(128 slice CT with 64 row detector).

Generator 최대출력은 100kW, 관전압은 70, 80, 100, 120, 140kVp이며, 최신 장치는 70-140kVp의 범위에서 10kVp 간격으로 관전압을 선택할 수 있다. X선관 최소 회전시간은 0.28초이며, 0.3mm의 공간분해능과 142ms의 시간분해능을 갖는다.

Definition AS Plus는 기존의 UFC detector가 장착되지만, Definition Edge과 Definition Edge Plus에는 Straton MX Sigma X선관과 Stellar detector가 장착된다.

Stellar detector는 광다이오드와 AD변환기를 하나의 집적회로(ASIC)에 집적시킨 DAS를 통해 전자적 노이즈와 신호간섭(cross-talk)을 최소화한다. 이로 인해 SNR의 증가와 저선량 스캔(뚱뚱한 환자의 검사, 저선량 소아검사, 이중 에너지 스캔)에서 영상품질을 향상시킨다. 즉, edge 기술로 명명되는 기술적 향상으로 신호간섭을 최소화하여 얇은 슬라이스에서 발생되는 흐림을 감소시키고 선량의 증가없이 공간분해능을 향상시킨다(18.5lp/cm with Catphan phantom; 지멘스 데이터).

(2) Somatom X.cite와 Somatom X.ceed

2020년에 출시된 Somatom X.cite(엑사이트)는 Vectron X선관과 Stellar 검출기를 장착한다. 고주파수 generator의 최대출력은 105kW이며, Vectron X선관은 70kVp에서 150kVp 범위 내에서 10kVp 단계의 관전압 선택이 가능하며, 70-90kVp에서 최대 1,200mA까지의 관전류 사용이 가능하다. X선관의 최소 회전시간은 0.3초이며, 360° 회전에 최대 128 슬라이스를 얻을 수 있다(128 slice CT with 64 row detector). 또한 1.1 × 0.8mm 크기의 대초점과 0.6 × 0.7mm 크기의 소초점을 가지며, 양극의 열축적용량은 30MHU이며, 최대 1.7 pitch 스캔이 가능하다.

70kVp 스캔을 포함하는 소아CT 전용의 CareChild 모드와 관전압 자동조절 소프트웨어(Care kV)는 환자 선량을 감소시키며, 주석(Tin) 필터는 불필요한 낮은 방사선 에너지를 원천적으로 차단한다.

Bolus tracking 소프트웨어(Care Bolus), 관전류 자동조절 소프트웨어(CARE Dose 4D), metal artifact reduction 알고리즘(선택적 sinogram mixing에 기반을 둔 iMAR)이 장착되어 있다. 그리고 기존의 통계적 반복재구성법인 SAFIRE의 성능을 향상시킨 모델기반의 IR인 ADMIRE(advanced modeled iterative reconstruction)이 채택된다.

영상처리 시스템으로는 Syngo AWP 주컴퓨터, 인텔 제논 CPU, 그리고 96GB RAM의 메모리가 장착되어 있다. 하드디스크 용량(image data와 raw data 저장)은 4.8TB이며 초당 80개의 영상을 재구성한다.

Somatom X.cite는 인공지능 기반의 CT자동화검사 프로그램(myExam Companion)을 제공하며 이는 환자 나이와 크기, 검사목적에 적절한 검사영역을 자동으로 설정한다. 그리고 인체내 금속물질의 유무를 자동으로 탐지하며, cardiac CT에서의 영상후처리(chamber view, curved MPR, 3D rendering view 등)를 자동으로 시행하여 결과영상을 PACS로 자동전송하는 기능을 갖는다(myExam Companion guide cardiac procedure). 또한 갠트리 상부에 위치된 FAST 3D 카메라는 정확한 검사범위와 테이블의 높이를 자동으로 조절해 최적의 영상획득과 선량 조절을 가능케 한다.

Somatom X.ceed(엑시드)는 2021년에 출시되었으며, 한번의 노출에 최대 128 슬라이스를 얻을 수 있는 single source MDCT 모델이다(128 slice CT with 64 row detector). Vectron X선관과 Stellar Infinity 검출기를 장착하고 있다. 채택된 고주파수 generator의 최대출력은 120kW이며, Vectron X선관의 최소 회전시간은 0.25초이며, 최대 1,300mA까지의 관전류 사용이 가능하며, 갠트리 냉각방식은 water/air를 이용한다.

2) GE사 Revolution Frontier, Revolution EVO

Revolution Frontier와 EVO 모델은 0.625mm의 64 row detector를 채택하여 40mm의 scan coverage를 가지며, Z-sharp 기술을 이용하여 X선관 일회전에 최대 128 슬라이스의 영상을 얻어낸다(128 slice CT with 64 row detector).

Performix HD plus X선관과 Gemstone Clarity 검출기를 장착하며, 갠트리 구경은 70cm이며, X선관의 최소 회전시간은 0.35초이다. 채택된 고주파수 generator의 최대출력은 107kW이다. 관전압은 80, 100, 120, 140kVp의 선택이 가능하며 최대 관전류는 835mA이다. 1.2 × 1.6mm 크기의 대초점과 0.7 × 1.0mm 크기의 소초점을 가지며, 양극의 열축적용량은 8MHU이며, 최대 1.531 pitch 스캔이 가능하다.

CPU는 dual 인텔 제논 2.3GHz 12 core processor이며, 메모리는 96GB, 하드디스크 저장용량은 1.0TB이다. 필터보정역투영법 외에 통계적 반복재구성법인 ASIR-V와 관전류 자동조절 소프트웨어인 Smart mA, 자동 장기기준 선량제어 소프트웨어(automated organ based current modulation)인 ODM(organ dose modulation), 영상품질과 SNR 향상을 위해 장기에 따라 자동적으로 선량을 설정하는 소프트웨어인 KV Assist이 장착된다. 또한 초고속 kVp 스위칭을 이용한 이중에너지 스캔에서의 선량감소 소프트웨어인 GSI Assist와 금속성 아티팩트 감소를 위한 Smart MAR 등이 장착된다.

3) 캐논 메디컬의 Aquilion CXL

2013년에 최초 출시된 Aquilion CXL은 0.5mm 두께의 64 row detector를 채택하여 X선관 일회전에 32mm(0.5mm × 64)의 스캔범위를 갖는다. 그리고 Z-sharp 기술(이를 캐논 메디컬에서는 double slice technology라고 명명함)을 적용하여 한번의 노출에 최대 128개의 영상을 얻는다(128 slice CT). 최소 0.35초의 회전시간을 가지며 호스트 컴퓨터는 64bit의 CPU, 12GB의 메모리 크기를 가진다. 초당 30개의 영상 재구성 속도와 3-D FBP인 TCOT 외에 통계적 반복재구성법인 AIDR 3D가 장착되어 있다.

업그레이드 모델인 Aquilion CXL Advanced에서는 Aquilion One 모델의 영상 재구성 기법으로 개발된 3-D FBP인 coneXact reconstruction을 채택함으로써 부분체적효과를 최소화시키고 우수한 저대조도분해능을 유지한 상태에서 영상의 디테일을 향상시킨다.

4) 후지필름의 Scenaria View

2014년에 출시된 후지필름(구 Hitachi)사의 Scenaria View CT는 0.625mm의 64 row 검출기를 채택하여 40mm의 scan coverage를 갖는다. 그리고 Z-sharp 기술을 적용하여 X선관 일회전에 최대 128 슬라이스의 영상을 얻어낸다(128 slice CT with 64 row detector).

갠트리 구경은 80cm이며, 환자의 정확한 위치잡이를 위해 ±10cm 범위에서 자동적으로 이동되는 Lateral shift table이 장착되어 있다. X선관의 최소 회전시간은 0.35초이다. Generator의 최대출력은 84kW이며 관전압은 80, 100, 120, 140kVp의 선택이 가능하며 최대 관전류는 700mA이다. X선관의 소초점은 0.7mm × 0.8mm, 대초점은 1.2 × 1.4mm이며, oil/air 냉각방식을 사용한다.

양극의 열축적용량은 7.5MHU이며 최대 냉각율은 1,386kHU/분이다. Large와 small bowtie 필터가 장착되어 있으며, HiVision 검출기(solid state ceramic detector)로 명명되는 검출기는 56,832개(64 × 888)의 검출소자를 갖는다.

50cm의 scan FOV와 초당 2,880 view의 샘플링율을 가지며, 0.578-1.578 범위에서 pitch를 선택할 수 있다. 초당 60개의 영상 재구성 속도를 가지며 CT number의 범위는 -32,768HU에서 +32,767HU이다. 그리고 Intelli EC plus(자동 관전류 modulation), HiMAR plus(metal artifact reduction) 등의 소프트웨어와 CORETM 3D cone beam reconstruction과 Intelli IPV로 명명되는 반복재구성 기법이 장착되어 있다.

그림 6-13은 반복재구성 기법인 Intelli IPV의 NPS(noise power spectrum)와 공간분해능 특성을 FBP과 기존의 통계적 반복재구성법(conventional stastical IR)과 비교한 것이다. Intelli IPV의 노이즈(NPS)와 공간분해능 특성이 FBP과 거의 유사함을 알 수 있다.

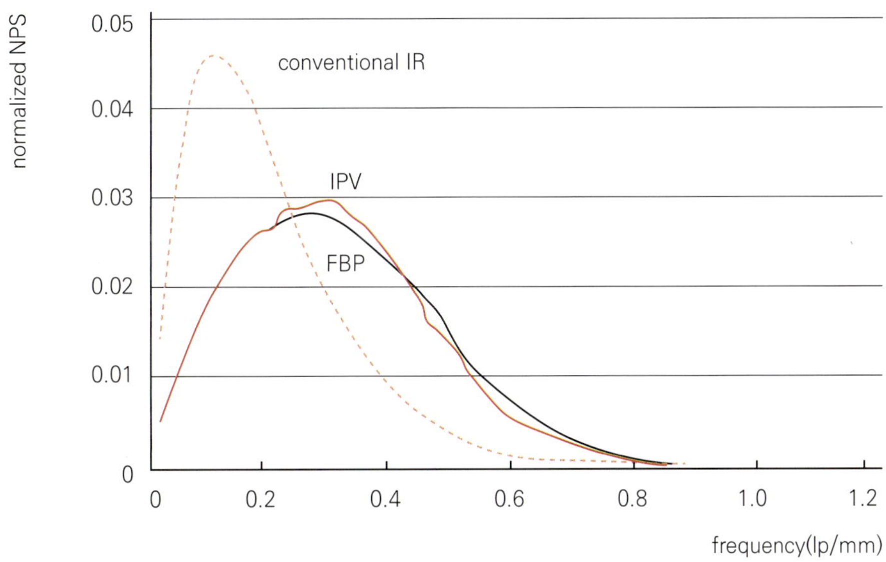

그림 6-13 후지필름의 Intelli IPV(반복재구성법)의 노이즈 스펙트럼(NPS)과 공간분해능 특성 (후지필름 Scenaria View CT)

5 GE 256MDCT와 필립스 256MSCT

1) GE사 Revolution CT

(1) 하드웨어적 특성

2014년 출시된 GE사의 256MDCT인 Revolution CT는 갠트리의 회전소음을 감소시킨 whisper drive system을 적용하였다. 갠트리 구경은 80 cm이며 갠트리에 심전도 동조화(ECG gating) 및 환자정보 디스플레이가 가능한 모니터링 시스템을 부착하였다. Generator 최대출력은 103 kW이며, 70, 80, 100, 120, 140 kVp의 선택이 가능하다. 최대 관전류는 740 mA이다.

Revolution CT에 채택한 Performix HDw tube는 anode grounded의 metal-ceramic X선관이며, 동적인 in-plane 초점 편향과 초점 최적화를 통해 X-축과 Z-축의 초점 크기를 독립적으로 조절함으로써 160 mm의 Z-축 coverage에서 일정한 선질을 제공하여 공간분해능을 향상시킨다.

Performix HDw의 X선관과 LuTAG(lutetium terbium aluminum garnet) 섬광체에 기초한 젬스톤(gemstone) 검출기는 이중에너지 CT검사를 위한 초고속 관전압 스위칭 기술(0.25 msec의 초고속 kVp 스위칭)을 가능케 한다. 특히 LuTAG 섬광체는 고품질의 영상획득을 위한 우수한 primary speed와 잔상 특성을 가지며, DAS는 3 photons@120 keV(3,100 electrons) 이하의 매우 적은 전자적 노이즈를 발생시킨다.

또한 검출기측의 3-D 산란선 방지용 콜리메이터(3-D ASC)는 160 mm의 wide coverage 스캔으로 인한 산란선과 선속경화 아티팩트를 최소화하고 Z-축 방향의 CT number 균일성을 좋게 한다. Scan FOV는 50 cm이며, scan coverage는 고식적 스캔 모드의 경우 16 cm(0.625 mm × 256 row 조합)이며, 나선형 스캔 모드의 경우 8cm(0.625 mm × 128 row 조합)이다.

(2) 소프트웨어적 특성

Revolution CT는 기존의 rotation당 984 view의 데이터 획득(984 샘플링)에서 벗어나 2,460 view(2,460 샘플링)를 채택함으로써 공간분해능을 0.23 mm로 향상시키고 피사체의 경계부에서 발생될 수 있는 데이터 획득오류의 불확실성과 선속경화현상을 감소시킨다. 그림 6-14는 기존에 적용되던 984 샘플링에 비해 Revolution CT에 도입된 2,460 샘플링의 영상품질을 비교한 것이다.

160 mm의 wide cone angle(wide Z-coverage)의 axial 영상 재구성을 위해 VHD(volume high definition) 재구성법이 도입되었다. 이는 기존의 3-D 필터보정역투영법을 업그레이드한 것으로 선속경화, 산란선, 그 외 다른 X선 물리적 현상의 모델링에 기초한 캘리브레이션과 데이터 교정을 결합하여 cone beam artifacts와 CT number 불균일성을 해결한 영상 재구성 알고리즘이다. MMAR(multi-material artifact reduction)을 포함한 VHD reconstruction은 Feldkamp(FDK) 재구성법에 기반을 둔 알고리즘이다. 이는 wide axial scan에서 바깥쪽 검출소자에서 얻은 영상에 연관되어 발생되는 cone beam artifact를 감소시키며, dynamic contrast study와 관류 CT와 같은 계량적 검사에서 시간분해능을 향상시키고 동일한 Z-축 위치에서 반복된 데이터 획득에서 요구되는 일관성과 재현성있는 영상품질(특히, Z-축 방향의 CT number의 균일성)을 충족시킨다.

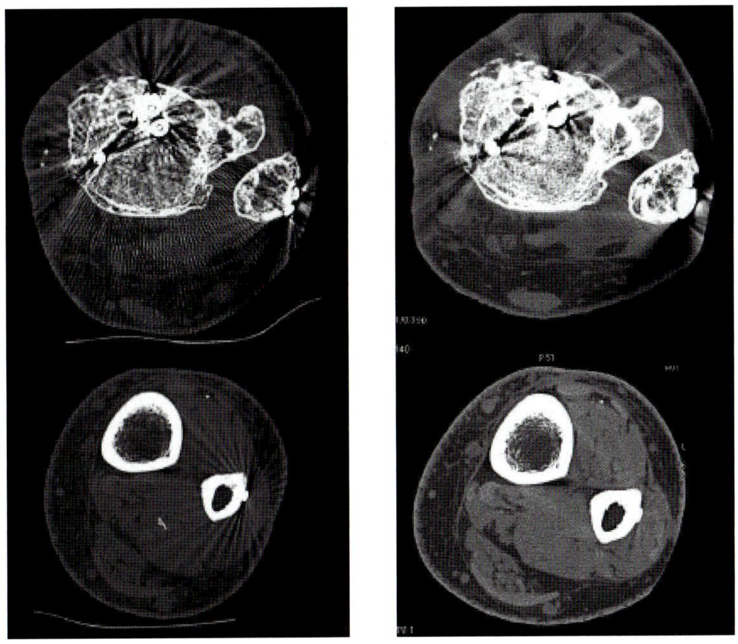

(a) 984 sampling (b) 2,460 sampling

그림 6-14 기존 984 sampling과 2,460 sampling의 영상품질 비교(GE사 Revolution CT)

Revolution CT에는 VHD 재구성법 외에 통계적 반복재구성법인 ASiR+(adaptive statistical iterative reconstruction plus) 또는 ASiR-V가 장착된다. ASiR-V은 노이즈, 피사체, 물리적 모델링을 포함하는 진보된 모델기반의 통계적 IR기법이다. 이는 영상 노이즈의 감소, 대조도분해능의 향상, 실시간 재구성 속도를 갖도록 디자인되었으며, FBP에 비해 선량을 유의하게 감소시킨다.

또한 모델기반 반복재구성법인 Veo(multi-model based IR; true iterative reconstruction method)가 선택적으로 장착된다. Veo는 영상의 노이즈 및 저신호 아티팩트(streak 형태)를 감소시킴으로써 대조도분해능을 향상시키고 환자선량을 감소시킨다. 하지만 움직임에 민감한 cardiac CT나 관류검사(perfusion CT)에는 사용에 제한적이며 영상 재구성 소요시간이 길다.

그리고 자동 관전류 modulation 외에 유방, 렌즈, 갑상선 등 방사선에 예민한 표면조직의 피폭감소를 위해 자동 장기기준 선량제어 소프트웨어(automated organ based current modulation)인 ODM(organ dose modulation)이 장착된다.

볼륨 스펙트럴 CT기술로 명명되는 GSI Xtream 소프트웨어는 업무흐름의 단순화와 함께 작은 병변의 검출능과 조직특성 감별능을 향상시키고 금속 아티팩트를 감소시킨다. 특히, 초고속 kVp 스위칭을 통해 이루어지는 스펙트럴 CT의 이중에너지 스캔에서 material density 영상은 해부학적 부위의 가시화를 넘어 유사한 HU를 보이는 조직(예를 들면, 낭종이나 증강 병변)의 특성 감별을 가능케 한다. GSI Xtream 소프트웨어를 통해 얻어지는 단일에너지(monochromatic) 영상은 single energy CT영상에 비해 CNR을 향상시켜 병변 검출율과 대조도를 향상시킨다. 또한 이중에너지 metal artifact reduction(MAR)은 공간분해능을 감소시키지 않는 상태에서 금속성 아티팩트를 감소시켜 금속 임플란트 주변의 관찰을 가능케 하며, GSI Assist와 Clinical ID는 프로토콜 선택의 자동화와 영상을 직접 PACS나 워크스테이션으로 전송함으로써 업무흐름을 단순화시키고 효율을 향상시킨다.

(3) 영상품질 특성

Revolution CT의 고해상능 알고리즘의 공간분해능은 50% MTF에서 7.3lp/cm, 10% MTF에서 12.2lp/cm의 수준을 보인다. 그리고 나선형 스캔 모드에서 standard 알고리즘을 적용하고 통계적 반복재구성법인 ASIR-V을 적용한 상태에서 20cm의 CATPHAN 팬텀을 5mm의 슬라이스 두께로 재구성한 영상의 대조도분해능은 5mm@0.3%@8.8mGy $CTDI_{vol}$ 수준을 나타낸다.

2) GE사 Revolution Apex CT

(1) 하드웨어적 특성

2019년에 최초로 출시된 Revolution Apex CT는 Revolution CT의 업그레이드 모델이다. 갠트리 구경은 80cm이며, 장착된 Quantix160 X선관의 음극은 2개의 편평한 형태인 방사체 모양이며 기존 X선관 음극에 비해 전자선빔의 방출 면적이 4배 크다. 그리고 디지털로 조절되는 자기장은 전자선빔을 집중시켜 정확한 형태를 만든다. 이는 초점의 편향으로 관전류를 정확하게 조절하며, 고선예도의 영상을 얻게 한다. 양극의 저지극 각도는 10°이며(wide-view anode), 양극의 열축적용량은 33MHU이다. X선관의 최소 회전시간은 0.28초이며, 소초점의 크기는 0.7 × 1.0mm와 1.2 × 1.6mm이며, 대초점은 1.5 × 1.8mm이다. 그리고 고주파수 generator의 최대출력은 108kW이며, 70, 80, 100, 120, 140kVp의 선택이 가능하며 최대 관전류는 1,300mA이다.

젬스톤(Gemstone clarity) 검출기가 장착되어 있으며 이는 Z-축 방향으로 256개의 검출소자를 가지며 최대 160mm(0.625mm × 256)의 scan coverage를 갖는다. 256 채널의 DAS와 0.23mm의 공간분해능, 140msec의 시간분해능을 가지며, 최대 pitch는 1.531이며, 영상 재구성 속도는 65영상/초이다.

주컴퓨터는 Clarity OC이며, CPU는 인텔 제논 3GHz/8-core이다. 메모리는 64GB이며, image data와 raw data를 저장하는 하드디스크 용량은 3.5TB 수준이다. 부속(independent) 워크스테이션인 AW 워커스테이션의 메모리는 32GB이며, 하드디스크의 저장용량은 1TB 수준이다. 그리고 1,280 × 1,024의 디스플레이 해상능을 갖는다.

(2) 소프트웨어적 특성

시스템의 스캔 모드는 axial, helical(volumetric), cine, cardiac, gated acquisition mode로 구분된다. 영상 재구성 소프트웨어로는 필터보정역투영법 외에 통계적 반복재구성법(ASIR-V), 모델기반 반복재구성법(Veo)가 장착되었으며, 인공지능(AI) 기반의 딥러닝 영상 재구성기법(deep learning image reconstruction; DLIR)이 2018년에 도입되었다. 이는 트루피델리티(TrueFidelity)라고 명명되는 기술(엔진)을 이용하여 저선량의 고품질 영상을 얻는 기법이다. 이는 대조도대잡음비(CNR)와 영상 텍스쳐(texture)를 향상시키며, 모델기반 반복재구성법에 비해 재구성 소요시간을 현저히 줄인 인공지능 CT영상 재구성기법이다. 이러한 딥러닝 기반 영상재구성법은 젬스톤 스펙트럴 영상(gemstone spectral imaging; GSI)에서도 이용된다. 이를 GSI DLIR이라고 명명한다.

Revolution Apex에는 관전류 modulation 기법(Smart mA), 방사선에 예민한 표면조직의 피폭감소를 위한 자동 장기기준 선량제어 소프트웨어(ODM; organ dose modulation), 자동 MPR 영상 reformation 소프트웨어(Direct 3D), quickly review 소프트웨어(Image check) 등이 장착되어 있다. 그리고 bolus tracking

소프트웨어(SmartPrep), CNR과 영상품질 향상을 위해 장기에 따라 자동적으로 선량을 설정하는 소프트웨어(KV Assist)가 장착되어 있다.

스펙트럴 영상의 획득을 위해 Revolution 모델은 초고속의 kVp 스위칭을 이용한다. 이와 달리 Revolution Apex 모델은 초고속 kVp와 mA 스위칭을 이용한 스펙트럴 영상을 얻는다. 초고속 kVp와 mA 스위칭은 kVp와 mA가 동시에 변경되면서 이중에너지 스캔을 시행한다. 이는 영상품질의 향상과 피폭 감소효과를 제공하며 양질의 이중에너지 데이터 획득이 가능하다. 이러한 스펙트럴 영상을 위한 이중에너지 스캔에서의 선량감소를 위한 GSI Assist 소프트웨어의 적용이 가능하다. 또한 cardiac CT에서 심장 및 관상동맥 분석과 볼륨측정, 심근 정지관류(myocardium static perfusion) 소프트웨어인 CardIQ Xpress가 장착되어 있다.

그 외 사용자 편의성을 위한 Smart workflow 기술이 도입된다. Smart workflow 기술에는 금속성 아티팩트 감소를 위한 Smart MAR, 관상동맥 석회화 검사인 Smart Score, 심장CT에서의 적절한 phase(이완기 말기, 수축기 말기)를 자동적으로 선택해주는 Smart phase와 그리고 정확한 환자 위치잡이를 통해 업무흐름을 단축시키는 Smart centering 등이 해당된다.

3) 필립스 256MSCT

(1) 하드웨어적 특성

필립스 256MSCT는 Brilliance iCT(2009년 출시), IQon spectral CT(2014년 출시), Spectral CT 7500(2021년 출시) 모델이 이에 해당된다. 이들은 0.625 mm 두께의 128 row detector(나노 패널 검출기)를 채택하여 한 번의 노출에 80 mm(0.625 mm × 128)의 scan coverage를 갖는다. 그리고 Z-sharp 기술을 적용하여 한 번의 노출에 최대 256개의 영상을 얻는다(128 row detector, 256 slice CT).

70 cm의 갠트리 구경(Spectral CT 7500: 80 cm)과 최소 0.27초의 회전시간을 가지며, 공기 압축기로 약 5 μm 정도 띄워서 갠트리를 회전시키는 공기 베어링 방식을 채택함으로써 갠트리 회전이 조용하고 안정된 가동성을 갖는다(airglide 갠트리 시스템). 여기서 공기 베어링 방식이란 기계의 축과 베어링 사이에 고압공기를 보내어 공기압으로 축을 뜨게 하여 하중을 지지하는 베어링 방식이다. Generator의 최대출력은 120 kW이며, 80, 100, 120, 140 kVp의 선택이 가능하며 관전류는 10-1,000 mA(1 mA 간격)의 범위를 갖는다.

메탈과 세라믹 기술에 기반을 둔 iMRC(maximus rotalix ceramic) X선관은 열부하용량을 높이고 열분산을 신속하게 한다. 12분절 양극과 double support 기능을 채택하며, 고해상능 영상획득에 필수적인 초점의 안정성을 향상시키고 X선관의 신속한 냉각을 위해 나선형 홈베어링(spiral-groove bearing)을 사용한다. 여기서 12분절 양극은 양극에 미리 틈(crack)을 만들어 놓아 고회전과 고열에 의해 양극이 팽창하더라도 파열되지 않도록 하여 X선관의 신뢰도와 내구성을 향상시키는 기술이다. 직경이 20 cm인 양극의 열축적용량은 30MHU이며 직접적인 액체 쿨링을 사용한다.

iMRC X선관은 동적인 in-plane 초점 편향과 초점 최적화를 통해 X-축과 Z-축의 초점 크기를 독립적으로 조절함으로써 소초점은 0.6 mm × 0.7 mm, 대초점은 1.1 mm × 1.2 mm의 크기를 갖는다. Beam shaping filter(wedge filter)는 infant, cardiac, adult의 3종류로 구분되어 꼭 필요한 부분에만 X선이 나가도록 함으로써 환자선량을 최적화한다.

나노 패널 검출기 타일에 집적된 ClearRay 2-D 산란선 방지 콜리메이터(anti-scatter grid; ASC)는 cone beam geometry에 초점을 맞추어 장착되어 있어, 기존의 1차원적 산란선 방지 콜리메이터(검출기측 collimator)에 비해 산란선을 더욱 효과적으로 감소시킨다. 이는 산란선대주선속비(scatter-to-primary ratio(SPR)를 6% 수준으로 감소시켜(기존 1차원적 anti-scatter collimator의 SPR=18%) 균일도를 향상시킨다. 이로 인해 15% 이상 향상된 SNR을 제공하며, 저대조도 피사체 부위에서 보다 향상된 대조도분해능을 제공한다.

그리고 eclipse collimator는 40mm 이상의 콜리메이션을 적용한 나선형 스캔에서 조사범위를 조절함으로써 콘빔 끝효과(cone beam end-effects)에 의한 overscan dose를 감소(촬영범위 외의 overscan되는 범위 감소)시키기 위해 사용되는 하드웨어적인 콜리메이터이다. 이는 자사의 Brilliance64와 동일조건을 적용할 경우 환자선량을 약 10% 감소시킨다.

Brilliance iCT와 IQon spectral CT에 장착된 나노 패널 검출기는 넓은 scan coverage를 위한 확장이 가능하며, 기존의 Tach칩을 업그레이드한 Tach2 칩이라고 명명되는 256 채널 DAS 시스템은 아날로그/디지털 변환과정의 전기적 노이즈를 더욱 감소시킨다.

Brilliance iCT와 IQon spectral CT의 scan FOV는 50cm이며, display FOV는 50-500mm이다. 하지만 ultra-high 해상능의 경우 사용 가능한 display FOV는 25-250mm이다. 사용 가능한 pitch는 0.07-1.5이며, 고해상능용 매트릭스 사이즈는 768×768, 1,024×1,024가 있다.

그리고 quad core processor를 탑재하여 신속한 영상 재구성(40영상/초)이 가능하다. 호스트 컴퓨터 시스템의 CPU는 인텔 제논 E5-1650 3.5GHz/6-core이다. 메모리는 64GB이며, image data와 raw data를 저장하는 하드디스크 용량은 1,174GB이다. CD writer와 DVD RAM이 제공되며, 19인치 LCD 모니터는 1,280×1,024의 디스플레이 해상능을 갖는다. 또한 Spectral CT 7500의 경우 인공지능 기반의 3D카메라 솔루션인 PRECISE position이 탑재되어 정확한 환자 positioning을 돕는다.

(2) 소프트웨어적 특성

IQon spectral CT의 경우 4,800 views의 데이터 샘플링율과 24lp/cm의 고공간분해능(0.21mm의 해상능)을 갖는다. 0.27초의 나선형 스캔의 cardiac CT에서 single segment reconstruction을 적용할 경우 135msec, 4 segment reconstruction을 적용할 경우 34ms의 시간분해능을 갖는다. 그리고 자동적인 부정맥 editing 기능과 전향적 심전도 gating의 스캔을 시행하는 step and shoot cardiac technology 적용 시 기존의 후향적 나선형 스캔에 비해 환자선량을 80% 정도 감소시킨다. 이 경우 2회의 고식적 스캔으로 심장 부위의 스캔이 가능하며 135ms의 시간분해능을 갖는다. 더불어 beat-to-beat delay 알고리즘은 심박동수가 변화하여도 심장의 휴지기에서 양질의 영상을 구현해 준다. 즉, gating 시점을 계획 단계에서 고정하기 때문에 검사 중간에 심박동수가 변하거나 심한 부정맥이 있는 경우 기존 cardiac CT에서는 제대로 된 영상의 구현이 안되지만, Brilliance iCT와 IQon spectral CT에서는 RR interval + Percentage delay algorithm을 사용하여 보정이 가능하다. 이를 통해 심박동수가 높은 환자의 경우 베타블록을 사용하지 않고도 cardiac CT가 가능하다. 그림 6-15는 필립스 Brilliance iCT에서 저선량의 step and shoot technology로 얻어진 2 beat cardiac CT 영상이다.

그 외 환자선량 감소를 위한 관전류 자동조절 소프트웨어인 DoseRight ACS(automatic current selection), DoseRight 3D DOM과 Z-DOM이 장착되며, 진보된 간 분석 소프트웨어는 기존의 수작업으로 그려서 측정했던 간의 용적이나 종양 측정 등을 자동화하여 진단시간을 획기적으로 줄인다. 이는 고주파열치료(radiofrequency ablation; RFA), 냉동치료(cryosurgery), 부분적 간절제술, 간이식 환자의 정밀한 경과추적을 가능하게 한다. 특히, LNA(lung nodule analysis)는 단일 폐결절 뿐만 아니라 비고체 결절의 검출을 가능하게 하며, 폐기종의 크기와 면적을 자동으로 분석해 준다. 그리고 결장의 dissection view의 단점을 보완

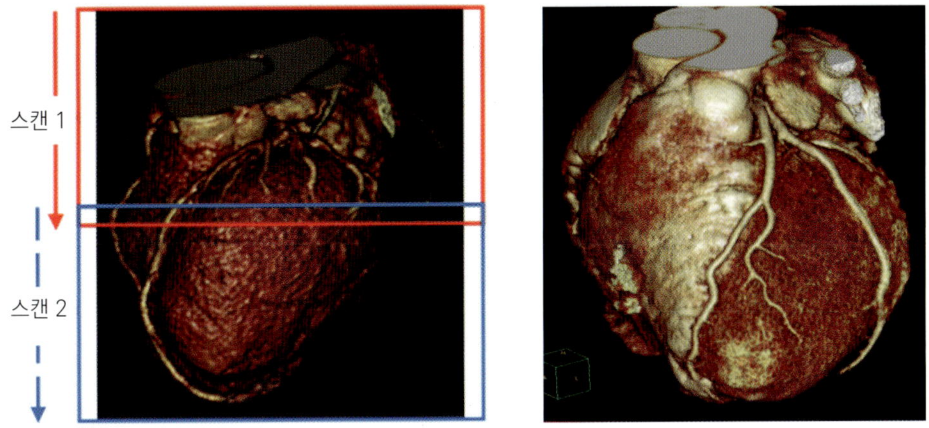

그림 6-15 저선량의 sequential scan으로 얻은 2 beat cardiac CT영상(필립스 Brilliance iCT)

한 filet view가 제공되며, fillet view를 통해 주름 아래에 위치한 용종의 검출도 가능케하여 진단효율을 극대화시킨다. 또한 사용자 인터페이스를 위한 패키지(iPatient)에는 dose modulation, 반복재구성법과 같은 스캔 프로토콜이나 소프트웨어가 포함된다.

(3) 영상 재구성 기법

① COBRA(cone beam reconstruction algorithm)

COBRA(cone beam reconstruction algorithm)은 필립스 MDCT에서 채택하고 있는 3-D FBP으로 5장 MDCT의 영상 재구성 기법에 자세히 설명하였다. 그 외 선속경화현상과 산란선을 교정하는 영상전처리인 ClearRay reconstruction이 부가적으로 시행된다. 그리고 심장CT에서의 multi-segment reconstruction(선택적 multi-cycle reconstruction)은 비균질성의 패턴 노이즈를 감소시켜 다양한 심박동에서 얻고자 하는 위치의 정확하고 신속한 영상획득을 가능하게 한다.

② iMR(iterative mode reconstruction)

아티팩트 예방과 저선량에서의 영상품질을 향상시키는 통계적 반복재구성법인 iDose4와 모델기반 반복재구성법인 iMR이 장착된다. iMR은 raw data 영역에서 시행되는 영상 재구성 기법으로 영상 노이즈와 streaks 형태로 나타나는 저신호 아티팩트를 감소시킴으로써 대조도분해능과 공간분해능 향상을 통해 환자 선량을 감소시킨다. iMR로 재구성한 cardiac CT의 경우 자사 3D FBP인 COBRA에 비해 약 50%의 선량이 감소된다.

iMR은 필터보정역투영법과는 달리 별도로 분리된 프로세서에서 시행되며, 비용함수 해법(solve cost function)과 build model을 통해 재구성이 이루어진다. 비용함수란 머시인 러닝에서 실제값과 가설함수의 오차를 최소화하는 매개변수를 찾기 위해 사용되는 함수이며, build는 소스 코드 화일을 컴퓨터에서 실행할 수 있게끔 만드는 과정을 의미한다.

더불어 Spectral CT 7500에서는 인공지능 기반의 재구성법인 딥러닝 영상 재구성 알고리즘(PRECISE image)과 인공지능 기반의 cardiac motion 교정 알고리즘 등을 탑재한 PRECISE cardiac이 장착된다. 그림 6-16은 필립스 Brilliance iCT에서 FBP과 모델기반 IR법(iMR)으로 얻은 cardiac CT의 영상품질 차이를 보여준다.

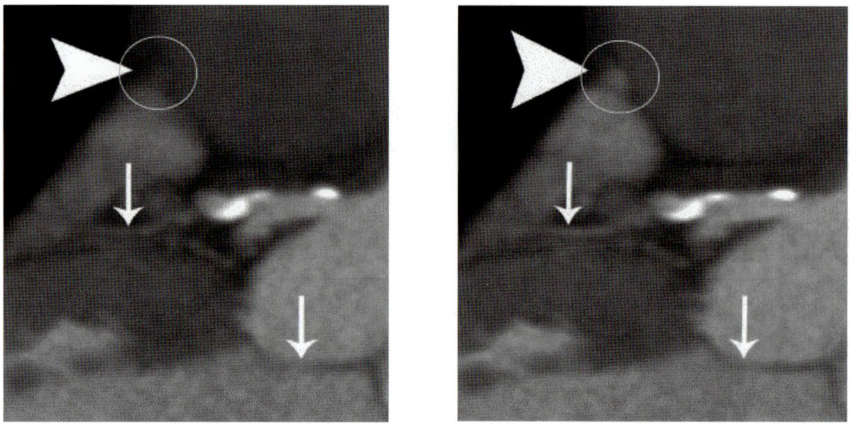

(a) FBP (b) iMR

그림 6-16 필립스 Brilliance iCT에서 FBP과 모델기반 IR법(iMR)으로 얻은 심장CT의 영상품질 차이

(4) 스펙트럴 영상화(spectral imaging; dual energy CT)

IQon spectral CT의 검출기는 저에너지와 고에너지 X선을 구별하여 검출할 수 있도록 2가지 타입의 검출기를 장착한다. 상부에 위치한 40 mm 두께의 Yttrium 기반의 garnet 섬광체 검출기는 저에너지를 검출하고, 하부에 위치한 40 mm 두께의 GOS(gadolinium oxysulphide) 섬광체 검출기는 고에너지를 검출한다. 즉, 하나의 소스에서 나온 X선을 검출기에서 2개의 신호로 분리해서 받아들여 고에너지와 저에너지 신호를 동시에 획득한다. 이론적으로 이러한 방식은 두 신호 사의의 영상획득의 시간차를 없앨 수 있다.

Brilliance iCT와 IQon spectral CT의 경우 한번의 120 kVp 스캔으로 스펙트럴 영상을 구현해 낼 수 있으며, 특히 Spectral CT 7500의 경우 100 kVp(100, 120, 140 kVp 사용 가능)의 저선량 스펙트럴 영상화가 가능하다.

스펙트럴 영상화는 환자피폭의 증가없이 해부학적 정보뿐 아니라 인체 내부물질의 성분을 구별해 컬러로 보여준다(컬러 계수화 및 스펙트럴 해상능). 또한 spectral magic glass 기능은 PACS에서 후향적 스펙트럴 분석이 가능하여 CT진단 영역을 한차원 넓힌다. Spectral imaging의 대표적인 적용은 virtual non contrast(VNC) 영상, 단일에너지 영상, 유효원자번호(effective Z) 영상 등이며 spectral imaging의 더욱 자세한 적용은 12장에 언급되는 Dual energy CT를 참조하기 바란다.

6 캐논 메디컬의 640MSCT

1) 하드웨어적 특성

테이블의 이동없이 X선관 일회전에 장기의 완전한 영상을 얻을 수 있는 볼륨영상 획득을 위해서는 고식적 CT의 장점을 취하면서 넓은 범위의 스캔(wide scan coverage)을 구현하여야 한다. X선관의 일회전 스캔으로 심장 전체를 포함시키기 위해서는 최소 140mm 이상의 스캔 범위를 갖는 시스템이 요구된다. 이를 위해 캐논 메디컬은 Aquilion 방식의 핵심기술을 근간으로 시험적인(prototype) 256MDCT를 거쳐 Aquilion Premium(320MDCT)을 개발하였다. 이에 Z-sharp 기술을 채택하여 640개 영상을 얻어내는 Aquilion One(2007년 출시), Aquilion One Vision(2013년), Aquilion One pureVision(2014년), Aquilion One Genesis(2017년), Aquilion One Prism(2020년) 모델을 상용화하였다.

Aquilion One Genesis와 Aquilion One Prism은 78cm의 갠트리 구경을 가지며, 16cm(0.5mm × 320 row의 조합)의 scan range을 가지며, Z-sharp 기술을 이용하여 X선관 일회전에 최대 640개 슬라이스를 획득한다. 고주파수 generator의 최대출력은 100kW이며, 최대 관전압은 135kVp이며 최대 관전류는 900mA이다.

MegaCool tube를 채택하였으며 X선관의 최소 회전시간은 0.275초(초기의 Aquilion One: 0.35초)이며 0.5mm의 얇은 슬라이스 두께의 스캔은 동등해상능을 제공한다. 15°의 cone angle을 가지며 0.9mm × 0.8mm 크기의 소초점과 1.6mm × 1.5mm의 대초점을 가진다. 양극의 열축적용량은 7.5MHU이다.

Aquilion One 시리즈에 장착된 PureVision 검출기는 검출소자 폭이 0.5mm이며, 하나의 detector row는 896개의 검출소자로 구성되므로 총 286,720개(896ea × 320row)의 검출소자로 이루어진다. 섬광체 재질의 빠른 감쇠시간(decay time)과 저잔광 특성은 역동적인 심장영상 구현에 충분하며 우수한 stopping power와 높은 빛출력 성능은 우수한 선량효율성(검출효율)을 갖게 한다. 또한 소형화되고 집적화된 회로의 DAS는 노이즈를 25% 이상 감소시킨다.

그리고 PureVision optics로 명명되는 영상화 시스템은 저에너지 광자의 필터링을 통해 더욱 균질한 X선 스펙트럼을 얻어낸다. 특히, SilverBeam filter는 저에너지 광자의 제거 기능이 우수하여 기존의 bam shaping filter(wedge filter)에 비해 더욱 저선량의 고품질 영상을 제공하며 폐암 스크리닝에 적정화된 스펙트럼을 제공한다. 더불어 X선 전달과정에서의 선량감소를 줄이기 위해 raw data 영역의 모델링에 기초한 산란선 교정을 시행한다. 이는 주선속 광자가 전달과정에서 흡수되는 현상을 최소화하여 결과적으로 검출기에 도달하는 선량을 증가시키는 효과를 준다(기존 MDCT에서는 검출기에 도달하기 전에 하드웨어적인 산란선 제거용 그리드에 의해 많은 양의 주선속 광자들이 흡수되어 SNR이 저하되며 이를 보상하기 위해선 노출의 증가가 필요하다). 그리고 active collimator는 helical scan 전과 후의 overradiation을 제거하는 기능을 한다.

주컴퓨터 시스템으로는 제논 CPU와 32GB RAM의 메모리, 3.3TB 용량의 하드디스크 (image & raw data 저장)가 장착되어 있으며 그 외 CD와 DVD-RW 타입의 보조저장장치와 19인치 LCD 모니터가 구비되어 있다.

2) 소프트웨어적 특성

Aquilion One Genesis와 Aquilion One Prism 모델은 80영상/초의 영상 재구성 속도를 갖는다. 기존의 3-D 필터보정역투영법을 보완한 ConeXact 재구성 알고리즘은 16cm의 scan coverage를 갖는 wide cone beam CT(Aquilion One 시리즈: 15° cone angle)에서 발생되는 cone beam artifact와 Z-축 방향의 CT number 불균일성을 극복하기 위해 개발된 알고리즘이다. 그리고 업그레이드 버전인 Volume ConeXact과 Volume ConeXact plus 재구성법은 GE사의 VHD 재구성법(volume high definition reconstruction)과 유사한 균일도 교정이 포함된 high quality mode의 재구성 기법이다.

Aquilion에는 raw data 영역과 image data 영역에서의 통계적 반복재구성법인 AIDR 3D Enhanced (adaptive iterative dose reduction 3D enhanced)가 장착된다. 특히, Aquilion 후기 모델에는 FIRST (forward projected model-based iterative reconstruction solution)가 장착되어 있다. 이는 forward projection이 추가된 모델기반의 통계적 반복재구성법이다.

그리고 Aquilion One Prism 모델에서는 AiCE(advanced intelligent clear-IQ engine; 2019년 발표) 또는 PIQE(precise IQ engine; 2021년 발표)에 의한 인공지능 기반의 딥러닝 영상 재구성법(deep learning image reconstruction; DLIR; DLR)이 탑재되어 있다. 그 외 Sure Start(bolus tracking), Sure Exposure 3D(관전류 자동조절 소프트웨어), OEM(organ effective modulation; 방사선에 예민한 표면조직의 피폭감소를 위한 자동 장기기준 선량제어 소프트웨어(automated organ based current modulation), Multiview(영상 reformation 소프트웨어) 등의 소프트웨어가 장착된다.

또한 사용자의 편의성 증가를 위해 raw data를 이용한 reformation 기능(Auto MPR), quick review 소프트웨어(Insta view), Sure Position 등이 포함된다.

3) 영상품질 특성

Aquilion One Prism의 공간분해능은 0.17 mm이며, 최대 1.5 pitch의 helical 스캔이 가능하다. Aquilion One Vision 또는 Aquilion One Genesis 모델의 경우 14.5 lp/cm at 2% MTF, 8.0 lp/cm at 50% MTF의 공간분해능을 갖는다. 그리고 대조도분해능은 6.5 mGy의 $CTDI_{vol}$에서 3mm@0.3%, 16 mGy의 $CTDI_{vol}$에서 2 mm@0.3% 수준을 갖는다.

4) Cardiac 및 dual energy, functional imaging

(1) Cardiac CT

Cardiac CT의 경우 ECG dose modulation 외에 SureCardio prospective(전향적 ECG triggered sequences)과 SureCardio scan(후향적 ECG gated helical scans), percentage triggering 또는 inverse triggering 기능이 장착되어 있으며, 자동적으로 적정 phase(이완기 후기, 수축기 후기)를 감지하는 PhaseXact이 사용 가능하다. 이를 통해 약 2 mSv의 저선량 단일 노출로 심혈관 영상화나 저선량 역동적 영상화를 통해 상세한 혈류량 정보의 구현이 가능하다.

(2) Spectral CT(DECT)

Aquilion One Prism은 고속의 kVp 스위칭을 이용한 이중에너지 스캔을 시행하며, 인공지능 기반의 딥러닝 스펙트럴 재구성을 통해 영상을 재구성한다(딥러닝 스펙트럴 영상화).

(3) 기능적 영상화(functional imaging)

단일 에너지를 사용하며 raw data에 기초한 SEMAR(single energy metal artifact reduction) 외에 기능적 영상화(4-D functional imaging)가 가능하다. 이에는 심장의 순환주기에 따라 뇌동맥류가 변화하는 모습을 3차원 영상을 통해 얻어냄으로써 뇌동맥류의 파열 여부 등을 파악하는 뇌동맥 형태 분석, 호흡 주기에 따른 기도 및 기관지의 동적인 움직임, 관절의 움직임 범위 및 각도 파악 등이 해당된다.

CHAPTER

07

Dual source CT와 photon-counting detector CT

CHAPTER 07 Dual source CT와 photon-counting detector CT

1 Dual source CT

이중소스 CT(dual source CT; DSCT)는 지멘스의 Somatom Definition 시리즈와 Somatom Drive 시리즈로 대표된다.

1) Somatom Definition Flash(256 slice CT)

Somatom Definition 시리즈는 1세대 DSCT로 명명되는 Somatom Definition(2005년 출시)과 2세대 DSCT라고 명명되는 Somatom Definition Flash로 구분된다. 그림 7-1은 Definition과 Definition Flash의 검출기 구조를 비교한 것이다.

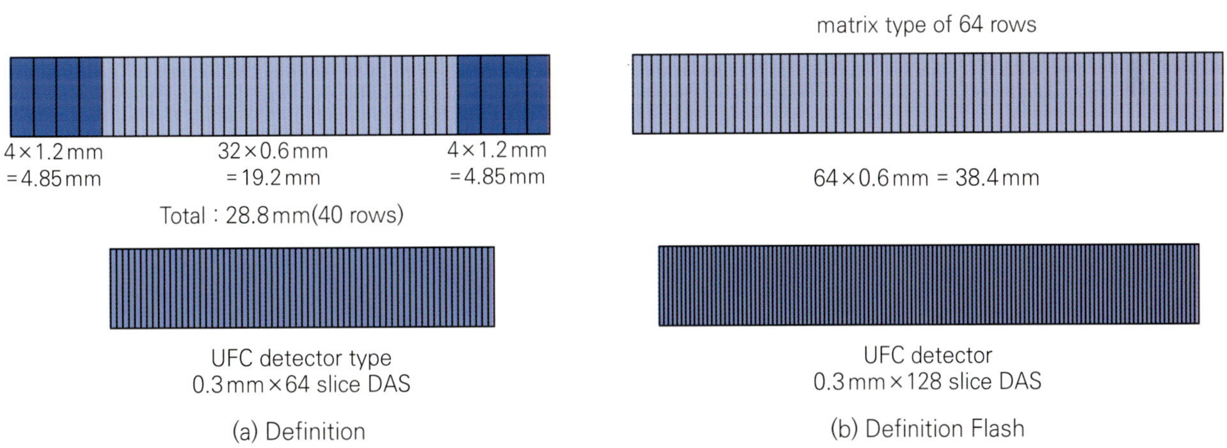

그림 7-1 Somatom Definition과 Definition Flash의 검출기 구조

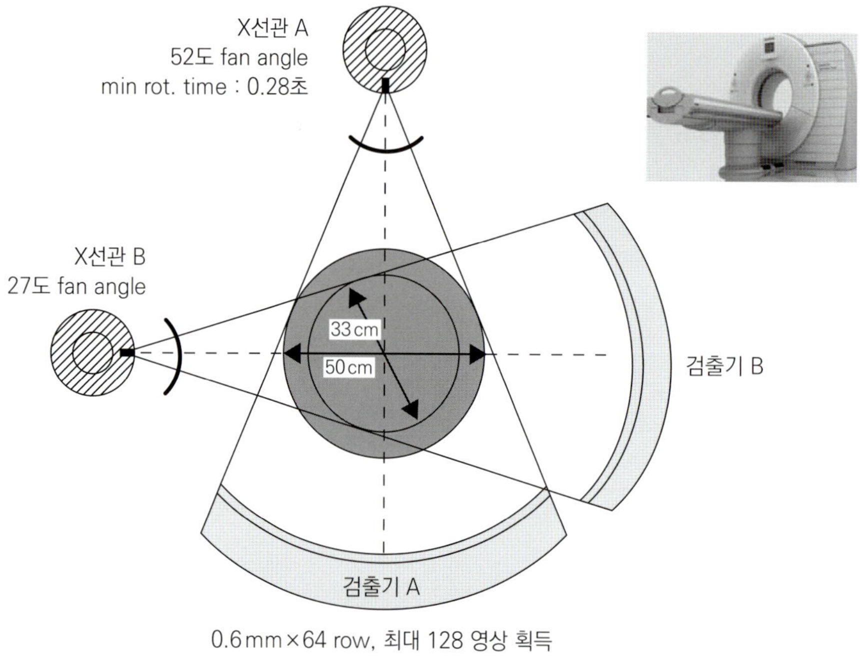

그림 7-2 지멘스 Somatom definition flash의 갠트리 내부 구조

(1) Definition Flash의 기술적 특성

그림 7-2는 Definition Flash의 갠트리 내부 구조이다. 갠트리의 회전하중은 1.6톤이며, 갠트리 내부에는 약 90° 간격을 갖는 2개의 영상획득 시스템(2개의 Straton tube와 2개의 Stellar detector)이 장착되어 있다.

X선관은 52°와 27°의 fan angle을 갖는 Straton tube가 0°와 94°로 위치되어 있으며, 0.28, 0.33, 0.5, 1초의 X선관 회전속도와 70, 80, 100, 120, 140kVp의 선택이 가능하다. Tube-1과 -2의 scan FOV는 각각 50cm와 33cm이며 최대 256 슬라이스(2 × 128)의 영상획득이 가능하다.

검출기는 총 77,824개의 검출소자(A검출기: 47,104개, B검출기: 30,720개)로 이루어져 있으며, 각 검출기는 4,608 views의 데이터 샘플링율을 가진다. 그리고 각 검출기는 0.6mm 폭의 64 rows로 구성되어 최대 38.4mm의 scan coverage를 가진다. 그리고 Z-sharp technology를 이용하여 한번의 노출에 0.6mm 두께의 128개(2 × 64ea) 영상을 동시에 획득할 수 있다.

DAS의 채널은 A검출기가 1,472개, B검출기가 960개이며, generator 출력은 200kW(2 × 100kW)이며 20cm의 scan range를 갖는다.

그리고 75ms의 시간분해능과 함께 TrueSignal technology 및 Edge technology를 통해 최소 0.5mm 슬라이스 두께를 가능케 하며, 이는 0.3mm의 종축분해능을 갖는 영상의 획득을 가능하게 한다(0.33×0.33×0.33mm³의 동등해상능). TrueSignal technology란 Stellar 검출기에서 검출소자의 전자부품 크기를 소형화하여 광다이오드에 통합시킨 기술을 일컫는 용어이다. 이로 인해 전자적 노이즈와 전자유도로 인한 혼선(cross-talk)이 감소된다.

기존의 검출기에서는 혼선에 의해 전자기적으로 야기되는 흐림이 발생한다. 만일 혼선이 없으면, 인접 검출기 채널 사이의 흐림은 발생하지 않으며 각 슬라이스 프로필은 더욱 정확해진다. Stellar 검출기는 이러한 혼선을 감소시켜 초점과 검출기의 모델을 정확히 만들어내며, 이는 0.5mm 슬라이스 두께의 임상적용을 가능케 한다. 이를 Edge technology(그림 7-3)라고 일컫으며, 이는 석회화된 플라크와 스텐트 재협착의 정확한 분석과 높은 디테일의 영상 관찰을 가능케 한다.

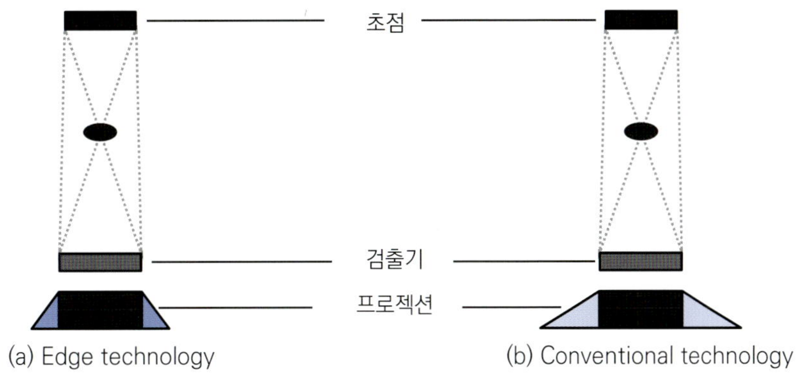

그림 7-3 Stellar detector의 Edge technology

또한 영상의 질적 향상을 위해 metal artifact reduction을 위한 iMAR(iterative metal artifact reduction)과 기존의 통계적 반복재구성법인 SAFIRE의 성능을 향상시킨 ADMIRE(advanced modeled iterative reconstruction)를 채택하고 있다.

(2) Definition Flash의 장점

Definition flash는 일반적인 CT검사 외에 dual source의 사용으로 인한 시간분해능의 향상은 심장 CT, 이중에너지 CT, 소아 CT에 강점을 갖게 한다.

심장 CT의 경우 dual source를 적용하고 큰 helical pitch를 적용하는 flash spiral scan mode(routine 검사에서 최대 3.2 pitch, 심장 CT에서 3.4 pitch 사용)의 경우 초당 458mm의 스캔 속도를 갖는다. 그림 7-4는 Definition Flash에서 얻은 섬유성 연축(fibrillation) 환자를 대상으로 high pitch(3.4 pitch)를 적용한 나선형 스캔의 cardiac CT영상이다.

그리고 단일 세그먼트(single segment) 재구성법을 적용하면 83msec(갠트리 회전속도/4 = 330/4 = 82.5 msec)의 시간분해능을, 멀티 세그먼트(dual segment) 재구성법을 적용하면 평균 60 msec(최저 42 msec)의 시간분해능이 가능하다.

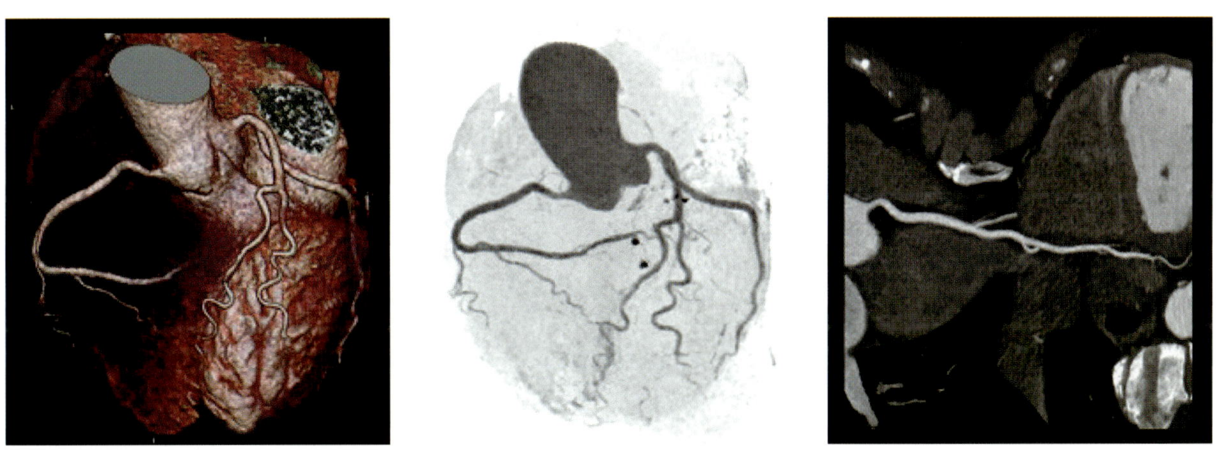

그림 7-4 High pitch(3.4 pitch)의 나선형 스캔을 적용한 cardiac CT영상(지멘스 Definition Flash)

(Heart rate independent, collimation: 128×0.6, rot. time: 0.28초, 스캔 시간: 0.27초, 스캔 길이: 120mm, 100kV, 320mAs/rot, temporal resolution: 75msec, 공간분해능: 0.33mm)

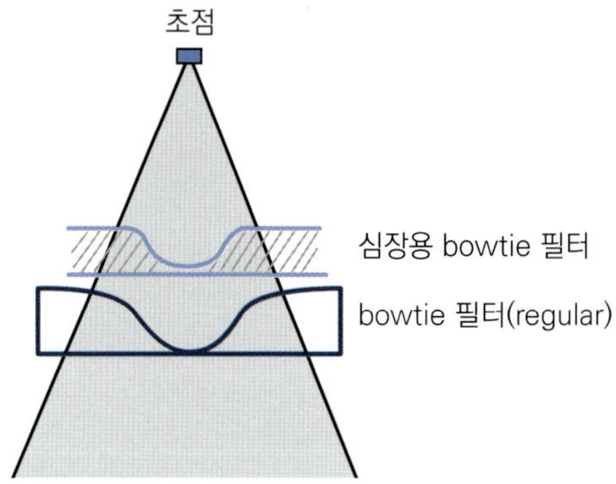

그림 7-5 지멘스의 부가적 심장용 bowtie filter

기존 bowtie filter(regular bowtie filter)와 새롭게 적용된 심장용 bowtie filter(cardiac beam shaping filter; 그림 7-5)의 복합적인 사용은 심장 CT의 선량을 감소시킨다. 그리고 심박동수가 높아지면 테이블 이동속도와 helical pitch를 자동적으로 증가시켜 스캔이 빨라지게 하는 pitch 순응 소프트웨어는 환자선량을 감소시킨다.

이중에너지 스캔 시 selective photon shield는 고관전압 소스에서의 사전 필터링을 통해 저에너지와 고에너지 X선 스펙트럼 분리를 최대화시켜 불필요한 노출을 예방한다.

그림 7-6에서 selective photon shield를 적용하지 않은 기존의 이중에너지 스캔의 경우 스펙트럼의 중복과 에너지 분리의 한계는 선량효율을 제한한다. 하지만 selective photon shield의 적용은 스펙트럼의 중복을 감소시키고 80%의 에너지 분리로 선량효율을 좋게 만든다. 그리고 빠른 스캔 속도와 함께 Fast Care 소프트웨어는 소아 CT의 시행을 쉽게 하고 소아에게 친근감을 주며, 척추나 신경계 CT에서 유용한 Fast 3D align 소프트웨어는 FOV의 설정을 자동적으로 해준다.

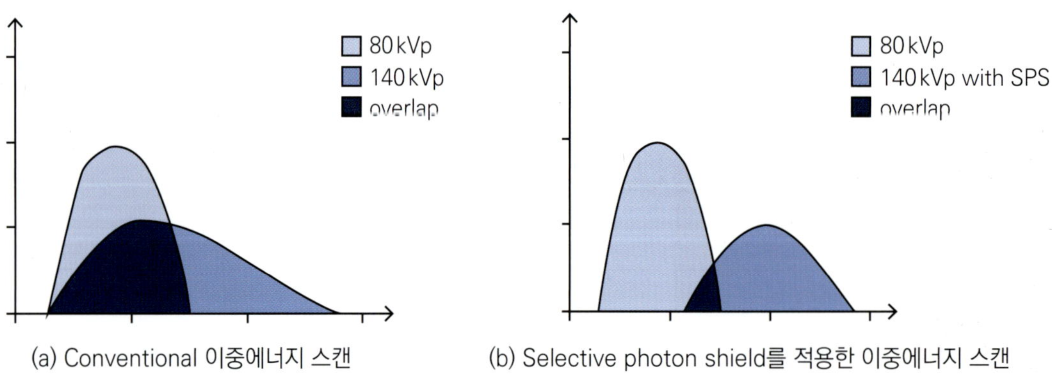

그림 7-6 Selective photon shield를 적용한 이중에너지 스캔의 분리된 스펙트럼

2) Somatom Drive(256 slice CT)

지멘스 Somatom Drive는 2.5세대 dual source CT라고 명명되며, X선관 일회전에 획득 가능한 최대 슬라이스 수는 256개(128 ea × 2 tube)이다. Stellar detector와 함께 장착된 Straton Sigma tube는 0.7 × 0.7 mm와 0.9 × 1.1 mm의 초점 크기를 가지며, 최소 회전시간은 0.28초이다. 관전압은 70-140 kVp의 범위를 가지며, 최대 관전류는 1,600 mA(800 × 2 ea)이다. 그리고 양극의 열축적용량은 50 MHU이며, 최대 출력은 200 kW(100 kW × 2ea), 최대 pitch는 3.4 pitch(1.7 × 2ea)이다.

Main computer는 Syngo AWP, CPU는 Quad 2.6 GHz, 메모리는 8 GB RAM이 장착되며, 하드디스크의 용량은 (2 × 136 GB) + 3.8 TB이다. AD 데이터 획득시스템은 128채널 DAS × 2 ea로 구성되며, 초당 50개의 영상 재구성 속도를 갖는다.

그림 7-7은 폐렴 진단을 위해 Somatom Drive 모델에서 Superfast 스캔모드와 70 kVp, Care Child 소프트웨어를 적용한 상태에서 시행된 2세 소아의 저선량 흉부 CT영상이다. Free breathing, 비진정 상태에서의 스캔으로 인해 스캔 도중 환자 움직임이 발생됨을 알 수 있다.

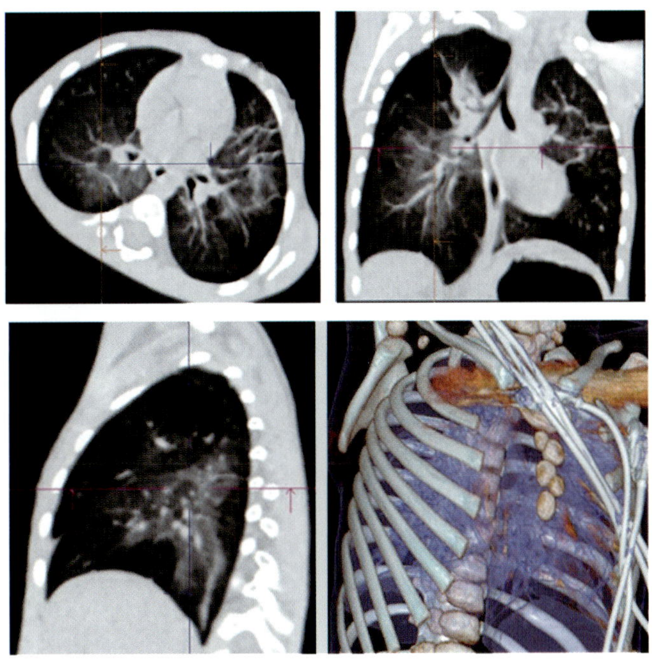

그림 7-7 **Superfast 스캔 모드와 70 kVp, Care Child 소프트웨어를 적용한 2세 소아의 저선량 흉부CT (지멘스 Somatom Drive)**

2 Photon-counting detector CT(PCD-CT)

1) Photon-counting detector CT의 개요

2021년 북미방사선의학회 학술대회(RSNA meeting)에서 Naeotom Alpha라고 불리는 지멘스의 photon-counting CT가 최초로 소개되었다. Photon-counting CT는 현재 MDCT에 사용되는 solid-state 섬광체 검출기(검출된 X선을 섬광체에서 빛으로 변환시킨 후 전기신호로 변환시켜 디지털 신호를 얻는 간접변환 방식)와 근본적으로 다른 방식의 검출기(섬광체가 없는 직접변환 방식)를 사용한다.

(1) 기존의 solid-state 섬광체 검출기

기존 MDCT의 검출기는 흡수된 X선이 섬광체에서 빛신호로 변환된 후 광다이오드(photodiode)에 의해 전기신호(아날로그 신호)로 변환되는 2단계의 과정을 거치며, 그 후 DAS에서 전기신호는 AD변환기를 통해 디지털 신호로 출력된다.

광다이오드에 의해 변환된 비교적 낮은 레벨의 아날로그 신호는 전자적 노이즈에 민감하며 선량을 증가시키는 요소로 작용한다. 그리고 solid-state 섬광체 검출기의 경우 공간분해능을 현재 수준보다 유의하게 향상시키는 것은 쉽지 않다. 또한 수천의 X선 광자로부터 빛신호로의 변환과정은 입력신호의 스펙트럴 정보에 손실을 발생시킨다.

(2) Photon-counting 검출기

Photon-counting CT는 single 광자를 분리함으로써 에너지 레벨의 평가를 가능하게 하며, detector 물질인 텔루르화카드뮴 결정체(cadmium telluride crystals; CdTe)를 이용하여 X선 광자가 전류로 직접 변환되어 영상화되므로 높은 선량효율을 갖는다. 즉, 섬광체가 없는 반도체 검출기에 X선이 조사되면 전하구름(charge cloud)이 발생되는 현상을 이용하여 영상화가 이루어진다.

Photon-counting CT는 영상화 체인과 검출기에서 발생되는 전자적 노이즈를 최소화하며(50%의 선량감소 효과), 고유의 스펙트럴 정보를 가진 CT데이터를 제공함으로써 저선량으로 고공간분해능 영상을 제공한다.

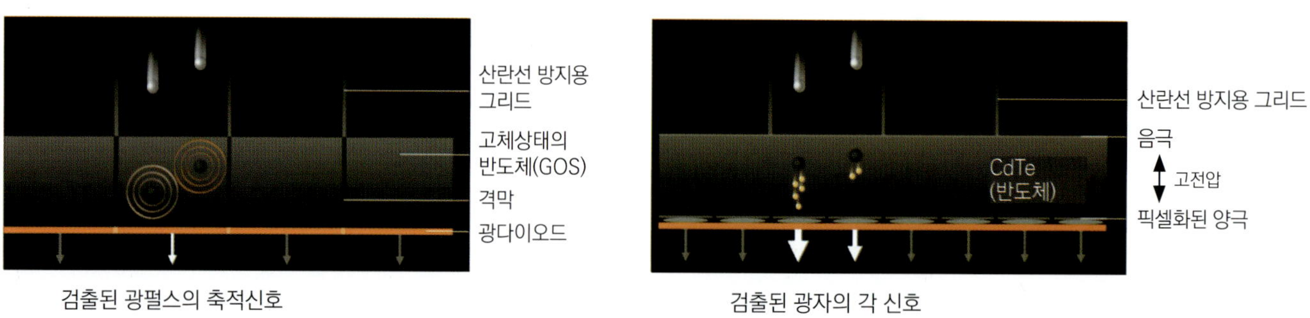

(a) Conventional solid-state 섬광체 검출기 (b) Photon-counting detector

그림 7-8 Solid-state 섬광체 검출기와 photon-counting detector의 구조 비교

2) Photon-counting detector CT의 기술적 특징

지멘스의 Naeotom Alpha photon-counting CT의 하드웨어적 특징으로는 2개의 Vectron X선관과 2개의 QuantaMax photon-counting detectors를 장착하며, 57.6mm(144 × 0.4mm)의 scan coverage를 갖는다. 하지만 ultra-high resolution(UHR)을 채택할 경우 scan coverage는 24mm(120 × 0.2mm)로 축소된다.

Naeotom Alpha는 250ms의 회전속도와 66ms의 시간분해능을 갖는 dual-source CT이며 최대 288 슬라이스(144개 × 2)의 영상을 획득할 수 있다. 그리고 generator의 최대출력은 각각 120kW이며, 1,300mA의 최대 관전류와 90, 120, 140kVp(Sn100, Sn140Kv)의 관전압 설정이 가능하다. 그리고 시간분해능은 66ms이며, UHR mode에서는 0.11mm의 공간분해능(axial 해상능)을 갖는다.

초기의 photon-counting CT의 임상적 적용은 관상동맥 석회화를 비롯한 심장CT에 주로 집중될 것으로 보인다. 하지만 칼슘으로 인한 아티팩트의 발생없이 혈관 내강을 관찰하는 가상의 non-calcium 영상획득이 가능하다. 또한 어떠한 심박동수를 가진 환자의 스캔도 지원되며 고해상능과 양질의 스펙트럴 CT영상의 획득이 가능하다. 그리고 업무편이를 위한 원격조종과 모니터링이 가능하며, Syngo Carbon enterprise 영상화 플랫폼, 인공지능 기반의 업무 소프트웨어인 MyExam Companion(검사 및 진단과정을 사용자에게 안내하여 환자와 검사간 소통을 자연스럽고 쉽게 하는 소프트웨어), GO technologies(테블렛이나 워크스테이션을 통해 환자 설정, 영상분배 및 저장, 판독의 모든 검사과정을 표준화하고 단순화하는 기술), AI Rad Companion 소프트웨어(정상과 비정상을 감별하고 계수화하는 자동화된 영상후처리 알고리즘으로 빠르고 정확한 진단을 위해 판독내용을 텍스트에 저장한 소프트웨어)를 장착하고 있다.

3) Photon-counting detector CT의 임상적용

그림 7-9의 (b)는 표준 프로토콜을 적용하여 스캔된 0.4mm 슬라이스 두께와 0.24mm의 공간분해능(axial 분해능)을 갖는 흉부 CT영상이다. 우수한 선량효율은 미세구조를 평가할 수 있는 높은 디테일의 영상을 제공하며, 전자적 노이즈의 최소화로 향상된 SNR은 선량감소와 저선량 프로토콜의 적용을 가능하게 한다. 흉부 스크리닝 CT스캔에서도 후향적 스펙트럴 평가를 통한 부수적인 판독이 가능하다. (c)는 cardiac CT영상의 예이다. 기존 cardiac CT에서의 고해상능 영상의 한계는 0.6mm 슬라이스 두께이다. 하지만 Naeotom Alpha에서는 선량효율의 향상과 더불어 66ms의 시간분해능과 슬라이스 두께가 0.4mm로 줄어든다. 이는 좁은 관상동맥 디테일의 관찰과 플라크 평가에 많은 도움이 된다.

그리고 (d)는 장치에서 자동으로 생성하는 스펙트럴 CT의 단색에너지 영상이다. Liver 위주의 영화같이 렌더링된 영상이며 과관류의 악성 병변이 관찰된다. Naeotom Alpha는 모든 스캔에서 단색에너지 영상을 제공한다. 우수한 시간분해능과 공간분해능이 결합된 스펙트럴 영상과 양질의 단색에너지 영상은 진단에 많은 도움을 준다.

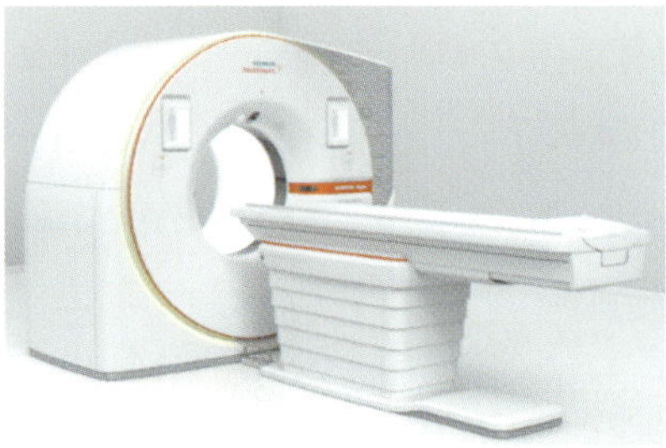

(a) 외관

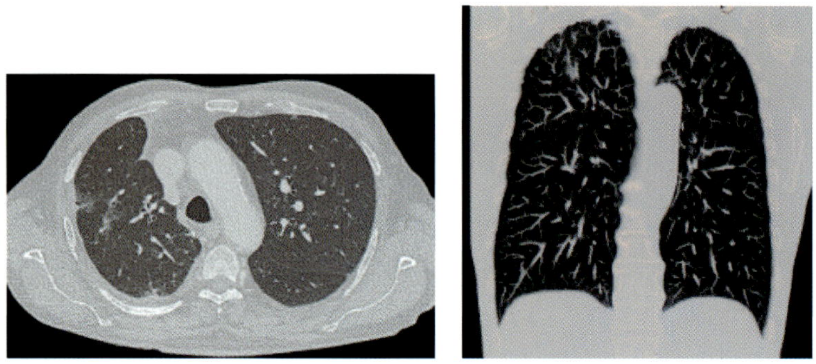

(b) 저선량의 고해상능 폐CT

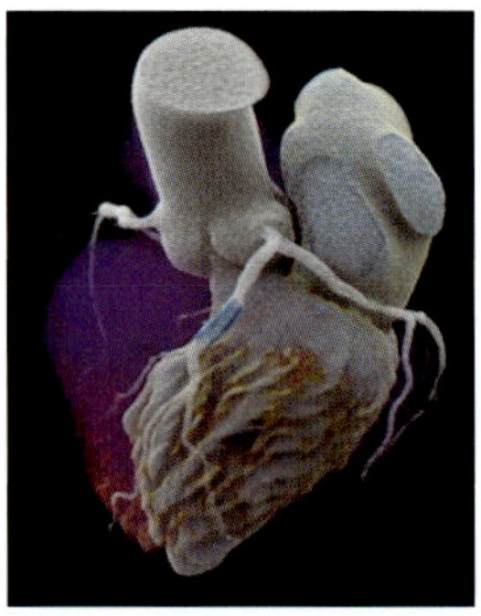

(c) Cardiac CT영상

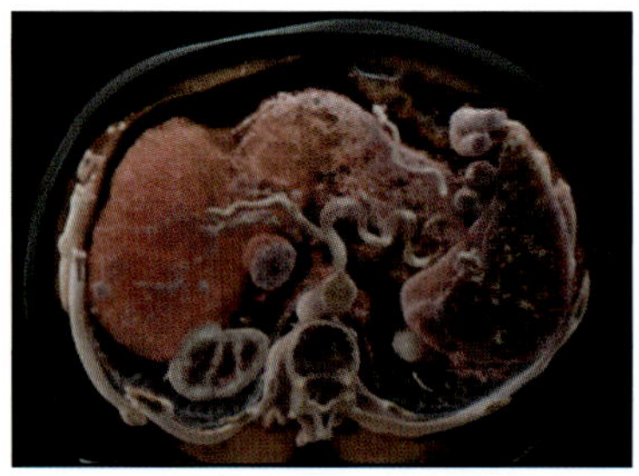

(d) 단색에너지 영상

그림 7-9 지멘스의 photon-counting CT영상들((b)와 (d): Erasmus Medical Center, Rotterdam, The Netherlands, (c): Centre Cardio-Thoracique, Monaco, MC)

CHAPTER 08

CT의 영상품질과 성능관리

CHAPTER 08 CT의 영상품질과 성능관리

1 영상품질의 개념

영상품질(image quality)이란 인체의 미세구조를 명료하고 정확한 영상으로 시각화하는 정도를 나타내는 지표이다. Robb RA와 Morin RL WB(Saunders, 1991)은 CT영상의 품질을 노이즈의 측면에서 다음의 관계식으로 나타내었다.

$$\sigma^2(\mu) = \frac{k \cdot T}{t \cdot d^3 \cdot R}$$

여기서 μ는 노이즈에 따른 변화율이며, k는 표면선량을 흡수선량으로 전환할 때의 상수, T는 투과율(transmissivity; 감쇄율의 반대개념으로서 조직의 구성성분에 따라 다름)이다. 그리고 t는 슬라이스 두께, d는 픽셀 크기이며, R은 선량을 의미한다.

MDCT의 영상품질을 좌우하는 중요한 요소로는 공간분해능(spatial resolution), 대조도분해능(contrast resolution), 노이즈, 선량, 아티팩트 등이 있으며(그림 8-1), 실제 CT검사에서 환자의 투과율은 거의 일정하므로 슬라이스 두께 등의 스캔 파라메터를 고정시켰을 경우 영상품질을 향상시키기 위해서는 선량을 증가시키거나 픽셀의 크기를 작게 하는(공간분해능 향상) 방법을 사용한다.

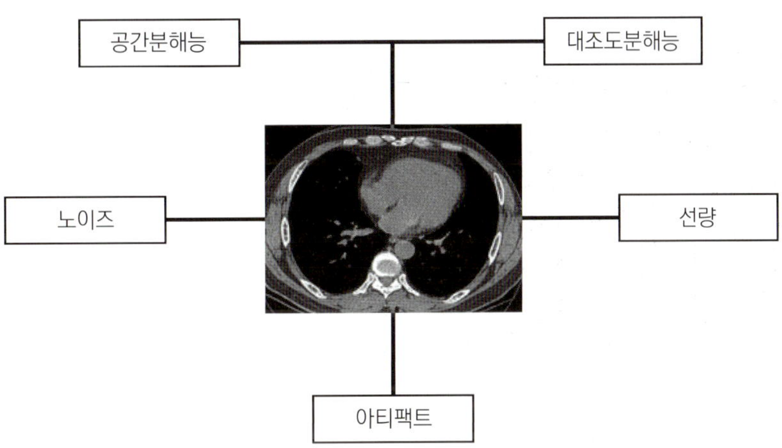

그림 8-1 CT영상의 품질을 결정하는 중요 변수

2 영상품질의 측정

이 절에서는 MDCT의 공간해상능 및 선명도(definition) 측정에 이용되는 MTF에 대해 자세히 서술한다. 그리고 SNR과 CNR, 노이즈의 정량적 측정법인 noise power spectrum(NPS), 디지털 검출기의 고대조도와 노이즈 성능을 표현하는 detective quantum efficiency(DQE)에 대해 설명한다.

1) PSF(point spread function; 점확산함수)

PSF는 철사줄과 같은 피사체를 단면으로 영상화 할 경우 영상에서 실제의 점으로 재현하는 능력을 의미한다. 많은 장치에서는 점 피사체를 영상화 하는 경우 흐림(blurring)의 발생으로 인해 점이 아닌 원으로 영상화 되어 슬라이스 폭(반치폭; FWHM)이 커지는 결과를 초래한다. 이는 초점, 피사체, 복셀이 점이 아닌 일정한 크기를 가지며, 피사체와 검출기가 떨어져 있고 피사체와 초점 사이의 거리가 무한히 떨어져 있지 않기 때문이다. 점으로 재현시키지 못하는 경우 불선예도로서 나타나며 이는 결국 영상의 공간분해능에 나쁜 영향을 주게 된다.

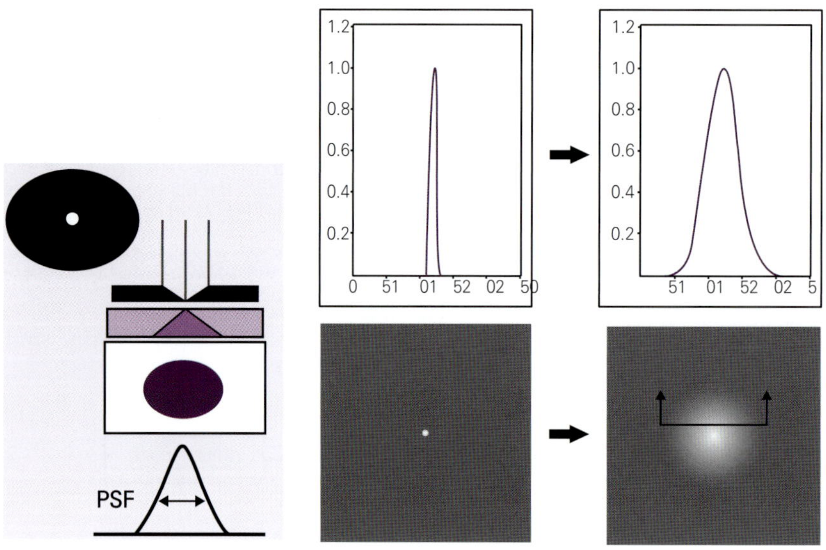

그림 8-2 점확산한수(PSF)의 원리 및 슬라이스 폭(FWHM)

2) LSF(line spread function; 선확산함수)

LSF는 하나의 선 또는 선 형태의 틈이 있는 피사체를 영상화 하는 경우 영상에서 하나의 선이나 틈으로 재현시킬 수 있는 능력을 의미한다. 피사체의 영상화 시 흐림이 동반된 선 피사체 영상(line object image)으로 나타나며 영상의 폭(image width)이 피사체의 폭보다 넓게 나타난다.

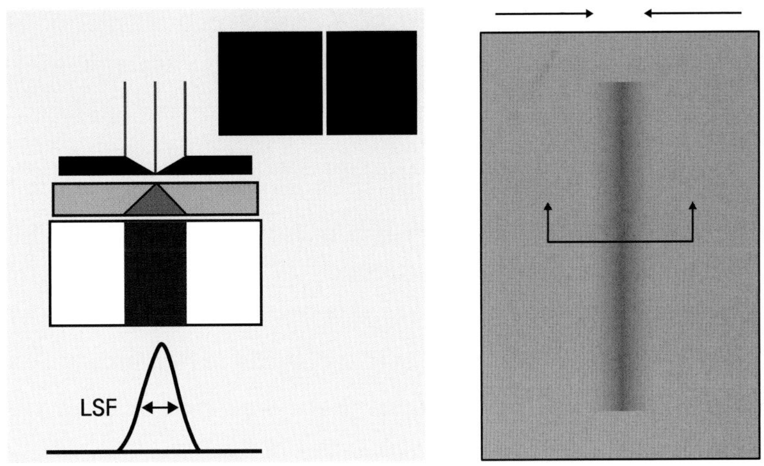

그림 8-3 선확산함수(LSF)의 원리 및 슬라이스 폭

3) CTF(contrast transfer function; 대조도 응답함수)

CTF는 contrast response function이라고도 하며 영상화 시스템의 대조도 응답을 공간주파수의 함수로서 측정하는 방법이다. 단위 길이당 슬릿(slit) 수의 함수를 그래프로 나타내어 CTF를 구한다. 단위 길이당 슬릿 수가 많으면 영상 대조도가 향상된 것으로 해석된다.

그림 8-4(a)의 우측과 같이 바(bars)와 공간이 좁으면(고주파수) 희고 검은 부위 사이의 대조도가 감소되어 바와 공간이 흐려져 보인다. 이는 저대조도를 의미한다.

그림 8-4(b)는 2개의 CTF 곡선을 비교한 것이다. Medium blur 곡선의 경우 한계해상능(limiting resolution)은 6.7 lp/cm이다. 여기서 관찰 가능한 최소 피사체의 크기를 구해 보자. 6.7 lp/cm는 cm당 13.4개의 선(line)이 존재한다는 의미이므로 mm당 1.34개의 선이 존재하는 것이다. 그러므로 하나의 선의 두께는 1/1.34로써 구할 수 있으므로 0.7 mm가 된다. 반면에 High blue 곡선의 한계해상능은 4.6 lp/cm이므로 관찰 가능한 최소 피사체의 크기는 1.1 mm(1/0.92 mm이므로)가 된다.

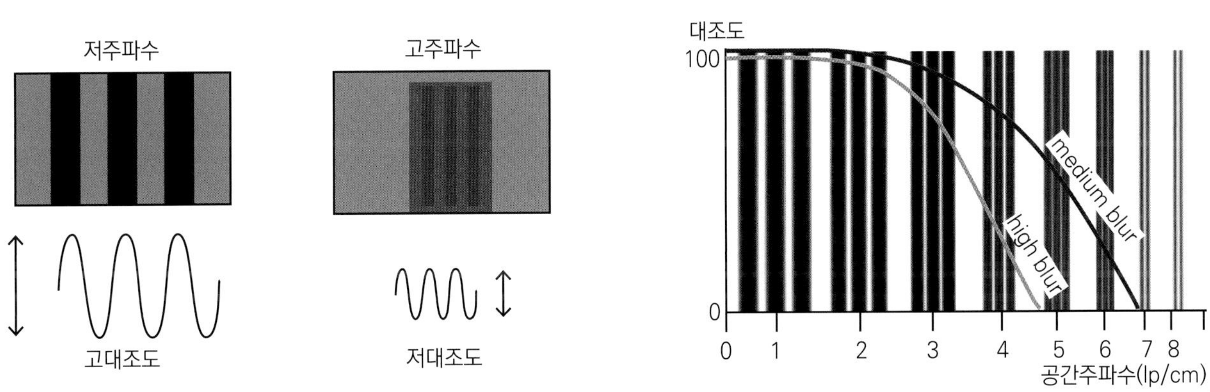

(a) CTF의 대조도 특성 (b) 2개의 CTF 곡선

그림 8-4 대조도 응답함수(CTF)

4) MTF(modulation transfer function; 변조전달함수)

(1) MTF의 개념

MTF는 영상의 형성 능력을 측정하는 것으로 어떤 피사체를 영상화할 때 주파수 정보가 영상으로 얼마나 잘 전달되는 가를 나타내는 것이다. MTF는 정현파(sine pulse)의 강도 분포를 갖는 입력 데이터와 출력 데이터 사이의 대조도(진폭)의 비를 공간주파수(spatial frequency) 함수로 표현하며, 기록 정보량/발생 정보량 또는 영상 대조도/피사체 대조도로도 정의된다. 그림 8-5는 MTF의 개념을 나타낸 것으로 각 물질의 주파수 성분에 따른 해상능을 측정하여 MTF를 얻을 수 있다. 그리고 그림 8-6에 나타낸 바와 같이 큰 피사체는 낮은 공간주파수를 갖는 반면, 작은 피사체는 높은 공간주파수를 갖는다. 또한 시각농도(optical density)를 통해 영상의 정확도(영상 충실도)를 알 수 있으며 그 정확도를 영상으로 다시 디스플레이 할 수도 있다. 1lp/cm의 공간주파수를 가질 경우 시각농도는 0.88이며, 2lp/cm의 공간주파수에서는 일 때는 0.59임을 알 수 있다. MTF는 공간분해능을 측정하는 계산적 방법이며, 이는 PSF 또는 LSF를 구한 후 푸리에 변환을 통해 얻어진다. 대부분의 MDCT의 경우 PSF을 구한 후 2차원적 푸리에 변환을 통해 MTF를 구한다.

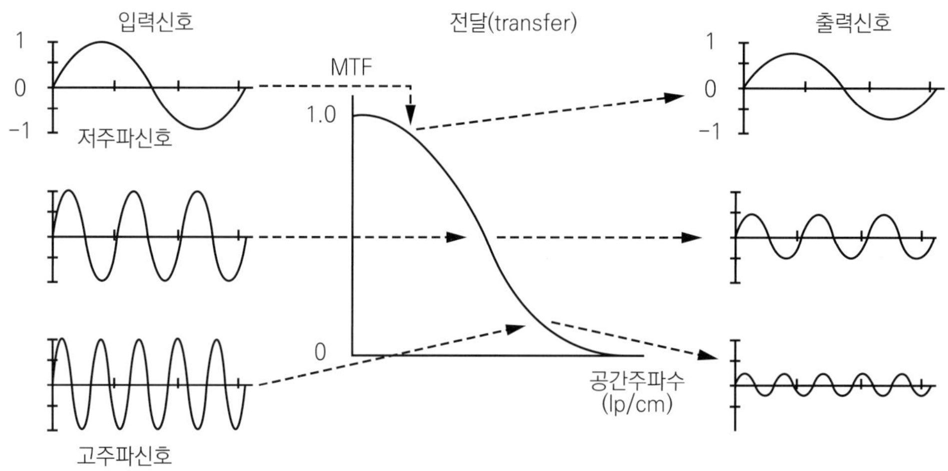

그림 8-5 MTF의 개념도

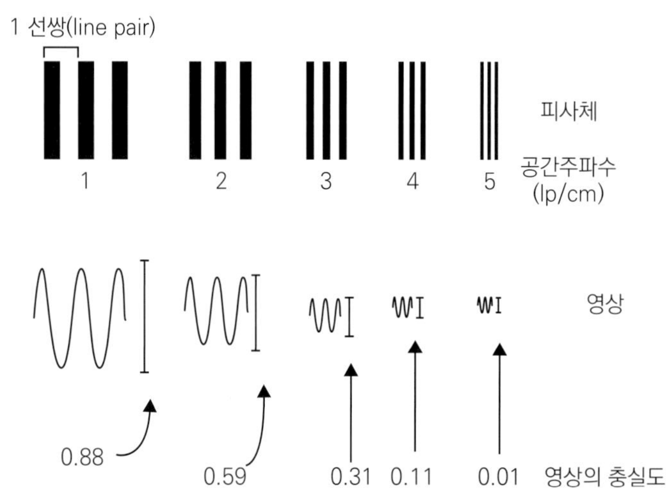

그림 8-6 선쌍으로 구성된 막대모양 피사체의 공간주파수와 영상 충실도

CT장치는 영상의 고주파수 부분(주로 경계부위)을 감약시키는 경향이 있으며 이로 인해 흐림(노이즈)이 발생된다. 그리고 픽셀의 크기가 작고 (한계)해상능이 클 경우 우수한 분해능 특성을 갖는다. 하지만 노이즈가 많을 경우엔 반드시 우수한 분해능을 제공하는 것은 아니다.

MTF는 0에서 1사이의 값을 갖는다. CT장치의 MTF가 1(100%)이라는 것은 피사체가 갖고 있는 모든 정보를 최종적인 영상으로 손실없이 나타내는 것을 의미한다. 즉, 해당 주파수에서 모든 대조도를 생성해낼 수 있다는 의미이다. 반면에 MTF 0는 영상으로 전혀 변환되지 않는 것을 의미하며, 해당 주파수에서는 대조도가 전혀 생성되지 않음을 의미한다. 그리고 MTF가 0.5(50%)인 경우는 해당 주파수에서는 대조도가 절반만 생성되는 것이다(그림 8-7). 그림 8-8은 SNR이 동일한 상태에서의 MTF 차이에 따른 영상의 가시능을 비교한 예이다.

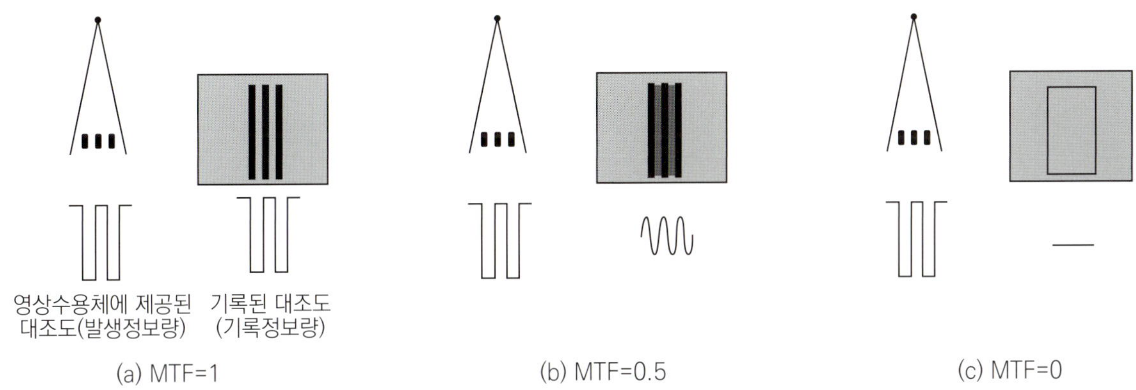

그림 8-7 MTF=1과 MTF=0의 의미

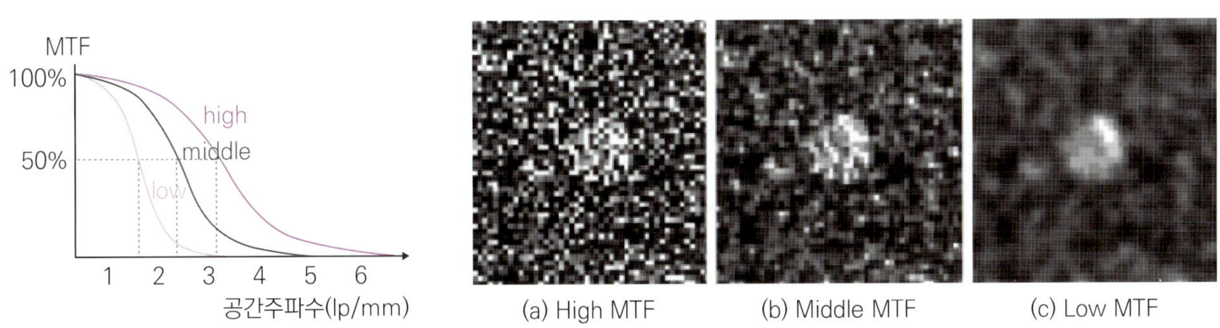

그림 8-8 MTF와 영상 가시능(SNR=1, window width/level:11/96)

(2) MTF와 CTF의 차이

그림 8-9는 CTF와 MTF를 비교한 것이다. CTF는 사각파(square-wave) 타입의 시스템 응답이며 MTF는 곡선형으로 나타난다. MTF = $(\pi/4) \times$ CTF로 계산되며 이는 $(3.14/4) \times$ CTF이므로 MTF = 0.785 CTF의 관계를 갖는다. 공간주파수(spatial frequency)가 커질수록 CTF와 MTF의 차이가 벌어짐을 알 수 있다.

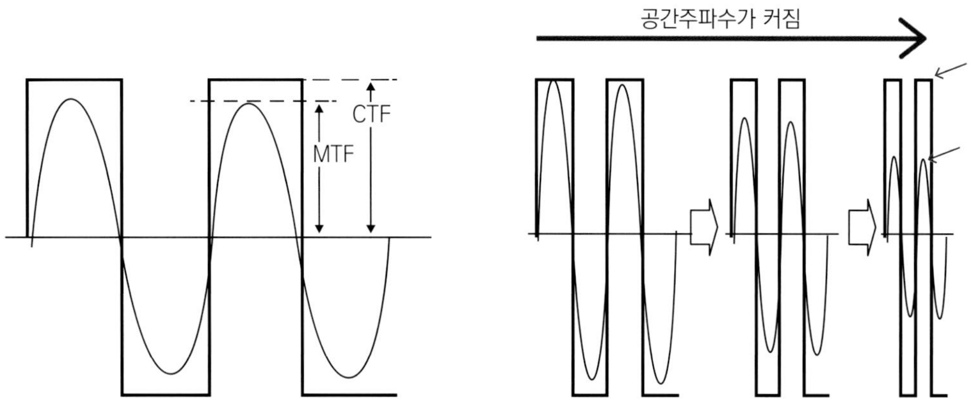

그림 8-9 CTF와 MTF의 비교

(3) CT에서의 MTF 측정

그림 8-10은 CT에서 MTF를 측정하는 방법을 개념적으로 나타낸 것이다. 직경이 0.05-0.2 mm 정도의 가는 철사줄(eccentrical wire)를 스캔하여 얻은 영상을 확대한 후 PSF를 통해 그래프를 얻은 후 푸리에 변환시켜 공간분해능을 측정한다. 대부분의 MDCT는 MTF 측정 소프트웨어를 장착하며, 이는 엔지니어 영역에서 측정이 가능하도록 설계되어 있다.

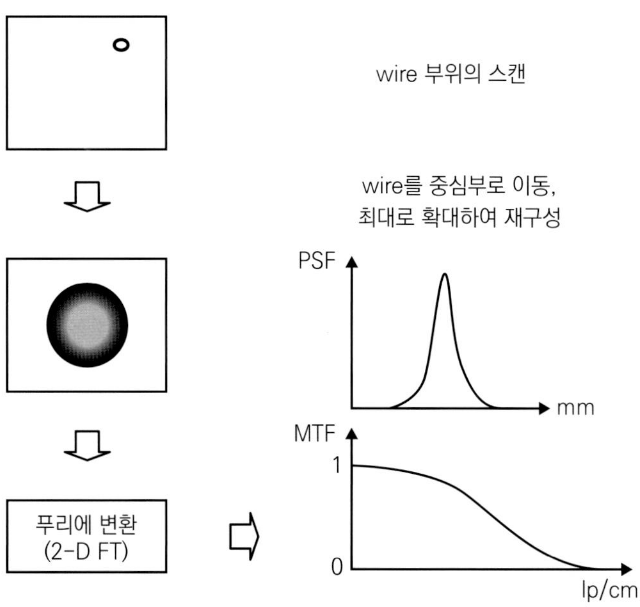

그림 8-10 CT에서의 MTF 측정

(4) MTF의 해석

MTF는 CT장치의 공간분해능을 나타내는 기본적인 방법으로서 매우 중요하다. 2대의 CT장치의 MTF를 비교한 그림 8-11에서 B장치는 0.2 MTF(20% MTF)에서 3.5lp/cm이며, A장치는 0.2 MTF에서 3.9lp/cm임을 알 수 있다. 즉, A장치가 B장치에 비해 공간분해능이 우수하다.

일반적으로 50% MTF값은 영상의 선예도를 나타낸다. 그리고 최대값의 2%이며 육안으로 판단할 수 있는 최저상태를 한계해상능(limiting spatial resolution; 2% MTF)이라 한다. 또한 이론적으로 2% MTF값은 주파수가 소멸되는(cut-off) 부분이므로 cut-off frequency라고도 불린다.

동일한 CT장치에서도 공간분해능은 재구성 알고리즘에 따라 차이가 난다. 필립스 MDCT를 예로 들면, standard 알고리즘의 경우 13lp/cm, high 알고리즘의 경우 16lp/cm, 그리고 가장 고해상능을 갖는 ultrahigh 알고리즘의 경우에는 24lp/cm의 공간분해능을 갖는다.

(예) 어떤 CT장치의 MTF가 10lp/cm이라면 이의 의미를 생각해보자.

이는 cm당 20개의 선(line)이 존재할 수 있다는 것이고, 이는 mm당 2개의 선이 존재하므로 하나의 선 두께는 0.5mm이다. 그러므로 0.5mm의 해상능(resolving power)을 갖는다고 해석된다.

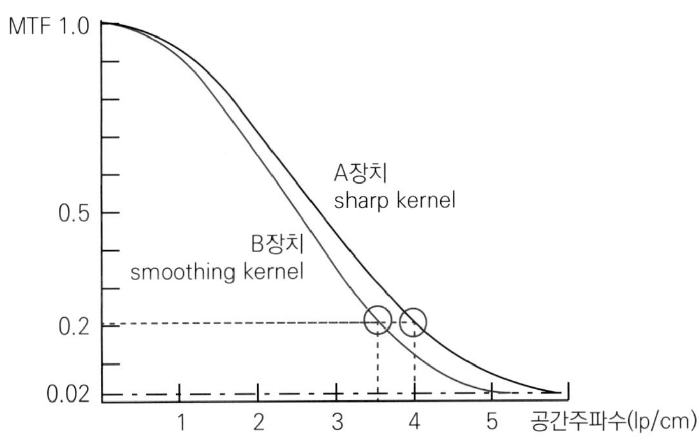

그림 8-11 CT장치의 MTF 곡선의 특성 비교

5) SNR과 CNR

(1) SNR(signal to noise ratio; 신호대잡음비)

SNR이란 유용한 영상정보 대비 불규칙한 정보의 비율을 나타내는 개념으로, 일반적으로 관심영역 내의 신호크기(signal; CT number)와 배경부의 노이즈(표준편차) 비율이며 다음의 식으로 나타낸다.

$$SNR = CT\#_t / SD_b$$

여기서 $CT\#_t$는 관심부위의 감약계수값(CT number), SD_b는 배경부위의 노이즈(표준편차; standard deviation)이다.

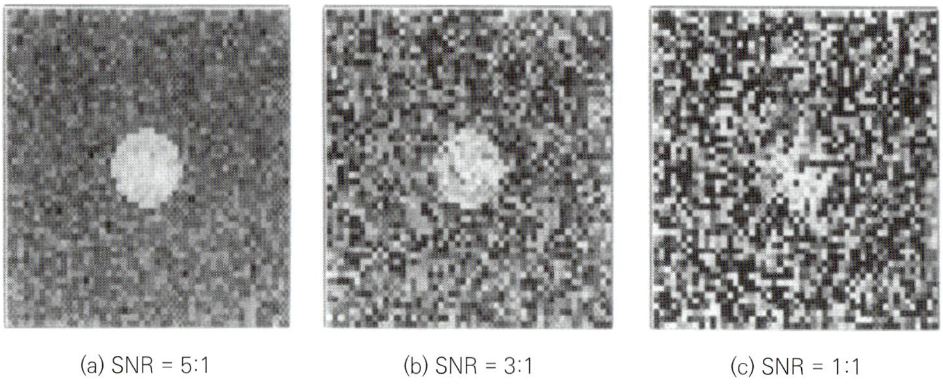

그림 8-12 SNR 변화에 따른 피사체의 인식 정도

그림 8-12는 SNR 변화에 따른 피사체의 가시적 인식 정도를 보여주고 있다. 영상 내에서 노이즈가 같다면 신호가 많을수록(SNR이 커질수록) 피사체의 인식 정도가 좋아진다.

(2) CNR(contrast to noise ratio; 대조도대잡음비)

우수한 영상품질과 피사체 검출능을 얻기 위해서는 노이즈가 적고 고대조도 성능이 요구된다. 노이즈가 배제된 상태에서의 고대조도 성능을 표현하는 MTF와 달리 CNR은 노이즈를 포함한 피사체 검출능을 표현하는 용어이다. CNR은 다음의 식으로 계산된다.

$$CNR = (CT\#_t - CT\#_b) / SD_b$$

여기서 $CT\#_t$는 관심부위의 감약계수값(CT number), $CT\#_b$는 배경부위의 감약계수값(CT number), 그리고 SD_b는 배경부위의 노이즈이다. 그림 8-13은 고대조도와 노이즈를 포함한 CNR의 개념을 잘 표현하고 있다.

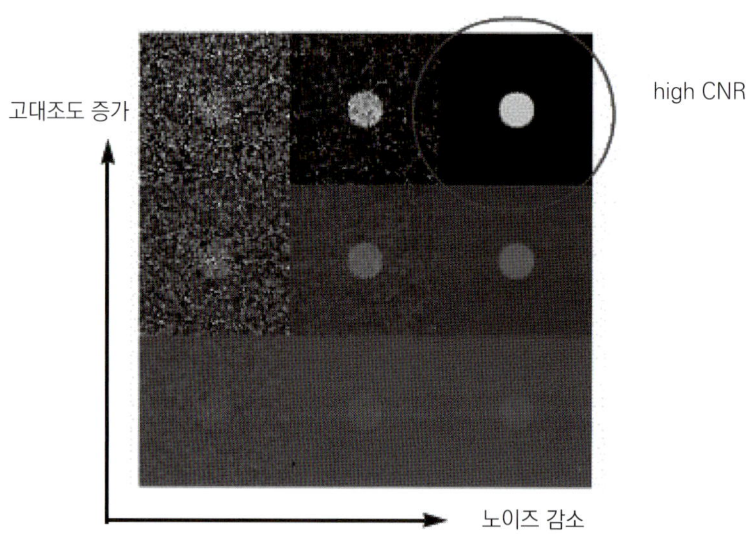

그림 8-13 CNR의 개념

6) NPS(noise power spectrum; Wiener spectrum)

(1) NPS의 개념

영상의 노이즈 특성은 표준편차(또는 SNR)뿐만 아니라 NPS에 의해 결정된다(Stephen J. Riederer 등, 1978). 이와 같이 NPS는 노이즈의 다양성을 보여주며, 노이즈 텍스쳐 특성(노이즈의 공간주파수 분포)을 제공함으로써 표준편차보다 노이즈의 특성을 더욱 상세하게 묘사한다. 이러한 NPS는 영상 노이즈(noise intensity)를 푸리에 변환을 통해 주파수 성분(공간주파수의 함수)으로 나타낸다.

그림 8-14는 영상 노이즈의 특성을 묘사하기 위해서는 표준편차나 SNR만으로는 불충분한 사실을 보여주는 예이며, NPS를 측정하는 이유를 보여준다. 두 영상은 팬텀을 서로 다른 관전류와 커널값(B10: standard, B50: bone)으로서 재구성된 영상이다. 이들은 동일한 표준편차를 가졌음에도 불구하고 가시능은 매우 다르다.

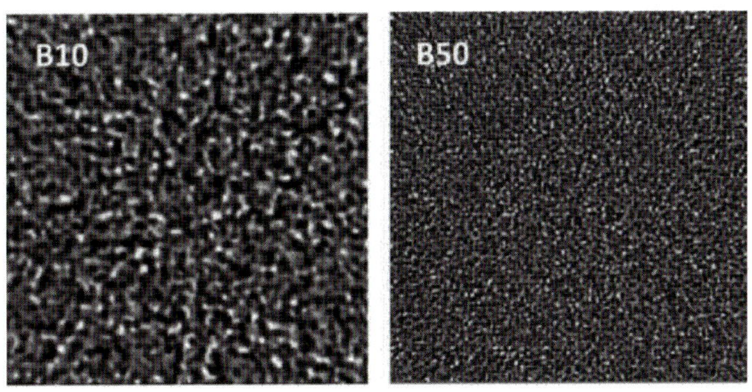

그림 8-14 NPS의 영향을 보여주는 팬텀 영상(동일한 표준편차를 가졌음에도 불구하고 가시능은 매우 다름)

(2) NPS의 계산

NPS는 소프트웨어 또는 하드웨어를 이용하여 계산될 수 있다. 소프트웨어를 이용한 NPS계산은 An analysis tree in IQWorks(The Journal of the ICRU Vol 12 No 1 (2012) Report 87에 기술)가 이용된다. 반면에 하드웨어적 계산은 광전도성 유리섬유 재질의 농도계로 빛을 받아 광증배관(PM tube)에서 전압으로 전환한 후 푸리에 변환을 통해 영상 노이즈를 파형으로 기록하는 과정을 거친다. 그림 8-15에서 영상의 농도분석과 푸리에 변환을 통해 주파수 구성 성분 내의 영상 노이즈가 어떻게 NPS로 변환되는지를 보여준다. 요약하면, NPS는 노이즈 특성을 더욱 상세하게 묘사하며, 노이즈는 대조도분해능에 중요한 영향을 미친다.

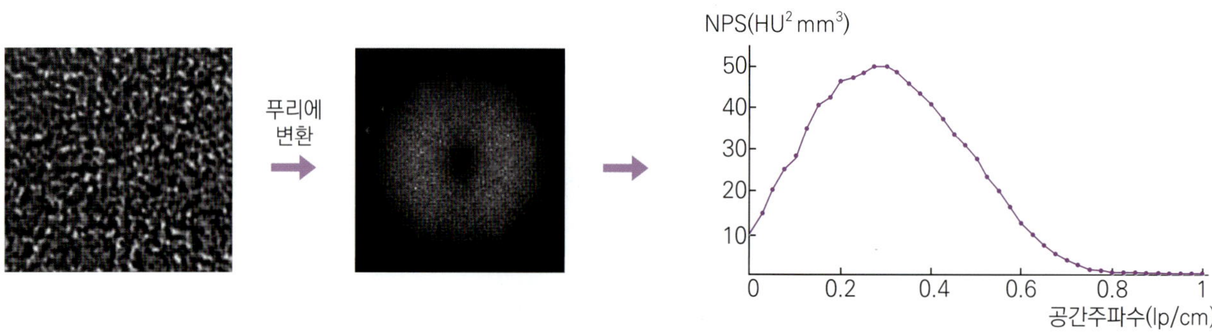

(a) NPS의 형성

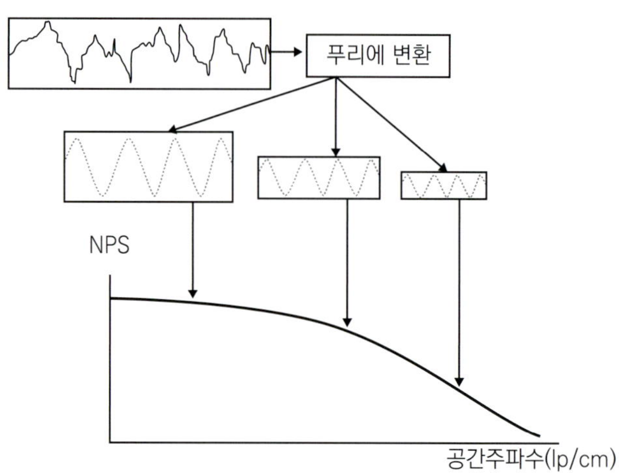

(b) 농도분석과 푸리에 변환을 통한 주파수 성분 내의 영상 노이즈의 NPS 변환

그림 8-15 NPS의 개념도

7) DQE(detective quantum efficiency)

DQE는 디지털 검출기의 고대조도와 노이즈 성능을 가장 잘 표현하는 용어이다. DQE는 다음 식에 나타낸 바와 SNR의 관점에서 정보전달능(노이즈를 포함한 정보전달능)을 의미하며, 이는 영상품질/환자선량으로 나타낼 수 있다.

$$DQE(f) = \frac{SNR^2\ out}{SNR^2\ in}$$

DQE가 우수하면 적은 선량으로 우수한 질의 영상을 얻을 수 있다. 그림 8-16은 DQE의 개념을, 그림 8-17은 DQE와 노이즈 특성을 나타낸 것이다. DQE를 2배로 증가시키면 1/2선량으로도 동일한 출력의 SNR(영상품질)를 얻을 수 있고, 동일한 선량으로 140%의 SNR을 얻는다.

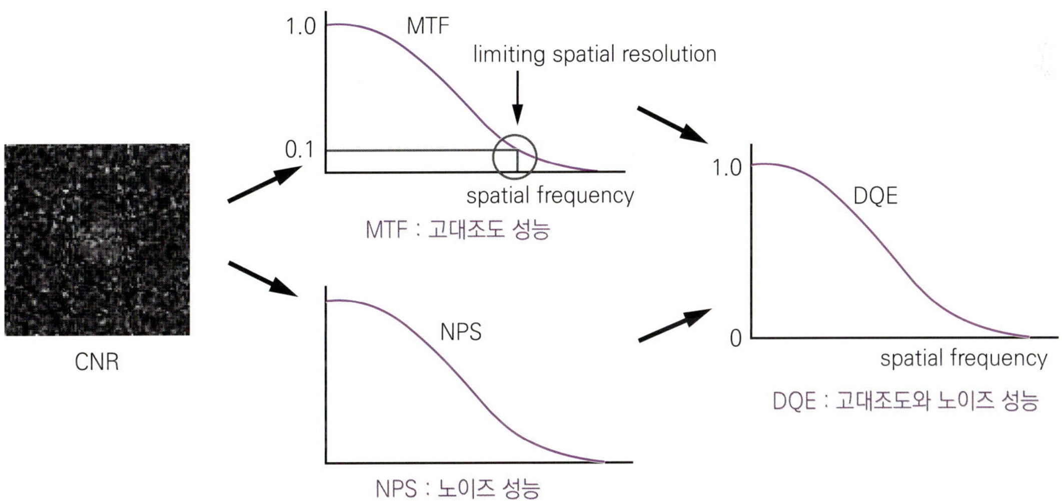

그림 8-16 DQE 곡선

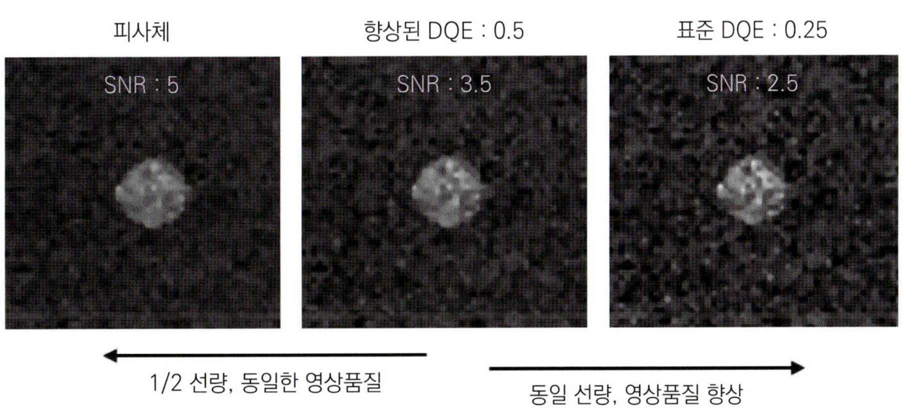

그림 8-17 DQE와 노이즈 특성

3 영상품질 관련인자

1) 노이즈

(1) 노이즈의 정의

물과 같은 동일한 물질을 스캔하더라도 각 픽셀의 CT number는 동일하지 않고 분산된 형태로 나타난다. 이 분산되는 값을 표준편차(standard deviation; SD)로 표시하는 것이 노이즈(잡음)이며, 노이즈는 영상을 구성하는 픽셀과 픽셀 사이의 CT number의 변동을 의미한다.

(2) 노이즈의 영향인자

CT에서의 노이즈는 크게 양자노이즈(quantum noise)와 전자적 노이즈(electronic noise)로 구분된다. 양자노이즈는 X선량(검출된 X선 광자수), helical pitch, 영상의 슬라이스 두께 등의 스캔 파라메터들이 주된 영향인자들이다. 반면에 전자적 노이즈는 검출기 광다이오드(빛을 전기신호로 변환시키는 과정)와 DAS(아날로그 신호의 디지털화 과정)에서 주로 발생된다. 그 외 노이즈에 영향을 미치는 인자로는 환자 특성(피사체의 크기), 재구성 알고리즘, 매트릭스 및 픽셀 크기, interpolation algorithm, 산란선, window setting 등이 있다.

이 절에서는 대표적인 영향인자 몇 가지에 대해서 설명한다. 특히, helical pitch가 노이즈에 미치는 영향에 대해서는 장치 제조사에 따라 큰 차이를 보이므로 바로 뒷부분인 MDCT의 노이즈 특성에서 별도로 설명하기로 한다.

① 선량(mAs)

CT영상의 노이즈(표준편차)는 다음과 같이 표현된다.

$$SD \propto \sqrt{\frac{1}{W^3DT}}$$

여기서 노이즈는 픽셀 크기 W의 3/2제곱에 반비례하고, 선량(D)과 슬라이스 두께(T)의 1/2제곱에 반비례함을 알 수 있다.

mAs(선량)의 감소는 노이즈를 $\frac{1}{\sqrt{mAs}}$ 만큼 증가시킨다. 그러므로 만일 mAs를 반으로 감소시키면 노이즈는 1.414배로 증가된다(40% 증가). 즉, mAs가 너무 적으면 검출되는 광자수의 부족으로 인해 양자노이즈가 발생되며, 이는 SNR을 저하시키고 영상의 대조도분해능을 감소시킨다. 이와 달리, mAs를 4배로 증가시키면 노이즈는 반으로 줄어든다.

그림 8-18의 40 mAs 물팬텀 영상에서 측정된 표준편차는 80 mAs 영상에 비해 거의 40% 높은 수준을 보인다(SD: 17.91 vs. 13.03). 그리고 (c)와 (d)는 100 mAs와 200 mAs의 복부 CT영상이다. 시각적으로 노이즈의 차이가 관찰된다.

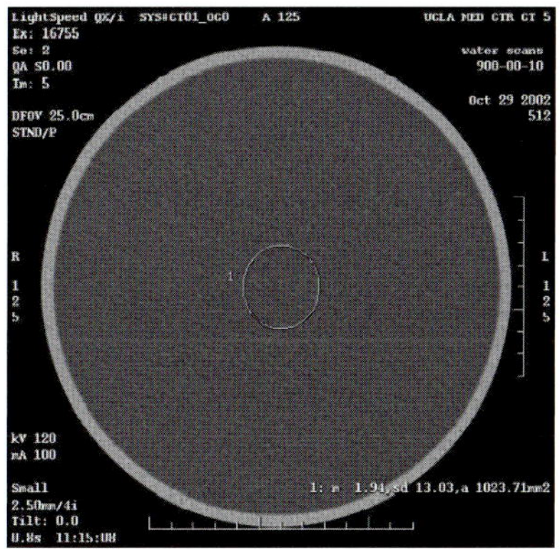

(a) 80 mAs(SD; 13.03)

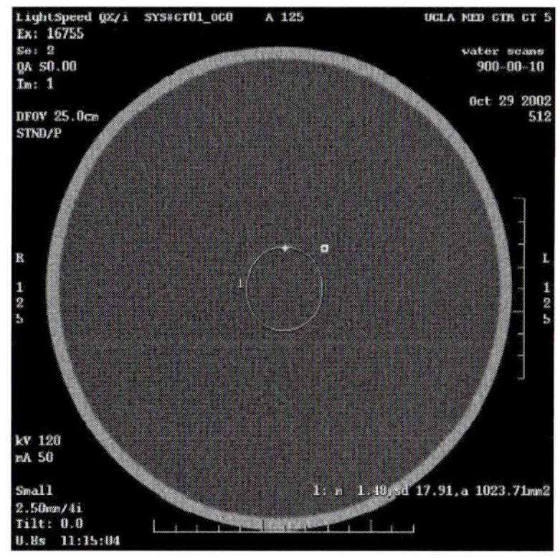

(b) 40 mAs(SD: 17.91)

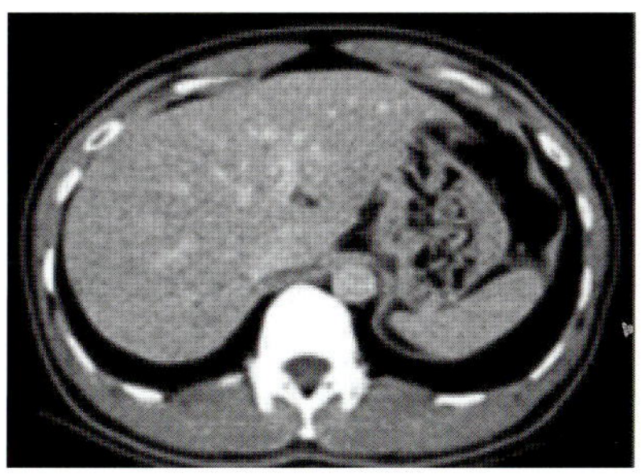

(c) 100 mAs(많은 노이즈)

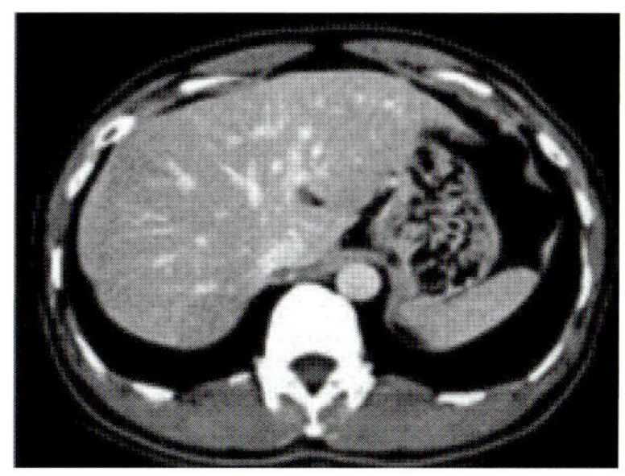

(d) 200 mAs(적은 노이즈)

그림 8-18 선량 변화에 따른 물팬텀 영상(Michael F McNitt-Gray, 2006)과 복부 CT영상의 노이즈 차이

② 슬라이스 두께

얇은 슬라이스 두께(thin slice width)는 작은 구조물의 검출능을 향상시키고 부분체적효과를 감소시키지만 노이즈의 증가가 동반된다. 슬라이스 두께를 반으로 감소시키면 노이즈는 1.414배로 증가된다. 그러므로 노이즈를 감소시키기 위해서는 두꺼운 슬라이스 두께를 사용하고 픽셀 크기를 크게 하고 조사선량을 증가시킬 필요가 있다. 그러나 두꺼운 슬라이스 두께와 픽셀 크기가 커지면 공간분해능이 저하되므로 이의 적용은 신중해야 한다.

슬라이스 두께가 Z-축 방향의 구조물 크기에 비해 크면 부분체적효과가 발생되며 결과적으로 영상 대조도가 감소된다. 또한 MPR이나 3차원 영상을 얻는 경우 슬라이스 두께는 영상품질의 특성을 좌우하는 중요한 요인으로 작용한다. 그림 8-19(a)는 슬라이스 두께와 노이즈의 관계를 나타낸 그래프이다.

③ 피사체의 크기(피사체의 두께; 환자 크기)

원통형 물팬텀에서 직경이 4-6 cm 증가하면 팬텀 중앙부의 노이즈는 2배로 증가된다. 하지만 인체의 크기 증가에 따른 노이즈 증가는 물팬텀에 비해 다소 적다. 특히, 소프트웨어적인 노이즈 필터링이 채택되어 있는 대부분의 MDCT의 경우에는 더욱 그렇다. 보통 인체 직경이 4-8 cm 증가되면 노이즈가 2배로 증가된다(Thumb 법칙). 또한 산란선이 많으면 노이즈는 증가된다. 그림 8-19(b)는 동일한 조건 하에서 환자 직경과 노이즈의 관계를 나타낸 것이다. 환자 직경이 8 cm 증가하면 노이즈가 2배로 증가됨을 알 수 있다.

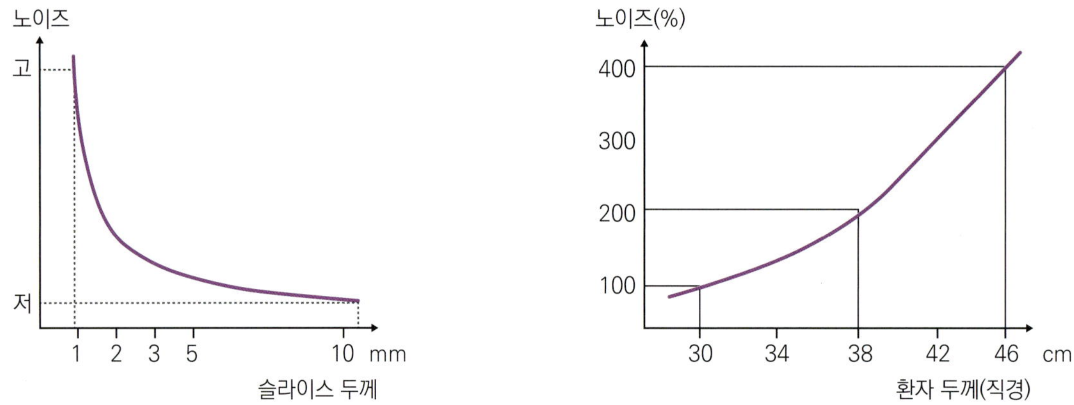

(a) 슬라이스 두께와 노이즈　　(b) 환자 직경과 노이즈

그림 8-19 슬라이스 두께 및 환자 직경과 노이즈 특성

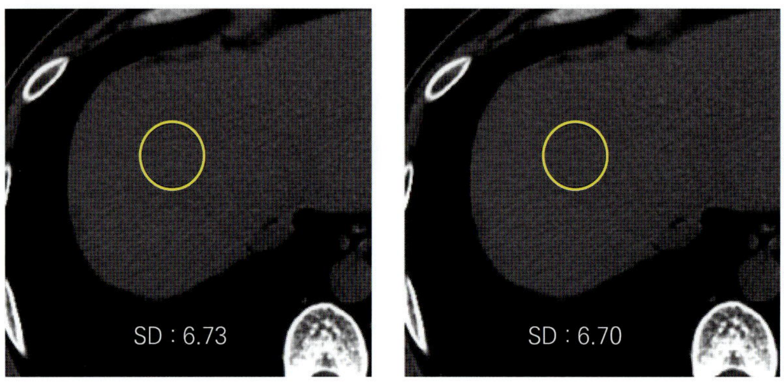

(a) 250 mAs, standard　　(b) 150 mAs, soft tissue

그림 8-20 Smoothing 알고리즘의 노이즈 감소 효과

④ 재구성 알고리즘

감약 측정값(attenuation measurements; measurement data)으로부터 얻어진 raw data 세트는 임상적 목적에 부합하는 수학적인 커널과 재구성 알고리즘을 통해 CT영상으로 변환된다. 재구성 알고리즘의 특성을 표준화하기는 쉽지 않으며, 동일한 제조사의 CT장치들 사이에서도 브랜드에 따라 상당히 다양한 특성을 갖는다.

영상 노이즈는 재구성 알고리즘에 의해 영향을 받는다. 공간분해능을 향상시키는 고해상능 재구성 알고리즘(sharp 알고리즘)은 노이즈를 증가시킨다. 대부분의 노이즈는 고주파수 신호로서 나타나는데, 고해상능 재구성 알고리즘은 프로젝션의 고주파수 물질을 보존하거나 증가시키기 때문이다. 반면에 smoothing 알고리즘(soft 알고리즘)은 노이즈와 환자선량을 감소시키지만(그림 8-20) 공간분해능의 감소가 동반된다. 즉, 원하는 영상의 질에 따라 노이즈와 공간분해능의 절충(trade-off)이 요구된다. 그림 8-21은 지멘스 MDCT의 재구성 알고리즘별 노이즈 특성을 예로 든 것이다.

⑤ 매트릭스 및 픽셀 크기

작은 matrix size의 사용은 공간분해능을 저하시키며, 여러 개의 작은 픽셀들이 하나의 큰 픽셀로 묶어지는 공간적 평균화(spatial averaging)의 결과로 영상 노이즈는 감소된다. 즉, 256 매트릭스의 사용은 512 매트릭스에 비해 노이즈가 반으로 감소된다.

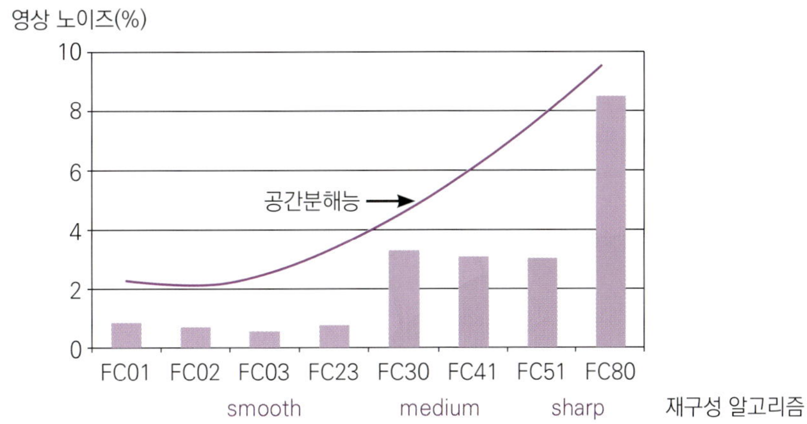

그림 8-21 재구성 알고리즘별 노이즈와 공간분해능 특성(지멘스)

일반적으로 CT검사 시 영상의 공간분해능을 향상시키기 위해 가능한 큰 매트릭스(512 또는 1,024)를 사용하여 픽셀 크기를 작게 만든다. 이 경우 노이즈가 증가되고 대조도분해능을 저하시키는 결과가 동반되므로 이를 보상하기 위해서 선량을 증가시켜야 한다.

⑥ Window setting

Window width 설정에 의해서도 영상의 노이즈가 좌우된다. 즉, window width를 넓게 하면 노이즈가 감소되며, 그레이 스케일(gray scale) 수가 작아지므로 영상 대조도 역시 감소된다.

Window width 설정은 선량이나 콜리메이션에 비해 노이즈에 더욱 큰 영향을 미친다. Window width를 400(표준 연부조직 윈도우 폭)에서 200(조영증강을 하지 않은 간 윈도우 폭)으로 변화시키면 노이즈가 2배로 증가된다. 즉, 시각적으로 보여지는 영상의 노이즈를 50% 줄이기 위해서는 window width를 2배로 증가시켜야 한다.

그림 8-22(a)는 non-contrast liver CT에서 간실질과 병변사이의 대조도를 높이기 위한 narrow window setting(width/level: 150/80)으로 표시한 영상이다. 300-400 HU의 window width로 표시하는 일반적인 연부조직 window setting 영상에 비해 노이즈가 증가된다.

고해상능 알고리즘은 폐실질의 우수한 해상능을 제공하지만 노이즈를 증가시킨다. 이러한 시각적인 노이즈를 감소시키기 위해서는 window width를 1,000 HU 이상으로 설정해야 한다. (c)는 window width를 400HU으로 나타낸 영상이다. Window width를 1,500 HU로 나타낸 (b)에 비해 연부조직 부위에서 노이즈가 많이 보인다.

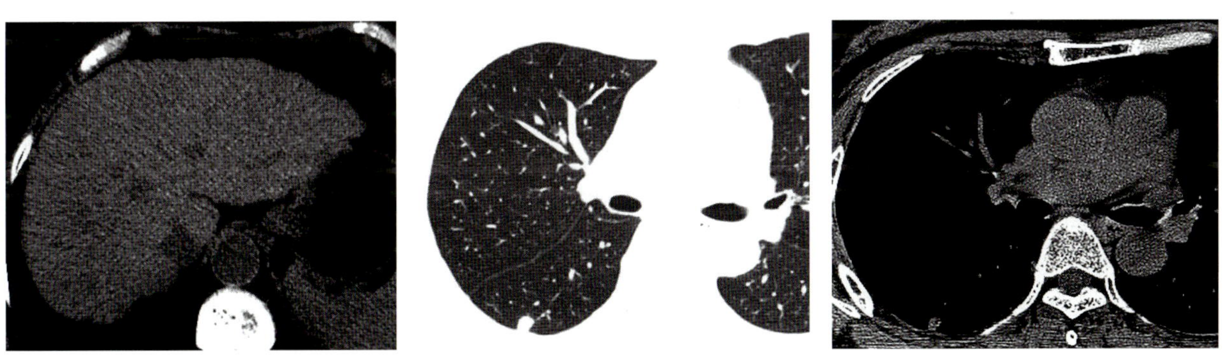

(a) Liver narrow setting (b) Lung setting (c) Mediastinal setting

그림 8-22 Window width의 변화에 따른 시각적인 노이즈 차이

(3) MDCT의 노이즈 특성

① 나선형 스캔과 고식적 스캔의 노이즈와 대조도분해능 비교

그림 8-23은 Fuchs 등이 4MDCT에서 슬라이스 두께와 선량을 동일하게 적용한 상태에서 나선형 스캔(adaptive axial interpolation 채택)과 고식적 스캔의 노이즈를 비교한 것이다. 나선형 스캔의 노이즈가 고식적 스캔에 비해 10% 정도 감소한다.

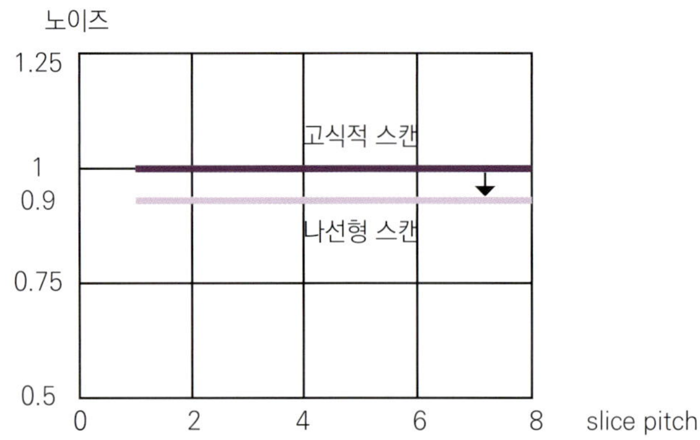

그림 8-23 나선형 스캔과 고식적 스캔의 노이즈 비교(지멘스 4MDCT)

그림 8-24는 4MDCT에서 동일한 선량과 노출조건으로 시행된 고식적 스캔과 나선형 스캔의 노이즈와 대조도분해능을 비교한 것이다. 영상 중앙부에서 측정된 노이즈는 나선형 스캔(3.5 HU)이 고식적 스캔(3.8 HU)에 비해 작다. 하지만 대조도분해능(화살표들)은 유의한 차이를 보이지 않는다.

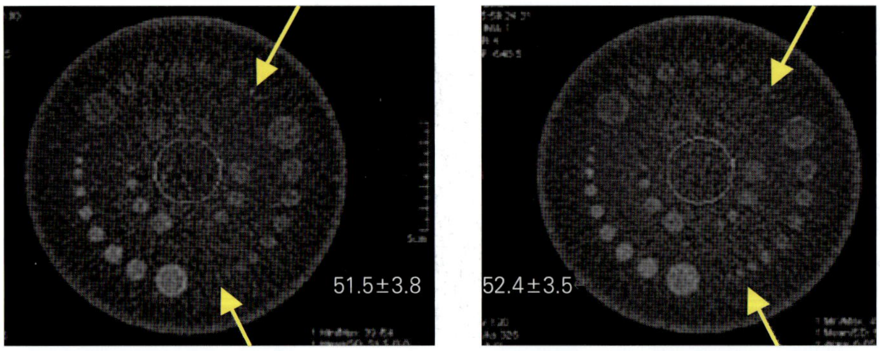

(a) 고식적 스캔 (b) 나선형 스캔

그림 8-24 고식적 스캔과 나선형 스캔의 노이즈와 대조도분해능의 비교(지멘스 4MDCT)

② Helical pitch 변화와 노이즈

그림 8-25는 4MDCT에서 pitch 변화와 영상 노이즈의 관계를 나타낸 것이다. Pitch가 증가하면 노이즈가 증가되며, 환자선량 감소와 함께 스캔 속도가 빨라진다. 이는 GE, 필립스, 캐논 메디컬 CT에서 해당된다.

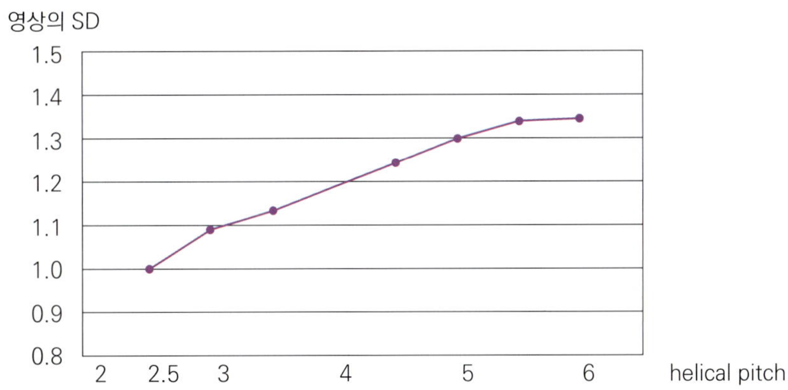

그림 8-25 4MDCT에서의 helical pitch 변화에 따른 노이즈 차이(캐논 메디컬)

이와 달리 지멘스 CT의 경우 관전류 자동조절 소프트웨어(automatic mA adjustment software)에 의해 pitch가 변화하면 자동적으로 관전류가 증감되어 노이즈가 일정하게 유지된다. 이를 위해선 그림 8-26에 나타낸 바와 같이 beam pitch가 1.0보다 크면 X선관의 관전류가 자동적으로 증가되고, 1.0보다 작으면 관전류가 감소된다. 이를 통해 pitch에 관계없이 동일한 영상품질과 선량이 유지된다. 이러한 기능은 냉각효율을 향상시켜 X선관의 수명을 연장시키는 효과를 준다. 지멘스 4MDCT에서 pitch를 변화시킬 경우 동일한 영상 노이즈를 얻기 위해 필요한 관전류의 양을 나타낸다.

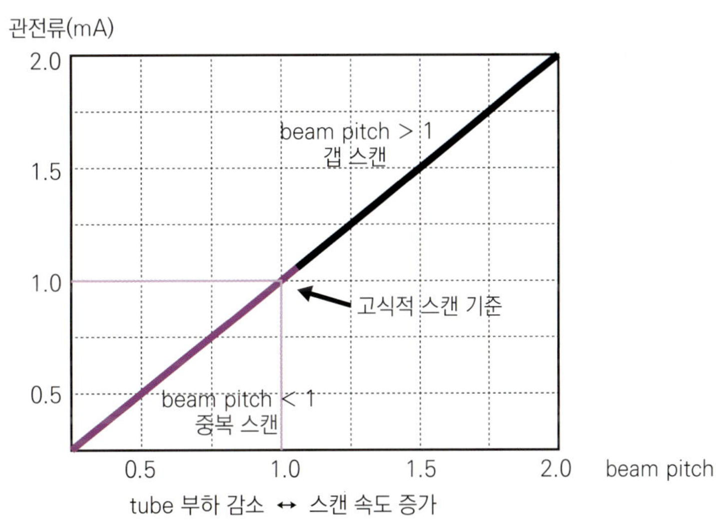

그림 8-26 Helical pitch의 변화에 관계없이 일정한 노이즈를 유지하기 위한 관전류의 자동변화(지멘스 4MDCT)

(4) 노이즈의 측정

저대조도 물질에 대한 식별능력을 저하시키는 중요한 요인은 노이즈이다. 그러므로 노이즈 측정은 CT장치의 성능평가에서 중요한 항목이며, 설정하는 관심영역(region of interest; ROI)의 크기에 따라 차이가 발생된다. 통계적인 정확성을 위해서 적어도 25개 이상의 충분한 픽셀에서의 표준편차로 표시되어야 한다(AAPM).

노이즈는 물팬텀을 스캔한 후 영상 중앙부에 관심영역을 설정하여 CT number의 표준편차를 계산하여 얻는다. 이는 장치에서 간단히 구해진다. 그 외 물팬텀 중앙부의 CT number 표준편차를 CT scale factor로 나누고 100을 곱하여 노이즈율(noise rate; 노이즈 레벨)로 나타내는 방법도 있다. 즉, CT number 범위가 ±1,000HU를 갖는 CT장치에서 팬텀영상의 표준편차가 3.0인 경우 노이즈 레벨은 대조도%로서 표시된다. 이 경우 노이즈 레벨(%)은 (3.0/1,000) × 100 = 0.3%가 된다.

2) 공간분해능(spatial resolution)

MDCT에서의 분해능은 공간분해능(spatial resolution), 대조도분해능(contrast resolution; low contrast resolution), 그리고 시간분해능(temporal resolution)으로 구분된다. 그리고 공간분해능은 axial 분해능(X-Y plane resolution)과 Z-축분해능(longitudinal resolution)으로 분류된다.

(1) 공간분해능의 정의

공간분해능(spatial resolution)은 감약 차이(선흡수계수 차이)가 큰 인접한 작은 크기의 구조물을 흐림없이 구분해 내는 영상장치의 능력이다. 이는 피사체의 공간정보를 영상으로 전달해내는 능력이며, 미세한 구조의 가시화에 영향을 미치는 중요한 요소이다.

MDCT의 공간분해능은 고대조도분해능(high contrast resolution)과 같은 개념으로 사용되고 있으며, 이는 axial 분해능과 Z-축분해능으로 구분된다. Axial 분해능은 매트릭스 크기, 픽셀 크기, display FOV에 의해 결정된다. 반면에 Z-축분해능은 Z-sensitivity, cross-plane resolution으로도 명명되며 detector array의 두께에 의해 결정된다.

(2) 피사체 대조도와 영상대조도

① 피사체 대조도(object contrast)

피사체 대조도는 픽셀 노이즈가 영향을 받지 않을 정도로 큰 실물상의 두 피사체의 CT값 차이이다. 피사체 대조도는 피사체의 크기, 재구성 알고리즘, window setting과는 무관하다. 일반적으로 고대조도는 100HU보다 큰 대조도 차이를, 저대조도는 10HU 이하의 작은 대조도 차이를 의미한다.

② 영상 대조도(image contrast)

영상 대조도는 피사체를 스캔하여 재구성된 영상에서의 휘도(CT값) 차이를 의미한다. 피사체 대조도와 영상 대조도의 차이는 대조도비(contrast ratio)에 의해 발생되며, 대조도비는 영상 대조도를 피사체 대조도로 나눈 값이다. 이는 피사체의 크기와 재구성 알고리즘에 좌우되며, 매우 큰 피사체에서는 영상대조도와 피사체 대조도는 같아진다(대조도비 = 1).

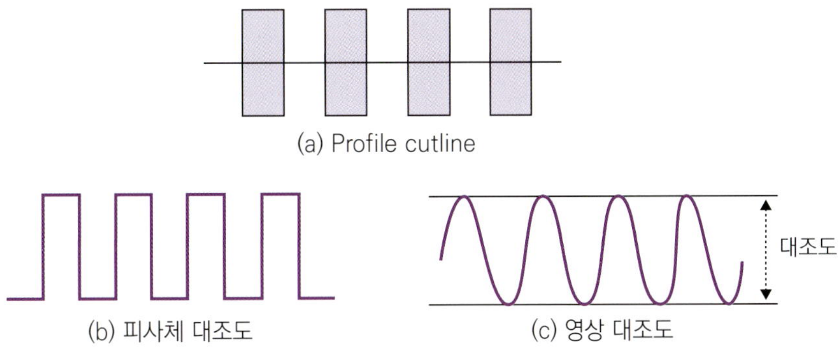

그림 8-27 피사체 대조도와 영상 대조도의 개념

(3) 공간주파수(spatial frequency)

공간주파수란 영상 또는 물체를 구성하는 주기적인 구조의 세분화를 표기하는 양이며, 디지털 영상의 명암의 변화율(영상의 섬세도), 가로 또는 세로 방향의 픽셀값이 변화하는 비율로 정의된다.

공간분해능은 균일한 폭과 간격을 가진 막대 테스트 패턴을 사용하여 쉽게 측정될 수 있다. 그림 8-28에 나타낸 바와 같이 하나의 선쌍(line pair)은 흑백의 2개 막대로 구성되며 2d의 길이를 갖는다. 공간주파수는 단위길이당 선쌍으로 얻어지며, 이는 1/(2d)로 정의되며 단위는 lp/cm이다. 여기서 2d는 파장(wave length)의 의미를 갖는다.

그림 8-29는 공간주파수가 증가함에 따라 피사체 대조도와 영상 대조도가 어떻게 변화하는지를 보여준다. 공간주파수가 증가해도 피사체 대조도는 일정하지만, 영상 대조도의 레벨은 감소한다. 높은 공간주파수(high spatial frequency)의 영상은 수평적, 수직적 또는 양 방향으로 거리상 명암이 빠르게 변화하며 낮은 공간주파수(low spatial frequency)의 영상은 명암이 천천히 변화하거나 일정한 비율로 변화하는 영상이다.

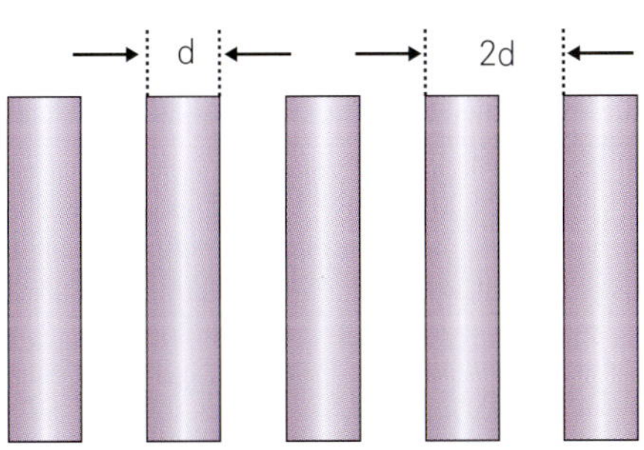

그림 8-28 공간분해능 측정용 막대 테스트 팬텀

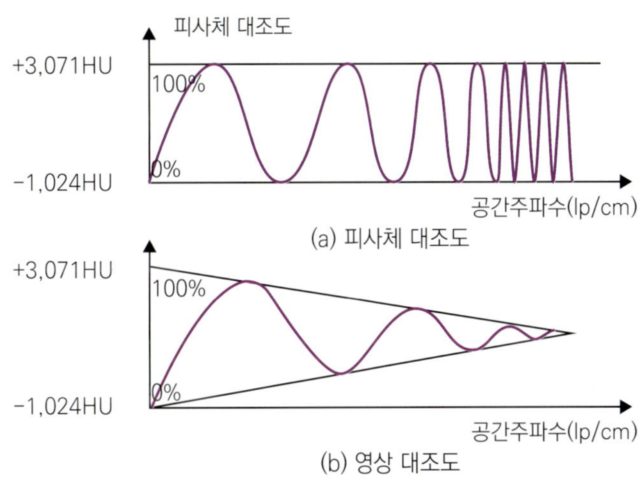

그림 8-29 공간주파수 증가에 따른 피사체 대조도와 영상 대조도의 차이

(4) 한계분해능(최대분해능)과 픽셀 크기

픽셀 크기는 display FOV/matrix size로 계산된다. 여기서 display FOV의 단위는 mm이다. 그리고 한계분해능(limiting resolution)은 최대분해능(maximum resolving power)과 동일한 의미이며, 이는 선쌍(line pair)의 역수로 계산할 수 있다. 즉, 한계분해능은 1/(2 × 픽셀 크기)로 나타낼 수 있다.

(예) 40 cm의 display FOV와 512 매트릭스 사용한 복부CT에서의 픽셀 크기와 한계분해능을 구해 보자.

픽셀 크기는 display FOV를 매트릭스 크기로 나누어 계산하므로 400 / 512 = 0.78 mm가 된다. 그리고 한계분해능은 1/(2 × 0.78 mm) = 0.64 lp/mm = 6.4 lp/cm이 된다.

(5) 공간분해능의 측정

① 정성적 평가법(시각적 평가법)

MDCT의 공간분해능 측정은 큰 SNR을 갖는 피사체를 이용하며, 팬텀의 두 물질 사이의 대조도 차는 10%(100 HU) 이상이 되어야 한다. 공간분해능의 정성적인 평가에 사용되는 팬텀은 아크릴 핀에 공기 홀(air hole)이 삽입되어 있다. 정성적 평가는 팬텀의 공간분해능 측정 블록을 스캔한 영상에서 구별 가능한 최소 크기의 공기 홀(해상능 홀)의 직경으로 판정한다.

② 정량적 평가법(계산적 평가법)

정량적 평가는 MTF 측정에 의해 이루어진다. MTF 평가는 노이즈가 배제된 상황에서 이루어진다. 팬텀 내에 위치된 공간분해능 측정용 철사 줄(wire) 부위를 스캔한 후 MTF 측정 소프트웨어를 이용하여 평가한다. 그림 8-30은 미국의학물리학자협의회(AAPM) 팬텀의 공간분해능 측정용 블록과 이 부위를 스캔한 영상이다.

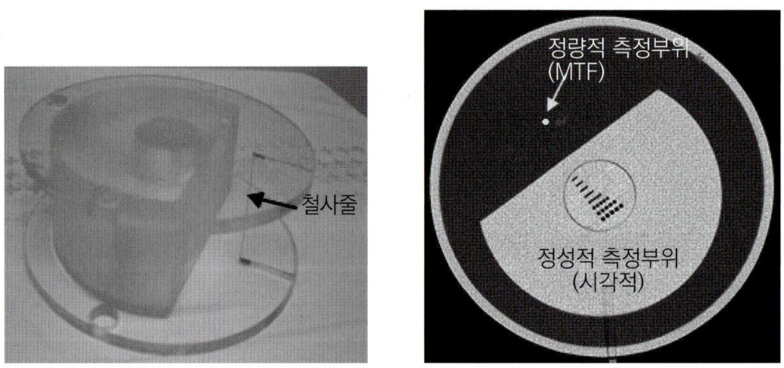

그림 8-30 AAPM 팬텀을 이용한 공간분해능 측정

(6) 공간분해능의 영향인자

공간주파수 함수로 표시되는 MTF(f)는 기하학적인 요소(geometric factors)의 MTF와 영상 재구성 요소의 MTF가 복합되어 표현된다.

기하학적 요소는 장치의 기하학적 특성에 의해 대부분 결정된다. 이에 관련되는 요소로는 초점 크기 및 형태, 검출소자의 크기(detector cell size; detector aperture width; 0.5, 0.6, 0.625 mm 등), 검출소자의 수, beam collimation, 재구성 영상의 슬라이스 두께, scanner geometry, 샘플링수(view수) 등이 해당된다. 여기서 scanner geometry는 초점과 검출기 사이의 거리, isocenter와 검출기 사이의 거리 등이 해당되며 이들은 영상의 확대율에 영향을 미친다. 반면에 영상 재구성 요소는 매트릭스 및 픽셀 크기, display FOV, convolution 알고리즘, 재구성 기법이 해당된다.

① 초점 크기(focal spot size)

X선관의 초점 크기는 isocenter에서의 유효초점 크기를 의미한다. 만약 유효초점 크기가 증가되면 피사체의 세부적인 정보가 여러 검출소자에 분산되므로 이로 인해 공간분해능이 감소된다. 그림 8-31은 소초점과 대초점 적용 시 반음영(penumbra)을 비교한 것이다. 소초점을 적용하면 반음영이 적어지므로 공간분해능이 향상된다. 대초점을 사용하면 소초점에 비해 공간분해능이 5-7%(standard 알고리즘; 5%, edge 알고리즘; 7%) 감소된다. 하지만 한계해상능(limiting spatial resolution)은 영향을 받지 않는다(GE사 64MDCT).

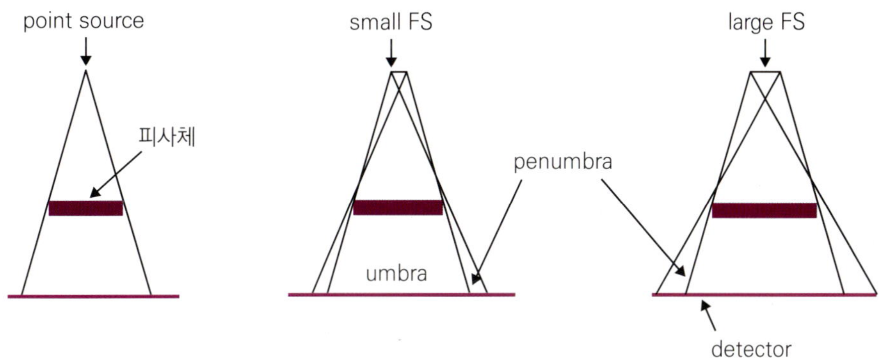

그림 8-31 소초점과 대초점의 반음영 비교

② 검출소자 폭(detector aperture width; detector element width)

피사체 크기에 비해 검출소자 폭(0.5, 0.6, 0.625 mm 등)이 작을수록 우수한 공간분해능을 얻는다. 초점 크기와 검출소자 폭은 isocenter의 유효선속 관점에서 공간분해능에 영향을 미친다. 이는 선속의 폭(beam width)이 초점과 isocenter 사이의 거리, 초점과 검출기 사이의 거리에 영향을 받는다는 것을 의미한다. 결론적으로, 초점과 검출소자 폭이 작을수록 공간분해능은 우수하다.

③ 샘플링수(view수)

검출기는 환자를 투과한 후 도달된 선속 강도를 측정하고 projection data의 샘플링을 시행한다. CT에서의 샘플링이란 컴퓨터에서의 영상 재구성을 위한 데이터를 생성하는 과정을 의미한다.

샘플링수는 view수와 동일한 개념으로, 영상품질(특히, 공간분해능)에 영향을 미친다. 데이터획득 과정에서 샘플링수가 많을수록 영상 재구성 데이터가 많아지므로 공간분해능이 증가된다. 만일 충분한 샘플링이 이루어지지 않으면 aliasing artifact(일그러짐; view aliasing)가 재구성 영상에 나타난다. 다시 말하면, 샘플링수가 많으면(빠른 샘플링) 샘플링의 균일성을 향상시키고 피사체 위치의 불정확성을 감소시킴으로써 공간분해능이 향상된다. 반면에 샘플링수가 작으면 영상의 경계부(고공간주파수 부위)에서 방사형의 aliasing artifact가 발생하며, 이는 영상의 주변부에서 더욱 명확하게 나타난다(그림 8-32). 반면에 얇은 슬라이스 두께의 채택은 샘플링에 연관된 aliasing artifact를 줄여준다.

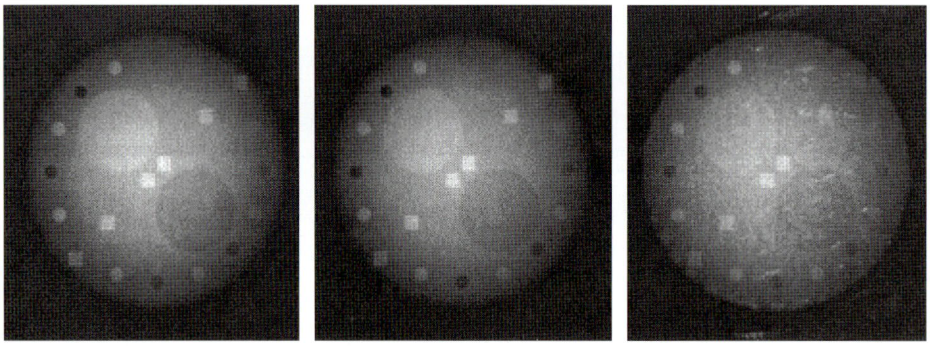

(a) 960 샘플링 (b) 240 샘플링 (c) 60 샘플링

그림 8-32 작은 샘플링수의 적용으로 영상 경계부에서 발생되는 aliasing artifact

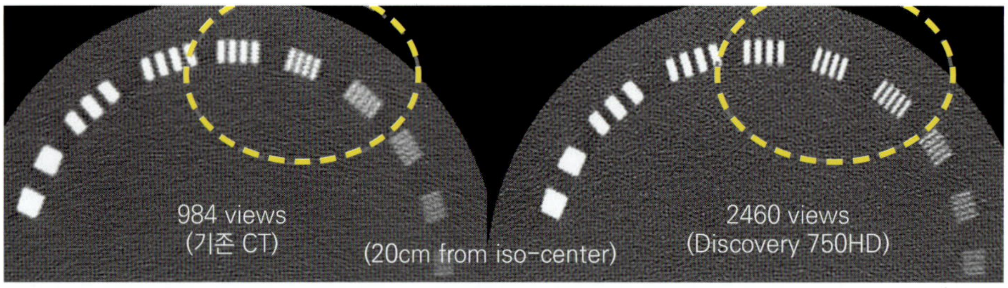

그림 8-33 984와 2,460 샘플링의 공간분해능 비교(GE사)

GE사의 Volara DAS(64MDCT인 Discovery 750HD에 채택)의 경우 모든 rotation speed에서 일회전당 2,460 또는 2,496 views/revolution/element(이를 2,496 views per rotation(VPR)으로 표기하기도 함)의 샘플링을 시행한다. 여기서 2,496 views per rotation = 2,496/0.35초 = 7,131회/초의 샘플링을 하며, 이는 1회 샘플링에 140 μs가 소요됨을 의미한다. 그림 8-33은 isocenter로부터 20 cm 위치에서의 984 샘플링과 2,460 샘플링의 공간분해능을 비교한 것이다.

샘플링수를 증가시켜 공간분해능을 향상시키는 기술에는 dynamic focal spot 기술과 Quarter offset method가 있다. Dynamic focal spot 기술은 Z-sharp 기술, double Z-sampling, Z-flying focal spot으로 명명되며, 제3장에서 설명하였듯이, 전자선빔의 역동적인 편향을 통해 동일한 양극에서 2개의 초점을 만들어 X선관 일회전에 샘플링수(view수)를 2배로 증가시키는 기술이다. Quarter offset method는 검출소자 크기의 1/4 만큼 차이를 두고 검출기를 배치시킴으로써 전체적으로 검출소자의 크기가 반으로 줄어드는 효과를 얻음으로써 공간분해능(X-축분해능)이 더욱 향상된 영상을 얻는다.

④ Beam collimation 또는 슬라이스 두께

작은 크기의 피사체를 영상화하여 좋은 공간분해능의 영상을 얻으려면 beam collimation(슬라이스 두께)를 얇게 조절하여야 한다. 예를 들어 피사체의 크기가 3 mm일때 5 mm의 슬라이스 두께를 사용하면 피사체가 5 mm의 슬라이스 두께 내에 포함되기 때문에 부정확한 CT number로 표현될 수 있다. 이를 부분체적효과(partial volume effect)라 한다.

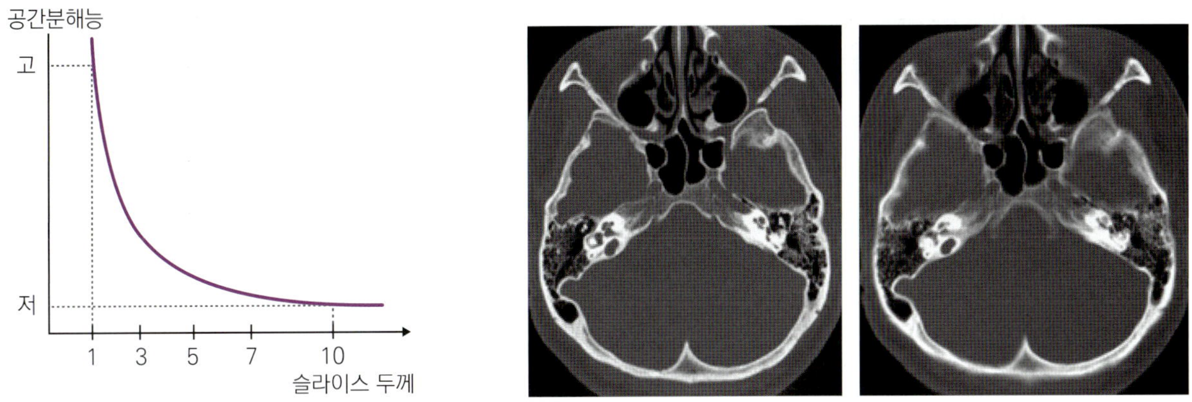

(a) 1 mm (b) 1 mm (c) 5 mm

그림 8-34 슬라이스 두께 변화에 따른 공간분해능의 차이

얇은 슬라이스와 narrow beam collimation은 공간분해능을 향상시키고 부분체적효과를 방지하지만 노이즈의 증가는 피할 수 없다. 그림 8-34의 (a)는 슬라이스 두께와 공간분해능의 관계를 나타낸 그래프이며, (b)와 (c)는 슬라이스 두께에 따른 측두골 CT영상의 영상품질(공간분해능) 차이를 보여준다.

⑤ 매트릭스 및 픽셀 크기, display FOV

MDCT는 적절한 convolution kernel의 선택과 함께 큰 matrix size를 사용하여 고해상능의 영상을 얻는다. 512 × 512 매트릭스가 주로 사용되지만 1,024 × 1,024 매트릭스 사용하여 고해상능의 영상획득이 가능한 장치도 많다. 512 × 512 매트릭스에 비해 1,024 × 1,024 매트릭스의 영상에서는 세밀한 해부학적 구조를 더욱 선명하게 구별해낼 수 있다(그림 8-35).

픽셀 크기의 계산은 display FOV를 매트릭스로 나누어 구한다. 픽셀 크기가 작을수록 공간분해능이 증가되지만 노이즈의 증가가 동반된다.

예를 들어, 512 × 512 매트릭스를 사용하고 display FOV를 40 cm로 설정하는 경우 픽셀 크기는 400 / 512 = 0.78 mm이 된다. 만일 display FOV를 20 cm으로 줄이면 픽셀 크기는 0.39 mm로 작아진다. 이와 같이 display FOV를 작게 설정하면 픽셀 크기가 감소되어 공간분해능을 증가시킬 수 있다. 이처럼 raw data(scan data)를 사용하여 재구성 알고리즘이나 display FOV 등을 변화시켜 재구성하는 것을 타겟팅(targeting; 후향적 타겟팅; 후향적 재구성)이라고 한다.

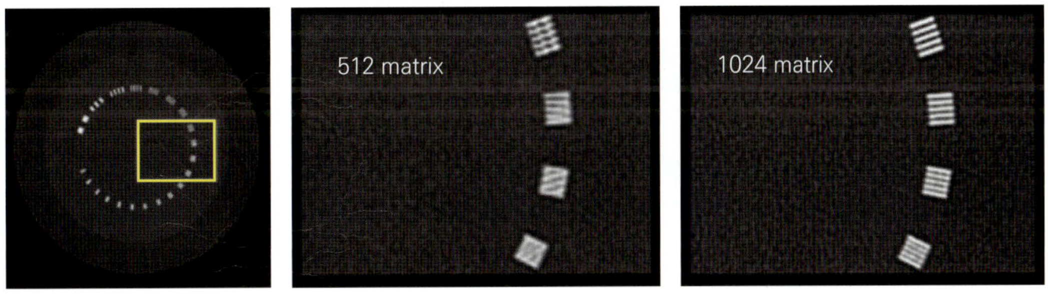

그림 8-35 매트릭스 크기에 따른 공간분해능 차이

⑥ Convolution 커널(재구성 알고리즘)

모든 CT에서 기본적으로 사용되는 필터보정 역투영법은 2개의 수학적 연산과정인 convolution과 역투영을 포함한다. Convolution은 필터링 또는 알고리즘 처리라고도 하며 역투영 과정에서 발생되는 흐림 현상을 최소화하기 위해 시행된다. Convolution은 raw data 영역에서 행해지며, 영상의 해상능에 큰 영향을 준다.

Convolution 처리는 크게 3가지로 구분되는데, standard 알고리즘은 중용적인 해상능 특성을 가지며 두부나 척추CT 등에서 주로 사용된다. 고공간주파수 알고리즘(high spatial frequency algorithm; edge enhancing algorithm)은 제조사에 따라 bone, edge, high, ultrahigh 등으로 명명되며 폐야의 미세조직, 내이 등의 치밀골 강조에 주로 사용된다. 반면 저공간주파수 알고리즘(low spatial frequency algorithm; smoothing algorithm)은 노이즈의 영향을 최소화시키며, 선감약계수 차이가 크지 않은 연부조직을 차별화하는데 사용된다. 이는 soft, soft tissue, soft detail 등으로 부르며 복부 등에 주로 사용된다.

그림 8-36의 (a)는 지멘스의 여러 재구성 알고리즘(kernel)의 공간분해능(MTF) 특성과 적용되는 검사부위를 나타낸 표이며, (b)는 GE사 재구성 알고리즘의 공간분해능 수준을 개념적으로 나타낸 것이다. 그리고 그림 8-37은 standard알고리즘과 고공간주파수 알고리즘인 bone 알고리즘의 공간분해능 차이를 보여준다.

⑦ 재구성 기법(FBP, 통계적 IR, MBIR, DLIR)

FBP, 통계적 IR, 모델기반 IR, 딥러닝 재구성법의 원리에 대해서는 제5장에서 자세히 설명하였다. 여기선 여러 재구성 기법의 공간분해능(영상품질) 차이를 개념적으로 알아본다.

(단위 : lp/cm)

kernel (%MTF)	내이	뇌조직	복부	
	ultrahigh	standard	standard	soft detail
50% MTF	8.8	3.3	4.2	2.8
10% MTF	12.1	6.9	7.2	4.5
2% MTF	14.0	8.4	9.0	5.4
0.01% MTF	15.0	9.5	10.0	6.0

(a) 지멘스

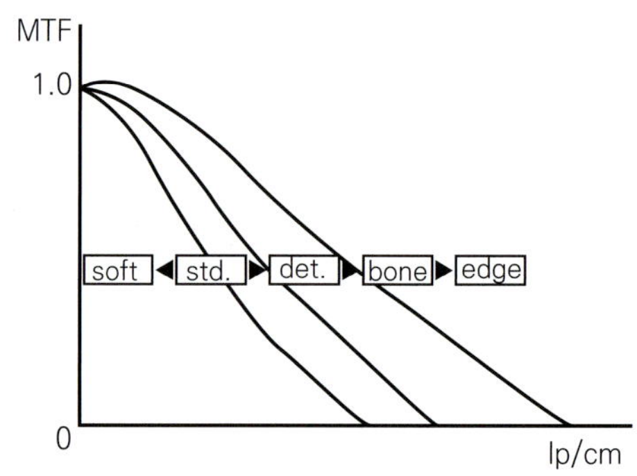

(b) GE사

그림 8-36 재구성 알고리즘별 공간분해능(MTF) 특성

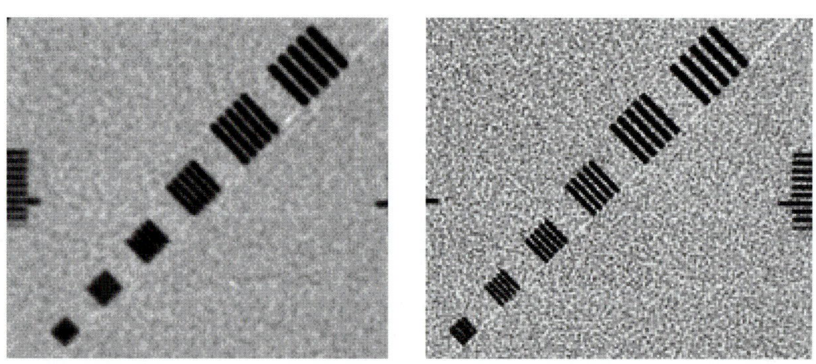

(a) Standard (b) Bone

그림 8-37 Standard와 bone 알고리즘의 공간분해능 차이(GE사)

ⓐ 필터보정역투영법(FBP)

FBP은 모든 방향의 투영값(projection profile)을 획득한 후 데이터의 대수화(logarithm)를 통한 전처리가 행해진다. 그 후 디지털 필터가 각 데이터에 곱해지며 필터된 프로필은 역투영된다. 최종적으로 필터된 역투영값은 합산되고 마이너스와 플러스 성분이 각기 상쇄되며 흐림이 없어진다. 이러한 FBP은 영상의 선명도가 우수하고 재구성 속도가 빠른 장점이 있으나 노이즈의 발생이 단점이다.

ⓑ 통계적 반복재구성법(stastical IR)

통계적 IR은 FBP과정을 거친 영상을 raw data 또는 image data 영역에서 광자통계 특성을 이용하는 추가적인 재구성을 시행한다. 통계적 IR은 영상 디테일을 보존하는 상태에서 노이즈 및 아티팩트를 감소시키며 대조도분해능과 공간분해능을 향상시킨다. 하지만 기존의 FBP 영상에 비해 인공적인 느낌의 영상은 수정되어야 될 단점이다.

ⓒ 모델기반 반복재구성법(model based IR)

MBIR은 CT시스템의 정확한 상태를 반영함으로써 영상화 과정에서 발생되는 전자적 노이즈뿐만 아니라 영상 파라메터들인 초점, 선속, 픽셀, 검출기 형태에 관련된 광학 특성, 피사체 특성, 그리고 X선 스펙트럼과 감약에 관련된 물리적 특성까지도 정확히 모델링하여 반영하는 재구성 기법이다. 이러한 MBIR은 공간분해능의 현저하게 향상시키고 노이즈와 환자선량을 감소시킨다, 하지만 많은 계산 용량과 복잡함으로 인해 고성능 컴퓨터 시스템이 필요하며 재구성 속도가 상대적으로 늦은 것이 단점이다.

ⓓ 딥러닝 영상재구성법(deep learning image reconstruction; DLIR)

DLIR은 저선량 영상 재구성을 FBP의 고전적인 영상 텍스쳐에 결합시킨 인공지능(인공 신경망) 이용 재구성법이다. DLIR은 충분한 선량을 사용하여 얻어진 자연스러운 FBP 영상을 딥러닝 기법으로 학습시킨 후 이를 바탕으로 저선량의 고해상능 영상을 얻는다.

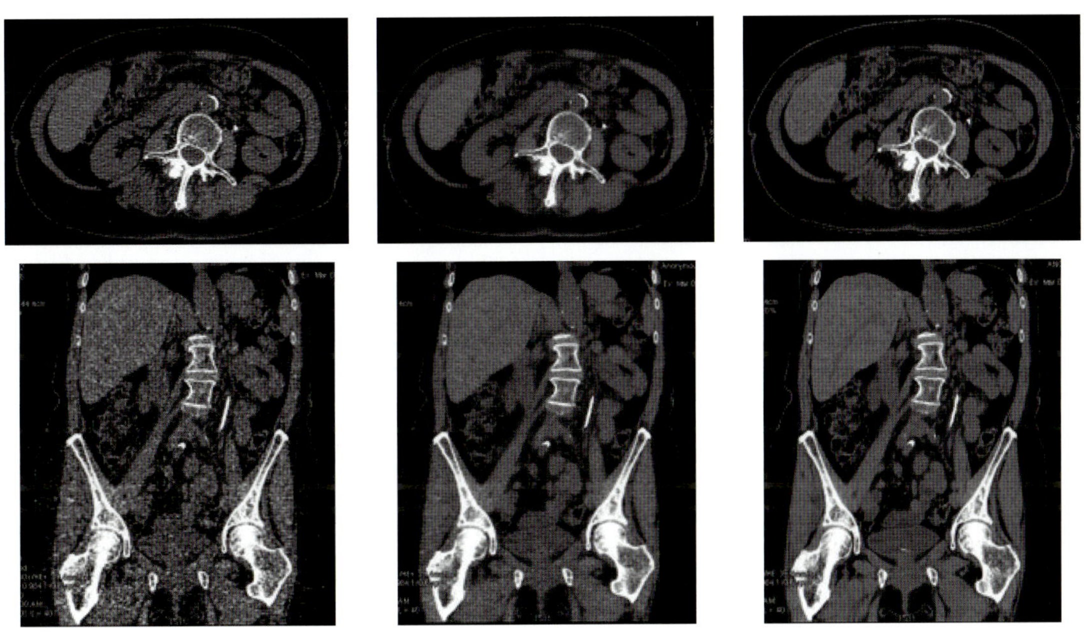

(a) FBP (b) ASIR(statistical IR) (c) Veo(model based IR)

그림 8-38 재구성 기법에 따른 영상품질 차이(GE사)

DLIR은 노이즈 감소로 인해 대조도분해능의 저하나 선량의 증가없이 공간분해능을 최대화시키며, MBIR의 영상품질과 선량특성, 재구성 속도를 능가하며 FBP과 같은 자연스러운 영상을 만들어 내는 영상 재구성 기법이다.

그림 8-38은 GE사의 저선량 복부CT(120 kVp, 50 mAs, 0.625 mm)의 기법을 사용한 FBP, 통계적 IR, MBIR 영상들이다. 참고로 FBP영상은 노이즈 감소처리(denoising)가 시행되기 전의 영상임을 인지해야 한다.

3) Z-축분해능과 동등해상능

(1) Z-축분해능(Z-axis resolution)

Z-축분해능은 슬라이스 두께 분해능으로 인체 종축방향의 분해능(longitudinal resolution)이다. 그리고 MDCT의 Z-축분해능은 axial 분해능(X-Y plane 분해능)과 함께 공간분해능을 구성한다.

우수한 Z-축분해능은 부분체적효과를 감소시키고 Z-축 방향의 검출능을 향상시켜 양질의 영상을 얻게 한다. 이러한 Z-축분해능은 단면감성윤곽(반전치폭; FWHM)을 측정함으로써 얻어지며, 영상 노이즈와 대조도, 부분체적효과, 그리고 작은 크기의 피사체 가시화에 영향을 미친다.

MDCT의 경우 고식적 스캔에 비해 나선형 스캔의 Z-축분해능은 저하되며, helical pitch가 클수록 Z-축분해능은 저하되고 유효 슬라이스 두께는 다소 증가하는 경향을 보인다.

근본적으로 CT영상은 X-Y축에 비해 Z-축의 분해능이 저하되는데, 이는 종축에서의 데이터 샘플링이 axial plane(X-Y plane)에 비해 적기 때문이다. 이를 보완하기 위해 고식적 스캔의 경우 중첩 스캔(overlapped scan)을 통해 어느 정도의 Z-축분해능을 향상시킬 수 있으나 이는 환자선량의 증가를 초래한다.

표 8-1은 나선형 스캔 시 standard와 edge 알고리즘의 axial 분해능과 Z-축분해능의 차이를 보여준다. Standard와 edge 알고리즘의 Z-축분해능은 50% MTF에서 각각 5.4 lp/cm와 5.7 lp/cm이며, 10% MTF에서 각각 10.4 lp/cm와 10.6 lp/cm이다. Z-축분해능은 axial 분해능과 달리 재구성 알고리즘에 크게 영향을 받지 않는다. Edge 알고리즘은 주로 측두골CT에서 사용되는 GE사의 고해상능 알고리즘의 하나이다.

표 8-1 나선형 스캔 모드에서 standard와 edge 알고리즘의 axial 분해능과 Z-축분해능의 차이(GE사 64MDCT)

(단위; lp/cm)

	Standard		Edge	
	Axial 분해능	Z-축분해능	Axial 분해능	Z-축분해능
50% MTF	4.2	5.4	10.1	5.7
10% MTF	6.8	10.4	13.7	10.6
0% MTF	8.5	16.0	15.4	16.0

(2) 동등해상능(isotropic resolution; isotropic spatial resolution)

3차원의 이상적인 해상능은 X, Y, Z-축해상능이 동일해야 한다. 이를 위해서는 슬라이스 두께가 X-Y plane의 픽셀 크기와 동일한 등방성 복셀(isotropic voxel)이 되어야 한다. 이는 Z-축해상능이 axial 해상능과 동일함을 의미하며, 횡단면 영상의 해상능이 coronal이나 sagittal 영상의 해상능과 동일함을 의미한다.

동등해상능을 갖는 MDCT에서는 두경부 CT검사에서 axial scan과 coronal scan을 시행하던 예전의 프로토콜과는 달리 axial 영상을 스캔한 후 이를 이용하여 coronal 영상을 reformation하는 프로토콜(indirect coronal scan)이 권장된다. 이는 X선관의 소모를 줄이는 효과와 함께 환자선량을 감소시키는 효과를 얻는다.

4) 대조도분해능(contrast resolution)

(1) 대조도분해능의 정의

조직분해능, sensitivity, low contrast sensitivity 또는 low contrast detectability라고 불리는 대조도분해능은 감약 차이가 작은 인접한 구조물을 구분해내는 시스템의 능력이며 조직의 대조도 측면에서 어떤 작은 변화를 구별해 낼 수 있는 CT장치의 능력을 의미한다. 대조도분해능은 질환의 조기진단에 큰 영향을 미치는 중요한 요소이며, 이는 노이즈에 직접적으로 영향을 받는다.

밀도와 원자번호가 다른 지방과 근육, 뼈로 이루어진 인체 구조를 예를 들어 설명하기로 하자. 일반방사선촬영장치로 이 구조를 영상화한다면 단지 뼈와 연부조직(근육과 지방이 함께 포함)에 대해서만 우수한 대조도를 얻을 수 있다. 이는 두 조직 사이의 밀도나 원자번호가 확실히 차이가 있기 때문이다. 하지만 근육과 지방의 경우 밀도 차이가 적으므로 두 조직 사이에는 확연한 대조도가 나타나지 않는다.

이에 비해 CT는 대조도분해능이 우수하다. 다른 디지털 영상장치와 근본적으로는 큰 차이가 없지만, CT는 밀도나 원자번호가 근소하게 차이를 갖는 조직의 영상화에 장점을 갖는다.

보통 일반 방사선촬영장치가 10% 정도의 밀도차이를 구분해 낼 수 있는 반면, CT는 0.25-0.5% 정도의 밀도 차이를 구분할 수 있다. 이를 감약계수 분해능이라는 용어로 표현한다. 이를 가능케 하려면 적어도 1% 정도의 대조도 차이를 구별할 수 있는 검출시스템이 필요하다.

(2) 대조도분해능의 측정

대조도분해능의 측정은 기본 블록에 1%(10HU) 이하의 감약계수 차이를 갖는 물질을 원형의 다양한 크기로 제작하여 삽입한 팬텀이 사용되며, 팬텀을 스캔한 영상에서 식별 가능한 가장 작은 크기의 구멍 직경으로 표현한다.

그림 8-39의 (a)는 20 cm 직경의 CATPHAN 팬텀의 대조도분해능 측정 영상이다. 그리고 (b)는 AAPM 팬텀 내부의 대조도분해능 측정 블록과 이를 스캔한 영상이다. 아크릴 부분(ROI-2)과 구멍 내용물(ROI-1)의 CT number는 8.4HU의 작은 대조도 차이를 갖는다(129.4HU와 121.0HU).

(3) 대조도분해능의 해석

CT장치의 대조도분해능 수준은 2.0 mm at 0.25% at 30 mGy(또는 2.0 mm at 0.25% at 200 mAs) 정도이다. 이는 30 mGy(또는 200 mAs)의 선량에서 주위조직과 0.25%의 대조도 차이를 가질 때 직경 2.0 mm 크기의 피사체를 구별해낼 수 있다는 것을 의미한다.

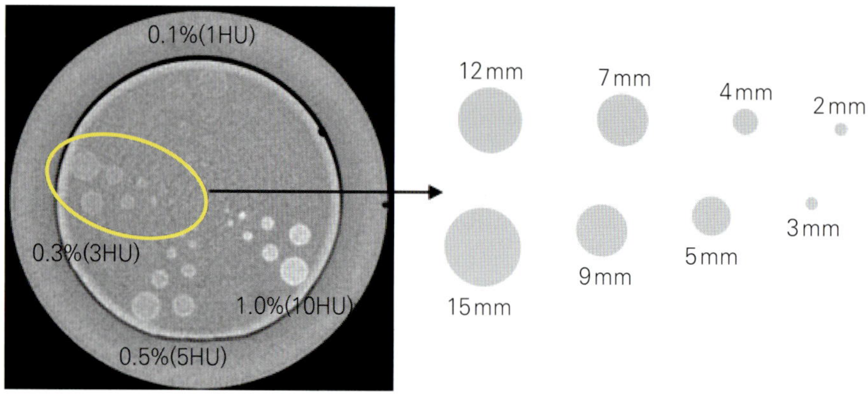

(a) CATPHAN 팬텀

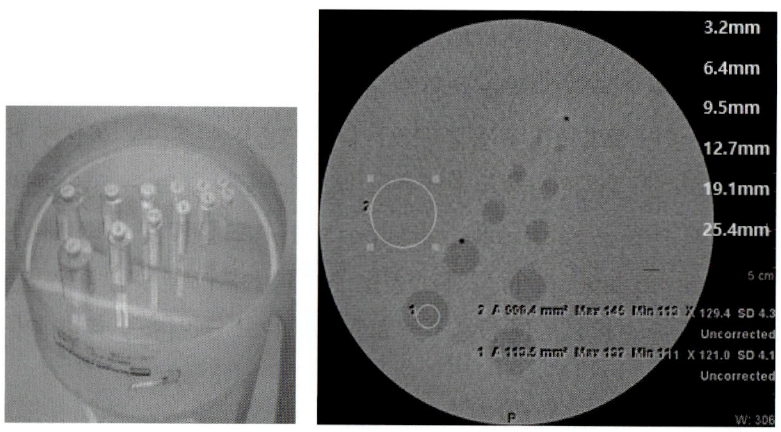

(b) AAPM 팬텀

그림 8-39 대조도분해능 측정 영상

(4) 대조도분해능의 영향인자

① 노이즈(양자 노이즈; quantum noise)

노이즈는 대조도분해능과 가장 밀접한 관계를 갖는다. 너무 적은 양의 X선 광자가 검출되면 노이즈가 많은 영상으로 나타나고 이는 대조도분해능을 저하시킨다.

② 광자량(photon flux)

광자량(광자유량)은 kVp, mAs, 선속의 필터링 정도에 의해 좌우된다. 즉, kVp나 mAs를 증가시키면 광자량은 증가한다. 하지만 선속 필터링을 증가시키면 선속의 감쇄가 많아지게 되어 광자량은 감소한다. 광자량의 증감은 영상의 대조도분해능에 영향을 미치게 된다.

③ 슬라이스 두께

두꺼운 슬라이스 두께의 설정은 얇은 슬라이스 두께에 비해 노이즈가 상대적으로 감소되므로 대조도분해능의 향상 효과를 얻을 수 있다.

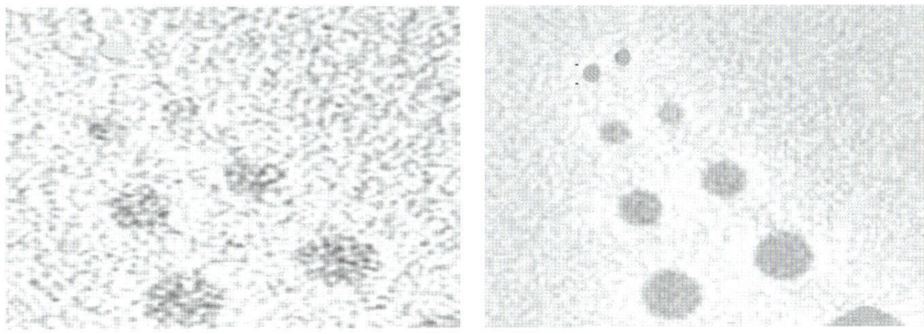

(a) 50mAs (b) 200mAs

그림 8-40 선량에 따른 대조도분해능의 차이

④ **검출기 감도(sensitivity)**

검출기의 감도는 대조도분해능에 영향을 미친다. CT검출기는 X선 흡수과정에서 조그만 차이가 나더라도 이를 구분할 수 있어야 한다. 즉, 검출기는 적어도 1% 이상의 대조도 차이는 측정할 수 있어야 한다.

⑤ **재구성 알고리즘(reconstruction algorithm)**

재구성 알고리즘이 대조도분해능에 미치는 영향은 크다. Soft와 같은 저공간분해능 알고리즘(low spatial frequency algorithm)은 영상을 smoothing하게 만들며 특히, 미세 전이와 같은 저대조도 병변에서의 증강 효과가 크다.

⑥ **환자 크기**

환자 크기는 선속의 감약에 영향을 줌으로써 검출기에 도달하는 광자량에 영향을 미친다. 즉, 큰 피사체에서는 선속의 감약가 많아지게 되어 광자량은 감소한다. 그러므로 CT검사에서는 이러한 인자들을 최적화하여 대조도분해능을 개선하여야 한다.

5) 시간분해능(temporal resolution)

시간분해능은 시간의 지남에 따라 형태나 위치가 변화되는 피사체를 검출하는 능력이며, 이는 주로 X선관의 회전속도나 스캔 소요시간 측면에서 평가된다. MDCT에서의 시간분해능은 scan time(X선관 회전시간)과 scan rate의 두 관점으로 접근할 수 있다.

하나는 호흡이나 움직임을 피할 수 없는 장기나 조직의 스캔에서 scan time을 최소한으로 감소시키는 방향이다. 이러한 scan time은 X선 출력, X선 검출효율, 고속의 스캔 메커니즘에 연관성을 갖는다. 다른 하나는 scan rate이다. 이는 주어진 시간 안에 얼마나 많은 수의 스캔이 행해질 수 있는 가로 표현되며, dynamic scan이나 조직의 움직임을 추적하는 경우에 중요한 특성으로 작용된다. Scan rate는 양극의 열축적용량, 환자 테이블의 이동속도, 스캔 매커니즘의 연속성 등이 연관성을 갖는다.

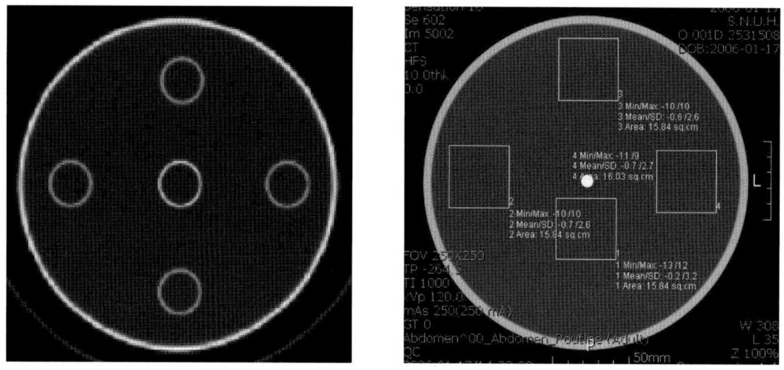

그림 8-41 균일도 측정 영상의 예

6) 균일도(uniformity)

(1) 균일도의 정의

동일한 성분을 갖는 물팬텀을 스캔한 단면영상의 모든 부위에서 얻어지는 실제 CT number는 선속경화현상 등의 영향으로 일정하지 않다. 균일도란 이러한 단면영상의 여러 부위(중앙부와 주변부)에서 어느 정도로 CT number가 균일한 가를 나타내는 용어이다.

(2) 균일도의 측정 및 영향인자

노이즈 측정과 동일하게 물 팬텀을 스캔한 후 팬텀 영상의 중앙부와 3시, 6시, 9시, 그리고 12시 방향의 주변부에 ROI(원형 또는 사각형)를 그려 특정 개수 이상을 포함하는 픽셀의 CT number로서 측정한다. ROI의 크기는 영상 면적의 2-5% 크기가 권고되며 국내 특수의료장비의 설치 및 운영에 관한 규칙에 의거한 팬텀영상검사의 경우 4 cm × 4 cm 크기를 사용한다.

균일도에 영향을 미치는 인자로는 주로 피사체의 구성물질, 관전압과 필터링 정도, 슬라이스 두께 등이 있다.

7) 대조도 척도(contrast scale)

(1) 대조도 척도의 정의

대조도 척도란 물 등가물질의 평균 CT값을 1HU 변경시키기 위해 요구되는 선흡수계수의 변화이다. 이는 CT number가 피사체의 선감약계수와 얼마나 정확히 대응되는 가를 의미한다.

(2) 대조도 척도의 측정 및 영향인자

Contrast scale을 간단히 구하기 위해서는 아크릴 핀과 물의 CT number를 비교하거나 물과 공기의 CT number를 비교하여 측정하는 방법이 사용된다.

$$\text{Contrast scale} = \frac{\text{아크릴의 감약계수} - \text{물의 감약계수}}{\text{아크릴의 CT number} - \text{물의 CT number}} \quad \text{(A)}$$

$$\text{Contrast scale} = \frac{\text{물의 감약계수}}{\text{물의 CT number} - \text{공기의 CT number}} \quad \text{(B)}$$

공식(A)는 AAPM에서, 공식(B)는 지멘스의 등에서 권고하는 측정방법이다. 여기서 물의 감약계수(선흡수계수)는 0.19 cm^{-1}이며 CT에서 일반적으로 사용되는 관전압 범위에서 아크릴의 감약계수에서 물의 감약계수를 뺀 값은 0.024 cm^{-1}이다.

대조도 척도는 X선의 선질에 의해 가장 큰 영향을 받으며 선흡수계수, 밀도, 피사체의 크기와 물리적인 성질 등에 의해 영향을 받는다. 그러므로 X선발생장치 계통에 관련된 노후나 고장으로 인해 부품을 교체할 경우에는 대조도 척도의 측정이 필요하다.

8) 직선성(linearity)

(1) CT number의 직선성의 정의

CT number의 직선성은 선흡수계수에 의해 좌우되는 조직의 CT number를 장치가 제대로 표현하는가를 의미하며, 선택된 CT number의 영역에 대한 대조도 척도의 일치성 여부를 평가하는 것이다. 이러한 CT number 직선성은 골조직의 미네랄 소실 정도를 판단하는 골밀도(bone mineral density; BMD) CT에서 매우 중요한 요인이 되므로 항상 직선성의 유지가 필요하다.

(2) 직선성의 측정 및 영향인자

CT number의 직선성을 평가하기 위한 일반적인 방법은 다음과 같다. 선흡수계수를 알고 있는 물, 아크릴, 나일론, 렉산(폴리카보네이트), 폴리에틸렌, 폴리스틸렌 재질의 원주로 이루어진 팬텀 부위를 스캔하여 얻은 영상에서 각 부위의 CT number를 측정한다. 그 후 횡축에 각 물질의 선흡수계수를, 그리고 종축에 CT number의 평균값을 표시하여 1차원 함수의 그래프로 나타낸다. 정상적인 CT장치의 경우 그래프의 직선 기울기가 1에 가깝게 나타나야 하며, 이는 CT장치의 직선성이 양호한 상태임을 의미한다.

CT number의 직선성 측정은 위에서 언급된 바와 같이 팬텀영상의 각 물질에 설정된 관심영역에서 측정한 CT number의 평균값이 직선과 일치하는 정도로서 평가하는 방법 외에 그림 8-42에 나타낸 바와 같이 영상의 각 핀부위에서 측정된 평균 CT number가 제시된 기준값의 ±5HU 범위 내에 속하는 지의 여부에 의해 따라 직선성을 평가하는 방법이 있다.

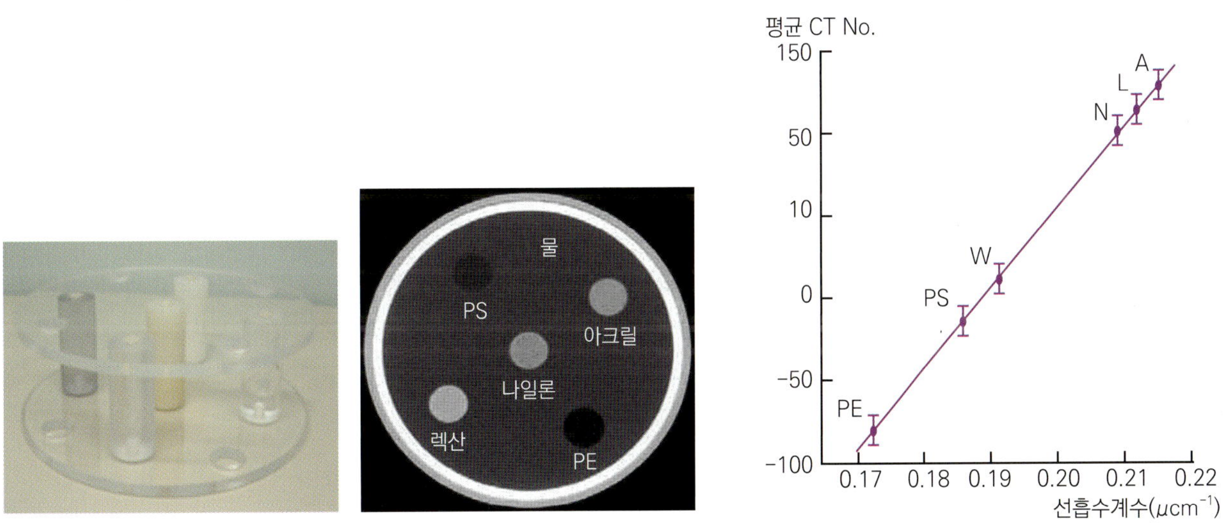

(a) AAPM 팬텀의 직선성 측정부위와 스캔 영상　　(b) 직선성 그래프

그림 8-42 직선성 측정법의 예

4 CT 장치의 성능관리

CT의 성능관리는 장치성능을 최적화하며 영상품질을 일정하게 유지하기 위한 제반활동이다. 이는 진단의 정확도를 향상시키고 방사선 피폭을 경감시키고, 환자 및 사용자의 안전을 관리하여 경제성을 향상시키는데 있다. 이를 위해서는 정기적이고 지속적인 평가항목 측정을 실시하고 얻어진 자료는 기록되어야 하며, 그 결과의 비교 검토를 통해 문제 발생 전에 변화를 감지하여 필요한 조치가 행해져야 한다

국내에서는 의료법 제32조 2와 제32조 3에 의해 CT장치의 설치·운영 기준, 품질검사와 성능관리 규정이 명시되어 있으며, 의료법 제37조(진단용 방사선발생장치)에 의거하여 시행되고 있는 CT장치의 성능관리검사로는 장비의 신규 또는 이전 설치 시 시행하는 사전검사와 정기검사(X선관 및 주요 구성품을 교체하는 경우와 설치 후 3년 주기로 시행)가 있다. 그리고 의료법 제38조(특수의료장비의 설치·운영)에 의거하여 시행되고 있는 서류검사(1년 주기), 정밀검사(3년 주기)가 있다. 이러한 검사들은 대부분 검사대행기관 또는 영상품질관리원에 의해 이루어진다.

1) 성능관리용 팬텀

CT장치의 성능관리를 위해 사용되는 팬텀은 다양하다. 각 장치제조사 고유의 팬텀 외에 여러 모델의 CT장치에서 범용되도록 고안된 제품들이 상용화되고 있다. 후자로는 AAPM의 performance phantom, ACR CT팬텀, CATPHAN 팬텀 등이 대표된다.

이 절에서는 국내 특수의료장비의 설치 및 운영에 관한 규칙에 의해 시행되는 팬텀영상검사 및 정도관리검사의 표준팬텀으로 사용되고 있는 AAPM의 performance phantom과 ACR CT팬텀을 위주로 설명한다.

(1) AAPM의 performance phantom

미국 의학물리학자협의회(AAPM)에서 고안된 performance phantom은 직경이 21.6 cm인 아크릴 재질의 원통형으로 제작되어 있으며, 국내 특수의료장비의 설치 및 운영에 관한 규칙에 의해 시행되는 서류검사 항목인 팬텀영상검사 및 자체 정도관리검사의 표준팬텀으로 사용된다. 이는 CT number calibration 블록, 공간분해능 측정용 블록, 대조도분해능 측정용 블록, 슬라이스 두께 측정 블록 그리고 큰 피사체의 공간분해능과 노이즈 측정을 위해 연결이 가능한 외부 노이즈 링의 5부분으로 구성되어 있다.

CT number calibration 블록에는 물의 CT number, 노이즈, 균일도, 중심선 정렬의 측정이 가능한 부분과 CT number의 직선성 측정이 가능한 부분으로 나누어져 있다. 직선성 측정 부위에는 직경이 2.0 cm이며 원형인 5개의 핀(폴리에틸렌, 폴리스티렌, 나일론, 렉산, 아크릴 재질)이 장착되어 있으며 주위에는 증류수로 채워져 있다.

공간분해능 측정용 블록에는 고체의 아크릴 블록에 4.3 mm의 간격으로 공기 구멍이 5개씩 그룹화되어 있으며 총 8그룹의 구멍들로 구성되어 있다. 공간분해능을 측정할 수 있는 8세트의 공기 구멍의 직경은 1.75, 1.50, 1.25, 1.00, 0.75, 0.60, 0.50, 0.40 mm의 8단계로 제작되어 있다. 그리고 공간분해능 측정용 블록에는 아크릴 블록 바깥에 MTF 측정이 가능하도록 스테인레스 스틸 재질의 철사줄이 삽입되어 있다.

대조도분해능 측정용 블록은 아크릴 블록 내에 2.25인치 깊이의 구멍이 있어 아크릴과 선감약계수 차이가 1-2% 이하인 물질(예를 들면 요오드 조영제를 희석한 물)을 삽입할 수 있도록 제작되어 있으며, 대조도분해능을 나타내는 구멍의 직경은 1, 3/4, 1/2, 3/8, 1/4, 1/8인치의 6단계이다.

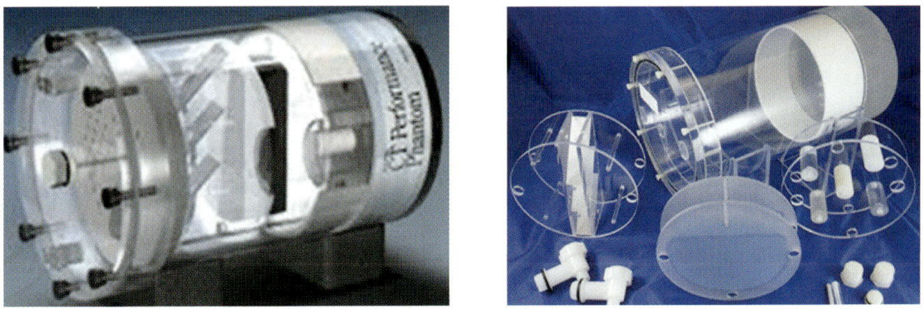

그림 8-43 AAPM에서 고안된 성능평가용 팬텀의 외관과 내부 블록

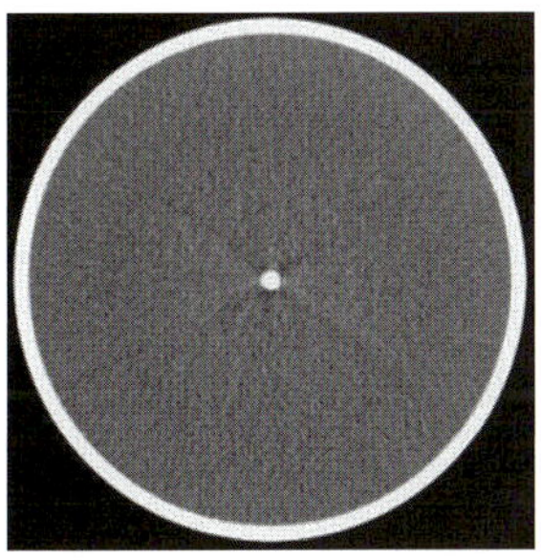

(a) CT number calibration 블록

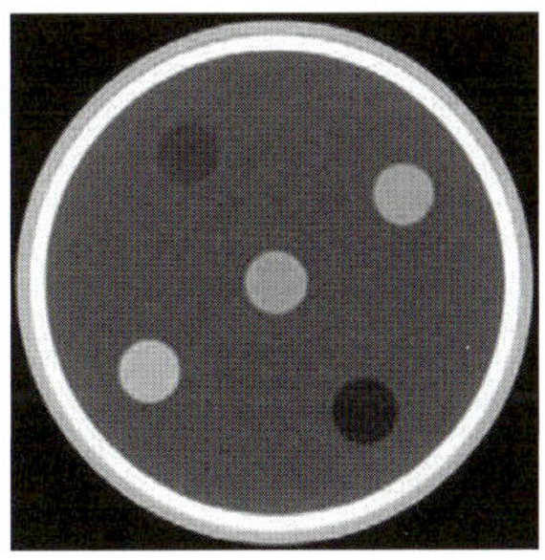

(b) 직선성 측정용 블록

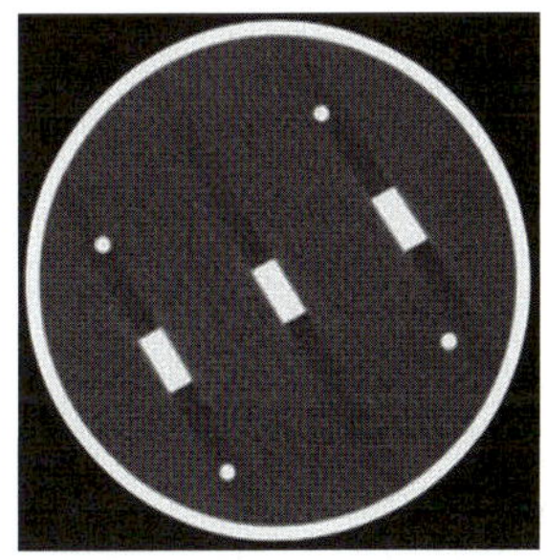

(c) 슬라이스 두께 측정 블록

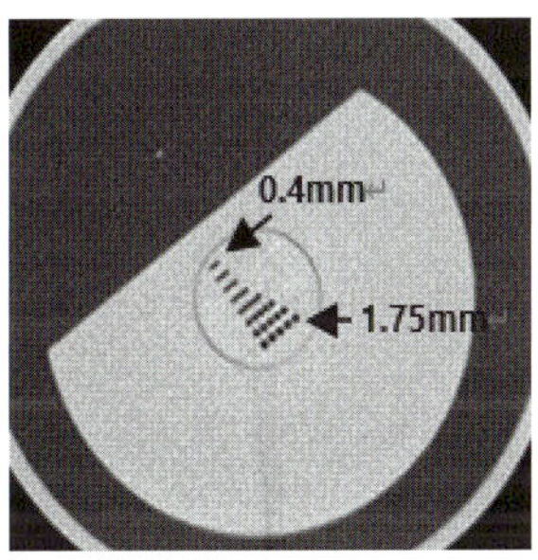

(d) 공간분해능 측정용 블록

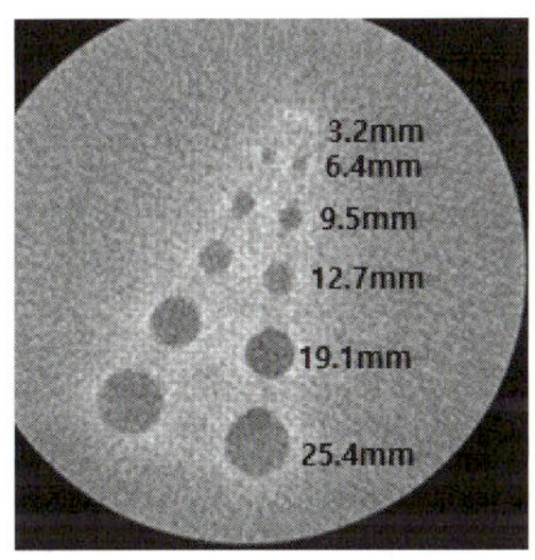

(e) 대조도분해능 측정용 블록

그림 8-44 AAPM에서 고안된 성능평가용 팬텀 영상

(2) ACR CT팬텀

미국방사선의학회(American College of Radiology)에서 주관하는 CT장치의 품질관리 인증 프로그램에서 사용되는 표준팬텀(모델 468ACR)이며, AAPM의 성능평가용 팬텀과 함께 국내 특수의료장비의 설치 및 운영에 관한 규칙에 의한 팬텀영상검사 및 정도관리검사의 표준팬텀으로 추가 채택된 팬텀이다.

ACR CT팬텀은 4개의 모듈로 구성되며 각 모듈은 4 cm의 두께와 20 cm의 직경으로 이루어져 있으며, 올바른 위치잡이를 위해 팬텀 외부에 axial, coronal, sagittal axis의 하얀색 줄이 표시되어 있다. 또한 head와 foot, top의 마크가 있다.

모듈-1은 foot쪽에 위치하며 중심선 정렬, 물의 CT number, 직선성(linearity), 그리고 슬라이스 두께의 정확도를 측정하는데 이용된다. 모듈-2는 대조도분해능 평가에 사용되며 2, 3, 4, 5, 6 mm 직경의 원주가 4개씩 세트를 이루고 있다. 원주와 배경물질의 대조도 차이를 파악하기 위한 용도의 25mm 직경의 단일 원주도 포함되어 있다. 배경물질의 CT number는 약 90HU이며 원주와 0.6%(6HU)의 대조도를 갖는다. 모듈-3은 물의

CT number, 노이즈, 균일도, 아티팩트, 그리고 거리의 정확도 측정이 가능한 부위이다. 0.28 mm의 매우 가는 2개의 금속성 철사(BBs)가 박혀 있어 in-plane 거리 정확도 측정에 사용된다. 균일도 등을 측정할 경우 스캔 부위는 모듈-3의 중앙부이다. 모듈-4에서는 공간분해능 측정이 가능하다. 4, 5, 6, 7, 8, 9, 10, 12 lp/cm의 바 패턴(resolution bar patterns)이 포함되어 있으며, 각 패턴의 면적은 15 mm × 15 mm이다. 그리고 모듈-1에 있는 위치잡이 용도의 4개의 금속성 줄이 모듈-4에도 박혀 있다. 공간분해능을 측정할 경우 스캔 부위는 모듈-4의 중앙부이다.

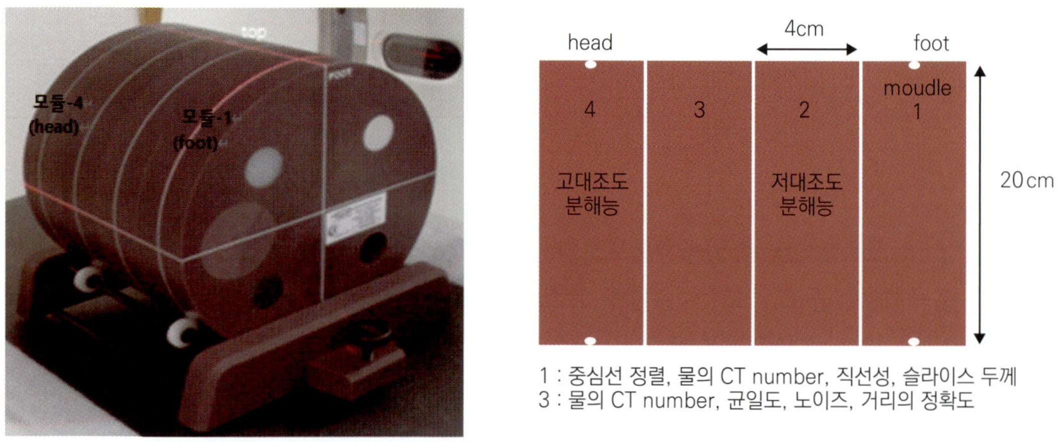

그림 8-45 ACR 팬텀의 외관과 내부 구조

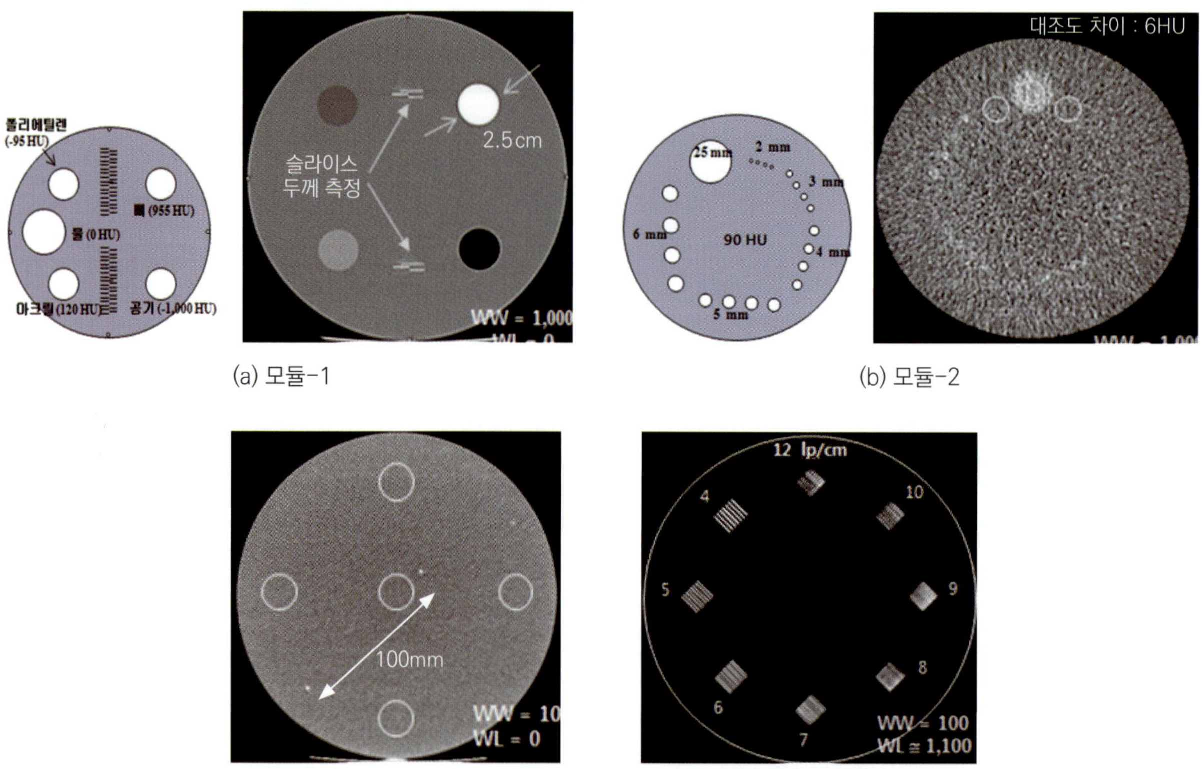

(a) 모듈-1

(b) 모듈-2

(c) 모듈-3

(d) 모듈-4

그림 8-46 ACR CT팬텀의 영상

2) 소프트웨어를 이용한 MDCT의 성능관리

대부분의 MDCT에서는 장치 내의 자체 성능평가 소프트웨어를 장착하고 있다. 이는 주로 엔지니어 영역에서 운용이 가능하다. 그림 8-47은 지멘스의 성능평가용 팬텀과 자체 프로그램을 이용하여 64MDCT의 성능관리를 시행한 예이다. QC영상과 자동적인 성능관리 프로그램을 통해 얻어진 QC결과가 관찰된다.

이 외에 상용화되고 있는 MDCT의 자동화된 QC 소프트웨어로는 ACR 팬텀과 연계되어 있는 Garmex의 464-automated CT software(ACTS), CATPHAN 팬텀과 연계된 AutoQA plus CT phantom 소프트웨어, 그리고 CT AutoQA lite 소프트웨어가 있다. CT AutoQA lite 소프트웨어 모델 49-802는 지멘스의 QA팬텀을 포함하여 다양한 팬텀의 영상에 자동화된 분석이 가능하다.

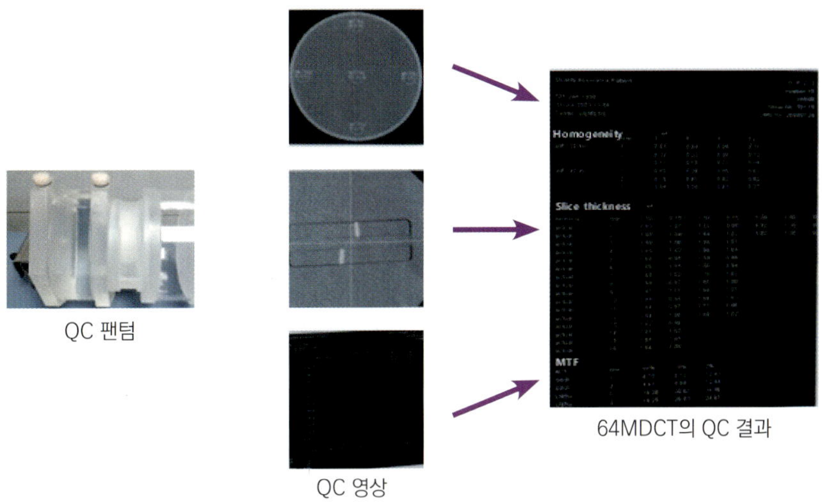

그림 8-47 지멘스의 자동화된 QC 프로그램

3) 성능관리의 법적 규제

국내 CT장치의 성능관리와 관련된 법적 규제로는 보건복지부령인 진단용 방사선 발생장치의 안전관리에 관한 규칙과 특수의료장비의 설치 및·운영에 관한 규칙이 적용된다.

CT장치의 운영을 위해서는 진단용 방사선 발생장치의 신규 설치 검사성적서, 방사선방어시설 성적서를 사전에 발급받아야 한다. 그리고 특수의료장비 등록필증과 특수의료장비 등록대장(특수의료장비 설치등록내역, 특수의료장비 인력현황, 특수의료장비 시설현황 기재)을 발급받아야 하며, 식품의약품안전처에서 허가하는 의료기기수입품목 허가증도 필요하다. 또한 한국의료영상 품질원의 품질관리 검사필증을 발급받아야 한다.

(1) 진단용 방사선 발생장치의 안전관리에 관한 규칙

① 개요

의료법 제37조 제1항의 규정에 의하여 의료기관의 개설자 또는 관리자는 진단용 방사선 발생장치를 설치하는 때에는 사용일 3일전까지, 진단용 방사선 발생장치의 설치 및 사용신고서에 진단용 방사선 발생장치 검사성적서 사본 1부, 방사선방어시설 검사성적서 사본 1부, 방사선관계종사자신고서 1부(처음 설치하는 경우), 양도자의 신고필증 사본 1부(양도받아 설치하는 경우)를 첨부하여 당해 의료기관의 소재지를 관할하는 시장·군수·구청장에게 제출하여야 한다.

② 사후품질검사 시험 항목

진단용 방사선발생장치의 안전관리에 관한 규칙에 의거하여 아티팩트, 슬라이스 두께, 관전압, 환자피폭선량, mA 또는 mAs, CT number의 직선성, 노이즈, 고대조도 공간분해능의 8개의 시험항목이 시행된다. 가동 후 3년 단위, 또는 CT용 X선관이나 검출기의 교체가 이루어진 경우에는 사후품질검사를 받는다.

③ 항목별 평가기준

- 관전압: ±10% 이내
- 관전류: ±15% 이내(mAs: ±20% 이내)
- 슬라이스 두께: 5 mm와 10 mm의 슬라이스 두께에서 설정치 ±1 mm 이내
- 아티팩트 및 중심선 정렬: 물 부위를 스캔한 팬텀 영상에서 인공물이 없어야 하고, 중심선 정렬이 잘되어 있어야 한다.
- CT number의 직선성, 노이즈, 고대조도 공간분해능, 환자피폭선량: 제조사 자가기준

(2) 특수의료장비의 설치 및 운영에 관한 규칙

① 개요

환자진료의 적정을 도모하기 위하여 특수의료장비인 CT를 설치·운영하고자 하는 의료기관은 시·도지사에게 등록하고 설치인정기준에 맞게 설치·운영하여야 하며, 정기적인 품질관리검사를 받아야 한다. 특수의료장비를 이용하여 진료한 경우 영상출력물과 그 검사소견서, 특수의료장비의 품질관리검사에 관한 검사성적서 및 정도관리대장 그리고 특수의료장비수리·변경이력대장을 5년간 보관해야 한다.

② 품질관리검사

특수의료장비 품질관리기준에 따라 신규CT를 설치하거나, 사용중지신고를 하였거나 부적합한 것으로 판정되어 사용금지명령을 받은 후 다시 사용하고자 하는 경우, 설치장소를 변경하는 경우에는 정밀검사를 받아야 한다. 또한 주기적인 품질관리검사를 받아야 한다. 주기적인 품질관리검사는 서류검사와 정밀검사로 구분된다. 서류검사는 인력검사, 시설검사, 팬텀영상검사, 정도관리기록검사로 구성된다. 품질관리 검사기관으로는 보건복지부나 한국의료영상품질관리원이며, 이는 CT설치 후 1년 주기로 시행된다. 정밀검사는 CT설치 후 3년 주기로 현지조사를 통해 이루어지며, 서류검사항목 외에 임상영상검사가 추가된다. 품질관리 검사기관은 한국의료영상품질관리원이다.

③ 팬텀영상검사

ⓐ 팬텀 촬영조건

표준 팬텀인 AAPM CT performance 팬텀(76-140 모델)을 사용하여 120kVp, 250mAs, 10mm 콜리메이션, 50cm의 scan FOV(50mm의 scan FOV 사용이 불가능한 장치에서는 25-50cm), 25cm의 display FOV를 적용하고 단일 슬라이스의 고식적 스캔으로 standard 재구성 알고리즘을 사용한다.

ⓑ 시험 항목

시험항목은 물의 CT감약계수, 노이즈, 균일도, 공간분해능, 대조도분해능, 슬라이스 두께(5mm 및 10mm), 인공물 유무의 7개 항목이다.

ⓒ 적합 기준

- 물의 CT감약계수: 0±7HU 이내
- 노이즈: 6HU 이하
- 균일도: 중심부와 주변부간 CT number 차이가 5HU 이하
- 공간분해능: 1.0mm 이하 식별(mm로 기록)
- 대조도분해능: 6.4mm 이하 식별(mm로 기록)
- 슬라이스 두께: 5mm와 10mm에서 측정치가 1mm 이하, -1mm 이상
- 인공물 유무: 없어야 함

④ 임상영상검사

ⓐ 제출영상

전신용 CT의 경우 특수의료장비 등록필증에 등록된 용도가 전신용 CT인 경우 두부(brain), 일반 흉부(조영), 저선량 흉부(low dose chest), 역동적 조영증강 복부(liver 3 phase) CT영상을 제출한다.

ⓑ 점수의 계산과 합격기준

일반정보항목 점수(20점)과 영상정보항목 점수(80점)을 합하여 100점 만점으로 한다. 일반정보항목과 영상정보항목 점수를 합한 점수가 60/100 이상인 경우 합격으로 인정된다. 다만, 전신용 CT인 경우 제출된 모든 영상이 각각 60/100 이상인 경우 합격으로 인정된다.

⑤ 정도관리검사

CT를 설치 운영하는 의료기관의 개설자 등은 주기별 정도관리항목을 포함하는 정도관리대장을 만들어 정도관리검사를 시행해야 하며, 특수의료장비/변경이력대장의 기록관리를 통한 정도관리를 한다. 정도관리검사는 매일, 매주, 3개월, 6개월, 그리고 1년 주기로 세분화하여 시행한다.

표 8-2 CT장치의 주기별 정도관리검사항목

주 기	항 목
매일	테이블 이동 점검, 데이터 저장장치 작동점검, 조영제 주입기 작동점검
매주	판독실의 조명 · 환기 · 온도 · 소음점검, 응급환자 구조용 시스템 점검 응급 중단스위치 작동점검
3개월	임상영상평가, 판독용 모니터 관리
6개월	환자테이블의 이동간격 정확도시험, 관전압시험, 관전류시험, 표준팬텀시험
1년	CT number의 직선성, 위치확인영상(scout localization view)의 정확도 점검 영상에서의 측정치와 실측정치의 비교평가, 환자피폭선량 측정시험

CHAPTER

09

CT영상의 아티팩트

CHAPTER 09 CT영상의 아티팩트

1 아티팩트의 정의 및 형태

1) 아티팩트의 정의

아티팩트(artifact; 인공음영)란 검사 목적과는 관계없이 발생되는 여러가지 변수에 의한 통계적 오차이며, 정확한 CT영상의 구성을 교란하거나 방해하여 영상의 품질을 저하시키고 미세부분의 관찰능력을 감소시키는 장해음영이다. 이러한 아티팩트는 진단의 정확도를 저하시키는 요소로 영상화 과정의 데이터와 최종적 산물인 영상에 불균등을 초래하여 진단의 정확도와 능률을 저하시키는 요인으로 작용한다.

2) 아티팩트의 관찰

아티팩트의 관찰은 성능평가용 팬텀(performance phantom)의 물 부위(또는 알루미늄 핀이 포함된 물 부위)를 스캔한 영상에서 발생 유무를 관찰한다. 아티팩트는 하나 또는 여러 개의 원형의 곡선 형태로 나타난다. 알루미늄 핀이 삽입된 경우에는 원형의 핀이 육각형이나 팔각형 또는 타원형으로 보이거나, 핀 주위에 직선형 줄무늬가 관찰된다. 이는 육안으로 선명하게 보일 수도 있지만 아주 미세하게 나타날 수도 있다.

3) 아티팩트의 발생 원인

CT영상의 아티팩트는 선속경화현상 또는 부분체적효과, 기계 구성품의 잘못된 배치나 불안정, 검출 시스템의 결함, 영상처리 및 재구성 과정에서의 감약계수 측정오류, 부적당한 데이터 전송, 재구성 알고리즘의 변동 등이 주된 원인이 되어 발생한다. 그 외 환자나 검사과정에 기인되어 발생될 수도 있다.

4) 아티팩트의 형태

(1) Ring artifact

주로 검출소자의 기능 이상이나 접촉 불량, calibration 상태의 저하에 의해 발생된다. 그 외 정격 관전압이 발생되지 않거나 콜리메이터의 기능 불량인 경우 발생할 수 있다. 이러한 ring artifact는 X선관과 검출기가 같이 회전하는 3세대 CT장치에서 주로 발생된다.

특히 그림 9-1 왼쪽의 두부 CT영상에 보이는 미세한 ring artifact(화살표 표시)는 고해상능의 재구성 알고리즘을 사용하는 MDCT에서 종종 발생하기도 한다.

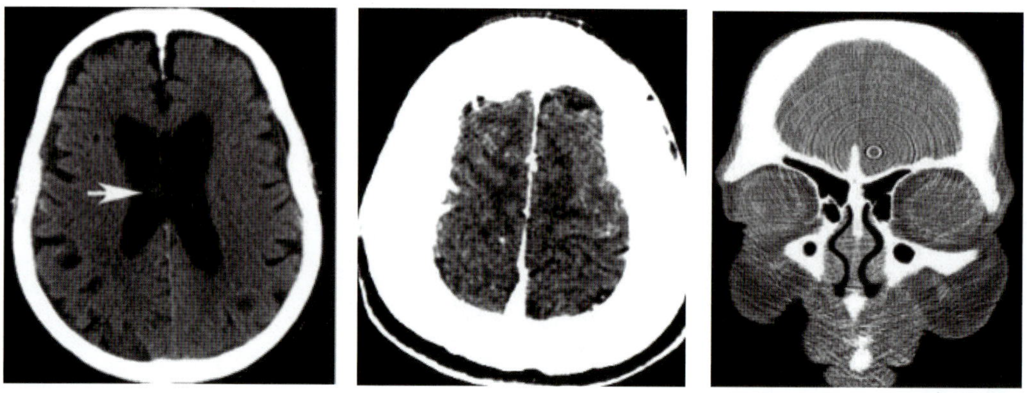

그림 9-1 Ring artifact의 예

(2) Streak artifact

Streak artifact는 영상 재구성 과정의 views의 불일치에 기인되어 생성되는 직선형 artifact이다. 인체 내 금속성 물질, 강한 흡수체로 인한 부분체적효과, 광자 부족(photon starvation), 환자 움직임, 검출기나 DAS의 오류나 접촉불량이 원인이 되어 발생한다.

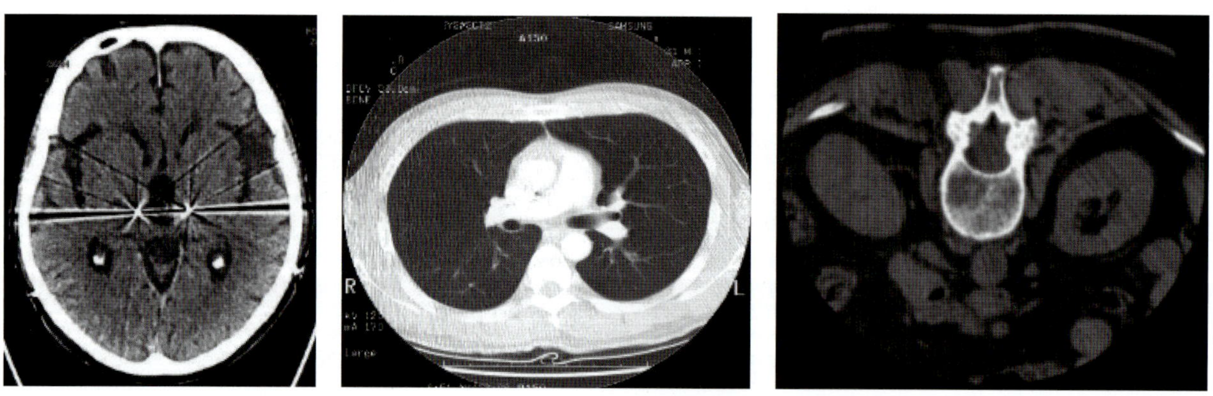

그림 9-2 Streak artifact의 예

(3) Star shape artifact

그림 9-3과 같이 인체 내부의 고농도 조영제나 금속 등에 의해 발생되며 사방으로 퍼져 나타나는 방사형으로 나타난다.

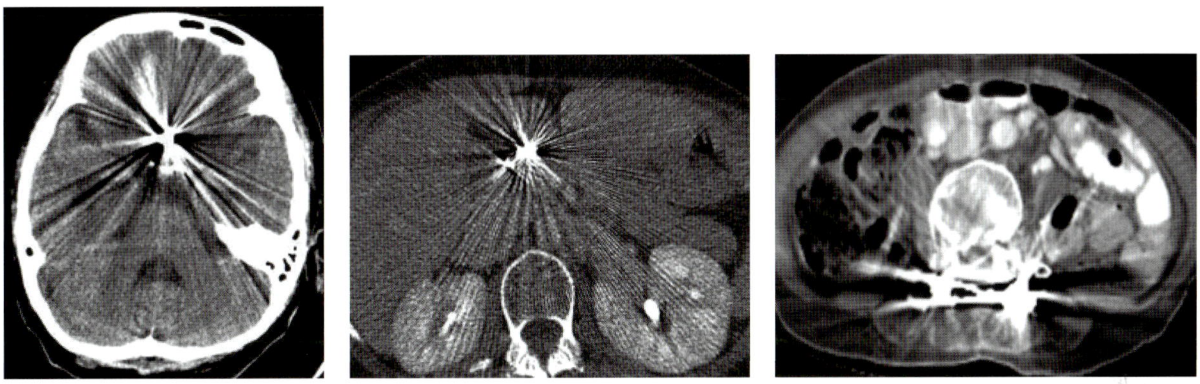

그림 9-3 Star shape artifact의 예

(4) Shading artifact

일련의 데이터 채널이나 views의 측정값 손실이나 저하에 의해 발생되며, 나선형 스캔에서 보간삽입처리(interpolation)의 잘못으로 인해 나타날 수도 있다.

그림 9-4는 shading artifact의 예이다. Brain CT영상에서 희미한 거짓 음영의 형태(화살표 표시)로 나타나거나 CT유도 하 생검(CT guided aspiration or biopsy) 등에서 생검 바늘의 음영에 의해 데이터 손실이 발생되어 나타난다. 이러한 shading artifact는 CT number의 부정확, 영상 대조도의 손실, 공간적 불균일도를 야기시킨다.

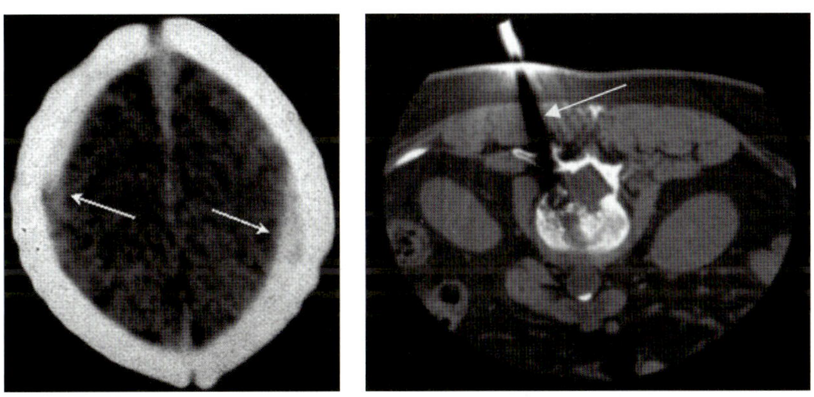

그림 9-4 Shading artifact의 예

2 물리적 요인의 아티팩트

물리적 요인에 의한 아티팩트는 view를 구성하는 모든 투영의 측정이 일직선적인 상태에서 행해지지 않거나(view 데이터의 기하학적 불일치 또는 오류), view가 많이 부족한 경우, X선 감약 측정값의 오류, 그리고 나선형 스캔과 MDCT에 관련된 요인으로 구분된다.

X선 감약 측정값의 오류를 발생시키는 요인으로는 선속경화현상, 부분체적효과, 산란선이 대표적이다. 또한 감약계수가 높은 이물질이 체내에 존재하거나 scan FOV 바깥에 위치된 피사체에 의해 발생되는 아티팩트(out of field artifact)도 감약 측정값의 오류에 관계되어 발생된다.

1) 선속경화 아티팩트(beam hardening artifact)

(1) 선속경화현상과 cupping 현상

CT를 포함한 X선을 사용하는 모든 장치에서는 선속의 각 광자에너지를 동일한 단색 X선(monochromatic X-ray)으로 가정하여 계산을 행한다. 그러나 실제 X선의 광자에너지는 다색 X선(multi-chromatic; polychromatic X-ray)의 특성을 갖는다. 이로 인해 X선이 환자를 투과하면 낮은 에너지의 광자는 쉽게 흡수되므로 높은 에너지의 광자가 많아져 유효 에너지가 높아진다. 즉, X선이 피사체를 통과할 때 피사체는 낮은 광자에너지를 흡수하는 필터 역할을 하여 결과적으로 투과된 선속의 평균에너지는 증가되는데 이를 선속경화현상이라 한다.

그림 9-5는 X선관에서 발생된 광자 스펙트럼과 20cm와 30cm 직경의 물을 통과한 후의 광자 스펙트럼을 비교한 것이다.

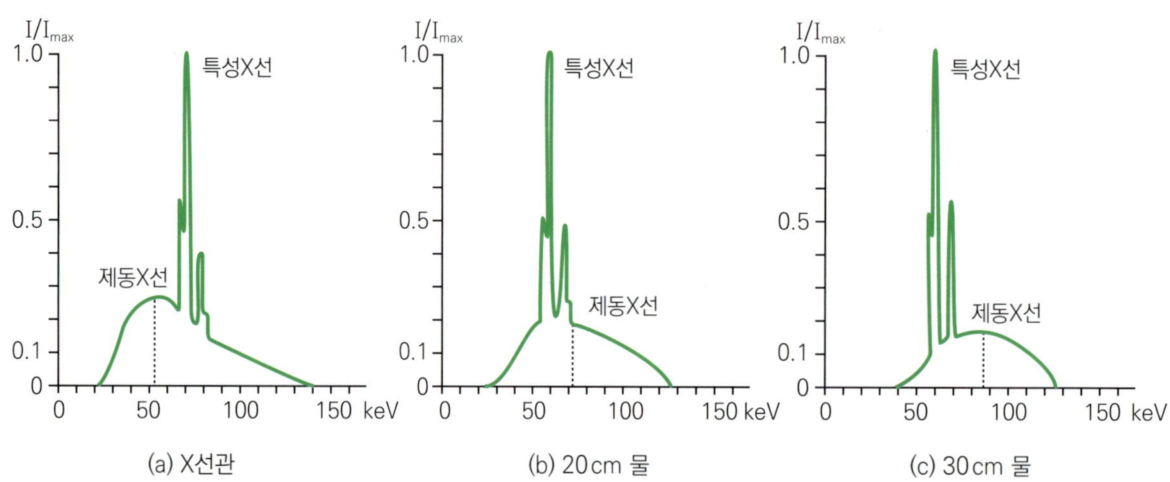

그림 9-5 X선관에서 발생된 광자 스펙트럼과 20cm와 30cm 직경의 물을 통과한 후의 광자 스펙트럼의 비교

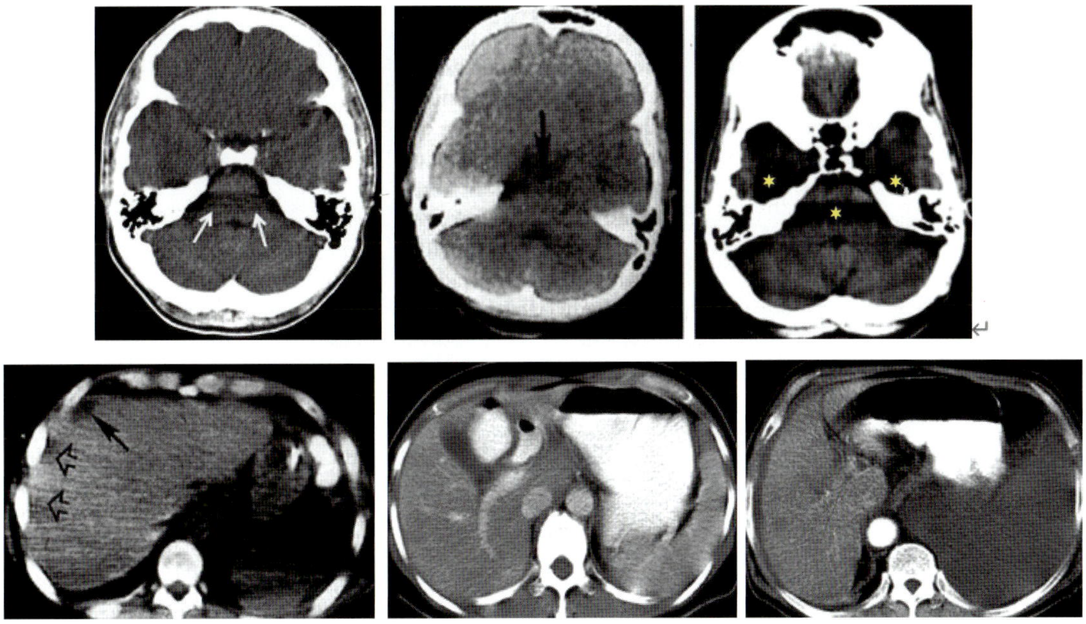

그림 9-6 선속경화 아티팩트를 보여주는 CT영상들

CT에서 다색 X선의 사용은 단색 X선에 비해 피사체의 농도가 다소 약하게 나타나며, 투과된 강도의 측정값을 대수화(logarithm)하는 과정에서 직선성이 저하된다. 만일 이를 교정하지 않으면 주변부에 비해 영상의 중앙부 농도가 저하되는 cupping 현상을 보이게 되며 이는 CT값의 왜곡현상을 초래한다. 이러한 왜곡현상은 뼈와 조직의 인접부위에서 연부조직의 CT number가 증가되는 효과를 나타내며, 두부 CT영상에서 두개저(skull base) 부위에 bands 또는 streak 모양의 cupping artifact로 흔히 나타난다. 이를 선속경화 아티팩트라 한다.

결론적으로, 선속경화 아티팩트는 CT감약값의 측정과정에서의 오류에 의해 발생된다. 다색 방사선이 흡수체를 통과할 때 흡수체에 의해 저에너지 X선이 흡수되어 평균에너지가 증가하며 이로 인해 선감약계수가 변화되어, 조영제나 뼈 부위의 고밀도 부분에서 넓은 streak으로 나타나거나 영상의 중앙부가 어둡고 주변부가 밝게 나타나는 cupping 현상과 저농도 부위가 희미하게 나타나는 현상을 일컫는다.

(2) 선속경화 아티팩트의 교정

Cupping 현상에 의한 아티팩트(선속경화 아티팩트)를 교정하는 방법은 두가지가 있다. 첫번째 방법은 검출기 출력을 대수화하는 과정에서 CT감약값을 직선화하는 것이다. 원자번호가 높은 뼈가 연부조직에 비해 감약되는 양이 많기 때문에 이러한 교정법은 연부조직이 아닌 뼈가 위치하고 있는 부위에서 좋은 효과를 나타낸다. 그러나 이 방법은 추체부 능선(petrous ridges)과 같이 뼈가 쌍으로 존재하는 부위 사이에서는 streak artifact가 제거되지 않는 경우가 많다.

두번째 방법은 아티팩트 교정 소프트웨어를 적용하는 것이다. 이는 iterative bone option(IBO; GE사), beam hardening correction(BHC; 캐논 메디컬) 등으로 명명되며, 주로 head CT에서 적용된다.

아티팩트 교정 소프트웨어는 각 ray의 뼈와 연부조직의 양을 결정하기 위해서 초기에 재구성된 영상정보를 이용한다. 이 정보는 직선적인 데이터의 정확한 평가와 교정 영상을 재구성하기 위한 목적으로 사용된다. 교정 소프트웨어는 뼈와 연부조직이 밀접되어 있는 부위에서의 흐림을 최소화하며 비균일적인 감약계수값을 갖는 단면에서 발생되는 저음영 밴드를 줄여 준다. 하지만 만족스러운 수준은 아니다.

이런 이유로 높은 조직밀도의 뼈가 많은 부위를 스캔할 경우 관전압을 올리고 mAs를 낮추거나, 슬라이스 두께를 얇게 설정해야 하며, 갠트리 각도나 환자 자세잡이를 조절하여 뼈와 같은 조직밀도가 높은 부위를 피해 스캔함으로써 아티팩트 발생을 피하도록 한다.

그림 9-7(a)는 선속경화현상에 의해 중앙부의 선감약계수가 저하되어 CT number(gray 값)가 주변부에 비해 낮아지는 cupping 효과를 보여주며, 이는 앞의 그림 9-6에서 화살표나 별표로 표시된 저음영의 아티팩트로 나타날 수 있다. 이러한 cupping 효과는 선속경화 교정 소프트웨어를 사용하여 어느 정도 감소시킨다. 하지만 컴퓨터가 선속경화현상을 과보정(over-correction)하는 경우 영상 중앙부가 주변부보다 고음영으로 높아져 볼록하게 보이는 현상을 보일 수 있다. 이를 capping 효과(capping artifact)라고 한다.

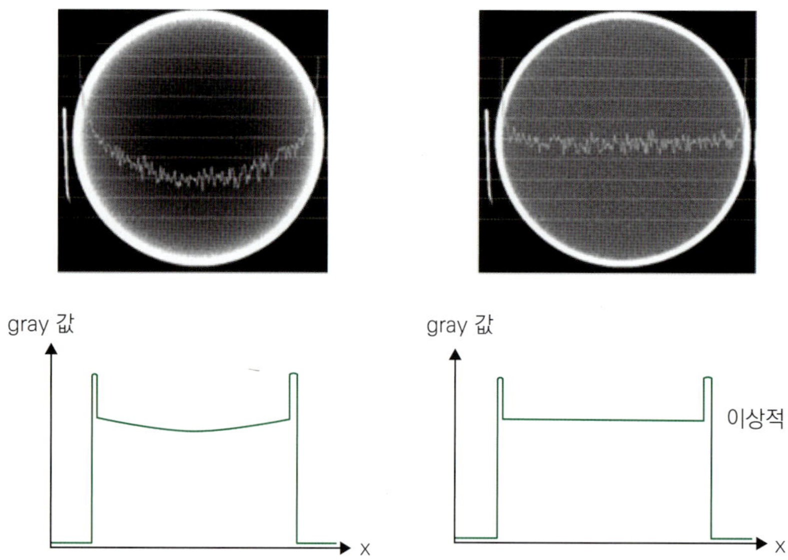

(a) Cupping (b) After calibration correction

그림 9-7 선속경화현상에 의한 영상의 cupping 효과와 이의 교정

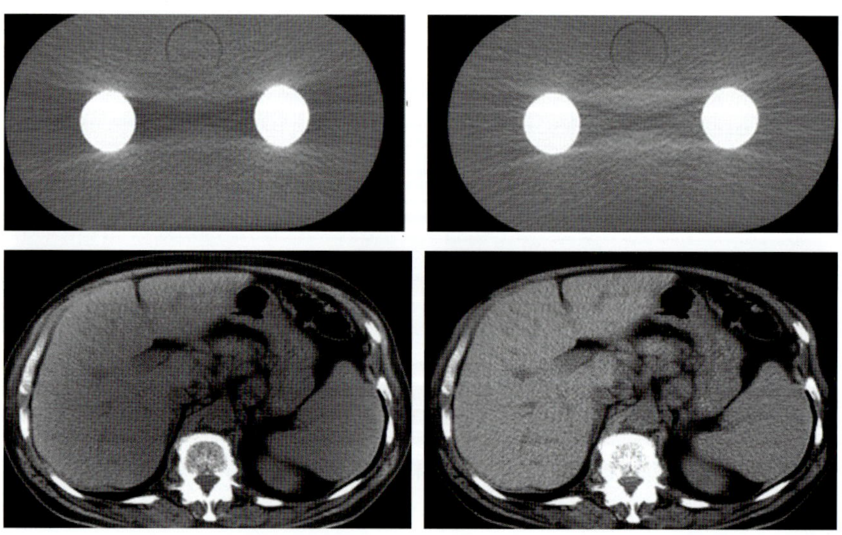

(a) Cupping 현상(중앙부 저음영) (b) 교정 후(균일한 음영)

그림 9-8 선속경화효과의 교정 전과 후의 CT영상

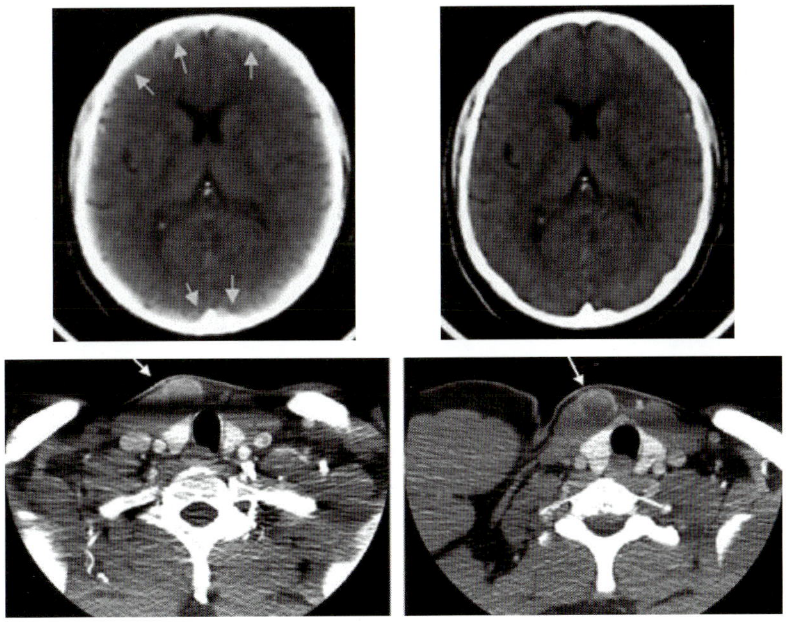

(a) 비적용 시 (b) 적용 시

그림 9-9 선속경화 교정 소프트웨어의 적용 시의 영상품질

그림 9-9는 MDCT에서 선속경화 교정 소프트웨어의 적용과 비적용 영상의 품질 차이를 보여주는 예이다. 교정 소프트웨어를 적용한 경부 CT영상에서 갑상선 잘록(thyroid isthmus) 부위에서 연부조직의 대조도를 저하시키고 우측 목빗근 앞에 위치한 혈관성 기형(화살표)의 관찰을 어렵게 하는 저음영의 밴드 형태 아티팩트가 감소됨을 알 수 있다.

2) 부분체적효과 아티팩트(partial volume artifact)

(1) 부분체적효과(partial volume effect)

하나의 복셀 내에 감약계수 차이가 큰 조직들이 포함될 때 재구성 알고리즘이 복셀의 감약값을 균일하게 가정함으로써 복셀 내 CT감약값을 평균화(volume averaging)하여 계산하는 측정 오류이다.

(2) 부분체적효과 아티팩트

CT에서 주로 관찰되는 부분체적효과에 의한 아티팩트는 그림 9-10(a)에 나타낸 바와 같이 매우 높은 조직밀도를 갖는 피사체(뼈)가 스캔면의 주변부(off-center)에 부분적으로 포함될 때 CT감약값이 평균화되어 대조도 변화(오류)가 발생된다. 이는 views 사이의 불일치(inconsistencies)로 인해 streak 또는 shading 형태로 나타난다.

그림 9-11의 (a)는 부분체적효과로 인한 아티팩트의 발생을, (b)는 얇은 슬라이스 두께의 적용으로 이의 해결을 보여준다. 강도 I_1과 강도 I_2는 검출기에서 두 강도의 합인 (I_1+I_2)로 측정된다. CT number의 정확한 재구성을 위해서는 (a)에 나타낸 바와 같이 영상전처리(엄밀히 말하면, 대수화 처리)에서 $\ln(I_1+I_2)$이 아니고 $\ln I_0+\ln I_2$의 대수의 합으로 나타내어져야 한다. 이는 각 강도의 합을 대수화한 것은 각 강도를 대수화하여 합한 것과는 다르기 때문이다.

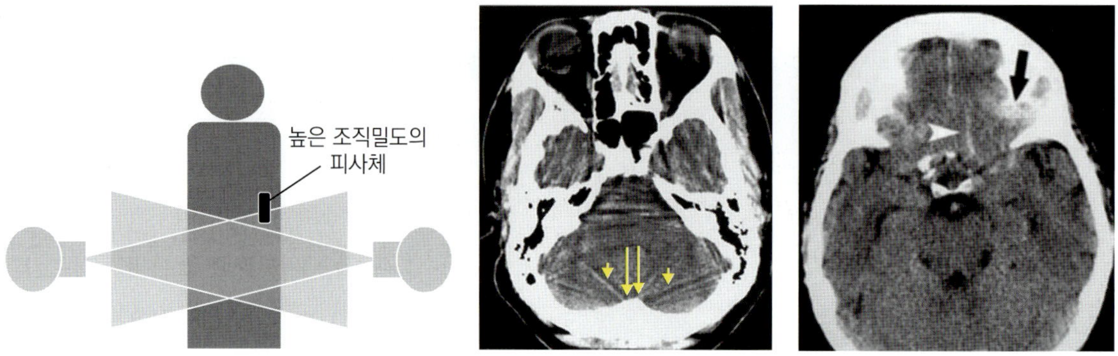

(a) 개념도 (b) streak 형태(짧은 화살표)와 shading 형태(긴 화살표) (c) Shading 형태

그림 9-10 부분체적효과에 의한 아티팩트 영상

이러한 차이는 재구성된 영상에서 streak, rings, 또는 심지어 커다란 면적을 가진 부분체적 아티팩트로 나타나며, 추체골(petrous bone) 또는 후두개와(posterior fossa) 부위에 나타나는 Hounsfield bar(posterior fossa artifact)가 대표적인 예이다. 즉, Hounsfield bar는 선속경화현상과 부분체적효과의 결과로 나타나는 아티팩트이다. (b)는 슬라이스 두께의 1/2에 해당되는 얇은 두께로 스캔을 하면 부분체적효과가 감소되는 것을 보여준다. 결론적으로 부분체적 아티팩트는 얇은 슬라이스 두께, 고관전압(140 kVp), 중복스캔(overlapping scan), 큰 매트릭스, 예방 소프트웨어를 적용함으로써 발생을 감소시킬 수 있다.

그림 9-12(b)는 얇은 슬라이스 두께를 적용함으로써 선속경화효과와 부분체적효과로 인한 posterior fossa artifacts가 감소됨을 보여준다.

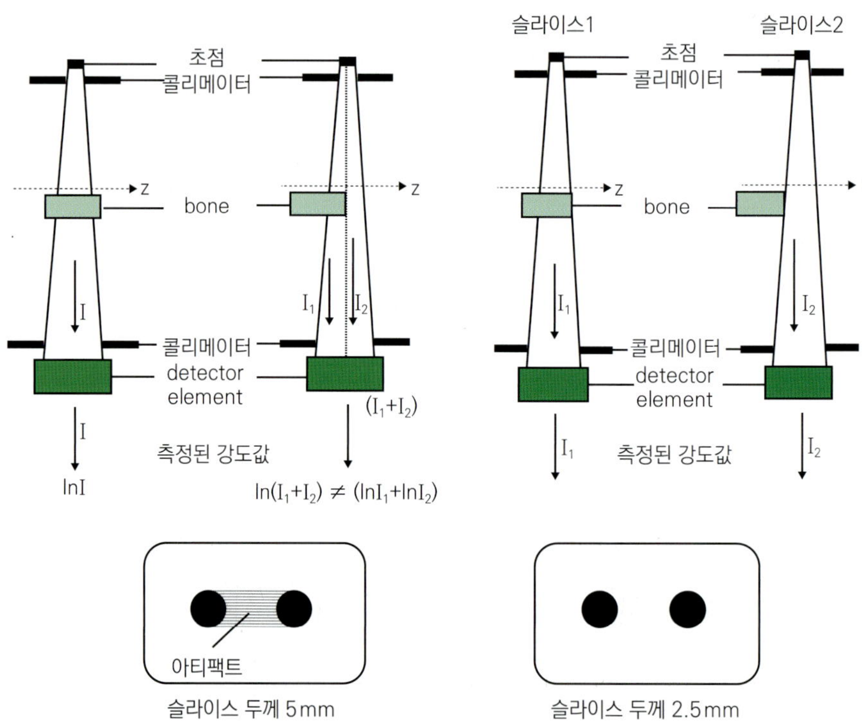

(a) 아티팩트의 발생 (b) 얇은 슬라이스 두께의 적용

그림 9-11 부분체적효과로 인한 아티팩트의 발생과 얇은 슬라이스 두께의 적용으로 이의 해결을 보여주는 개념도

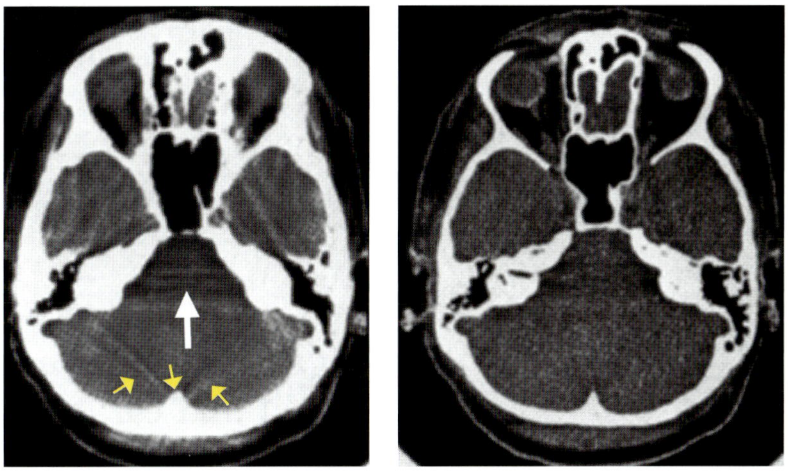

(a) Thick(7 mm) (b) Thin(3 mm)

그림 9-12 얇은 슬라이스 두께의 적용으로 선속경화효과(큰 화살표)와 부분체적효과(작은 화살표들)로 인한 아티팩트(posterior fossa artifacts)의 감소

3) View insufficiency artifact(view수의 부족에 의해 발생되는 아티팩트)

영상 데이터의 획득에 사용되는 view수(샘플링수)가 증가되면 재구성의 정확도가 증가된다. 하지만 view수가 불충분하다고 해서 항상 아티팩트가 발생되는 것은 아니다.

최근의 MDCT에서는 거의 발생되지 않지만, view수가 불충분하면 역투영 과정에서 흐림의 불충분한 소거로 인해 고대조도의 경계부로부터 떨어진 부분에서 방사형 또는 접선형의 streak이 발생된다. 이러한 streaks을 view insufficiency artifact라고 부르며, 보통 영상의 중앙부로부터 방사상으로 폭이 커지며 균일한 감약 부위에서 명백하게 표시된다.

그림 9-13은 빠른 속도의 갠트리 회전 시 view 부족에 의해 발생되는 직선형의 아티팩트이다. 이는 갠트리 회전당 샘플링수를 증가시키면 해결이 가능하다. 샘플링수에 따른 영상품질에 관련된 내용은 7장에서 자세히 설명하였으므로 여기선 생략한다. 이를 임상적인 면에서 살펴보면, 스캔에서 노출이 부족하면 필요한 영상화 부위의 view수가 불충분해지고 구조적 노이즈 패턴이 초래된다. 그러므로 적절한 영상의 질을 유지하려면 적절한 방사선량을 사용하여 충분한 수의 view 로써 영상이 재구성되어야 한다.

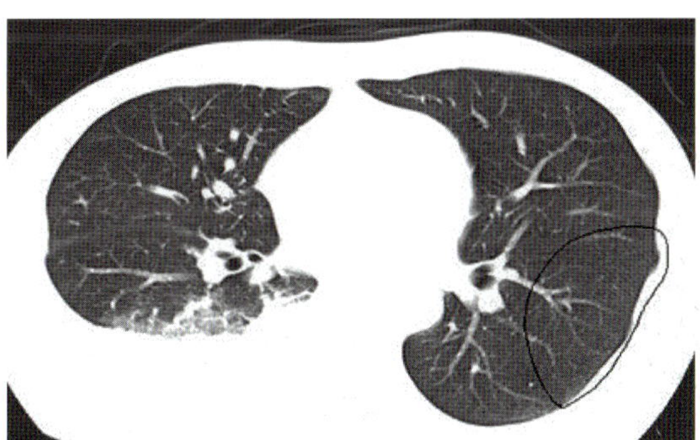

그림 9-13 직선 모양의 view insufficiency artifact

4) 광자량 부족에 의한 아티팩트(photon starvation artifact)

얇은 슬라이스의 적용으로 인한 광자량 부족이나 비원형 피사체에서 장축 방향의 프로젝션에서 검출기에 도달되는 광자량이 부족하여 발생되는 streak 형태의 아티팩트이다. 이는 그림 9-14와 같이 어깨의 횡단면 영상에서 좌우 방향의 직선형으로 아티팩트가 주로 발생된다. 이러한 photon starvation artifact의 최소화는 노이즈 감소 필터(저신호 영역의 프로젝션을 smoothing시키는 필터: 그림 9-15)나 dose modulation 소프트웨어의 적용을 통해 가능하다.

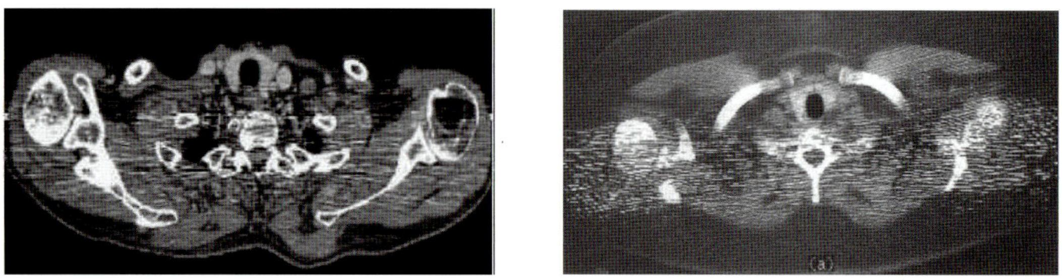

그림 9-14 광자량 부족에 의한 아티팩트(photon starvation artifact)

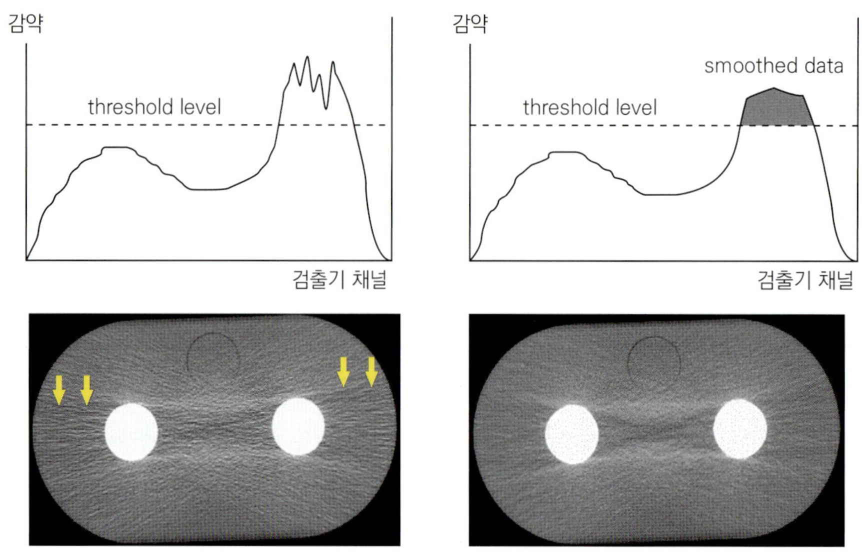

그림 9-15 비원형의 피사체에서 장축 방향으로 X선 감약이 심해 발생되는 노이즈성 아티팩트의 제거를 위한 필터 적용 영상(필립스의 adaptive filter)

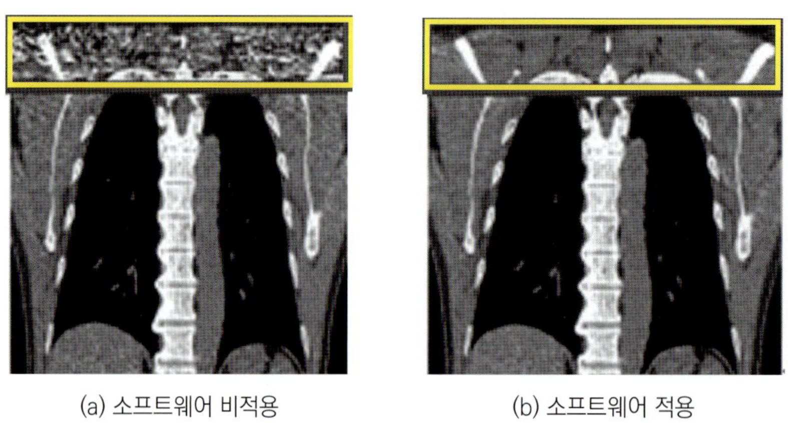

그림 9-16 광자량 부족에 의한 streak artifact 제거 소프트웨어 적용 전후 영상

5) Edge gradient artifact(air-contrast interface artifact)

Edge gradient artifact는 주변 구조물과 밀도가 뚜렷한 차이를 보이는 불규칙한 모양의 피사체에서 발생하는 줄무늬 모양 또는 음영(밝음과 어두움 모두)을 만들어내는 아티팩트이다. 주로 양성조영제와 공기가 서로 맞닿는 부위에서 고밀도와 저밀도 물질사이의 심한 농도차에 의해 직선형(streak) 아티팩트로 나타난다. 이를 예방하기 위해서는 얇은 슬라이스 두께를 사용하며, 필요에 따라 decubitus 또는 prone position으로 추가적인 스캔을 실시하면 진단에 도움이 된다.

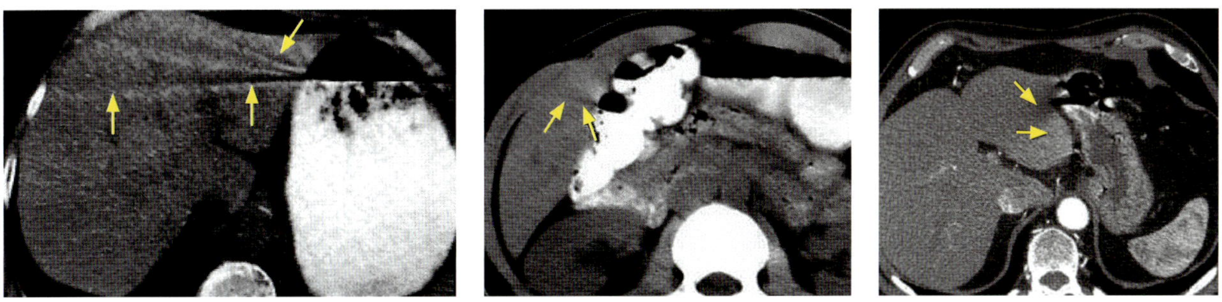

그림 9-17 Edge gradient effect(air-contrast interface artifact)

6) Scatter ray artifact(산란선에 의한 아티팩트)

그림 9-18은 이상적인 감약 프로필과 산란선에 의해 영향을 받은 프로필을 비교한 것이다. 산란선은 감약 프로필을 smooth하게 변화시키며, 많은 감약이 일어나는 부위에서는 산란선에 의한 측정값의 오류가 커진다.

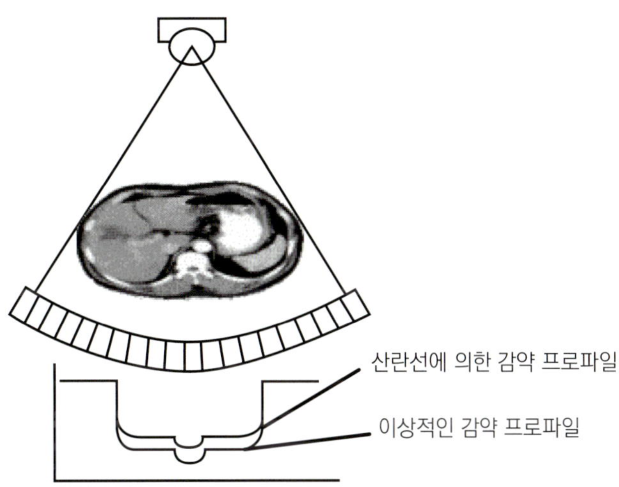

그림 9-18 산란선에 의한 감약 프로필의 변화

CT장치에서 콜리메이션이 매우 잘된 부채형 선속을 사용한다 할지라도 척추 뒷부분에서는 산란선의 영향으로 인해 선량이 약간 높아진다. 이로 인해 선속경화효과와 유사하게 척추 부위가 실제의 농도에 비해 약간 검게 나타난다. 즉, 많은 양의 산란선이 검출기에 도달하면 암전류(background current)가 있는 것처럼 나타난다. 이로 인해 피사체가 실제보다 검게 나타나 보이며 데이터의 불연속으로 인해 일종의 감약값의 측정 오류인 아티팩트가 발생되기도 한다. 이러한 아티팩트를 scatter ray artifact라고 하며, 인체의 두꺼운 부위에서 주로 나타난다.

가스 검출기를 채택한 초기 3세대 CT에서는 양극판/음극판이 몇 cm 정도 깊이 위치되어 있어 그리드의 역할을 하여 산란선을 줄여 준다. 반면에 현존하는 solid state 다이오드 검출기에서는 검출기 앞에 콜리메이터가 설치되어 발생되는 산란선을 줄여준다. 그러나 4세대 CT에서는 넓은 부채꼴 선속의 채택으로 인해 검출기가 넓은 각도로 X선을 검출하므로 산란선에 의한 영향을 더 많이 받는다.

MDCT에서 산란선을 조절하기 위한 일반적인 방법으로는 선속조절 필터(beam shaping filter)인 bowtie 필터를 사용한다. Bowtie 필터는 X선을 전체적으로 감소시키지만 특히, 그림 9-19(b)에서 보듯이 산란선 발생이 심한 환자 주변부의 X선 강도를 많이 감소시킨다. 그림 9-20은 bowtie 필터의 적용 유무를 비교한 두부 팬텀영상이다. Bowtie 필터를 적용한 (b)영상은 팬텀 중앙부의 아티팩트(화살표)가 감소되고 대조도대잡음비(CNR)가 1.0 증가된다.

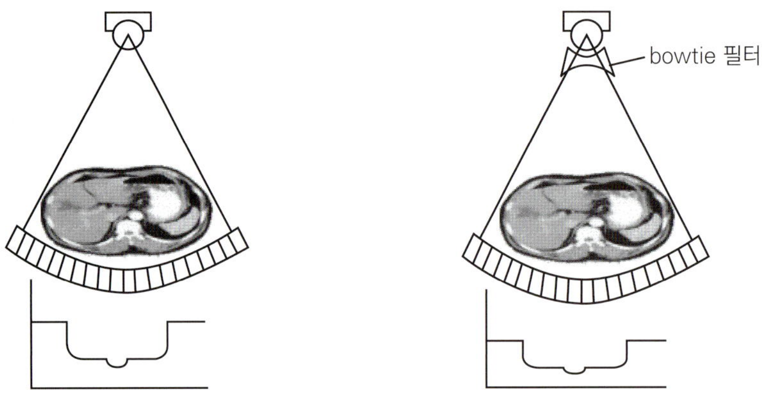

(a) Without bowtie 필터 (b) With bowtie 필터

그림 9-19 Bowtie 필터에 의한 감약 프로필의 변화

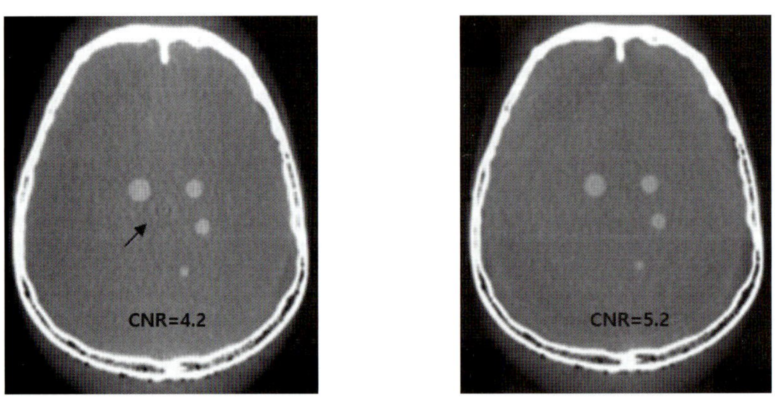

(a) 비적용 시 (b) 적용 시

그림 9-20 Bowtie filter의 사용 유무 영상($CTDI_w$ =19 mGy)

3 Helical artifact

Helical reconstruction은 나선형 스캔에서 테이블 이동에 의해 발생되는 종축 방향 샘플링의 불일치를 교정하는 과정이 포함된다. 불일치가 완전히 교정되지 않으면 영상에서 비정상적인 방사 형태의 모양이 나타나는데 이를 총칭하여 helical artifacts라고 한다. Helical artifact는 helical pitch artifact와 interpolator artifact로 대표된다.

그림 9-21의 (a)에서는 전형적인 풍차(windmill) 형태의 helical artifact가 고대조도의 점 팬텀으로부터 심하게 발생되었으며, (b)는 helical artifact가 고대조도 피사체인 흉골에서부터 나타나는 것을 알 수 있다. 그림 9-22의 (a)는 64MDCT에서 나선형 스캔과 0.65 mm의 얇은 슬라이스를 적용한 영상으로 helical artifact가 관찰된다. (c)는 동사의 고품질의 DAS(예, Ingenuity DAS)를 채택한 128MDCT에서 동일한 조건으로 스캔한 영상이다. (a)에서 보이는 helical artifact가 관찰되지 않는다.

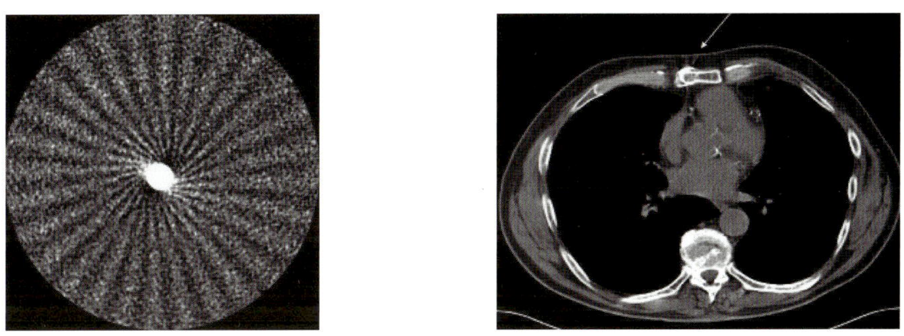

(a) Point phantom (b) 흉골

그림 9-21 Helical artifact의 예

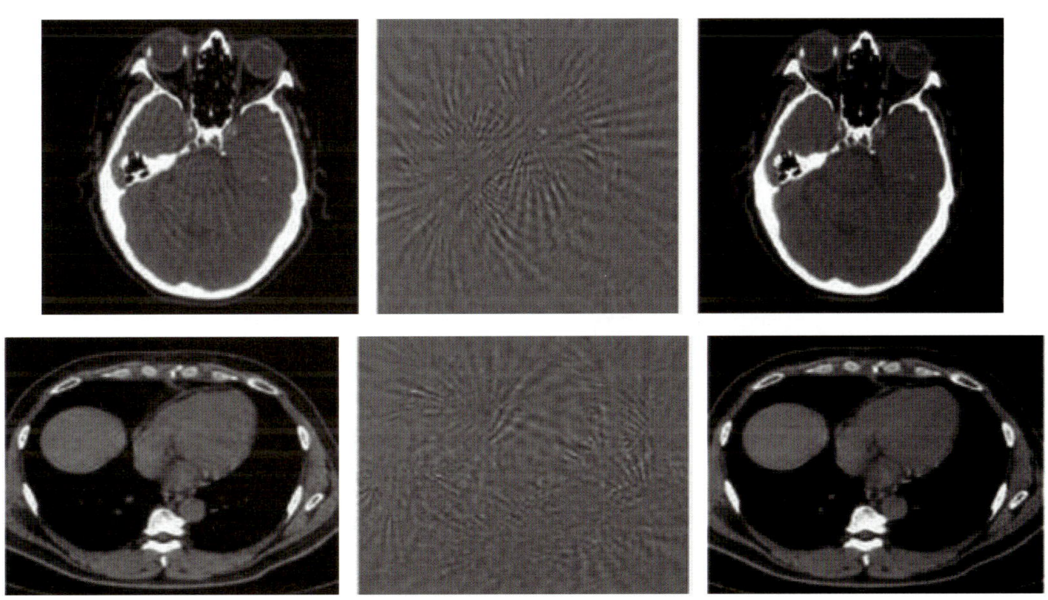

(a) With helical artifact (b) Helical artifact (c) Without helical artifact

그림 9-22 Helical artifact의 유무(필립스 백서, 2010)

1) Helical pitch artifact

High pitch와 얇은 슬라이스 두께를 적용한 나선형 스캔은 근원적으로 영상품질을 저하시키는 helical artifact와 슬라이스 프로필의 넓힘 현상을 발생시킨다. Helical artifact는 cone beam effect를 보상해주는 장치의 능력과 나선형 스캔의 보상 기능에 의해 감소된다. 또한 low pitch factor와 좁은 콜리메이션의 선택 역시 helical artifact의 발생을 감소시킨다.

그림 9-23은 beam pitch 변화에 따른 뇌 CT영상의 helical artifacts(windmill artifact)를 비교한 것이다. Pitch의 증가는 helical artifact와 영상 노이즈를 증가시킴을 보여준다.

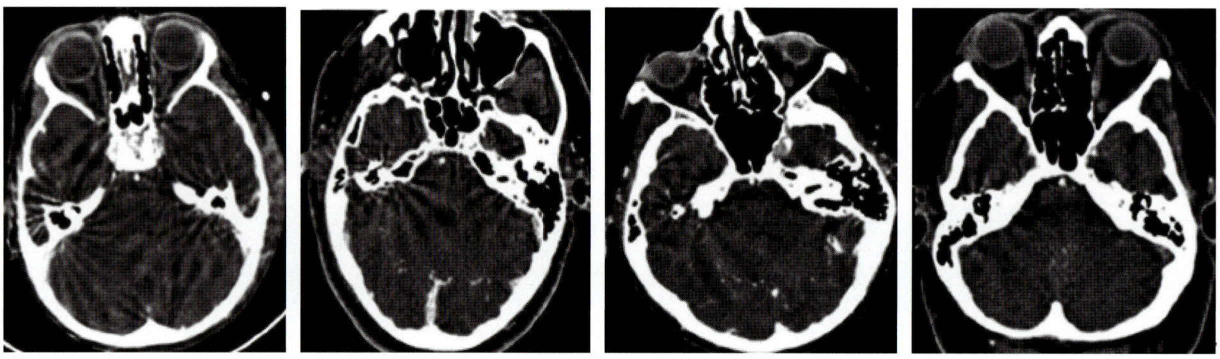

(a) Beam pitch 1.5 (b) Beam pitch 1.0 (c) Beam pitch 0.7 (d) Beam pitch 0.5

그림 9-23 Pitch 변화에 따른 helical artifacts(16MDCT)

그림 9-24는 4MDCT에서 helical pitch와 선속 콜리메이션의 변화에 따른 Z-축분해능을 비교한 것이다. (a)는 10mm의 넓은 선속 콜리메이션(4×2.5mm), (b)는 4mm의 좁은 선속 콜리메이션(4 × 1mm)을 적용하였다. Helical pitch의 증가는 넓거나 좁은 선속 콜리메이션에서 공통적으로 Z-축분해능의 저하를 피할 수 없다. 하지만 동일한 helical pitch 수준에서 좁은 선속 콜리메이션은 넓은 선속 콜리메이션에 비해 Z-축분해능의 저하를 줄일 수 있다.

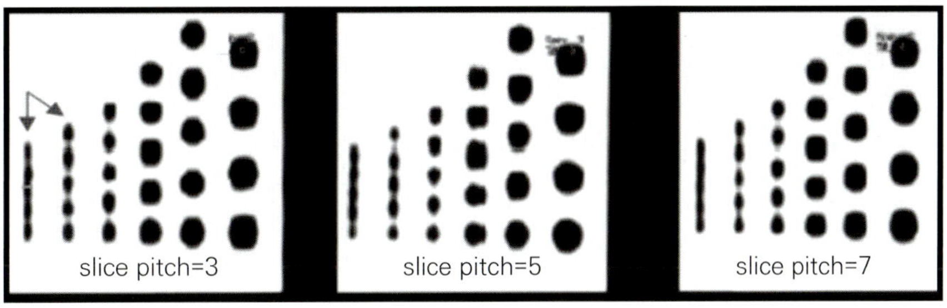

(a) 10mm의 넓은 선속 콜리메이션(4 × 2.5mm)

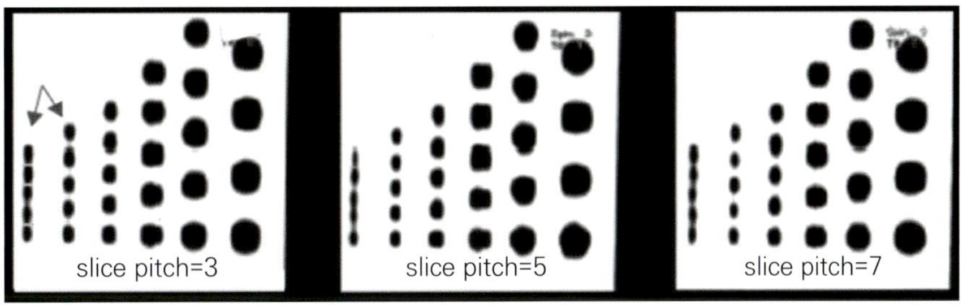

(b) 4mm의 좁은 선속 콜리메이션(4 × 1mm)

그림 9-24 넓은 선속 콜리메이션과 좁은 선속 콜리메이션의 Z-축분해능 비교

2) Interpolation artifact

그림 9-25는 4MDCT에서 interpolation에 따른 helical artifact를 비교한 것으로 2mm × 4ea의 선속 콜리메이션과 2mm의 슬라이스 두께로 재구성한 영상이다. (a)는 non-MDCT에 사용되는 linear interpolator를 4MDCT에 적용한 것이다. 영상에 심한 interpolation artifact가 관찰된다. (b)와 (c)는 4MDCT용 interpolator를 적용한 것이다. 2mm 폭의 interpolator(= Z-filter)에 비해 4mm 폭의 interpolator의 사용 시 helical artifact가 감소됨을 알 수 있다.

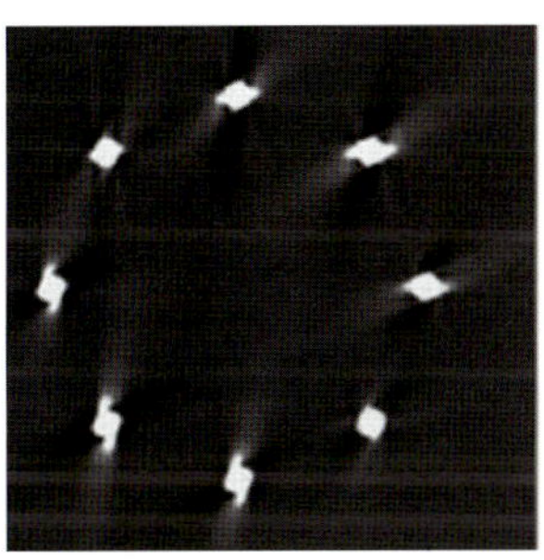

(a) Conventional 180° interpolation

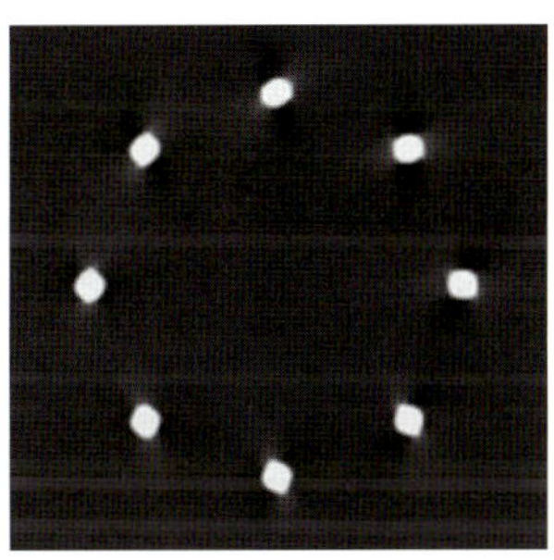

(b) 2mm 폭의 interpolation

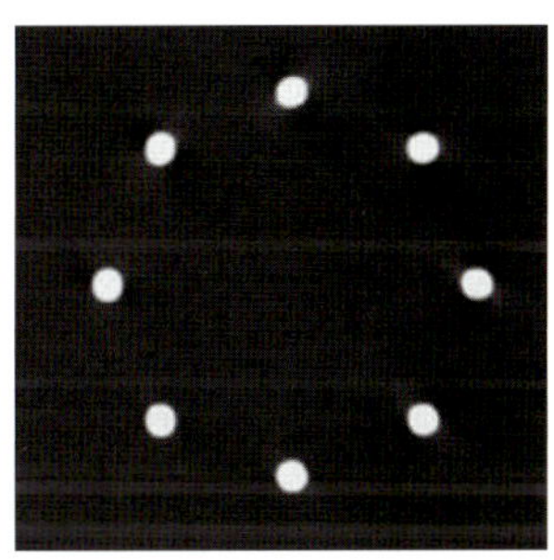

(c) 4mm 폭의 interpolation

그림 9-25 Interpolation artifact(4MDCT)

4 Cone beam artifact

고속 스캔을 시행하여 얇은 슬라이스 두께의 영상을 얻어내는 cone beam geometry의 MDCT에서 근원적으로 발생하는 문제는 Z-축에서의 overbeaming, 슬라이스 프로필의 왜곡(profile distortion; cone beam artifact), 그리고 high pitch의 사용 시 발생되는 helical artifact이다.

1) Z-축의 overbeaming

Non-MDCT에서는 실제 조사되는 Z-축 방향 X선속의 폭(exposure beam width)은 영상화되는 폭(imaging slice width)과 매우 근접하다. 하지만 MDCT에서는 노출되는 선속의 폭이 영상화되는 폭에 비해 다소 넓어진다. 이의 원인의 하나는 Z-축 선량분포의 불균일성이다. 이로 인해 초기 MDCT의 경우 주변부 검출소자에서는 양질의 영상획득이 불가능하였으며, 동일한 품질의 영상을 얻기 위해서는 non-MDCT에 비해 더 많은 선량이 요구되었다. 특히 좁은 콜리메이션(narrow beam collimation)을 사용하는 경우에는 이러한 현상이 더욱 심하다.

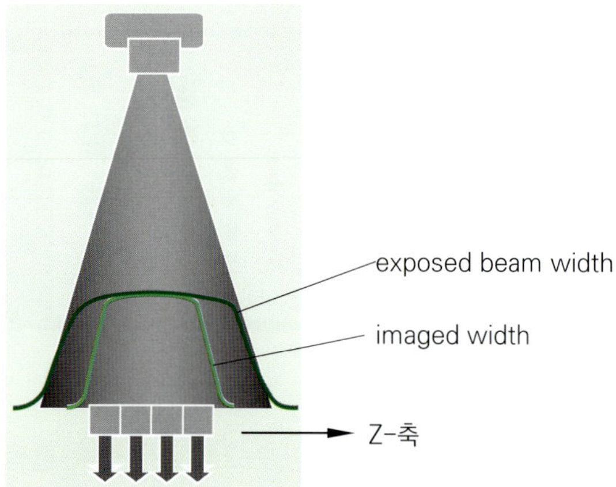

그림 9-26 MDCT의 Z-축 overbeaming

2) Cone beam effect와 슬라이스 프로필의 왜곡

Non-MDCT에서는 Z-축 방향의 경우 선속의 중심부만을 선택하여 단일 선속에 가까운 형태로 샘플링을 시행하므로 선속과 Z-평면이 수직을 이룬다고 할 수 있다. 하지만 MDCT에서는 검출기에 도달하는 모든 선속이 Z-축과 수직이 되지 않고 주변부(off-center) 검출기 row에서는 다소 경사를 이룬다. 즉, 선속이 X-Y축으로 부채꼴 형태를 갖는 것과 같이 Z-축으로도 확산되는 모양을 나타내는데 이를 cone beam이라 하며, Z-축으로 경사지는 각도를 cone angle이라고 한다. 그림 9-27은 cone angle과 fan angle을 비교하여 나타낸 것이다.

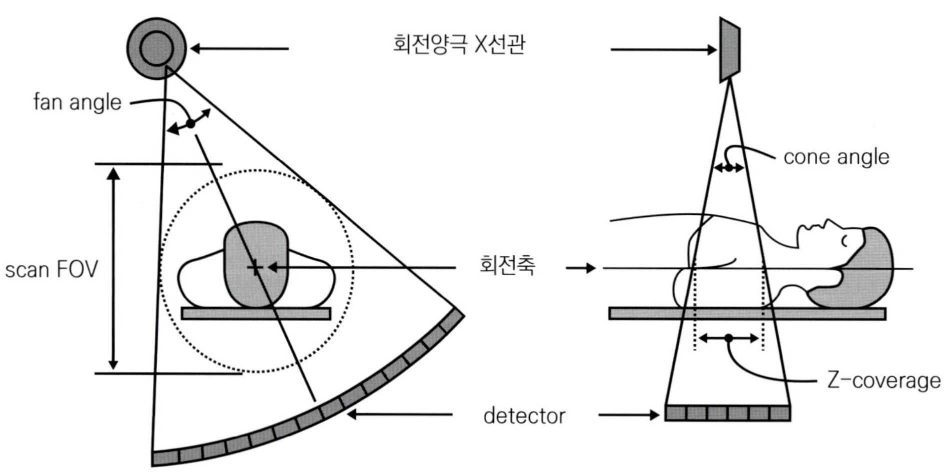

그림 9-27 Fan angle과 cone angle의 개념

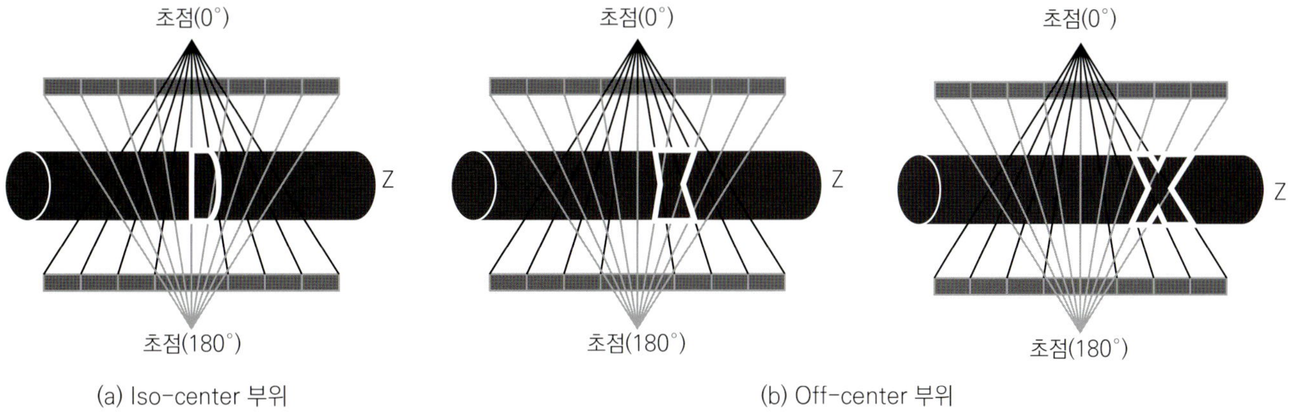

그림 9-28 Cone beam effect로 인한 iso-center와 off-center 부위의 슬라이스 프로필

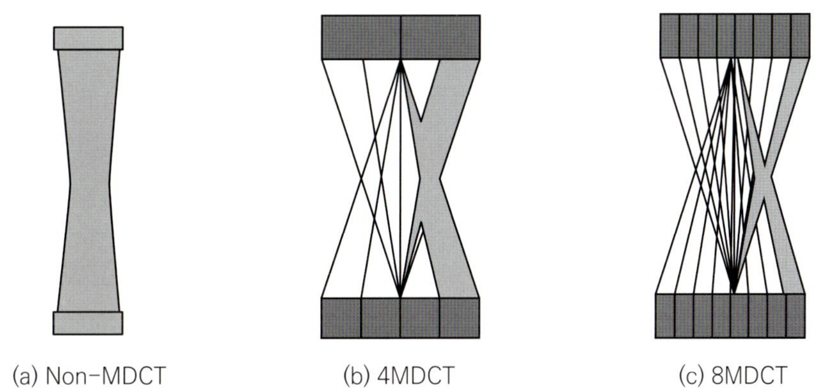

그림 9-29 초기 MDCT에서 보이던 cone beam effect로 인한 슬라이스 프로필의 왜곡

Cone beam geometry를 채택하는 MDCT에서는 선속 중심부(iso-center)에서 주변부(off-center) 방향으로 거리가 멀어질수록 0°와 180°의 위치 차이를 갖는 초점에서 얻어지는 영상의 프로필(section sensitivity profile; SSP)은 Z-축 방향의 왜곡현상이 심하게 발생되어 넓어지는 현상이 발생된다(그림 9-28). 이를 cone beam effect라 한다.

MDCT의 영상 재구성에 사용되는 필터보정역투영 알고리즘은 평면 투영데이터(planar projection data)를 필요로 한다. 초기 4MDCT에서는 cone angle을 무시하고 선속이 Z-축과 직각으로 검출되는 것으로 간주하여 non-MDCT에서 사용하는 선형보간(linear interpolation) 알고리즘을 적용하였다. 이로 인해 심한 슬라이스 프로필의 변형(cone beam distortion)이 야기되었다. 하지만 현재의 MDCT에서는 cone beam 교정 알고리즘이 적용되고 있다.

Cone beam geometry를 채택한 MDCT의 슬라이스 프로필의 변형은 X선 초점과 검출기 row가 회전축에 수직이 되지 않아 발생된다. 이러한 슬라이스 프로필의 변형은 cone angle, 슬라이스 두께, X선관의 일회전당 얻어지는 슬라이스 수 그리고 FOV 내의 피사체 위치에 영향을 받는다. 즉, 슬라이스 프로필의 변형은 X선관 일회전당 획득 슬라이스 수가 많은 장치, 얇은 슬라이스 두께의 영상획득 시, 그리고 주변부(off-center 부위) 검출소자에서 심해진다. 그림 9-29는 상용화 초기의 4와 8MDCT에서 발생되었던 cone beam effect를 보여준다.

3) Cone beam artifact

Cone beam artifact는 피사체의 고대조도 부위에서 조사되는 ray의 cone angle이 무시되어 발생되며, tube angle의 차이로 인해 주변부의 검출기 row에서 얻어지는 축외 피사체(off-axis objects)의 데이터 등록 오류(misregistration)에 의해 발생한다.

이러한 cone beam artifact는 대조도가 매우 높은 구조에서 좌우가 비대칭적으로 발생되며, 피사체의 위치가 선속 중심부에서 멀어질수록 발생율이 높아진다. Cone beam artifact는 windmill artifact라고도 명명된다(지멘스와 캐논 메디컬).

그림 9-30은 피사체와 검출기 row의 위치에 따른 cone beam artifact의 발생 유무를 나타낸 팬텀영상이다. 피사체가 off-center(10cm off-center)에 위치한 경우 중앙부 검출기 row에서는 미세한 artifacts가, 주변부 검출기 row에서는 심한 artifact가 발생되는 것을 보여준다. 그리고 그림 9-31은 16MDCT에서 cone beam artifact가 발생한 경우이다. 두개저 부위나 늑골부위(동그라미 부위)에서 비대칭적으로 주로 관찰된다.

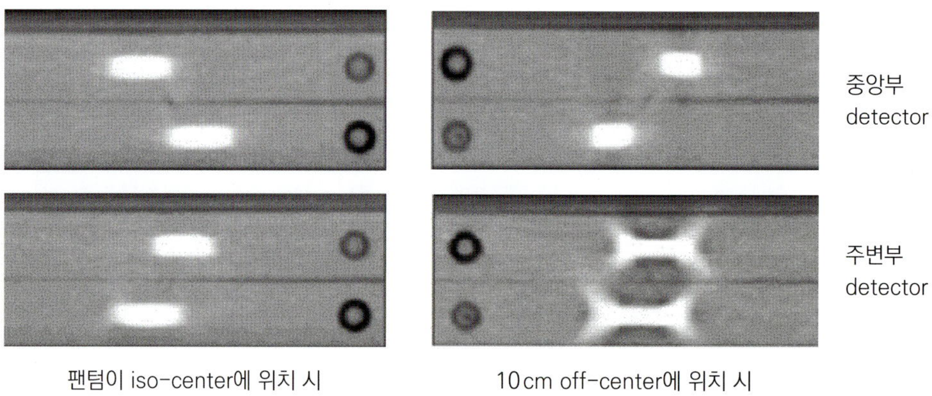

그림 9-30 피사체와 검출기 row의 위치에 따른 cone beam artifact의 발생 유무

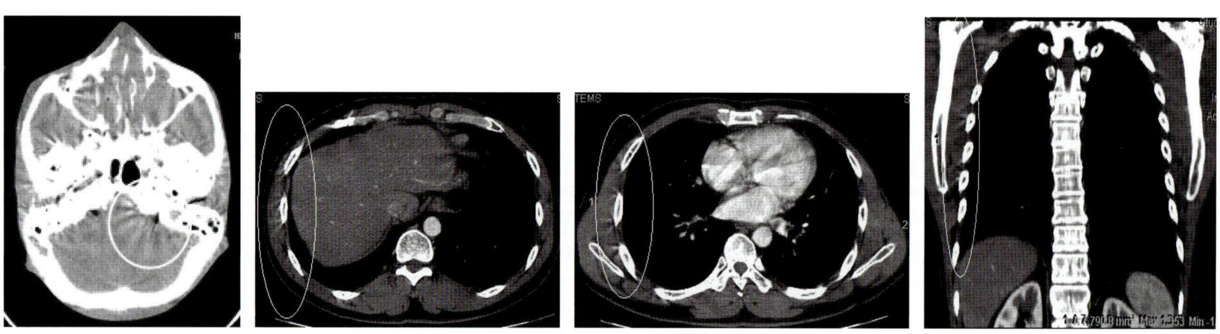

그림 9-31 Cone beam artifact 영상

5 영상처리 및 재구성 관련 아티팩트

영상처리와 재구성(MPR 및 3-D 영상)에 관련되어 발생 가능한 아티팩트에는 aliasing artifact와 stair step artifact(misregistration artifact)가 있다.

1) Aliasing artifact(under-sampling artifact)

Aliasing artifact는 MDCT의 회전당 프로젝션 수가 부족하거나 아날로그 신호의 디지털 변환의 일부분인 표본화 과정에서 표본화 간격이 넓어 발생되는 아티팩트이다. 즉, 검출기에서 획득된 아날로그 신호의 표본화 과정(샘플링 과정: 시간의 이산화 과정)에서 표본화 간격(주기)이 1/(2fo)보다 넓게 설정되면 이를 under-sampling이라고 하며 영상에서는 aliasing artifact가 발생된다. 여기서 fo는 최대 주파수이다.
Under-sampling이 발생되면 컴퓨터가 고대조도 경계부와 작은 피사체에 관련된 정보를 잘못 인식하여 영상에서 미세한 선들이 발생되거나(aliasing) 영상의 고대조도 경계부에서 방사상의 streaks 또는 모자이크 형태의 아티팩트가 나타난다.

그림 9-32는 물팬텀 속에 있는 테프론 블록의 CT영상이다. 블록 경계부의 under-sampling에 기인된 aliasing(스트립)이 관찰된다. Aliasing artifact는 고농도 구조물로부터 먼 거리에 있는 경계부에 주로 나타나는 view aliasing(긴 화살표)과 고농도 구조물 가까운 부위에 나타나는 ray aliasing(짧은 화살표)으로 구분된다. 임상적으로 aliasing artifact는 MDCT 영상의 품질에 심각한 영향을 미치진 않지만 미세한 디테일이 요구되는 영상에서는 피하는 게 좋다.

View aliasing artifact의 예방을 위해서는 MDCT의 회전당 프로젝션 수를 가능한 최대로 적용하는 것이 좋으며, ray aliasing artifact를 예방하기 위해서는 고해상능 기법(샘플링수를 증가시키는 고해상능 모드인 flying focal spot 기법이나 quarter detector offset 기법(1/4 detector shift)을 적용하는 것이 권고된다.
그림 9-33(a)는 슬라이스 두께와 간격이 1mm/1mm인 데이터 세트로부터, (b)는 3mm/3mm의 데이터 세트로부터 reformation한 영상이다. (b)의 화살표 표시 부위에 aliasing artifact가 관찰된다.

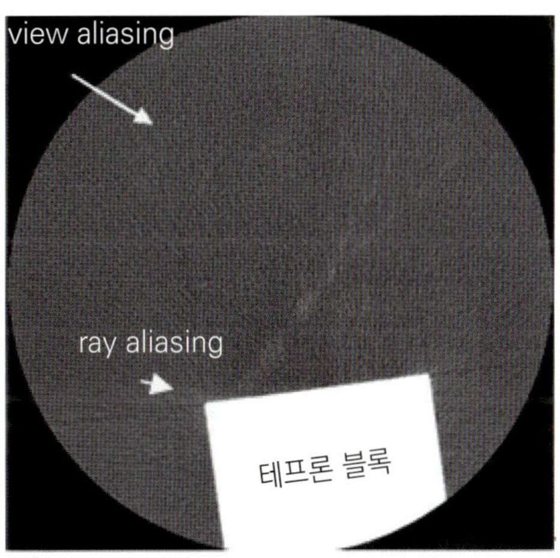

그림 9-32 테프론 블록을 포함한 물 팬텀의 CT영상에서 보이는 aliasing artifacts(view과 ray aliasing artifact)

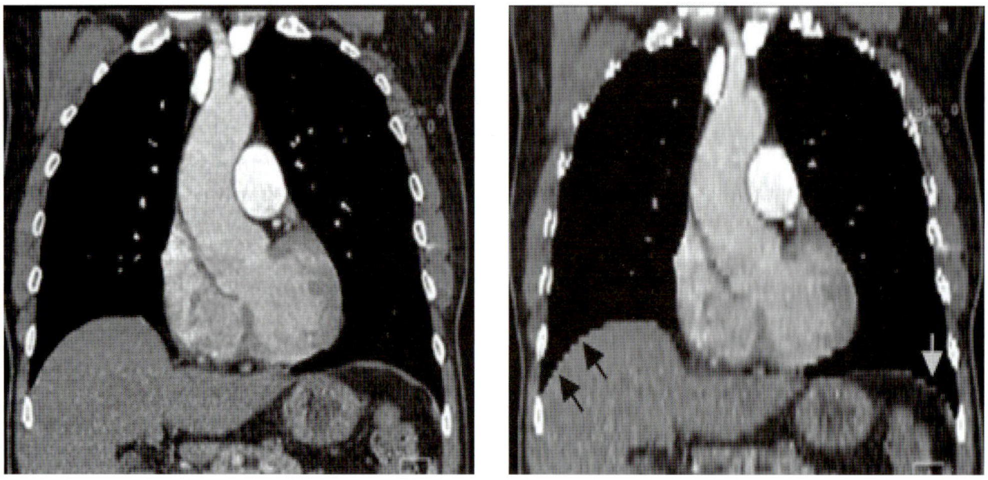

(a) 정상 영상(1 mm / 1 mm) (b) Aliasing artifact 영상(3 mm / 3 mm)

그림 9-33 Aliasing artifact

2) Stair step artifact(misregistration artifact)

고식적 스캔은 단면 데이터 획득시간의 증가로 인하여 얇은 슬라이스를 적용하기에는 곤란한 부분이 있으며, 영상획득 도중에 호흡 불량이나 환자의 움직임이 발생하면 재구성 영상에서 계단형의 인공물이 생길 수 있다. 이러한 계단형 인공물은 MPR이나 3-D 영상에서 주로 발생되며, stair step artifact 또는 misregistration artifact라고 명명된다.

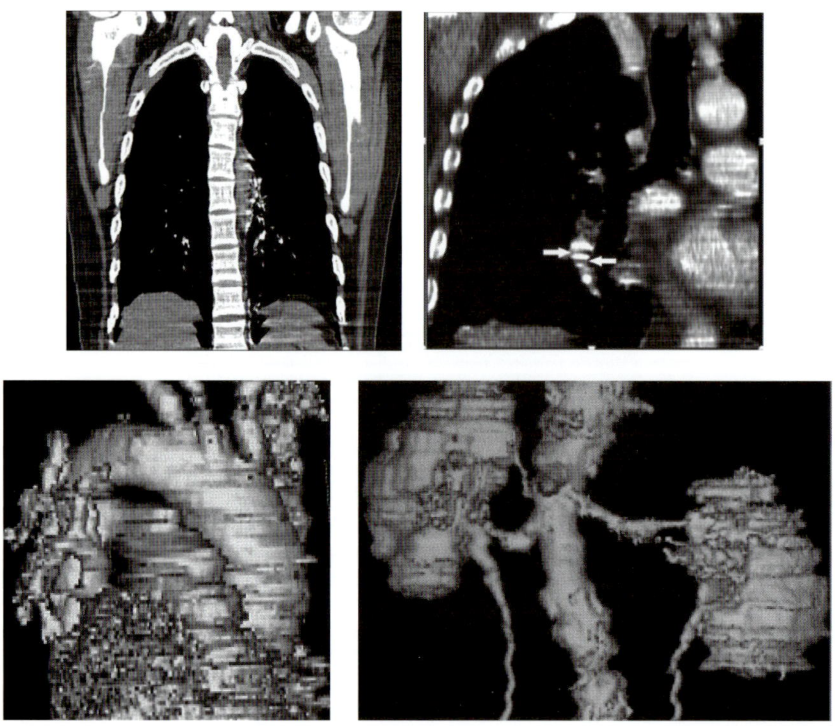

그림 9-34 MPR 및 3차원 영상에 관찰되는 stair-step artifacts

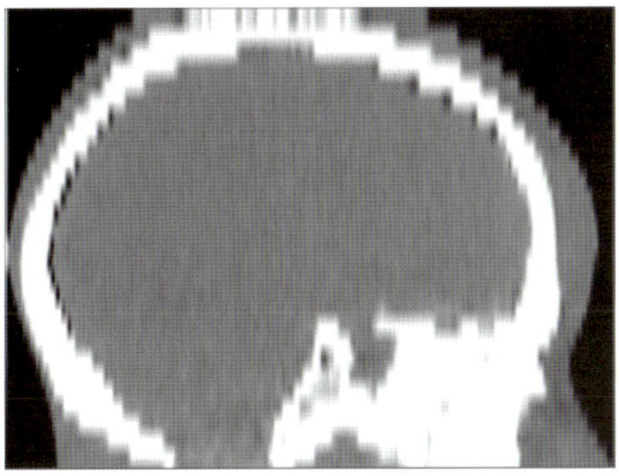

(a) 고식적 스캔

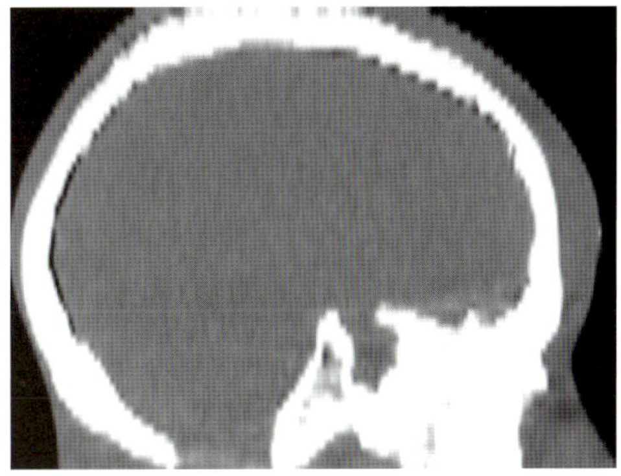

(b) 나선형 스캔

그림 9-35 나선형 스캔을 통해 얻어진 MPR 영상의 stair step artifact 감소

반면에 나선형 스캔은 스캔속도의 단축으로 인해 환자 움직임에 의한 영향을 최소화함과 동시에 선량의 추가 없이 얇은 슬라이스의 중복된(overlapped) 영상 재구성을 가능케 한다. 이는 영상의 stair step artifact를 감소시키는 효과를 준다.

6 장치 결함 및 기능 오류에 의한 아티팩트

X선관, 검출기 또는 DAS가 정상적으로 작동하지 못하는 상태에서 발생된다. X선관의 과도한 spit 발생, 검출기 및 DAS 보드의 결함, 데이터 획득 채널의 결함으로 인한 데이터 두절(data blackout), aliasing artifact, calibration 상태 불량 등이 이에 해당된다. 검출기 결함 아티팩트는 주로 검출소자의 기능 저하 또는 불량, 접촉 불량에 의해 발생된다. 그리고 하나 또는 다수의 검출기 채널이 다른 채널들의 입출력 특성과 다른 경우에도 발생된다. 이 경우 영상에서 주로 FOV의 중앙에 원형(ring)의 모양으로 나타난다.

반면에 데이터 두절에 의한 아티팩트는 장치의 기능 오류로 인해 하나 또는 다수의 프로젝션(투영) 손실로 인해 발생되며, 직선형(streak)으로 나타난다. 그리고 DAS 보드의 결함은 측정값이 변환되는 에러로 나타난다. 입력되어 있는 calibration 데이터가 나쁜 경우에는 주로 원형의 띠를 형성한다. 즉, 각 검출소자가 동일한 방사선의 입사에도 불구하고 동일한 신호를 나타내지 못할 수 있다. 이와 같이 calibration 파일의 질적 저하로 인해 검출소자가 잘못된 신호를 출력할 때 ring artifact가 발생된다. 이의 제거를 위해서는 검출기 gain의 보정(recalibration)이 필요하다. 참고로 gain(이득)은 증폭기와 같은 전기회로가 신호나 출력을 증폭하는 비율을 의미하며, 보통 전기회로의 입력신호 대비 출력신호비의 로그값으로 나타낸다.

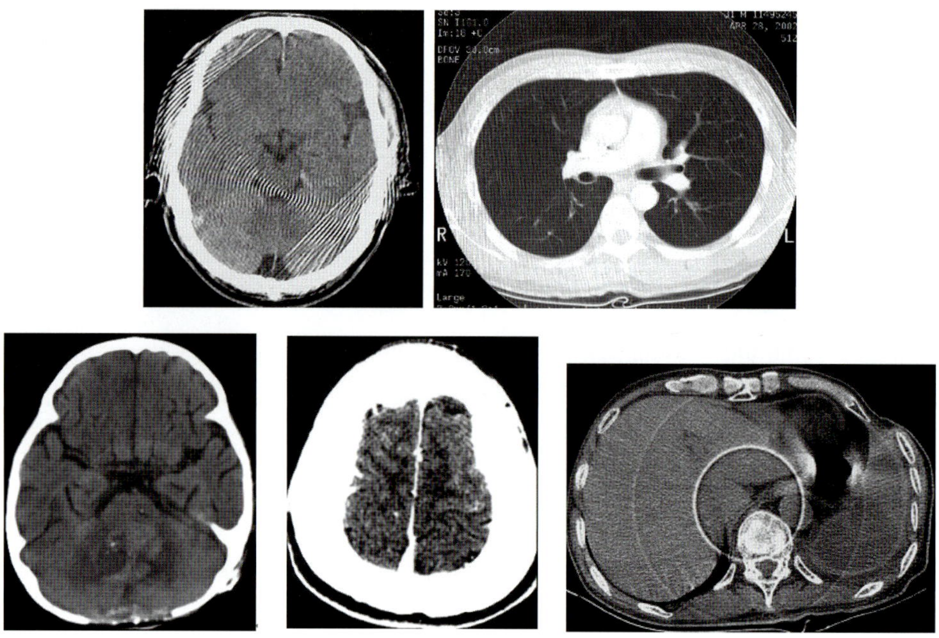

그림 9-36 검출기 결함에 의한 streak 또는 ring artifact

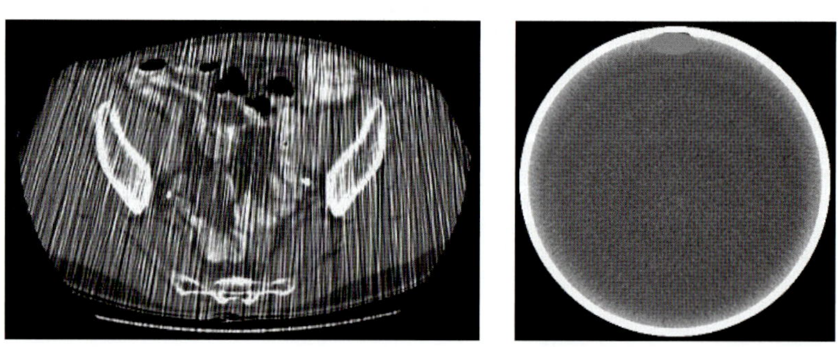

(a) 과다한 X선관 spit

(b) 검출소자의 출력신호 오류

그림 9-37 X선관의 출력 이상과 검출소자의 출력신호 오류에 의한 아티팩트

7 환자 및 검사자, 검사운영에서 발생되는 아티팩트

환자 몸속에 높은 흡수치를 갖는 이물질로 인한 아티팩트(high contrast foreign body artifact), out of field artifact, positioning failure artifact, 검사 보조기구에 의한 아티팩트가 이에 해당된다.

1) High contrast foreign body artifact

치아 충전물이나 외과용 클립 등의 금속성 이물질, 바륨 등의 조영제와 같은 고밀도 물질이 체내에 존재하는 경우 이들은 X선을 거의 모두 흡수하여 일명 radiation shadows를 나타낸다. High contrast foreign body artifact는 이로 인해 발생하는 감약값 측정 오류의 한 종류이며, 보통 줄무늬(streak) 또는 방사상(starburst type)으로 나타난다.

High contrast foreign body artifact의 발생을 방지하기 위해서는 교정 소프트웨어를 적용하는 방법이 주로 사용된다. 그림 9-39는 고감약계수를 갖는 이물질을 포함하는 부위의 감약 프로필과 소프트웨어에서 이를 수정 보간한 프로필(interpolated profile)을 비교한 것이며, 그림 9-40은 금속 아티팩트 감소(metal artifact reduction; MAR) 소프트웨어의 개념을 나타낸 것이다. 지멘스의 iMAR을 예로 들면, 이는 선택적 sinogram mixing에 기초한 금속 아티팩트 감소 알고리즘으로 심한 아티팩트 영역에서의 강력한 아티팩트 제거 효과와 덜 심한 영역에서의 부드러운 교정(correction)을 결합하는 방식을 사용한다. 결과적으로 금속 아티팩트가 제거된 뛰어난 영상품질을 얻는 반면 척추 임플란트, 심장박동조절기(pacemaker), 코일, 치아 충전물과 같은 필

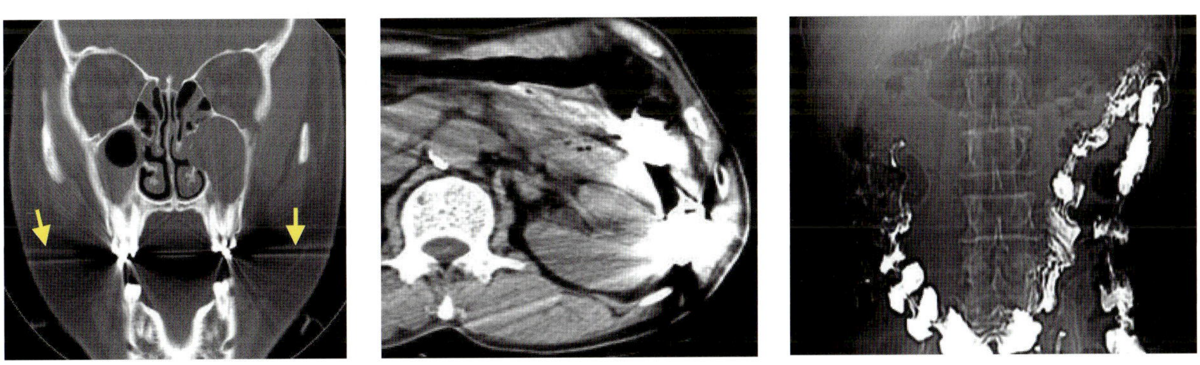

(a) 금속 (b) 고농도의 경구조영제

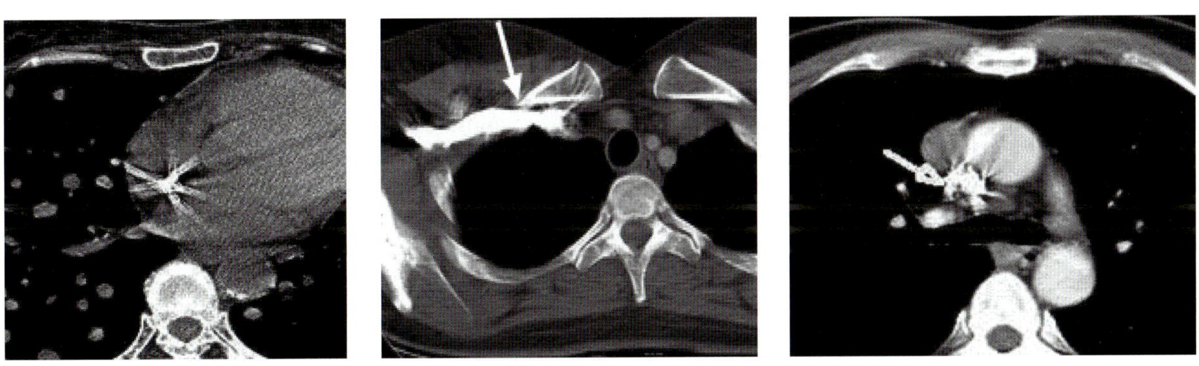

(c) 외과 수술용 클립 (d) 혈관조영제의 급속주입

그림 9-38 High contrast foreign body artifacts

요한 정보는 남게 된다. iMAR은 extended CT scale과 같이 사용된다. 이러한 금속 아티팩트 감소처리(MAR)는 이중에너지 CT(dual energy computed tomography; DECT)에서 이용되는 중요한 활용분야이다. 그림 9-41은 MAR 소프트웨어의 적용 전과 후의 CT영상이다. Brain CT의 전두엽에 보이는 고감약계수 물질은 동맥류 클립(aneurysm clip)이다.

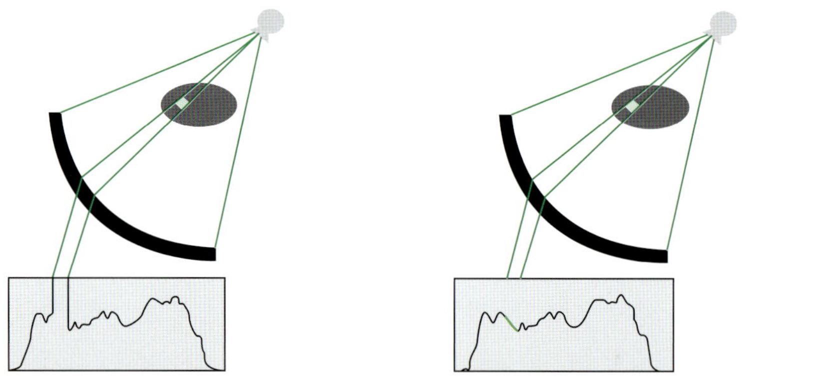

그림 9-39 고대조도를 갖는 이물질 포함 부위의 교정 소프트웨어에서 채택하고 있는 프로필의 수정 보간처리

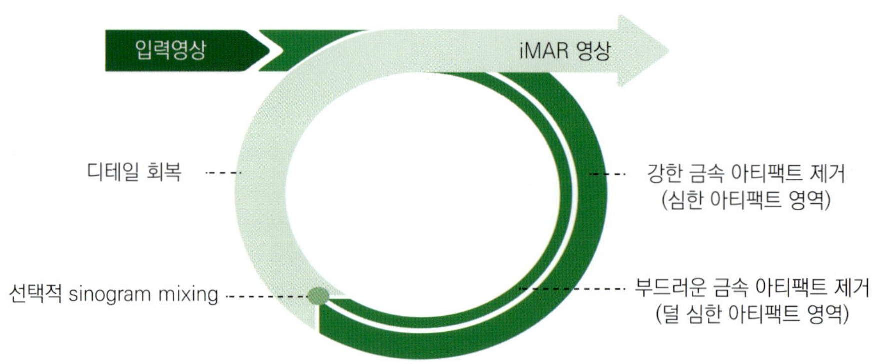
입력영상
iMAR 영상
디테일 회복
강한 금속 아티팩트 제거
(심한 아티팩트 영역)
선택적 sinogram mixing
부드러운 금속 아티팩트 제거
(덜 심한 아티팩트 영역)

그림 9-40 지멘스의 iMAR의 개념

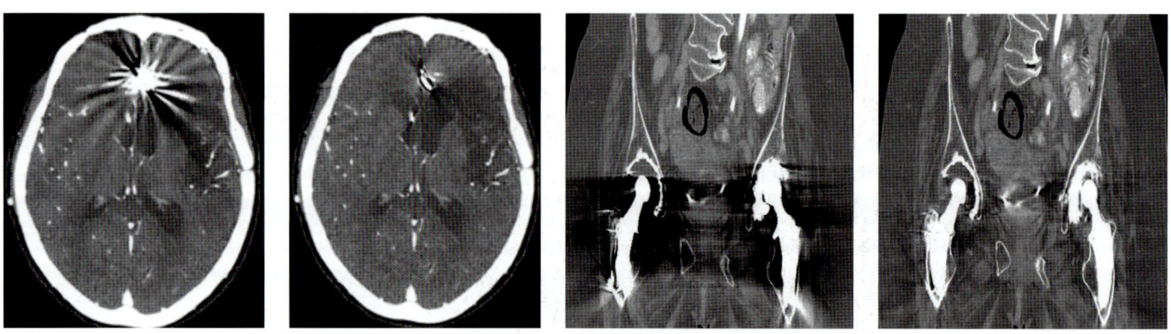

그림 9-41 MAR 소프트웨어의 적용 전과 후 영상

2) Out of field artifact(transgression of scan field)

올바른 CT 영상 재구성을 위해서는 X선속 범위 안에 필요한 모든 해부학 부위가 포함되어야 한다. 그렇지 않으면 측정값이 FOV 안에서 발생되는 감약을 제대로 표현하지 못하며 재구성에 오류가 발생된다. 이러한 오류는 재구성된 영상에서 구조적 노이즈 패턴으로 나타나며, 아티팩트의 정도는 FOV 바깥에 해부학적 부위가 어느 정도로 위치되었는 가에 좌우된다. 이러한 구조적 노이즈 패턴을 out of field artifact 또는 transgression of scan field라고 한다.

Out of field artifacts는 선택된 scan FOV의 바깥에 놓인 뼈 등의 부위가 X선속을 감약하고 경화하지만 영상 재구성 과정에서는 무시되기 때문에 발생된다. 임상에서는 흉부나 복부 CT스캔에서 팔을 위로 올리지 못하여(arm-down position) 영상에 streak 형태로 지역적으로 발생되는 선속경화 아티팩트(localized beam hardening artifact)가 주를 이룬다.

그림 9-43의 오른쪽 영상은 팔을 올리고 스캔하여(arm-up position) out of field artifact가 제거된 영상이다. Out of field artifact로 인해 구별되지 않던 결장직장암 환자의 문맥대정맥 부위의 림프절종(portacaval lymphadenopathy; 화살표)이 관찰됨을 알 수 있다.

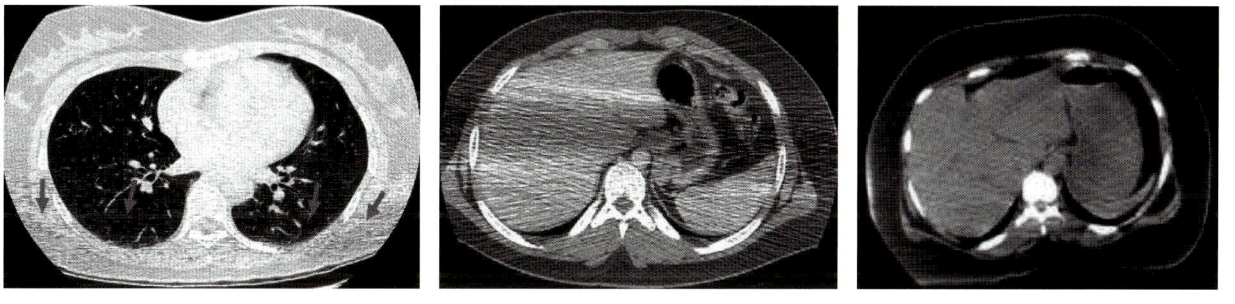

그림 9-42 Arm-down position으로 인한 out of field artifact

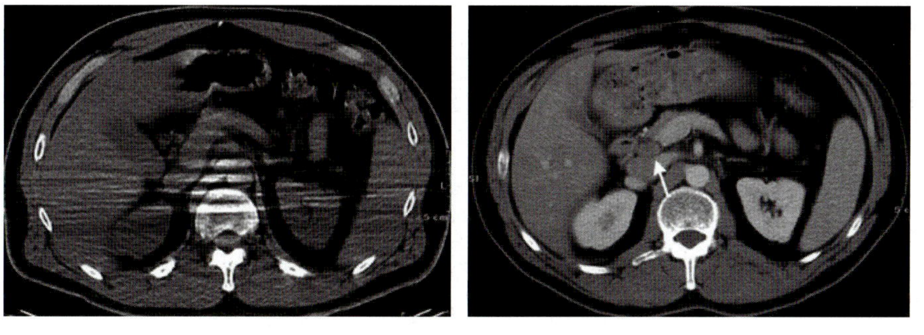

그림 9-43 Out of field artifact의 유무 영상

3) Positioning failure artifact(off-center positioning artifact)

그림 9-44(a)에서는 positioning failure로 인한 blurring이, (b)에서는 어깨 주변부의 streaks(화살표로 표시된 흰색 선들)이 관찰된다. 이는 광자 부족(photon starvation)에 의한 노이즈이다. (c)에서는 화살표 주변의 shading과 streaks이 관찰된다. 이러한 광자 부족은 노이즈와 shading artifact를 야기시킨다.

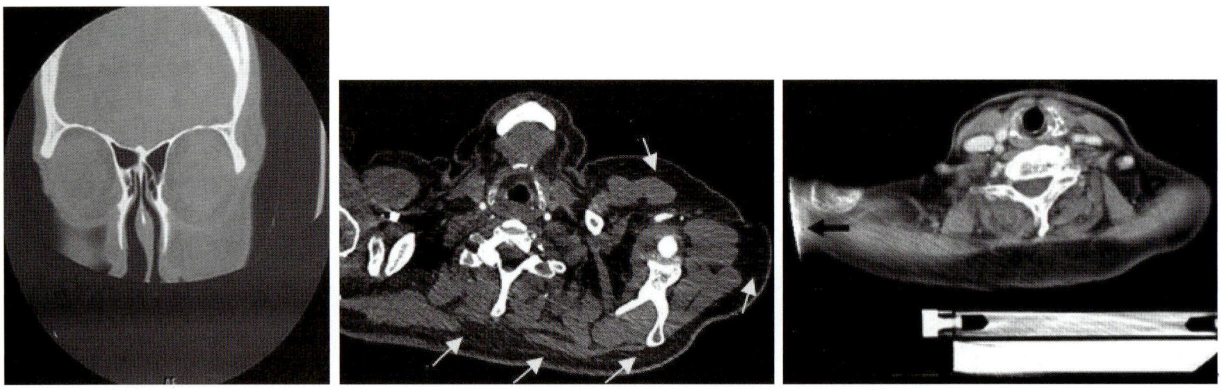

(a) Blurring (b) Streak (c) Shading 및 streak

그림 9-44 Positioning failure artifact

4) 검사보조기구에 의한 아티팩트

그림 9-45는 뇌정위(brain stereotactic) CT에 사용되는 두가지 종류의 금속 프레임에 의해 발생된 아티팩트(화살표들)를 보여주는 영상들이다.

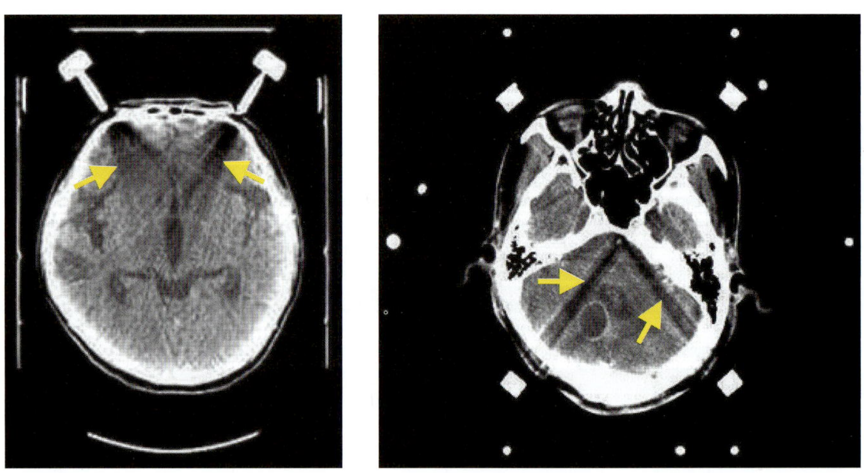

그림 9-45 뇌정위CT의 금속 프레임에 의한 아티팩트

5) 환자 움직임에 기인된 아티팩트

(1) Moving artifact

스캔 도중 환자의 움직임에 의해 발생되며, 이는 데이터 획득과정에서 움직인 부위의 경계 부분에서 발생되는 view 데이터(복셀)의 기하학적 불일치 현상을 재구성 알고리즘이 보상을 하지 못해 발생한다. 보통 고대조도의 경계부에 접선하여 streak 형으로 나타난다.

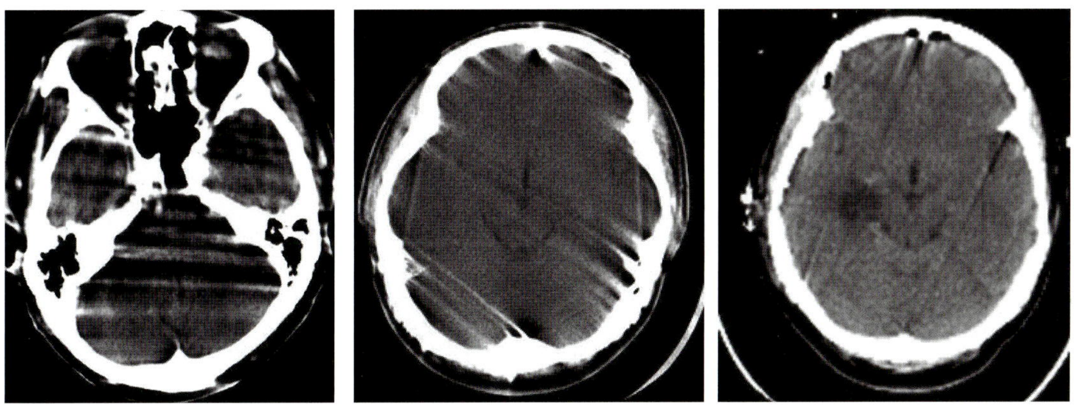

그림 9-46 환자의 움직임에 의한 아티팩트

(2) 심장 및 가로막의 운동에 의한 motion artifact

Motion artifact는 일반적으로 음영 고스팅(ghosting)으로 나타나므로 피사체에 그림자, 줄무늬 또는 흐림이 있는 것처럼 보이며 심장이나 가로막의 운동, 장관(bowel)의 연동운동에 의해 발생된다. 심장의 자발적인 운동은 검사를 위해 환자를 적절히 준비시킴으로써 감소되거나 제거될 수 있으며, 스트랩 및 웨지 스폰지와 같은 자세잡이 보조기구는 환자에게 추가적인 안정성을 제공할 수 있다.

Motion artifact를 방지하기 위해서는 가능한 가장 짧은 X선관 회전 시간을 적용하고 partial scan 모드를 적용한다. 심장CT의 경우 심전도 동조화(ECG triggering; ECG gating)을 적용하고, motion artifact를 줄이기 위한 노력의 일환으로 환자의 심박수를 낮추는 약리학적인 방법(베타 차단제; beta-blocker)이 사용된다. 그리고 복부CT의 경우 연동운동 억제제를 주사하거나 사용 가능한 소프트웨어(예를 들면 peristaltic option)을 적용한다.

그림 9-47은 cardiac CT의 횡단면 영상들이다. (a)의 화살표 부위는 심장 운동으로 인한 motion artifact를 보여준다. (b)에서는 우관상동맥(흰색의 굽은 화살표)과 좌심실의 심근(left ventricular myocardium; 검은 화살표)의 흐림을 보여주며, 동일 환자의 sagittal 영상인 (c)에서는 respiratory motion에 의한 심장(검은 화살표)과 복장뼈(흰 화살표)의 불일치를 보여준다.

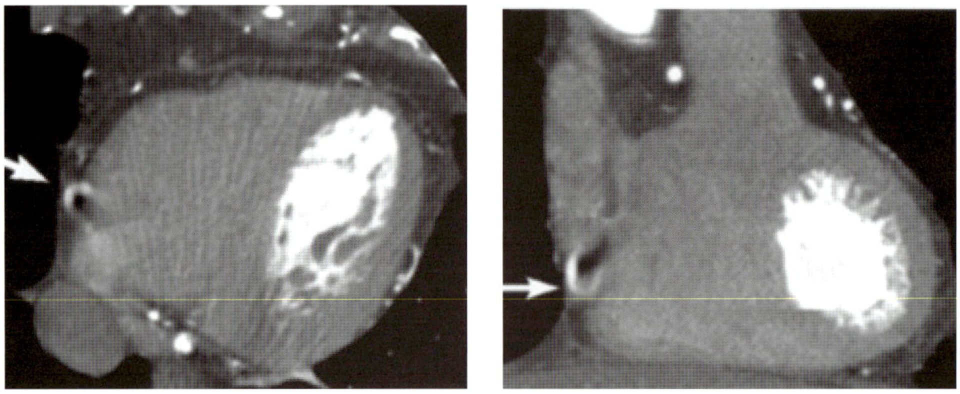

(a) 심장 운동으로 인한 motion artifact(화살표 부위)

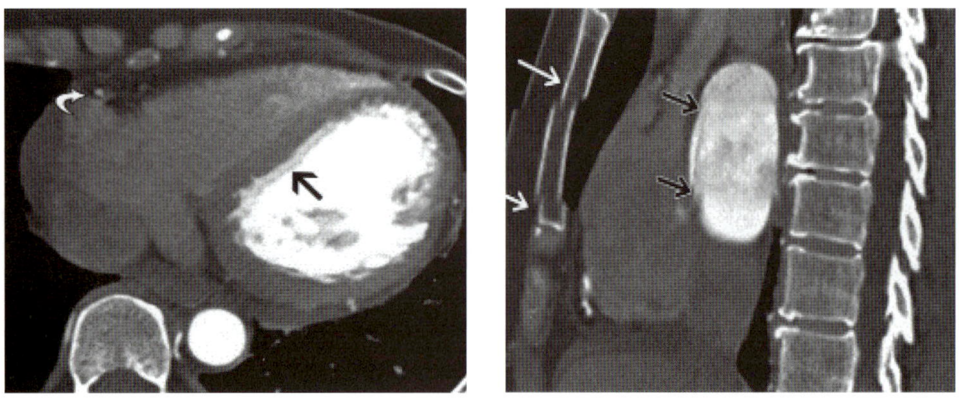

(b) Respiratory motion에 의한 흐림 (c) Respiratory motion에 의한 심장과 흉골의 불일치

그림 9-47 심장CT의 respiratory (motion) artifact 영상((b)와 (c): Kevin Kalisz et al., 2016

(3) Respiratory (motion) artifact

스캔 중 환자의 호흡불량이나 조절의 잘못으로 인해 발생된다. 이의 발생을 방지하기 위해서는 짧은 X선관 회전시간을 적용하거나 나선형 스캔의 경우 영상의 질적 저하가 없는 범위 내에서 helical pitch를 높여 스캔한다. 특히 스캔 시간이 길거나 호흡 조절이 힘든 환자의 흉부CT의 경우 폐하부에서 발생되는 respiratory (motion) artifact를 줄이기 위해 폐의 하부(lung base)에서 상부 방향(lung apex)으로의 스캔 시행이 권고된다.

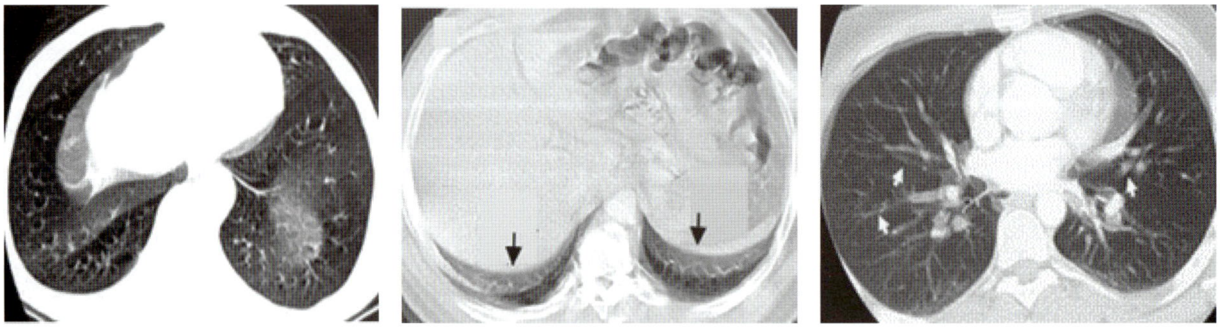

그림 9-48(계속)

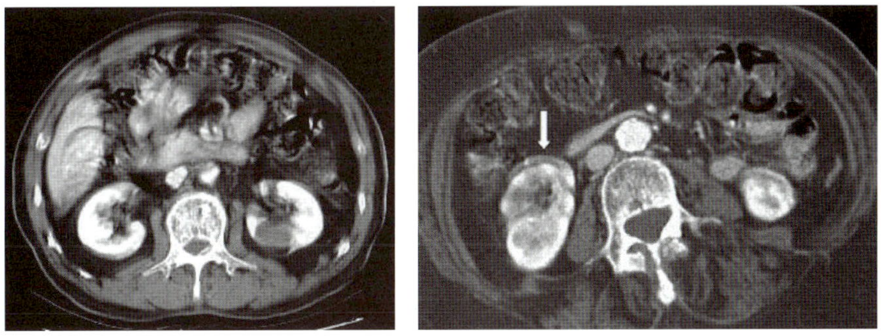

그림 9-48 Respiratory (motion) artifact를 보이는 흉부와 복부 CT영상

(4) 장의 연동운동에 의한 artifact

그림 9-49의 (a)는 복부CT에서 장내 조영제의 움직임(연동운동; peristaltic motion)으로 발생된 아티팩트이며, (b)는 연동운동에 관련된 공기 방울(air bubble) 아티팩트이다.

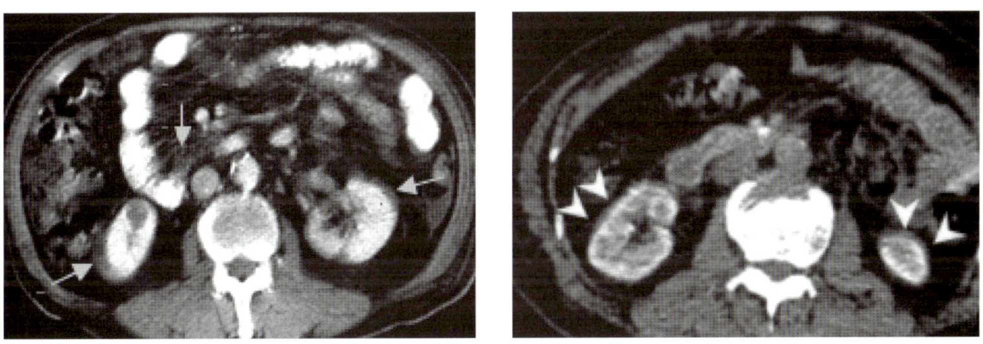

(a) 연동운동에 의한 motion artifact

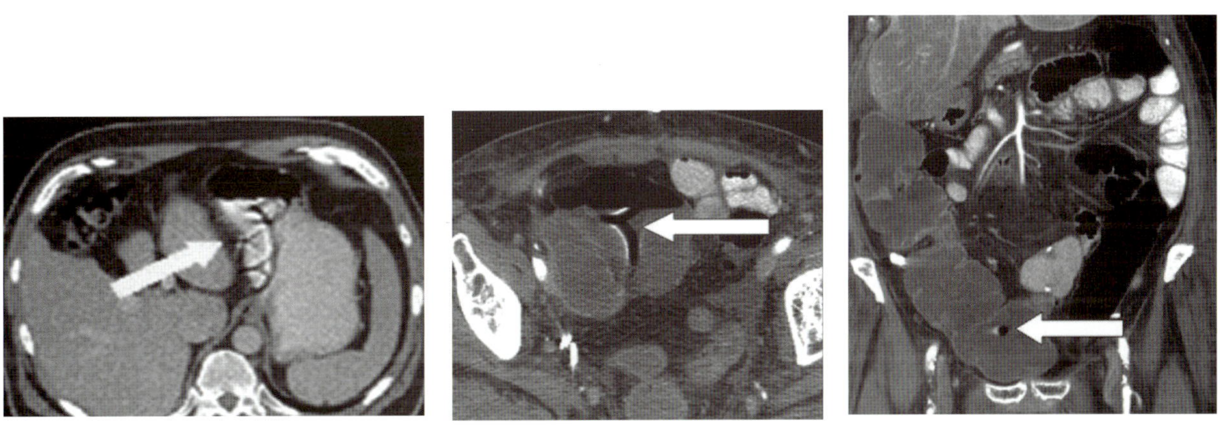

(b) 연동운동에 관련된 공기 방울

그림 9-49 장의 연동운동에 관련된 아티팩트 영상들

CHAPTER

10

MDCT의 선량

CHAPTER 10 MDCT의 선량

1 방사선량의 분류

1) 조사선량(exposure dose)

조사선량은 공기를 이온화시키는 X선의 능력이며, 공간상의 어떤 위치에서 방사선 강도의 세기를 나타내는 양이다. 즉, 조사선량은 X선 또는 γ선 광자의 조사 시 공기 1 kg 중에서 발생한 2차전자에 의해 만들어진 이온이 갖는 전기량이다. 그러므로 조사선량은 공기의 체적요소 중에서 얼마나 많은 이온이 존재하고 있는 가를 나타내는 것이며, SI 단위로는 C/kg이다.

2) 흡수선량(absorbed dose)

영상은 X선과 물질의 상호작용에 의해 만들어지며, 상호작용이 일어나는 동안 물질에서는 X선에 의해 방출된 약간의 에너지를 흡수한다. 이때 흡수된 양을 나타내는 방법은 물질의 단위 질량당 흡수된 방사선 에너지량이며, 이를 흡수선량이라 한다. 즉, 흡수선량은 조사된 X선속이 조직이나 물질의 어떤 지점에서 단위질량당 흡수된 평균에너지(J/kg)의 양이다.

흡수선량은 조사선량에 변환계수를 적용하여 계산되며, CT에서 조직/장기의 방사선 위험을 평가하는 기본 선량으로 사용된다. 하지만 선량이 흡수된 부위나 조직의 상대적인 방사선 감수성(방사선 예민도; specific radio-sensitivity)이나 리스크를 반영하지는 않는다.

흡수선량 D= dE/dm으로 표시되며, dE는 dm의 질량을 가진 물질이 방사선에 의해 흡수된 에너지이다. 흡수선량의 SI 단위로는 gray(Gy)이며, 1 Gy는 1 J/kg이다.

3) Organ dose

Organ dose는 검사로 인해 인체조직이나 기관에서 흡수된 평균 에너지이다. Organ dose의 단위는 흡수선량과 동일한 Gy가 사용된다.

4) 등가선량(equivalent dose)

방사선은 종류가 다양하고 같은 종류라도 그 에너지가 다양하므로 물질 내에서 에너지를 전달하는 방식이 다르다. 따라서 같은 크기의 흡수선량을 인체가 피폭하더라도 인체에서 나타나는 생물학적 영향은 달라진다. 즉, 동일한 1Gy의 흡수선량이라도 X선에 의한 것과 중성자에 의한 것은 그 효과면에서 큰 차이가 있다.

등가선량은 인체 조직/장기에 흡수된 방사선 에너지를 선질에 대해서 가중화시킨 선량이며 H = DQN으로 표시된다. 여기서 D는 흡수선량, Q는 선질계수이며, N은 수정계수이다. 체외 피폭의 경우 N은 1이다.

ICRP 60에서는 기존의 선질계수를 대신하여 방사선 가중계수(방사선 가중치; radiation weighting factor; W_R)가 도입되었다. 방사선 가중계수는 방사선의 종류에 따라 차이가 있으며, 선질계수와 거의 동일하게 광자(X, β, r선)나 전자선은 1이다. 등가선량의 단위는 Sv(Sievert)가 사용된다.

5) 유효선량(effective dose)

유효선량은 인체조직이 방사선에 균일 또는 불균일하게 조사된 경우, 조직별 상대적 위험도의 차이(조직가중치)를 반영하여 생물학적 차원의 확률적 리스크 영향을 평가하기 위해 도입된 선량이다. 이는 전신조사 개념의 선량이며, 조직/장기의 등가선량에 조직가중치(tissue weighting factor; W_T)를 곱하여 합한 값이다. 유효선량은 다음과 같이 표시된다.

$$E = \sum_T W_T \cdot H_T = \sum_T W_T \sum_R W_R \cdot D_{T,R}$$

여기서 E는 유효선량, W_T는 조직가중치, H_T는 조직 T에 흡수된 등가선량, W_R은 방사선 가중계수(radiation weighting factor)이며, X선은 1이다. $D_{T,R}$은 방사선 R에 의한 조직 T의 평균 흡수선량이다. 표 10-1은 ICRP에서 제시한 조직가중치이다. 이러한 유효선량은 전신 피폭으로 계산된 양이며, 조직 가중치의 합은 1이다.

그림 10-1과 -2는 유효선량을 비롯한 환자선량의 개념을 나타낸 것이다. 각 CT검사의 organ dose 및 유효선량과 이의 계산법에 대해서는 뒤에서 다룬다. 유효선량의 단위는 선량당량과 동일하며 SI 단위로는 Sv가 사용된다.

표 10-1 ICRP에서 제시한 조직가중치

	2007년 권고(ICRP 103)	1990년 권고(ICRP 60)	1977년 권고(ICRP 26)
생식샘	0.08	0.20	0.25
적색골수	0.12	0.12	0.12
결장	0.12	0.12	-
폐	0.12	0.12	0.12
위	0.12	0.12	-
방광	0.04	0.05	-
유방	0.12	0.05	0.15
간	0.04	0.05	-
식도	0.04	0.05	-
갑상샘	0.04	0.05	0.03
피부	0.01	0.01	-
골표면	0.01	0.01	0.03
침샘	0.01	-	-
뇌	0.01	-	-
나머지 조직	0.12	0.05	0.30
합계	**1**	**1**	**1**

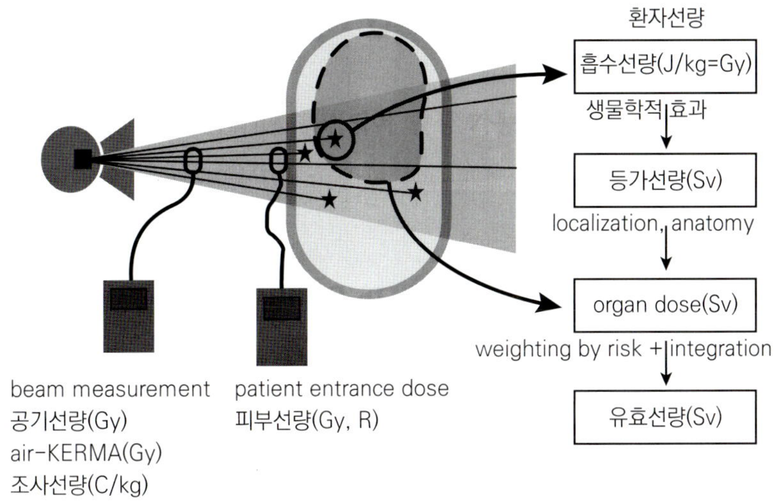

그림 10-1 MDCT에서 사용되는 여러 선량의 개념과 단위

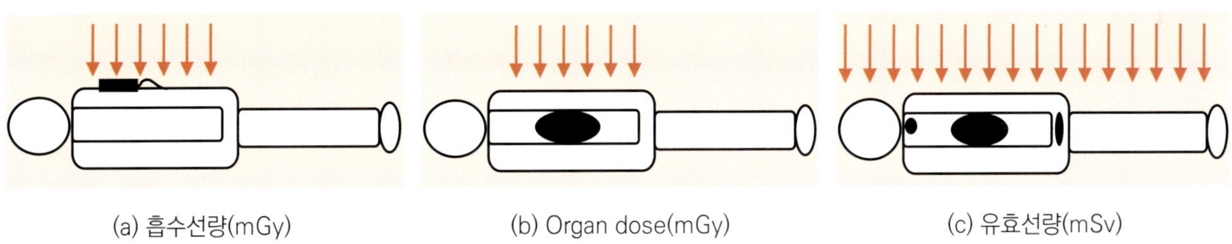

그림 10-2 흡수선량, Organ dose, 유효선량의 개념 비교

2 CT검사의 방사선 리스크

1) 방사선이 인체에 미치는 효과

1인당 받는 연간 자연방사선량은 3.0 mSv/y 수준이다. 이러한 자연방사선으로부터 받는 저선량 수준의 세포 손상(damage)은 신속히 치유된다. 하지만 선량이 증가하면(1Sv 이하 수준) 세포가 손상을 치유하지 못할 수도 있으며, 영구 변환되거나 사망할 수 있다. 그러나 인체는 새로운 세포로 이들을 대체할 수 있기 때문에 사망하는 대부분의 세포들은 중요성이 상대적으로 적다. 하지만 영구적으로 변환된 세포들은 세포분열 시 비정상적인 세포들로 진행될 수 있다. 정확한 의미로는 이러한 세포들은 암으로 변화된다. 이것은 방사선 노출의 결과가 발암의 리스크를 증가시키는 이유로 설명된다.

반면에 1Sv 이상의 선량에서는 세포가 빠르게 대체될 수 없으며 조직은 기능을 상실한다. 이 예는 방사선숙취(radiation sickness)이다. 이는 1Sv 이상의 고선량이 전신에 조사된 경우로 장이 손상을 입어 물과 양분의 흡수와 감염에 대한 방어기능을 할 수 없으며, 메스꺼움과 설사 그리고 전신허약 상태를 야기시킨다.

3 Sv 이상의 선량이 전신에 조사된 경우 면역체계가 손상을 입어 감염과 질병에 노출되며, 4 Sv 이상의 선량이 전신에 노출된 경우 감염으로 인해 노출 60일 이내에 50%가 사망에 이른다. 또한 10 Sv 이상의 선량을 받으면 뇌와 같은 신경조직 체계에 제공하는 혈관 손상이 초래되며 100% 사망에 이른다.

하지만 전신조사와 부분조사 사이에는 큰 차이가 있다. 위에서 언급된 경우는 전신조사의 경우임을 상기해야 한다. 또한 2 Sv 이상의 선량을 받는 사람은 매우 소수이며 영상 진단에 의해선 100 mSv/년 이상의 선량을 초과하지 않는다. 그러므로 방사선 위험의 평가는 방사선으로 인한 직접적인 사망이 아니라 발암의 비율을 증가시키는데 중점이 되어야 한다.

2) CT검사의 방사선 리스크

고선량의 X선 피폭은 피부 홍반, 피부 손상, 유전적 효과, 선천적 결손 등의 건강상 부작용을 야기시킬 수 있지만 CT를 비롯한 대부분의 의료영상검사에서 발생되는 정도의 노출수준에서는 부작용을 발생시키지 않는다.

X선 노출로 인한 발암 리스크의 평가는 통계적으로 매우 광범위하여 불확실성을 내포하고 있으며 특히, 저선량 방사선의 영향에 관해서는 많은 과학적인 논쟁이 있어 왔다. 하지만 소아CT 건수의 급속한 증가와 CT 프로토콜의 전문화로 인한 선량증가는 각별한 고려를 요구하고 있다. 일반적인 소아CT로 인한 유효선량은 5-20 mSv의 범위에 속한다. 그리고 CT검사를 받은 소아들 가운데 약 1/3은 적어도 3회의 반복 CT검사를 받는다.

ICRP 60에서는 치사암에 대하여 일반인은 Sv당 5%, 방사선 작업자는 Sv당 4%의 리스크를 부여하고 있다. 그리고 치사암과 함께 비치사암, 심각한 유전적 장해, 수명단축을 포함했을 경우 일반인과 방사선 종사자에게 각각 Sv당 7.3%와 5.6%의 리스크를 부여한다. 이는 일반인이 매년 10 mSv의 유효선량을 받을 경우 방사선에 의해 치사암이 발생될 리스크는 0.05%(1%는 100명 중 1명이므로 0.05%는 10,000명 중 5명)가 된다는 것을 의미한다.

통계청의 사망원인 통계에 의하면 우리 국민의 암사망율이 17%이다. 이는 우리 국민 10,000명중 1,700명이 암으로 사망한다는 것이다. 반면에 10,000명이 매년 지속적으로 10mSv의 유효선량을 받을 경우 추가 발암으로 인한 사망자는 5명(5% × 10,000명 × 0.01Sv)이라는 것이다(표 10-2). 다시 말하면, 10 mSv의 유효선량을

표 10-2 연령별 매년 1mSv의 방사선 피폭에 의한 치사암 발생 리스크(ICRP 60)

연령 구분	리스크(death per mSv)
소아(0-10세)	14/100,000
청년(10-20세)	18/100,000
성인(20-30세)	7.5/100,000
성인(30-40세)	3.5/100,000
성인(60세)	2.0/100,000
성인(80세)	1.0/100,000
평균	**5.0/100,000**

부여하는 CT검사를 매년 1회씩 지속적으로 받는다면 약 2,000분의 1(이는 0.05%에 해당됨)의 치사암 발생 가능성을 갖는다.

암을 발생시키는 방사선 리스크는 자연적인 암발생 리스크에 비해 매우 적으며, 일회 시행으로 2-10 mSv의 유효선량을 발생시키는 CT검사로 인해 암이 유발되는 확률도 매우 작다. 그럼에도 불구하고 개인에 있어서 방사선에 의한 암 발생 리스크의 작은 증가는 많은 수의 인구집단에서는 공중보건의 측면에서 큰 관심사가 되기 때문에 CT검사로 인해 발생되는 저선량 방사선에 의한 리스크의 평가는 많이 알려져야 할 필요성을 갖는다. 특히 방사선 리스크는 연령 의존성이 높기 때문에 임신한 여성의 피폭(in-utero risk)은 더욱 제한되어야 한다.

3) CT검사로 인한 임부 및 태아의 방사선 리스크(CT in pregnancy)

임부의 자궁에 주선속이 조사되는 CT검사(주로 abdomen+pelvis CT, female pelvis CT, bladder CT 등)에서는 태아가 받는 선량의 평가가 특히 필요하다. 이를 위한 대략적인 선량평가 방법으로는 CT콘솔에 표시되는 $CTDI_{vol}$ 값이 쉽게 이용될 수 있다.

임신한 여성의 자궁에 조사되는 방사선은 비정상 태아 출산, 지능 저하, 그리고 소아기의 발암 가능성을 증가시킨다. 하지만 자연 리스크에 비교해 볼 때 200 mSv 이하의 organ dose에서는 비정상 태아출산의 리스크는 실질적으로 증가하지 않는다.

임신 8-15주 외의 기간에 받는 1Sv 이하의 organ dose에서는 지능 저하가 발생될 리스크 역시 실질적으로 증가하지 않는다. 하지만 뇌가 성장되는 중요한 시기에 500 mSv를 초과하는 선량은 소아기에서 지능 저하를 일으킨다. 그리고 소아기에 암을 유발시킬 리스크는 10 mSv의 선량부터 자연 리스크를 초과하기 시작한다. 그러나 최대 50 mSv의 선량까지는 소아기 발암의 리스크는 0.7% 이하이다.

진단 목적의 CT검사에서 스캔 파라메터의 적절한 사용은 자궁에 조사되는 선량을 20 mSv($CTDI_{vol}$ = 20 mGy) 이하로 감소시킬 수 있다. 심지어 다중시기 스캔에서도 organ dose는 100 mSv를 초과하지 않아야 한다. 그럼에도 불구하고 임신한 여성의 자궁이 포함되는 3중시기 pelvis CT가 임상적으로 해야 될 필요성이 있다. 이 경우 평가되는 선량이 100 mSv 이하이면 이로 인해 비정상 태아의 출산이나 지능저하가 자연 리스크를 초과하여 발생되지 않는다고 추정된다.

만일 예상 평가선량($CTDI_{vol}$)이 100 mSv를 초과된다면 사용장치와 환자에 관련된 특정 데이터를 이용하여 얻어진 표준값에 기초하여 정밀한 선량계산이 필요하다. 더 나아가 태아가 받는 선량이 200 mSv를 초과된다면 정밀측정을 통한 선량계산이 이루어져야 한다. 이러한 평가를 통한 결과선량들은 태아에 대한 개별적인 리스크를 제시하는 것이므로 고선량을 받는 환자의 경우 출산 후 검사시행을 논의할 수 있을 것이다.

3 CT의 선량분포 특성

1) Projection radiography와 비교한 CT의 선량분포

그림 10-3은 projection radiography(일반방사선촬영)와 비교한 CT의 X-Y축과 Z-축의 선량분포를 보여준다. Projection radiography는 입사부에서 출사부 방향으로 연속적으로 선량이 현저하게 감소되는 분포를 보이며, 출사부 쪽으로 갈수록 선속 확산이 심하게 일어난다.

반면에 CT는 rotational geometry 특성으로 인해 동일 scanning plane(동일 단면)에서의 중앙부 선량은 주변부와 큰 차이가 없거나 다소 감소된다. 그리고 beam shaping과 콜리메이션의 영향으로 선속의 확산이 상대적으로 적게 일어난다. 그러므로 피부선량 관점에서 CT와 projection radiography의 선량비교는 의미가 없다.

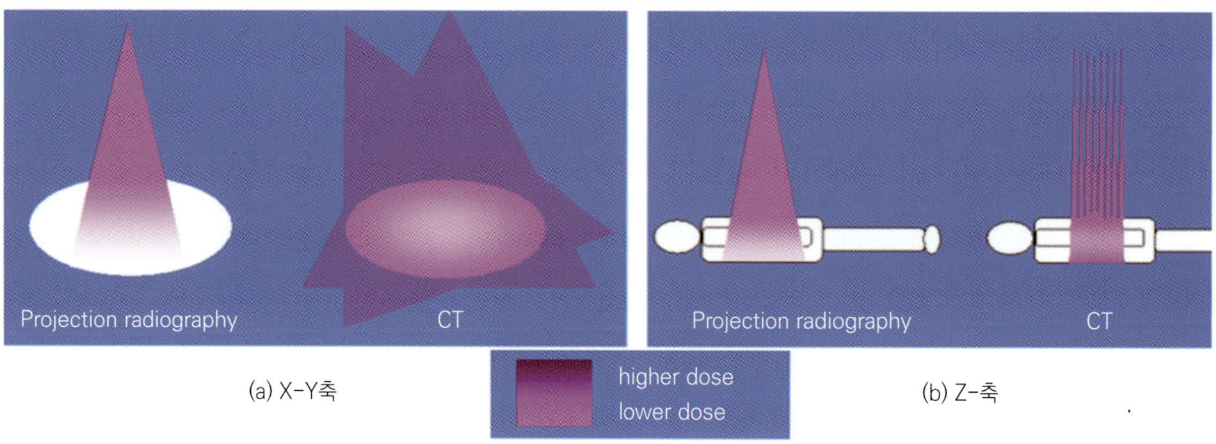

그림 10-3 Projection radiography와 비교한 CT의 선량분포

2) 단면내 부위별 선량분포(variation within scan plane)

CT선량이란 X선이 조사된 인체조직의 국소영역내 아주 작은 용적에서 단위질량당 흡수된 에너지를 말한다. 이러한 선량의 분포는 주선속 외에도 인체구조를 투과하는 과정에서 발생되는 산란선과 X선관 용기로부터 누설되는 2차 방사선에 의해 조직내 단층 촬영되는 단면과 직각방향 뿐만 아니라 동일 단면 내의 위치에 따라 차이가 발생한다.

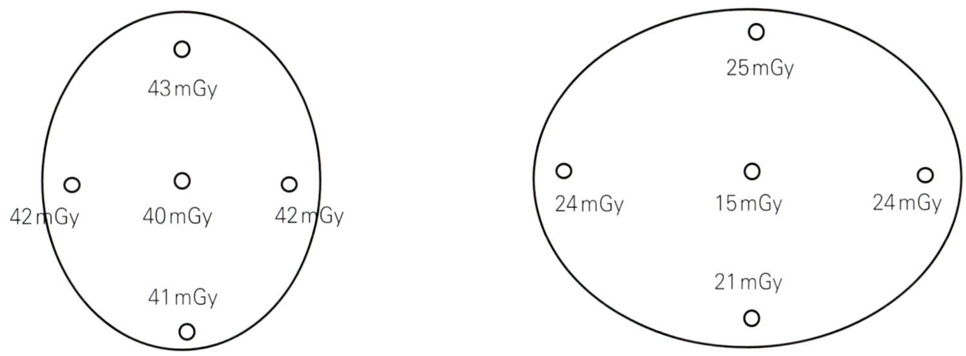

(a) 두부 (b) 복부

그림 10-4 CT의 동일 단면내 부위별 선량분포

그림 10-4의 (a)는 피사체의 중앙부와 주변부의 선량분포를 개념적으로 나타낸 것이다. (b)와 (c)는 실제 인체 등가물질을 갖는 Rando 팬텀과 열형광선량계(TLD)를 사용하여 두부 및 복부 CT검사에서 실측한 동일 단면내의 선량분포이다. 두부 스캔에서는 중앙부의 선량이 주변부와 많은 차이를 보이지 않으나, 환자 두께가 증가되는 복부 스캔에서는 중앙부 선량이 주변부에 비해 30% 이상 감소됨을 알 수 있다. 일반적으로 연선보다는 경선을 사용할 경우 중앙부와 주변부 사이의 선량 차이가 줄어드는 특성을 보인다.

3) Z-축 방향의 선량분포(Z-axis variations)

그림 10-5는 Z-축 방향의 선량분포를 나타낸 것이다. (a)는 산란선이 없는 상태에서 공칭 슬라이스 두께가 10 mm인 이상적인 선량 프로필(선량분포)이다. 그러나 실제로 얻어지는 선량분포는 선속의 확산과 산란에 의해 (b)와 같이 선량 프로필이 현저히 넓어지는 종모양을 나타낸다. 음영으로 표시된 부분은 영상화되는 단면 밖의 조직이 받는 선량을 나타낸다. 그리고 (c)는 공기 및 팬텀의 표면부와 중앙부에서의 Z-축 방향의 선량분포를 비교한 것이다.

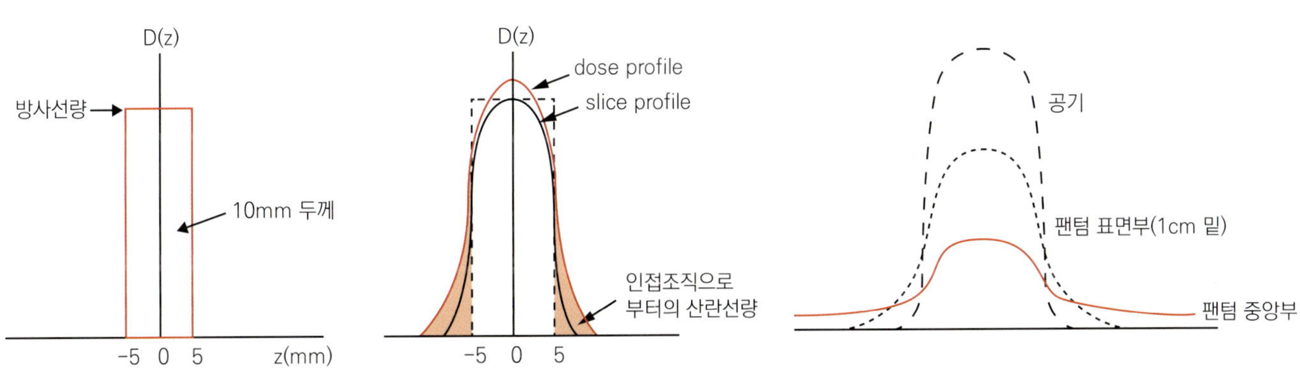

(a) 이상적 선량분포 (b) 산란선이 포함된 실제의 선량분포 (c) 공기와 팬텀의 Z-축 선량분포

그림 10-5 CT의 Z-축 방향 선량분포

4 CT선량 기술어(CT dose descriptors)

CT검사는 좁은 X선속의 연속된 조사로 이루어지며, 피크 선량과 선량 프로필의 모양에 의해 CT장치의 선량특성이 정해진다. 이러한 이유에서 CT선량은 다른 X선 영상장치의 선량과는 달리 매우 지역적이며 다양한 분포특성을 가지며, CT선량을 나타내는 기술어도 여러 가지가 사용된다. 이에는 CTDI(CT dose index), MSAD(multiple scan average dose), DLP(dose length product), 유효선량(effective dose)이 있다. 하지만 임상에서 중요시되는 것은 국소선량을 나타내는 $CTDI_{vol}$과 총선량을 나타내는 DLP, 그리고 방사선 리스크를 나타내는 유효선량이라고 할 수 있다.

1) CTDI

CTDI는 공칭 슬라이스 두께 T로 분리된 단일 슬라이스 스캔에서 선량 프로필의 Z-축 방향의 적분값이다. 이는 아크릴 재질의 측정 전용 팬텀과 연필형 이온 챔버를 사용하여 측정하며 임상에서 $CTDI_p$와 동일한 개념으로 사용된다. 여기서 p는 팬텀을 의미한다.

CTDI와 MSAD의 개념은 1981년 BRH(Bureau of radiological health, 현재는 Center for Devices and Radiological Health로 변경되었음)에 의해 최초로 도입되었으며, 1984년부터 CT제조사는 미국식품의약청(FDA)과 CT구매자에게 CTDI를 제공되도록 제도화되었다. 여기서 CTDI는 두부와 전신용 아크릴(lucite) 팬텀과 연필형 이온 챔버 시스템을 사용하고 일정한 스캔 조건 하에서 단일 슬라이스 스캔을 시행한 후 팬텀의 중앙부와 주변부에서 측정한 흡수선량 지표를 의미한다.

CTDI는 동일한 상황의 스캔에서 환자가 받는 선량정보를 사용자에게 제공하며 장비의 성능을 관리하는 기준선량의 역할을 한다. 그러므로 CT장치의 사전 및 사후검사나 자체적인 성능 측정에 주로 사용된다. 우리나라에서도 생산성기술원이나 식품의약청(KFDA) 승인 하의 측정기관에서 시행하는 CT장치의 성능검사 중의 하나인 환자선량 측정의 경우 CTDI를 이용하여 평가하고 있다.

(1) CTDI in phantom(CTDI; $CTDI_p$; $CTDI_{FDA}$; $CTDI_{14T}$)

균일한 아크릴 재질의 원통형 두부 팬텀(16 cm 직경의 plexiglass phantom)과 전신용 팬텀(32 cm 직경)을 사용하여 단일 슬라이스 스캔한후 흡수선량으로 표시한다. 보통 팬텀의 중앙부 선량(center dose)와 표면에서 1 cm 깊이의 주변부 선량(peripheral dose)을 측정한다. $CTDI_{14T}$라고도 불리며, 공칭 슬라이스 두께의 14배에 해당되는 길이의 적분값을 취한다.

$$CTDI_{FDA} = 1/NT\int_{-7T}^{7T} D_{single}(z)dz$$

여기서 N은 스캔당 얻어지는 슬라이스 수(데이터 채널수)이며, T는 각 슬라이스의 공칭폭이다. 그러므로 NT는 획득에 사용되는 X선속의 폭이 된다.

팬텀을 이용한 CTDI의 계산에서는 아크릴 물질에서 조사선량을 흡수선량으로 변환시키는 conversion factor는 0.78 cGy/R이 적용된다. 그림 10-6은 팬텀에서의 CTDI 측정을 나타낸 모식도이다.

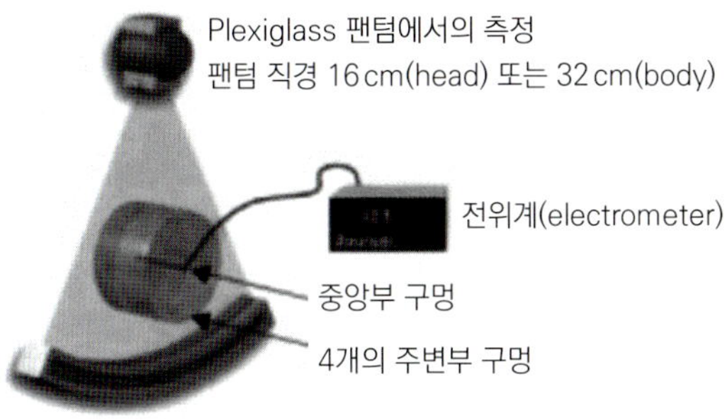

그림 10-6 CTDI in phantom의 개념

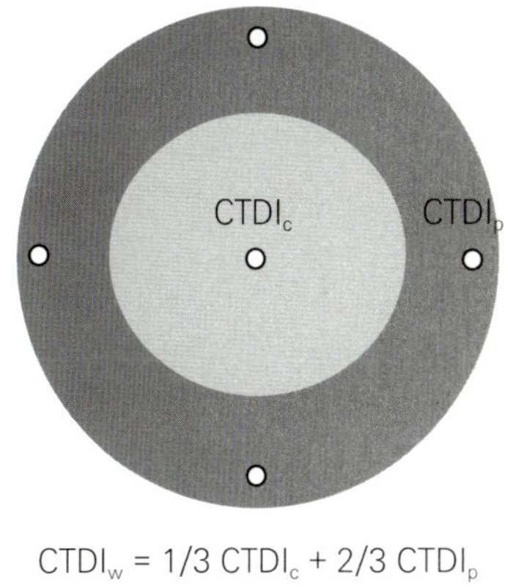

그림 10-7 $CTDI_w$의 개념

(2) $CTDI_W$

Weighted CTDI라고도 명명되며, 한 슬라이스에서 중앙부에서의 1/3 CTDI와 주변부에서의 2/3 CTDI를 합한 평균선량의 지표이다. 이와 마찬가지로 $CTDI_{100w}$는 중앙부에서의 1/3 $CTDI_{100}$와 주변부에서의 2/3 $CTDI_{100}$를 합하여 표시한다.

(3) $CTDI_{vol}$

$CTDI_{vol}$은 volume CTDI 또는 effective weighted CTDI($CTDI_w$, eff.)라고 불리며, Z-축의 노출변동을 감안한 스캔 단면(scan plane)에서의 평균 국소 선량(average local dose)이다. 다시 말해, $CTDI_{vol}$은 $CTDI_w$를 non-contiguous axial scan이나 beam pitch가 1이 아닌 나선형 스캔에 확대 적용하는 것이다. $CTDI_{vol}$은 다음 식을 통해 계산할 수 있다.

$$CTDI_{vol} = CTDI_w \times \text{packing factor} \quad : \text{고식적 스캔}$$

$$CTDI_{vol} = \frac{CTDI_w}{\text{pitch}} \quad : \text{나선형 스캔}$$

여기서 packing factor란 pitch의 역수로 슬라이스 두께/슬라이스 간격 또는 (슬라이스 수 × collimation width)/슬라이스 간격을 의미한다. Contiguous axial scan이나 beam pitch가 1인 나선형 스캔에서는 $CTDI_{vol}$은 $CTDI_w$와 동일하다.

대부분의 MDCT에서 $CTDI_{vol}$과 DLP는 스캔 파라메터의 입력 과정에서 CT콘솔에 직접 표시되므로 사용자 입장에서 쉽게 접하는 선량지표이다. 이러한 콘솔에서의 CTDIvol 디스플레이는 EU의 규정에서 따른 것이다.

$CTDI_{vol}$은 mAs, kVp, filtering 뿐만 아니라 pitch와 packing factor에 영향을 받으며, 스캔 파라메터 설정이나 프로토콜의 비교에 유용한 선량지표이며, 심지어 다른 제조사 장치와 직접적인 선량 비교를 할 수 있게 한다. 그러나 $CTDI_{vol}$ 역시 CT검사로 인해 환자 개개인이 받는 정확한 선량을 나타내지는 않으며 $CTDI_w$와 마찬가지로 소아나 마른 체형의 환자에서는 스캔 볼륨 내에서의 선량이 과소평가되고 뚱뚱한 환자에서는 과대평가될 경향이 많다. 이러한 이유에서 어떤 제조사에서는 소아에서의 $CTDI_{vol}$을 선택되는 프로토콜이나 FOV를 기준으로 하여 수정 제시하고 있다. 하지만 이는 장치 사이의 선량 비교를 어렵게 만드는 요인이 된다.

2) DLP(dose length product)

$CTDI_{vol}$은 슬라이스당 노출된 선량이며, DLP는 스캔된 일련의 모든 영상에 대한 총 선량이다. 즉, DLP는 아래의 식과 같이 $CTDI_{vol}$에 스캔 거리를 곱하여 나타내며 단위는 mGy·cm가 사용된다.

$$DLP = CTDI_w \times NT$$
$$= CTDI_{vol} \times \text{scan length}$$

여기서 T는 공칭 슬라이스 두께, N은 고식적 스캔의 경우 슬라이스 수, 나선형 스캔에서는 revolution수(rotation수)를 의미한다. 또한 나선형 스캔에서의 조사되는 거리(irradiation length)는 일반적으로 영상화되는 거리(imaged length)보다 약간 길다는 것을 염두에 두어야 한다. 일정한 해부학적 부위에서 high pitch 나선형 스캔을 적용하면 revolution의 수가 줄어듦으로 DLP가 감소된다. DLP는 주어진 프로토콜에서 환자선량을 반영하며, 유효선량의 간편한 계산에 유용하다.

(예) Body 스캔에서 $CTDI_W$가 10 mGy이고, 5 mm의 슬라이스 두께로 총 30슬라이스(또는 revolutions)를 스캔하였을 경우의 DLP를 계산해보자.
스캔된 거리는 15 cm이므로, DLP는 10 mGy × 15 cm = 150 mGy · cm이다.

3) MSAD(multiple scan average dose)

연속적으로 다수의 슬라이스 스캔을 시행하는 실제 CT검사에서는 각 슬라이스에서의 피폭량 외에 이웃하는 슬라이스로부터의 산란선 중복현상이 발생되어 실제로 환자가 받는 선량은 한 슬라이스 스캔의 선량에 비해 증가된다.

MSAD는 연속적인 스캔으로 구성되는 CT검사에서 환자의 조직/기관이 실제로 받는 흡수선량으로 정의된다. 이는 인접 슬라이스들에 의해 증가된 선량을 포함하는 개념이다.

$$MSAD = 1/I \int_{-I/2}^{I/2} D_{series}(z)dz$$

여기서 I는 스캔의 간격이며, $D_{series}(z)$는 일련의 스캔으로 부터 생기는 Z-축에 평행인 위치 Z에서의 선량이다.

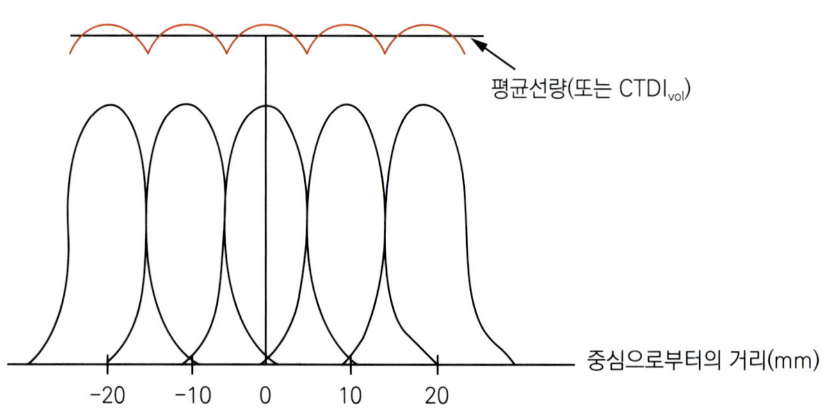

그림 10-8 다수 스캔(multiple scan)의 선량 증가

일반적으로 슬라이스 두께와 간격을 동일하게 설정하는 contiguous 기법을 적용한 다수의 슬라이스 스캔에서 인체 표면부위의 선량은 단일 슬라이스 스캔에서 받는 선량의 1.2배 정도에 해당되며, 중앙부에서는 인접 슬라이스로부터 발생되는 산란선의 영향으로 인해 더욱 증가된다(그림 10-8).

CT스캔에서 환자가 받는 선량은 설정된 노출조건 뿐만 아니라 스캔기법에 따라 차이가 난다. 슬라이스 두께를 증가시켜 중복스캔(overlapping scan)을 시행하면 contiguous 스캔에 비해 환자선량은 증가하고, 슬라이스 두께보다 영상 사이의 간격(interval; increment)을 넓히면 환자선량은 감소된다. 다시 말하면 슬라이스 두께와 간격(또는 테이블 이동속도)의 비율에 의해 환자선량이 달라진다.

10 mm 슬라이스 두께와 8 mm의 간격으로 연속적인 스캔을 시행할 경우 선량은 이론적으로 10 mm의 contiguous 스캔에 비해 1.25배로 증가되며, 3 mm의 슬라이스 두께와 2 mm의 간격으로 중복스캔을 시행한 경우 3 mm의 contiguous 스캔에 비해 선량은 약 50%가 증가된다.

슬라이스 두께를 슬라이스 간격(테이블 이동속도)으로 나눈 값을 packing factor(이는 pitch의 역수임)라고 하며, 중복스캔에서는 packing factor가 항상 1보다 큰 값을 갖는다. 이론적으로 beam pitch가 1.0일 경우에는 CTDI와 MSAD는 동일하다.

5 유효선량의 계산과 BERT

1) 진단용 X선 검사의 전형적인 유효선량

유효선량은 각 조직의 방사선 예민도를 포함함으로써 방사선에 의한 리스크를 반영하는 선량지표이며, 이는 잠재적인 위험을 예측하기 위한 목적으로 사용된다.

ICRP는 여러 방사선 검사들의 방사선 위험을 비교하기 위한 방법으로 유효선량의 사용을 권고한다. 1Sv의 유효선량은 개인의 체중에 관계없이 1Gy의 전신 균일조사가 이루어진 것으로 정의된다.

CT를 비롯한 방사선 진단검사로 인해 환자가 받는 선량은 비확률적인 영향을 유발시키는 확정적인 문턱값(1-2Sv)에 비해 훨씬 낮은 수준이며, CT에서의 유효선량의 계산은 조직이나 기관의 가중치뿐만 아니라 스캔된 슬라이스 두께/간격의 요소를 포함시켜 구하는 것이 좋다.

어떤 검사의 유효선량을 연간 자연 방사선량의 유효선량에 비교하여 나타낸 것을 background equivalent radiation time(BERT)라고 한다.

표 10-3은 ImPACT 2002에서 제시된 주요 부위의 일반방사선검사와 CT의 최대 유효선량이며, 그림 10-9는 영국 국립방사선보호위원회(The National Radiological Protection Board; NRPB)에서 제시한 각종 X선검사와 CT의 일반적인 유효선량을 나타낸 것이다.

표 10-3 일반 방사선검사와 CT의 최대 유효선량(from ImPACT)

검 사	최대 유효선량(mSv)	검 사	최대 유효선량(mSv)
Skull X-ray	~ 0.03	Head CT	~ 2
Chest X-ray(PA)	~ 0.02	Chest CT	~ 8
Abdomen X-ray	~ 0.7	Abdomen CT	~ 10
Pelvis X-ray	~ 0.7	Pelvis CT	~ 10

* From Image Performance Assessment of CT(ImPACT) 2002

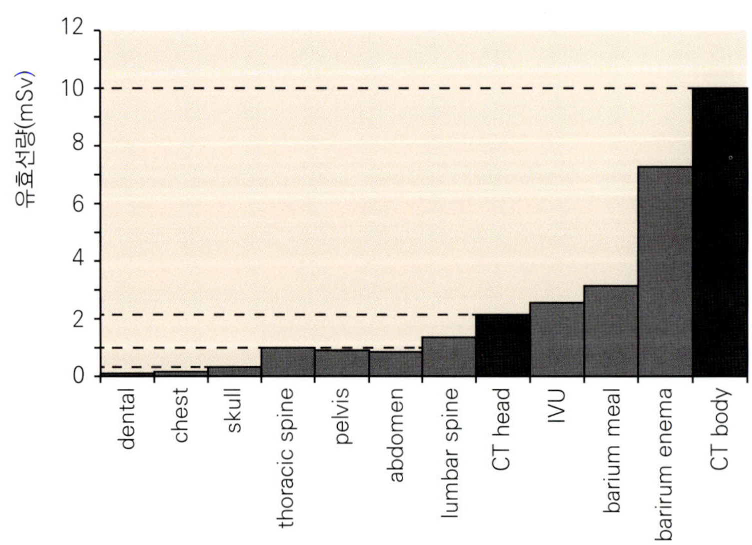

그림 10-9 각종 진단용 X선 검사의 유효선량(NRPB)

2) 유효선량의 계산

유효선량의 계산은 CT콘솔에 표시되는 DLP값에 각 부위의 DLP당 유효선량비(region-specific conversion factor; E_{DLP})를 곱하여 얻는 방법과 ImPACT의 dose calculator(Monte Carlo simulation을 이용한 소프트웨어적 방법)가 주로 사용되고 있다.

ImPACT의 dose calculator는 해부학적 위치에 기인되어 Z-축 방향에 따라 변하는 장기 변환인자(organ conversion factors)를 계산할 수 있는 수학적인 모델링(Monte Carlo simulation)을 이용하여 유효선량과 organ dose 등을 계산한다. 수학적인 모델링은 표준 체격을 갖는 성인 남녀의 인체 팬텀을 이용하고 여러 제조사의 CT모델과 인체기관을 포괄하는 여러 컴퓨터 프로그램들이 이용된다. 이러한 프로그램들은 ICRP 103(2007년; 앞의 표 10-1)의 각 조직가중치를 사용하여 인체 각 기관의 선량들을 계산한다.

수학적인 모델링을 위한 데이터는 남녀뿐만 아니라 소아에서 성인까지 다양한 나이의 데이터들이 있지만, 임상적으로는 70kg의 표준 체격의 성인 데이터가 기본으로 사용된다. 하지만 표준 체격의 데이터를 이용하는 유효선량 평가는 소아나 마른 체형의 환자에서는 방사선 리스크가 과소평가되고 뚱뚱한 환자에서는 과대평가될 경향이 있다.

표 10-4 EUR의 부위별 DLP당 유효선량비

(unit; $mSv \cdot mGy^{-1} \cdot cm^{-1}$)

부위	EUR 가이드라인
두부	0.0023
경부	0.0054
흉부	0.017
복부	0.015
골반	0.019
간	0.012
abdomen + pelvis	0.015
chest + abdomen	0.016

(1) DLP 이용 유효선량 계산

임상에서 사용자가 유효선량 계산을 하는 가장 간편한 방법은 콘솔에 표시되는 DLP값에 DLP당 유효선량비(E_{DLP})를 곱하는 방법이다.

$$\text{유효선량} = DLP \times E_{DLP}$$

표 10-4는 CT의 품질평가기준에 관한 유럽 가이드라인(European guideline on Quality Criteria for CT; EUR 16262, 1999년)이 제시한 유효선량의 계산에 필요한 인체 부위별 DLP당 유효선량비를 나타낸 것이다. 이러한 DLP와 인체 부위별 DLP당 유효선량비를 이용하는 계산법은 유효선량을 쉽게 얻을 수 있지만 환자 또는 검사 특이성이 고려되어 않음을 알아야 한다.

EUR에서 제시한 DLP당 유효선량비와 이온 챔버를 이용하여 유효선량을 계산하는 예를 들어 보기로 한다.

(예1) 4 data channel MDCT에서 body phantom 부위를 120 kVp와 240 mA 그리고 0.8초의 노출조건과 3.75 mm의 Z-axis collimation thickness와 11.25 mm의 table increment를 적용하여 25 cm 부위를 스캔하였다. Active chamber length가 100 mm이고 chamber correction factor가 1.0일 경우 유효선량을 계산해보자. 단 중앙부의 측정선량은 153.7 mR, 주변부 측정선량은 309.7 mR이었다.

$$\text{center 부위의 CTDI} = \frac{1.0 \times 0.78\,\text{cGy/R} \times (153.7 \times 1/1{,}000)\,\text{R} \times 10\text{cm}}{4 \times 3.75\,\text{mm}} = 8.0\,\text{mGy}$$

$$\text{주변부의 CTDI} = \frac{1.0 \times 0.78\,\text{cGy/R} \times (309.7 \times 1/1{,}000)\,\text{R} \times 10\text{cm}}{4 \times 3.75\,\text{mm}} = 16.1\,\text{mGy}$$

$CTDI_w = (1/3 \times 8.0\,mGy) + (2/3 \times 16.1\,mGy) = 13.4\,mGy$이며

$CTDI_{vol} = CTDI_w \times nT/I = 13.4\,mGy \times (4 \times 3.75\,mm) / 11.25\,mm = 17.9\,mGy$가 된다.

$DLP = CTDI_{vol} \times 25\,cm = 447.5\,mGy \cdot cm$

Effective dose = DLP × 0.015 = 6.7mSv가 된다.

(예2) X선관의 일회전당 0.5초가 소요되는 MDCT에서 120 kVp와 220 mA를 사용하여 brain pre- & post-contrast CT를 시행하였을 경우 78.42%의 dose efficiency와 329.58 mGy·cm의 DLP가 화면에 표시되었다. 이를 유효선량으로 계산해보자.

Effective dose = $329.58\,mGy \cdot cm \times 0.7842 \times 0.0023\,mSv \cdot mGy^{-1} \cdot cm^{-1} \times 2$회 $= 1.19\,mSv$가 된다.

(2) ImPACT의 dose calculator 이용 유효선량 계산

유효선량 계산 소프트웨어로는 주로 ImPACT의 dose calculator가 주로 사용된다. ImPACT의 dose calculator는 영국 NRPB의 CT Monte Carlo 데이터 세트를 이용하여 선량을 계산하며, 초기 모델인 CT DOSE 소프트웨어를 최근 MDCT 모델과 운영 시스템에 적합하게 업그레이드시킨 CT선량 계산 소프트웨어이다. CT Monte Carlo 데이터 세트는 1989년 영국에서 사용 중이던 27개 모델의 CT를 대상으로 하여 $CTDI_{air}$에 표준화한 데이터이며, 1991년 NRPB에서 최초로 제작되었다.

ImPACT의 dose calculator는 각 인체조직의 가중치, organ dose, 유효선량을 제공하며, 이 외에도 $CTDI_W$, $CTDI_{VOL}$, DLP도 계산된다. 이는 최근의 MDCT 모델에도 적용시킬 수 있으며 나선형 스캔 및 소아 CT의 선량도 계산된다. 하지만 수학적인 팬텀의 길이 내에서만 계산이 가능하며, 갠트리 경사를 주는 경우에는 적용할 수 없고, constant mA를 적용하는 경우에만 선량계산이 가능하다. 이는 dose modulation 기능을 적용 시 선량계산이 불가능함을 의미한다.

3) 자연 방사선량

미국인은 일년에 3.6mSv 수준의 전신 등가선량을 받으며, 이의 대부분은 라돈과 같은 자연방사선으로부터 받는다. 다소의 차는 있지만 미국의 평균 자연 방사선량은 3.0mSv/year이고, 세계적인 평균값은 연간 2.4mSv 수준이다(NCRP, 1988).

4) BERT(background equivalent radiation time)

유효선량은 특히 CT검사를 받는 환자에게는 선량에 대한 체감이 부족하며 다소 추상적인 개념을 느낄 수 있다. 이에 John Cameron 박사는 방사선 장치에 의해 발생되는 X선의 유효선량을 자연방사선량에 직접 비교하는 방법을 제안했다. 즉, 두가지 소스를 비교함으로써 진단영역에서 발생되는 X선을 자연방사선에 의한 노출에 상응하는 기간으로 표현하였다. 이렇게 함으로써 진단용 X선 검사의 유효선량이 자연방사선 노출의 일, 주, 월수로 표현된다. 이를 BERT라고 한다. 자연방사선의 수준은 위치에 따라 차이가 나므로 스캔 프로토콜에서 나타내지는 BERT값은 자연방사선의 세계적인 평균값인 연간 2.4mSv 또는 미국의 자연방사선 평균치인 3.0mSv/year를 기준으로 하고 있다.

표 10-5는 유럽연합 집행위원회(European Commission; EC)에서 제시된 head와 abdomen CT를 포함한 몇 가지 일반 및 투시 방사선검사의 전형적인 유효선량과 BERT이다.

표 10-5 일반 및 투시 방사선검사와 CT의 전형적인 유효선량과 BERT(from EC)

검 사	전형적인 유효선량(mSv)	동일한 유효선량에 해당되는 흉부 X선검사의 횟수	BERT(자연방사선의 유효선량과 동등한 일수)
Chest X-ray(PA)	0.02	1	2.4days
Skull X-ray	0.07	4	8.5days
Lumbar spine	1.3	65	158days
Intravenous urogram	2.5	125	304days
Upper GI	3.0	150	1.0year
Barium enema	7.0	350	2.3years
Head CT	2.0	100	243days
Abdomen CT	10.0	500	3.3years

* From 유럽연합 진행위원회(EC) 보고서
* 미국의 자연방사선량인 3.0mSv/year를 기준으로 하였음

6 MDCT의 선량 영향인자

환자선량에 영향을 미치는 인자는 장치 관련인자, 스캔 관련인자, 그리고 환자 관련인자로 구분된다. 장치 관련인자에는 초점 크기, 선속 필터링과 beam shaping filtering, 콜리메이터 방식, 부채꼴 선속의 각도, scan FOV, 초점과 회전중심 사이의 거리, Z-축 기하학적 선량효율, 검출기 특성, 검출 시스템의 전자적 노이즈가 해당된다.

스캔 관련인자에는 X선속 에너지(관전압)와 photon fluence(mAs), X선관 회전시간, 슬라이스 두께, helical pitch, beam collimation, 영상 재구성 필터와 재구성 방법, 매트릭스 크기가 해당된다. 그 밖에 환자 크기(patient size), dose modulation 및 patient protection 역시 환자선량에 영향을 미친다.

1) 장치 관련인자(equipment related factors)

(1) 초점 크기

초기 MDCT의 X선관은 small 및 large 필라멘트로 구성되어 있고, 이것은 각각 소초점과 대초점에 상응한다. 하지만 최근의 high version MDCT에서는 하나의 필라멘트를 사용하여 소초점과 대초점을 분리하는 경향을 보인다. 대초점의 채택은 소초점에 비해 선량이 증가된다. GE사 4MDCT의 예를 들면, 고식적 스캔 모드에서 대초점은 소초점에 비해 약 10%의 선량($CTDI_{100W}$)이 증가된다(Hamberg LM 등, Radiology 2003 vol.226).

(2) 선속 필터링과 beam shaping filter

선속 필터링(beam filtering)은 고유 필터링과 부가 필터링으로 구성되며, 영상의 노이즈를 감소시켜 영상품질을 향상시킨다. 선속 필터링이 증가하면 선속의 경화로 인해 피부선량이 감소되고 표면선량 대비 심부선량률이 증가되며, 공칭선량(CTDI 등의 표준화된 선량값)이 적어진다. 특히, 부가 필터링은 단위 mAs당 선속의 강도를 감소시키므로 검출효율을 저하시킨다. 그러므로 대조도 저하와 노이즈의 증가 요인으로 작용한다. 이를 보상하기 위해서는 mAs를 증가시켜야 한다. 만일 mAs 보상을 하지 않는다면 미세부위의 검출능에 영향을 미치는 CNR이 감소된다. 최근의 MDCT용 X선관은 고유 필터링을 위해 약 1-3mm 두께의 알루미늄이, 부가 필터링을 위해 약 0.1mm 두께의 구리를 사용한다. 이 경우 총 선속의 필터링은 약 5-6mm의 알루미늄에 해당된다.

Beam shaping filter(bowtie filter)는 부채꼴 선속의 바깥부분에 위치되는 피사체 부위의 감약을 크게 함으로써 선속의 공간적인 분포를 교정한다. 또한 피사체의 중앙부와 경계부를 통과하는 선속 강도를 균등하게 조절하는 역할과 더불어 검출기의 동적범위(dynamic range)를 크게 한다. 이러한 beam shaping filter는 피사체 경계부의 선량에 부분적으로 영향을 미치므로 주변부 CTDI($CTDI_p$)를 감소시킨다. 즉, 피사체 바깥쪽의 선량을 더욱 감소시켜 영상 균일도를 향상시킨다.

(a) 1콜리메이션(X선관측 콜리메이터만 장착) (b) 2콜리메이션(X선관측과 검출기측 콜리메이터 장착)

그림 10-10 1콜리메이션과 2콜리메이션 CT의 환자선량 차이를 보여주는 모식도

(3) 콜리메이션 방식

초기 MDCT에서의 X선관 회전속도의 단축은 나선형 스캔 시 발생되는 원심력에 의해 초점의 위치가 변화된다. 이를 해결하기 위해서 X선관측 콜리메이션을 원하는 슬라이스 두께보다 약간 넓게 설정하여 overbeaming시키는 방법을 사용했다. 이는 반음영 부위를 크게 하여 선량을 낭비한다. 특히, 얇은 슬라이스의 적용 시 환자선량이 상당히 증가된다. 이러한 반음영의 감소를 위해서는 미세초점의 채택과 적절한 콜리메이션이 필요하다.

기존 2콜리메이션 시스템에서는 X선관측 콜리메이터는 슬라이스 두께를 결정하며, 환자선량에 영향을 미친다. 반면에 검출기측 콜리메이터는 산란선을 감소시켜 슬라이스 프로필(영상품질)을 좋게 한다.

하지만 최근의 MDCT는 검출기측 콜리메이터가 없이 X선관측 콜리메이터만 장착한 1콜리메이션 시스템이 많아지는 경향이다. 그림 10-10은 1콜리메이션 CT와 2콜리메이션 CT의 환자선량 차이를 모식적으로 비교한 것이다. 소초점과 X선관측 콜리메이터만 채택한 CT가 환자선량을 감소시킬 수 있음을 알 수 있다.

또한 최근 MDCT에서는, 제3장에서 설명하였듯이, 기존의 고정 콜리메이션(conventional collimation)에서 탈피하여 dynamic collimation은 콜리메이터 설정을 조절함으로써 초점을 이동시키는 focal spot tracking 기법을 적용한다. 이는 overbeaming이 최소화되어 고정 콜리메이션에 비해 환자선량을 감소시킨다.

(4) 부채꼴 선속의 각도

넓은 각도의 부채꼴 선속(wide fan beam)은 많은 양의 산란선을 발생시킨다. 이러한 산란선은 영상대조도를 감소시키며 환자의 방사선 피폭을 증가시키는 요인으로 작용한다.

(5) Scan field of view(scan FOV)

Scan FOV는 데이터 획득과 직접적인 연관을 갖는 원형의 면적이다. 지멘스 MDCT는 50cm 직경의 scan field로 단일화되어 있지만 GE나 캐논 메디컬의 MDCT에서는 서로 다른 직경을 갖는 여러 개의 scan field를 선택할 수 있다.

Body CT의 경우 GE사의 large scan FOV의 채택은 small scan FOV에 비해 $CTDI_W$가 약 15% 정도 증가하며(16MDCT), 캐논 메디컬의 L과 LL의 scan FOV는 SS, S, M에 비해 약 30%의 $CTDI_W$가 증가한다. 이는 scan FOV가 SS, S, M에서는 동일한 크기의 beam shaping filter가 적용되고 있음을 시사한다(마찬가지로 L과 LL에서 동일한 크기). 결론적으로, scan FOV가 구분된 MDCT에서 큰 scan FOV의 선택은 작은 scan FOV에 비해 환자선량이 증가함을 알 수 있다.

(6) 초점과 회전중심 사이의 거리(focus-isocenter distance; focus-axis distance)

대부분의 MDCT는 초점과 회전중심 사이의 거리가 60 cm 정도이다. 이러한 짧은 scanning geometry의 채택은 회전시간을 감소시키고 X선 소스의 출력 효율성을 향상시켜 검출효율을 증가시키고 노출량을 줄일 수 있다. 또한 회전반경을 단축시켜 원심력을 감소시키므로 시스템의 안전성을 향상시킨다.

하지만 MDCT의 짧은 scanning geometry는 환자선량을 증가시킨다. 특히 주변부의 선량을 증가시켜 선량 분포의 균일성을 저하시키고 주변부에 위치된 기관의 선량을 증가시킨다.

(7) Z-축 기하학적 선량효율(Z-axis geometric dose efficiency)

MDCT의 Z-축 기하학적 선량효율은 데이터 획득에 사용되는 검출소자 범위 내에서의 Z-축 방향 선량 프로필의 적분값을 Z-축 방향의 총 선량 프로필의 적분값으로 나누어 퍼센트로 나타낸 값이다. Z-축 기하학적 선량효율을 좌우하는 중요한 요소는 overbeaming 현상이다. 그러므로 높은 기하학적 선량효율을 갖는 MDCT는 반음영을 야기시키는 overbeaming 현상이 감소되어 환자선량이 감소된다.

(8) 검출기 특성

MDCT의 solid state 검출기는 검출효율(광자 흡수효율)이 80-95% 정도로 매우 높아 기존의 제논 가스 검출기에 비해 상대적으로 낮은 노출조건의 사용이 가능하다. 하지만 각 검출소자들을 연속적으로 배열하기가 어려워 기하학적 효율이 낮은 편이며 산란선에 의한 품질저하가 발생된다. 그리고 solid state 검출기는 알루미늄 윈도우는 없지만 산란선을 억제하기 위한 텅스텐 재질의 콜리메이터 판이 필요하다. 이로 인해 영상 외곽부에 도달하는 광량이 중심부 광량보다 적은 광학적인 흐림 현상(비네팅; vignetting)이 발생되며 이는 기하학적 손실을 발생시키는 요인이 된다.

검출효율은 적게는 검출기 array의 형태와 전자기기(detector electronics)에 의해 좌우되고, 크게는 검출기의 디자인에 의해 좌우된다. 즉, 검출효율이 향상되면 상대적으로 적은 선량을 사용할 수 있으므로 환자의 선량을 감소시킬 수 있다.

결론적으로, 3세대 MDCT의 solid state 검출기는 초기 제논 가스 검출기에 비해 약 30% 정도의 선량효율이 우수하며, solid state 검출기는 제논 가스 검출기의 70-75% 수준의 선량으로 동일한 영상품질을 얻는다(Haar, 2008).

(9) 검출 시스템의 전자적 노이즈(electronic noise)

검출 시스템의 전자기기(electronics; 신호증폭기나 아날로그/디지털변환기)는 조사되는 방사선량과 무관하게 일정한 노이즈를 야기시킨다. 그림 10-11에 나타낸 바와 같이 검출기 신호(검출기가 받는 선량)가 크면 양자 노이즈는 상대적으로 작아진다. 그리고 검출기 신호가 크면 전자적 노이즈는 양자 노이즈에 비해 무시될 정도로 작아지지만, 검출기 신호가 작으면 전자적 노이즈는 양자 노이즈와 비슷한 수준으로 많아지고, 이는 최종 영상의 노이즈 수준에 많은 영향을 미친다.

전자적 노이즈는 저선량 CT검사와 얇은 슬라이스 영상에 악영향을 미친다. 즉, 검출기 신호가 적을수록 전자기기의 역할이 더욱 커진다. 특히, 뚱뚱한 환자, 저선량 프로토콜 적용 시, 얇은 슬라이스의 영상획득에서 더욱 그렇다. 얇은 슬라이스의 영상획득이 일반화된 MDCT에서 뚱뚱한 환자의 노출 저하는 전자적 노이즈를 증가시킨다. 이러한 전자적 노이즈의 증가는 환자선량을 증가시키는 요인이 된다.

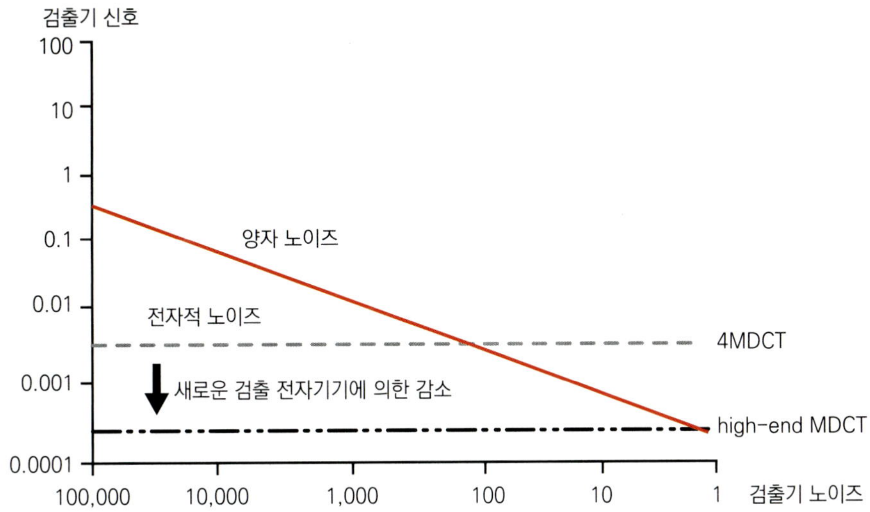

그림 10-11 검출기 신호 크기에 따른 전자적 노이즈와 양자 노이즈 특성

2) 스캔 관련인자(scanning related factors)

(1) X선속 에너지와 photon fluence(mAs)

X선속 에너지는 관전압과 필터에 의해서 결정된다. mAs를 고정한 상태에서 관전압을 증가시키면 X선관 출력, 선속 투과력이 증가하며 영상 노이즈는 약간 감소되거나 일정하다. 또한 환자선량을 증가시키며, 특히 표면선량 대비 심부선량률을 증가시킨다. 반면에 저관전압의 사용은 영상의 CNR을 향상시킨다. 관전압과 선량은 직선적인 관계가 아니라 지수함수적인 관계를 갖는다. 120 kVp의 선량을 기준으로 하여 80 kVp는 약 0.4배, 140 kVp는 약 1.4배의 선량을 보인다.

mAs는 관전류에 노출시간을 곱하여 얻어지며, 광자량(photon fluence)은 mAs에 의해 좌우되며, 선량과 직선적인 관계로 변화한다. 그리고 mAs의 변화는 영상 노이즈에 영향을 미치며, 노이즈는 선량의 제곱근에 반비례한다(그림 10-12).

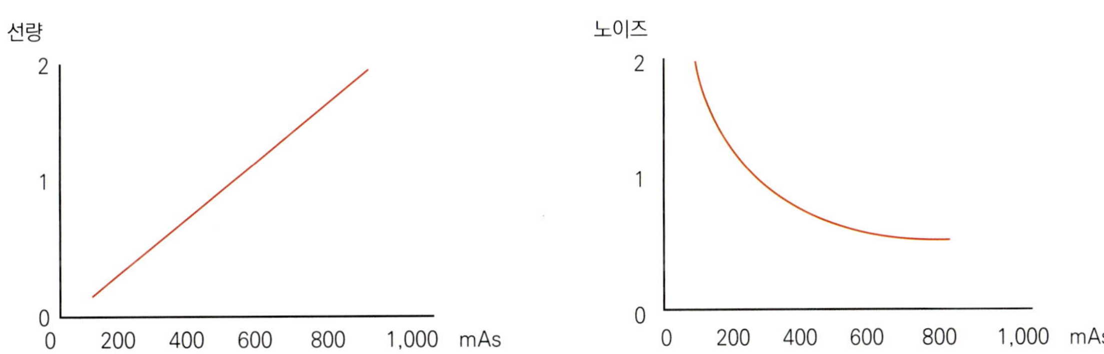

그림 10-12 MDCT의 mAs 변화에 따른 선량과 노이즈 특성

(2) X선관 회전시간(tube rotation time)

대부분의 MDCT에서는 220°-240°의 scan angle에서 영상을 획득하는 partial scan(half scan)이 가능하다. 이는 노출시간이 full rotation에 비해 약 1/2 수준으로 감소될 수 있으며 주로 협조가 되지 않는 환자나 움직임이 많은 환자의 스캔, dynamic scan 등에 이용된다. 짧은 X선관 회전시간의 채택은 moving artifact를 감소시키며, 긴 회전시간은 공간분해능을 향상시키는 요인이 된다.

Rotation time을 증가시키면 단위 시간당 더 많은 X선 광자가 조직에 가해지므로, rotation time은 선량과 직선적인 관계를 갖는다. 즉, 360° 회전방식인 normal scan 방식에서는 rotation time을 변화시키면 선량이 비례적으로 변화하나, overscan이나 half scan 방식에서는 X선관의 회전각도 차이로 인해 선량이 비례적으로 변화하지는 않는다.

(3) 슬라이스 두께

이상적인 콜리메이션의 경우 선량 프로필은 공칭 슬라이스 두께와 동일하다. 슬라이스 두께를 얇게 하면 영상 노이즈는 증가하지만 슬라이스당 선량은 감소된다.

1 mm 슬라이스 두께는 10 mm 두께에 비해 노이즈가 약 3배 증가한다. 노이즈 증가 현상을 보상하기 위한 mAs(노출)의 증가는 환자선량을 증가시킨다. 이는 슬라이스 두께가 노이즈에 영향을 미침으로써 간접적으로 환자선량에 영향을 미치는 것을 시사한다. 이 경우 선량은 슬라이스 두께의 제곱근에 반비례한다. 이론적으로 10 mm 대신에 5 mm 슬라이스 두께를 사용하면 선량은 1.4배 증가된다.

(4) Helical pitch

고식적 스캔에서는 테이블 이동거리는 슬라이스 두께와 동일하지만 나선형 스캔에서 helical pitch가 1.0 이하이면 테이블 이동거리는 슬라이스 두께보다 작아진다. 이러한 low pitch의 설정은 테이블 위치의 이동에 의해 발생될 수 있는 작은 구조물의 진단을 놓칠 수 있는 리스크를 최소화한다. 반대로 pitch의 증가는 스캔 시간(scan duration)을 감소시키고 선량감소 효과를 얻지만 partial volume averaging의 증가로 인해 단면감성 윤곽이 넓어지므로 Z-축분해능이 저하된다.

MDCT에서는 pitch 변화에 따른 영상품질(노이즈)과 선량 특성은 제조사에 따라서 차이가 있다.

Constant mAs를 사용하는 MDCT(GE, 캐논 메디컬)의 경우 high pitch를 적용하면 노이즈가 증가하고 환자선량이 감소된다.

이와 달리, 지멘스 및 필립스 MDCT에서는 pitch 변화에 따른 영상품질과 선량 변화를 최소화하는 effective mAs를 사용한다. Effective mAs는 mAs/pitch로 표현된다. 다시 말해, adaptive mAs(effective mAs)를 적용하는 MDCT에서는 helical pitch의 변화에도 영상품질과 선량은 유의한 차이가 없다. 이는 high pitch의 적용으로 발생되는 노이즈 증가를 보상하기 위해(SNR을 향상시키기 위해) 장치에서 자동적으로 관전류가 증가되어 일정한 영상품질이 유지되고 선량의 감소가 이루어지지 않고 일정하기 때문이다.

표 10-6은 constant mAs 방식의 16MDCT(GE)와 adaptive mAs 방식의 4MDCT(지멘스)의 pitch 변화에 따른 선량차이를 보여준다. (a)에서 16개의 검출소자 조합의 0.562 beam pitch를 기준으로 할 때, 0.938 beam pitch를 적용한 경우 40% 이상의 선량이 감소하였으며, 1.375 beam pitch와 1.75 beam pitch를 적용한 경우에는 선량이 각각 56%와 64% 정도 감소하였다. 그리고 (b)는 120 kVp, 100 mAs, 8 cm의 스캔 범위를 적용한 상태에서 100 mAs당 공기선량(dose in air)을 측정한 것이다. Pitch 변화에도 각 검출소자 조합의 선량은 큰 차이 없이 거의 동일하다.

표 10-6 Constant mAs 방식의 16MDCT(GE)와 adaptive mAs 방식의 4MDCT(지멘스)에서의 pitch 변화에 따른 선량 차이

	16 detector configuration							
Pitch	0.562		0.938		1.375		1.75	
Collimation(mm)	10	20	10	20	10	20	10	20
Dose(mGy)	77.8	72.4	46.3	41.6	34.7	31.4	28.6	25.5

(a) Constant mAs 방식 16MDCT

	4 detector configuration (2.5 mm x 4ea)		
Slice pitch	2	4	8
Beam pitch	0.5	1	2
Dose(mGy)	9.9	9.9	10.1

(b) Adaptive mAs 방식 4MDCT

(5) Beam collimation

MDCT에서의 beam collimation 크기는 선량에 유의한 차이를 보인다. 즉, 큰 beam collimation의 채택은 선량을 감소시킨다. Hamberg LM 등은 16MDCT의 경우 5 mm에 비해 10 mm의 beam collimation에서 $CTDI_W$가 약 10% 이상 감소하고, 10 mm에 비해 15 mm의 beam collimation에서 약 2% 감소, 15 mm에 비해 20 mm에서 약 10%가 감소한다고 하였다. 그리고 MSAD의 경우 20 mm의 beam collimation이 10 mm의 beam collimation보다 10% 정도의 선량이 감소한다. 이는 작은 beam collimation을 적용하는 경우 반음영을 작게 만드는 것이 쉽지 않아 Z-축 기하학적 효율 저하와 선량을 증가시키는 것이다.

(6) 영상 재구성 필터와 재구성 방법

영상 재구성 필터(kernel;)는 장치 제조사나 모델에 따라 차이가 있으며, 영상품질과 선량 측면에서 매우 다른 특성을 갖게 한다. 연부조직 관찰 시 standard 대신에 smoothing 알고리즘을 사용하고, 폐야 또는 뼈의 관찰 시 enhancement(high spatial resolution) 알고리즘을 사용하면 선량감소 효과를 얻을 수 있다. 그림 10-13은 재구성 알고리즘(kernel)에 따른 필요 선량과 영상 노이즈를 나타낸 것이다. 고해상능 알고리즘은 영상 노이즈를 동반하며, smoothing 알고리즘은 공간분해능을 저하를 동반하지만 선량을 감소시킬 수 있다. 또한 여러 재구성 방법(FBP, 통계적 IR, 모델기반 IR, 딥러닝 재구성법)에 따라 영상품질의 차이가 발생되지만 선량의 증감에도 많은 영향을 미친다.

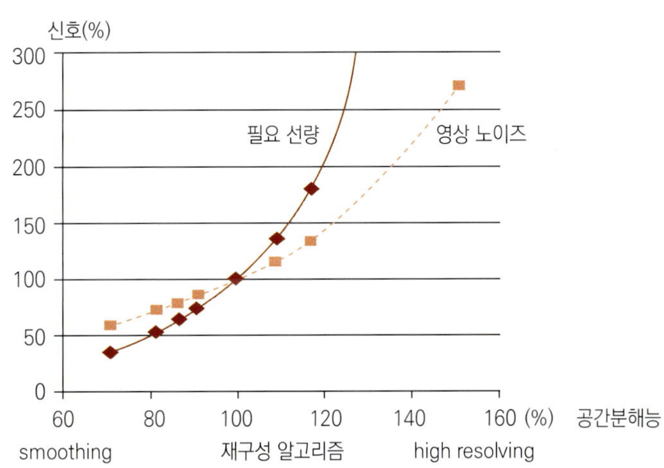

그림 10-13 재구성 알고리즘에 따른 필요 선량과 영상 노이즈

(7) 매트릭스 크기(matrix size)

픽셀 크기나 display FOV, 재구성 알고리즘은 선량에 직접적인 영향을 미치지는 않는다. 하지만 작은 크기의 매트릭스(256 매트릭스 등)를 사용하면 공간분해능이 저하되며, 여러 개의 작은 픽셀들이 하나의 큰 픽셀로 묶어지는 공간적 평균화(spatial averaging)의 결과로 영상 노이즈가 감소된다. 즉, 매트릭스 크기를 반으로 감소시키면 노이즈도 반으로 감소되며, 필요 선량도 원래 크기의 매트릭스 사용시에 비해 3/4으로 감소된다.

반면에 큰 매트릭스(예를 들면 1,024 매트릭스)를 사용하면 픽셀 수가 증가하므로 픽셀 크기가 감소되어 공간분해능을 향상시킨다. 하지만 각 픽셀에 동일한 광자량을 유지하기 위해서 추가적인 선량이 필요하다. 그러므로 큰 매트릭스의 선택은 공간분해능의 저하가 예상되어 이를 증가시키고자 하는 경우에 적절하다.

3) 환자 관련인자(환자 크기; patient size)

MDCT에서 사용되는 경선의 경우 조직의 반가층은 약 4cm 정도가 된다. 이는 피사체의 직경을 약 ±4cm 변화시키면 검출기에서의 선속 강도가 반으로 감소하거나 배로 증가함을 의미한다. 또한 환자 크기에 상관없이 동일한 mAs를 부여하면 영상의 노이즈는 1.4배 감소하거나 증가한다. 그림 10-14는 constant mAs와 adaptive mAs(effective mAs)를 적용한 MDCT에서의 환자 직경 변화에 따른 선량 및 노이즈의 관계를 나타낸 그래프이다.

소아나 왜소한 체격의 성인은 동일한 기술적인 파라메터가 적용될 경우라도 일반 성인에 비해 많은 선량을 받는다. 이는 출사부 선량이 일반 성인에 비해 많아지기 때문이다. 그러므로 정상 크기의 환자에서 얻어진 영상의 품질이 적당하다면 얇은 환자나 소아CT에서는 mAs 설정을 정상적인 감소분보다 더욱 줄여야 한다. 반대로 두꺼운 환자의 경우 노이즈가 증가되므로 인한 선량을 증가시키는 것이 일반적인 사고이다. 하지만 환자피폭을 고려하면 선량의 증가없이 smoothing 재구성 알고리즘을 적용하여 노이즈를 감소시키는 방법이 권고된다.

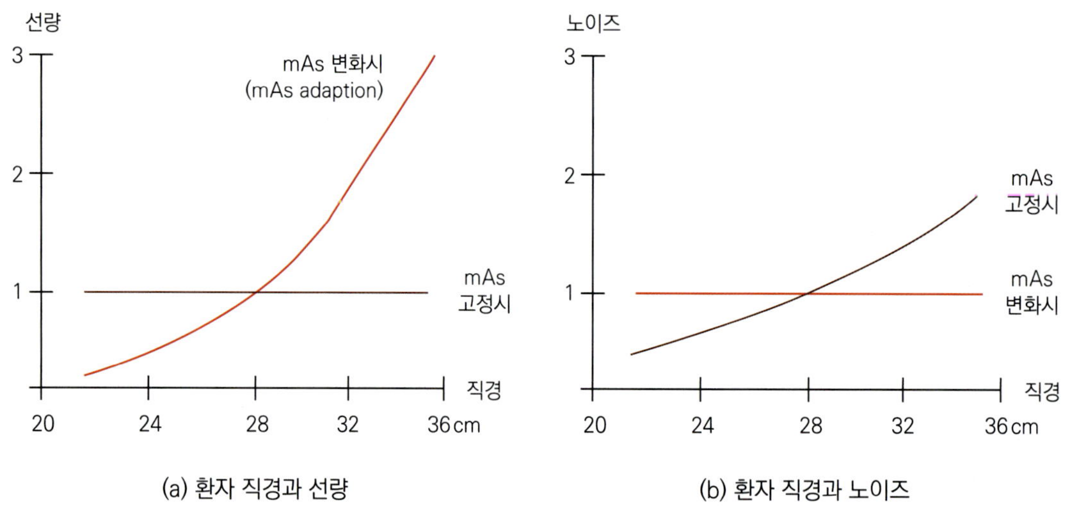

그림 10-14 환자 직경 변화에 따른 선량 및 노이즈 특성

4) Dose modulation 및 patient protection

관전류 및 관전압 자동조절기능은 노출의 적정화를 통해 환자선량을 감소시키며, 장기기준 자동 선량제어 기능은 방사선 감수성이 높은 장기가 위치한 환자 전면(주로 렌즈, 갑상선, 유방)에서 관전류를 감소시킴으로써 전면부의 organ dose를 감소시킨다. 그리고 비스무스(bismuth) 재질의 차폐기구(shield)를 사용하는 patient protection은 표재성 방사선 예민기관의 차폐를 위하여 한다. 이는 영상의 큰 질적 저하없이 눈의 렌즈, 갑상선, 유방 등의 선량을 감소시킨다.

7 MDCT 검사의 선량 수준

1) CT검사의 선량 특성

인체장해를 일으킬 수 있는 저선량 방사선의 한계는 1회 노출 시 약 100 mSv이며(Modan), 진단목적의 뇌CT가 뇌종양을 유발시키는 원인이 될 수 있다는 경고도 있지만, CT로 의한 저선량의 의료상 피폭은 현단계에서 환자에게 큰 영향을 미치지 않는다. 즉, CT검사로 인해 환자가 받는 선량은 확정적인 문턱값에 미치지 않는다.

하지만 CT검사는 단순방사선검사에 비해 상대적으로 많은 양의 피폭을 발생시키며, 인구집단 레벨에서 많은 양의 방사선(10-100 mGy의 organ dose, 1-10 mSv의 유효선량 수준)을 사용하는 검사이다. 구체적인 예를 들어보면, 복부CT로 인해 받는 선량이 약 10 mSv라고 하면, 이는 4년간 받는 자연방사선량에 해당되며, 흉부단순방사선촬영(chest PA)에 비해 400배 이상의 선량을 받는다(영국 왕립대학 방사선교실). 또한 유럽연합집행위원회(EC)는 복부CT의 선량이 3.3년의 자연방사선량(미국에서의 연간 자연방사선량 3 mSv를 기준)이며, chest PA의 500배에 해당된다고 발표했다. 이러한 이유에서 New Euratom 지침 97/43에서는 CT검사를 중재적 방사선시술과 방사선치료와 함께 환자에게 고선량을 제공하는 대표적인 장치로 규정하고 있다. CT선량은 특히 장치의 geometry 특성, 필터링의 정도에 의해 많은 영향을 받는다. 그리고 CT는 인체 횡단면의 정보 획득이라는 특성으로 인해 인체의 각 부분에 위치하는 장기나 조직이 받는 선량측정이 중요한 의미를 갖는다.

2) MDCT의 wasted dose

그림 10-15는 thin slice collimation 적용 시 MDCT의 wasted dose를 비교한 것이다. Umbra는 선속의 중앙부위에 위치하고 비교적 균일한 강도를 가지며 선형의 신호반응을 보이며, penumbra는 선속의 경계부에 위치하며 균일하지 않는 강도를 갖는 wasted dose이다. 일반적으로 전체 선량에서 wasted dose가 차지하는 비율(wasted dose ratio)은 thick slice thickness에 비해 thin slice thickness의 적용 시 증가된다. 4 슬라이스 획득 시 non-MDCT에 비해 많은 양의 wasted dose가 발생되어 환자선량을 증가시키는 요인으로 작용되며, 16 슬라이스의 획득에서는 기술적인 진보로 인해 4슬라이스 획득에 비해 상대적으로 적은 비율의 wasted dose가 발생된다.

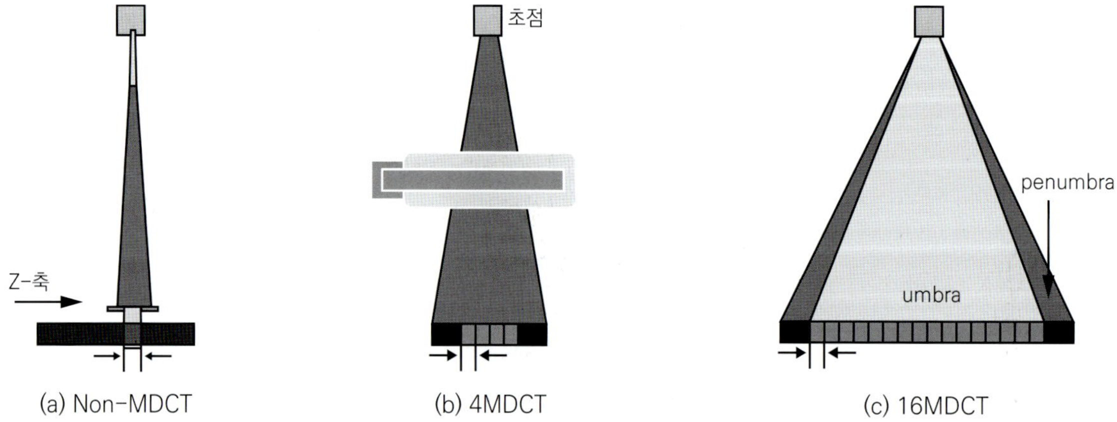

그림 10-15 MDCT의 wasted dose 비교

3) MDCT의 선량증가 배경

Non-MDCT와 비교한 MDCT의 선량은 제조사와 기종에 따라 차이는 있지만 대체로 증가하는 특성을 보이며 이의 원인들은 다음과 같다.

(1) Over-beaming 현상

MDCT의 경우 cone beam geometry로 인해 X선이 총 유효검출폭(total active detector width)보다 넓게 조사된다. 이는 1차 콜리메이션의 폭이 슬라이스 두께보다 넓게 설정됨을 의미한다. 이러한 over-beaming 현상은 얇은 슬라이스 두께에서 더욱 심각하다. 이로 인해 많은 선량이 낭비되고 기하학적 선량효율이 감소된다. 하지만 최근 MDCT에는 선량 프로필의 양쪽 모서리에 있는 삼각형의 반음영을 결합함으로써 Z-축 방향의 폭을 조절하는 over-beaming correction 기술의 도입으로 초기 MDCT에 비해 over-beaming 현상이 줄어드는 경향을 보인다.

(2) Over-ranging(over-scanning) 현상

나선형 스캔에서의 보간삽입(data interpolation)을 위한 Z-축 방향의 추가적 노출에 의해 실제 스캔범위(effective scan length)는 설정된 스캔범위(nominal irradiated volume)를 초과한다. 총 선량에 대한 over-ranging의 비율은 소아 CT처럼 스캔 범위가 짧을 때 커진다.

(3) Detector row 모서리의 감도 감소

MDCT의 solid state 검출소자의 격벽(interspacing strip)과 detector row 모서리에서의 감도 감소는 기하학적 효율을 감소시킨다. 이의 보상은 선량증가의 원인이 된다.

(4) 초점과 검출기 사이의 거리 감소

X선관과 검출기 사이의 거리가 non-MDCT에 비해 MDCT가 짧은 특성을 갖는다. 이러한 기하학적 특성은 환자선량을 증가시키는 요인이다.

(5) Cone beam에 의한 산란선

MDCT에서의 cone beam의 사용은 산란선의 발생을 증가시킨다. 이로 인해 더 많은 선량이 요구되거나 기하학적 효율을 증가시킬 수 있는 관련 기술의 적용이 요구된다.

(6) Low pitch의 설정

Low helical pitch의 적용은 품질 향상의 효과를 얻으므로 많은 사용자들에게 선호된다. 이는 관전류 자동노출조절 기능(auto exposure control; AEC)을 적용하지 않는 프로토콜의 적용 시 선량증가를 초래한다.

(7) 얇은 슬라이스와 small beam collimation의 적용

Z-축분해능 향상을 위해 얇은 슬라이스 두께가 선호되며 이에는 노이즈의 증가가 동반된다. 노이즈 증가를 보상하기 위해 더 많은 선량이 필요하다. 또한 많은 사용자들은 양질의 공간분해능을 얻기 위해 large beam collimation보다 small beam collimation을 선호한다. Small beam collimation의 채택은 large beam collimation에 비해 선량을 증가시킨다.

4) MDCT의 선량 수준

MDCT의 제조사와 모델, 그리고 프로토콜에 따라 검사별 선량은 많은 차이가 난다. 그러므로 다음에 소개되는 선량은 저자들이 국내 임상에서 시행되는 일반적인 프로토콜 하에서 측정된 선량(organ dose; 흡수선량)으로 참고용으로 인지되어야 한다.

(1) Brain routine CT

GE사 16MDCT(Light Speed Ultra16)에서 5 mm × 2 i 모드의 고식적 스캔(120 kVp, 300 mAs, 5 mm 슬라이스 두께)에서 주선속 부위인 뇌의 선량은 40 mGy 정도이다.

(2) 흉부CT(chest CT)

① 저선량 흉부 스크리닝CT(low dose chest CT)

GE사 16MDCT의 저선량 흉부 스크리닝CT(120 kVp, 50 mAs, 20 mm beam collimation, 0.875 beam pitch)에서 주선속 부위에 속하는 폐의 선량은 10 mGy 정도이다.

② 고해상능 폐CT(HR lung CT)

기관지확장증(bronchiectasis) 프로토콜로 시행한 고해상능 폐CT(120 kVp, 72 mAs, 20 mm beam collimation, 0.875 beam pitch)에서의 폐의 선량은 15 mGy 수준이다.

③ 흉부 일반CT(chest routine CT)

Pre-contrast HRCT, post-contrast helical scan(120 kVp, 168 mAs, 20 mm beam collimation, 0.875 beam pitch), expiratory HRCT를 시행한 경우 주선속 부위에 속하는 폐의 선량은 45 mGy 정도이다.

(3) 복부CT(abdomen CT)

① Abdomen routine CT

GE사 16MDCT에서 나선형 스캔으로 시행된 복부 일반CT(120 kVp, 200 mAs, 20 mm beam collimation, 1.25 mm × 16개, 0.938 beam pitch)에서 주선속 부위에 속하는 간의 선량은 약 42 mGy이다.

② Liver 3중시기 CT

Dose modulation의 적용없이 시행된 3중시기 liver CT(120 kVp, 200 mAs, 0.938 beam pitch, 20 mm beam collimation, 1.25 mm × 16개)에서의 간의 선량은 124 mGy 수준이다.

(4) Cardiac CT

① 관상동맥 석회화 침착검사(calcium scoring CT)

GE사 16MDCT에서 고식적 스캔(전향적 ECG triggering, 120 kVp, 150 mAs, 2.5 mm×8 i, 20 mm beam collimation)으로 시행된 calcium scoring CT에서의 심장은 23 mGy, 폐는 18 mGy 수준이다.

② 관상동맥 CT혈관조영검사(coronary CT angiography)

선량은 ECG gating 모드와 helical pitch, mAs에 상당히 의존되어 변화된다. 전향적 ECG gating 하의 고식적 스캔에 비해 후향적 ECG gating을 시행하고 전체 심장 사이클 동안의 X선 노출을 통해 볼륨 데이터를 획득하는 나선형 스캔은 선량이 현저하게 증가된다. 특히 나선형 스캔에서의 0.2-0.3의 low helical pitch의 적용은 선량을 더욱 증가시키는 요인이다.

ⓐ 전향적 ECG triggering의 고식적 스캔

전향적 ECG triggering을 적용한 고식적 스캔(snapshot pulse scan mode, 120 kVp, 210 mAs(600 mA ×0.35초), 40 mm beam collimation, 0.625 mm×64, 104 mm의 scan length, 120 msec의 padding)을 적용한 경우 심장, 폐, 유방이 받는 선량은 28-42 mGy 수준이다. 그리고 유효선량은 약 5 mSv이다.

ⓑ 후향적 ECG triggering의 나선형 스캔

ㄱ. ECG dose modulation의 비적용

GE사 64MDCT에서 체중이 55 kg인 인체모형 여성 Rando 팬텀과 유리선량계를 사용하여 측정된 관상동맥 CT혈관조영검사(후향적 ECG triggering, 120 kVp, 210 mAs(600 mA×0.35초), 40 mm beam collimation. 0.625 mm×64, 104 mm의 scan length, 0.24 beam pitch)에서 심장과 폐, 유방의 선량은 73-102 mGy 수준이다. 그리고 콘솔에서 표시되는 DLP와 EUR에서 제시된 DLP당 유효선량비를 이용하여 계산한 유효선량은 17 mSv 수준이다.

ㄴ. ECG dose modulation의 적용

위와 동일한 조건에서 ECG dose modulation(관전류가 설정된 최대값으로 적용되게 하는 범위인 full mA range를 RR interval의 70-80%로 설정하고 변화되는 관전류 범위를 250-600 mA로 설정됨. 이는 70-80% RR interval에서 최대 600 mA, 최소 250 mA가 적용됨)을 적용하고 측정된 심장의 organ dose와 유효선량은 각각 69 mGy와 13 mSv 수준이다.

8 사용자 측면의 환자선량 감소법

1) 최적의 스캔 파라메터 사용

환자피폭은 가능한 적어야 하지만 영상품질과 비례하여 노출이 증가하기 때문에 영상진단의 가치와 피폭에 의한 장해 등의 판단에 따라 노출이 결정되어야 하며, 사용자는 기술적 요인의 최적 사용을 통해 피폭을 감소시켜야 한다.

이를 위해서 슬라이스 수를 최소화하며 스캔시간을 짧게 하여 움직임이나 호흡에 의한 아티팩트의 발생을 억제함으로써 반복 노출을 피해야 한다. 그리고 방사선 예민한 기관인 고환, 안구(특히 렌즈), 갑상선 등의 피폭을 피하고 가능하면 갠트리를 경사지게 하여 이러한 부위의 직접적인 스캔을 피해야 한다. 방어기구의 효율적 사용으로 2차 X선에 의한 피폭도 줄여야 한다. 표재성 방사선 예민기관의 차폐에 유용한 비스무스(bismuth) 재질의 차폐기구(shield)를 사용하면 영상의 질적 저하없이 눈의 렌즈, 갑상선, 유방 등의 선량을 감소시킬 수 있다.

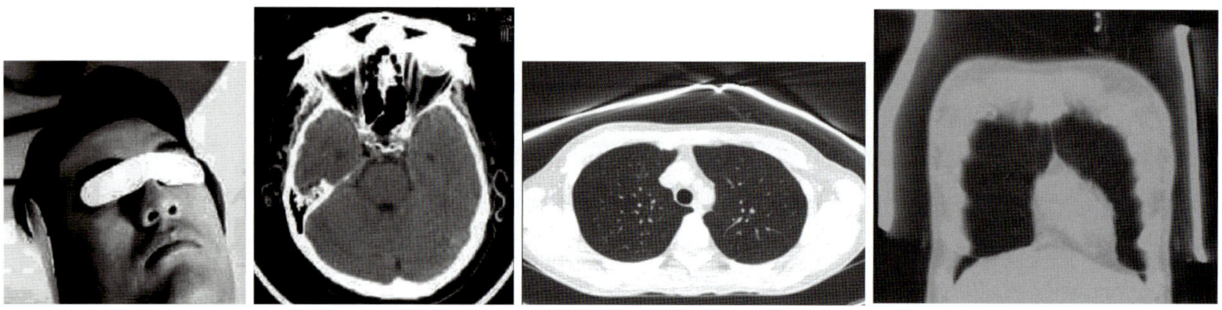

그림 10-16 Bismuth 재질의 안구 및 유방 shield를 적용한 CT영상

2) Dose modulation 기능의 적극 사용

적정한 영상품질을 유지하는 범위에서 dose modulation 기능을 적극적으로 사용해야 한다. 그림 10-17은 지멘스의 관전류 자동조절기능인 CARE Dose 소프트웨어의 적용과 비적용 영상의 mAs와 노이즈를 비교한 타원형 물팬텀과 어깨 CT영상이다. CARE Dose 소프트웨어를 적용한 영상은 관전류의 저하에도 불구하고 노이즈가 감소됨을 알 수 있다. CARE Dose를 적용한 어깨 CT영상에서는 우수한 영상의 질을 유지하는 상태에서 40% 이상의 선량감소 효과를 얻는다.

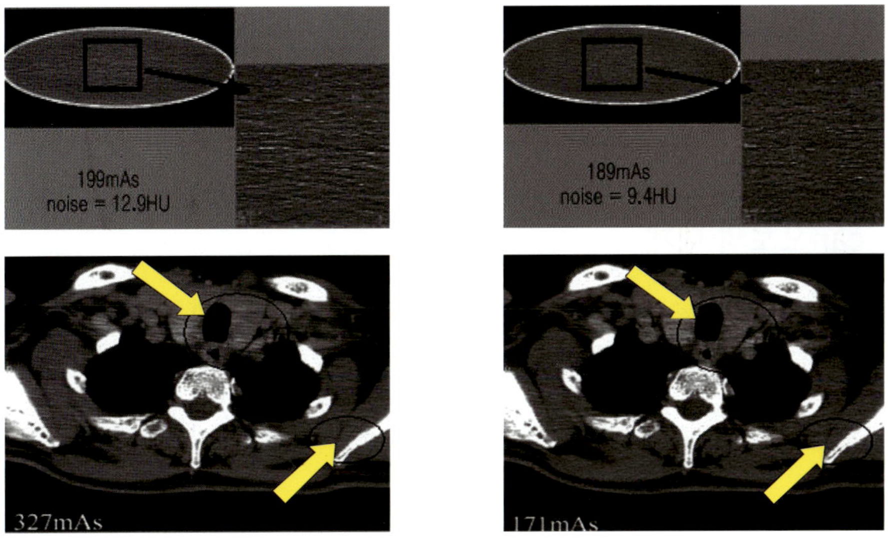

(a) Without CARE Dose (b) With CARE Dose

그림 10-17 Dose modulation 소프트웨어 적용 시의 노이즈 및 선량 감소(지멘스 CARE Dose)

3) 저선량 검사 프로토콜의 적용

최근 들어 저선량 폐 스크리닝CT를 비롯하여 여러 부위에서 저선량 CT검사가 활용되고 있다. CT에서 많은 선량을 부여하는 대표적인 검사 중의 하나는 관상동맥 CT혈관조영검사이다. 이 경우 helical oversampling을 통해 많은 선량이 부여되는 후향적 심전도 동조화(retrospective EKG gating) 대신에 전향적 심전도 동조화(prospective ECG gating) 하에서 스캔하는 step and shoot technology(GE에서는 snapshot pulse라고 함)를 적용하는 등의 저선량 기술의 적극적인 수용이 필요하다. 특히 다음에 해당되는 경우에는 필히 저선량 검사의 활용이 권고된다.

① 고영상품질의 필요가 적은 부위

추적검사와 같이 질병에 대해 사전 정보가 존재하는 경우, 대장 스크리닝 검사에서 용종의 존재를 확인하는 것처럼 단지 하나의 임상적 관찰이 요구되는 경우, 그리고 폐암 스크리닝 검사와 같이 고대조도의 장기를 관찰하는 경우에는 저선량 검사가 요구된다.

② 연속적 스캔이 필요없는 부위

미만성 폐질환의 진단을 위한 고해상능 폐CT와 같이 슬라이스 사이에 갭을 두고 스캔을 해도 진단에 무리가 없는 구조물인 경우에는 저선량 검사가 요구된다.

③ 주위와 대조도 차이가 큰 부위

주위조직과 대조도 차이가 큰 부위의 검사에서는 저선량 스캔이 가능하며, window setting을 넓게 하여 영상 노이즈를 억제시키는 방법도 권고된다. 이에 해당되는 부위는 폐야와 골격계, 그리고 조영제 주입이 적절하게 되어 혈관과 주위조직 사이의 SNR이 적절하게 유지하면서 대조도가 향상된 CT혈관조영검사이다. 또한 가상내시경CT, 관상동맥의 석회화 침착검사, fat CT도 이에 포함된다.

④ X선 감약이 적은 환자(소아, 야윈 환자)

야윈 환자나 소아의 경우 X선 감약이 뚱뚱한 환자에 비해 적다. X선 감약이 적은 폐는 복부에 비해 저선량 스캔이 가능하며, 경부나 하지의 검사에서도 저선량 스캔의 적용이 가능하다.

4) Indirect scan으로의 대체

동등 해상능의 영상획득이 가능해짐에 따라 두경부 검사에서 direct coronal scan을 피하고 MPR 기법을 적극 도입하며, mAs의 추가없이 SNR과 대조도분해능을 향상시키는 MPVR 등의 여러 슬라이스를 더하는 기법을 적용한다. 그리고 나선형 스캔 시 increment 변화를 통한 재구성 기법을 적극 사용하는 것이 권고된다.

9 CT선량의 가이드라인

1) 유럽연합 집행위원회(European commission; EC)

진단참고준위(diagnostic reference levels; DRL) 개념은 환자 방호의 최적화를 위한 기본적인 요구치를 제시하는 유용한 방법으로 인정되고 있으며, 이는 실제 임상에서 사용되는 선량을 내외적으로 상호 비교를 가능케 한다.

표 10-7은 유럽연합 집행위원회가 1999년 EUR 16262에 발표한 CT의 질적 기준에 관한 유럽 가이드 라인에 포함된 진단참고준위이다. 이는 1980년대 후반 영국에서 이루어진 조사를 바탕으로 하였으며 측정된 CT의 75%의 선량수준이 기준으로 채택되었다. 이 당시의 진단참고준위는 나선형 스캔의 개념이 포함되지 않은 $CTDI_W$와 DLP의 관점에서 제시되었으며, 특별한 임상적인 이유가 없는 한 최대선량을 초과하지 않도록 권고한다. 선량의 측정은 16 cm 직경의 polymethylmethacrylate(PMMA) 재질의 head phantom과 32 cm 직경의 body phantom을 사용하도록 하고 있으며, $CTDI_W$는 단일 슬라이스 스캔에서, DLP는 한 exam에서 얻는 값이다.

표 10-7 EUR 16262에서 제시된 CT의 진단참고준위(EC)

검사명	$CTDI_W$(mGy)	DLP(mGy·cm)
두부 일반(brain routine) CT	60	1,060
Face & sinuses CT	35	360
외상환자의 척추(vertebral trauma) CT	70	460
흉부 일반(chest routine) CT	30	650
고해상능 폐(HCRT or lung) CT	35	280
복부 일반(abdomen routine) CT	35	780
간과 비장(liver and spleen) CT	35	900
골반부 일반(pelvis routine) CT	35	570
Osseous pelvis CT	25	520

2) 영국 국립방사선 방호위원회

2004년 영국 국립방사선 방호위원회(NRPB; 현재 Radiation Protection Division of the Health Protection Agency)의 DRL 작업 그룹은 2003년에 조사된 CT선량 데이터베이스를 바탕으로 하여 성인 및 소아 MDCT의 진단참고준위를 제시하였다(NRPB-W67, 표 10-8).

표 10-8 영국의 성인 및 소아 MDCT의 DRLs(NRPB W-67)

(a) 성인

검사 및 부위	CTDI$_{VOL}$(mGy)	DLP(mGy·cm)
두부 CT		930
- 뒤머리뼈오목	100	
- 대뇌	65	
흉부 CT		580
- 폐	13	
- 간	14	
고해상능 폐 CT	7	170
복부 CT	14	470
복부 및 골반 CT	14	560
흉복부 및 골반 CT		940
- 폐	12	
- 복부 / 골반	14	

(b) 소아

검사 및 부위	나이(세)	CTDI$_{VOL}$(mGy)	DLP(mGy·cm)
두부 CT			270
- 뒤머리뼈오목	0-1	35	
- 대뇌		30	
두부 CT	5		470
- 뒤머리뼈오목		50	
- 대뇌		45	
두부 CT	10		620
- 뒤머리뼈오목		65	
- 대뇌		50	
흉부 CT	0-1	12	200
	5	13	230
	10	20	370

3) 미국 의학물리학자협의회

1999년 미국 의학물리학자협의회(American association of physicists in medicine; AAPM)에서는 팬텀을 사용하여 후방산란(backscatter)을 포함한 CTDI값으로 진단참고준위를 제시하였다. Head CT에서의 진단참고준위는 60 mGy, body CT에서는 40 mGy이다.

CHAPTER

11

Dose modulation 기술과 선량 측정법

CHAPTER 11 Dose modulation 기술과 선량 측정법

1940년대 일반방사선검사에서 최초로 적용된 자동 노출조절기술은 관전압과 관전류를 고정시키고 광량계(phototimer)를 이용하여 검사부위의 두께에 따라 노출시간을 조정하여 선량을 조절하는 방식이다. 이에 비해 MDCT에서 사용되는 자동 노출조절기술(dose modulation technology)은 관전류 자동조절기술(automatic tube current modulation; ATCM), 관전압 자동조절기술(automatic tube voltage modulation), 장기기준 자동 선량제어기술(automated organ based current modulation; AOBCM))의 3가지로 구분된다.

1 관전류 자동조절기술(ATCM)

1) ATCM의 개념

ATCM 또는 AEC(auto exposure control)로 불리는 관전류 자동조절기술은 환자 윤곽과 인체 기관의 감약 특성에 따라 관전류를 조절하는 방법이다. 이는 영상 사이의 질적 변화를 감소시키고 검출기에 일정한 신호를 전달하여 영상품질을 일정하게 유지시키며, 노출의 적정화를 통해 환자선량을 감소시킨다. 더불어 X선관 부하를 낮추어 스캔 범위를 연장시키는 효과도 갖는다.

ATCM은 검사 부위의 두께 차이, 인접 부위의 방사선 흡수량 차이, 주변부와 중심부의 방사선 흡수량 차이, 불수의적인 움직임 등의 많은 변수를 갖는다. 이러한 여러 변수를 바탕으로 환자의 크기 정도 인식(patient size AEC), X선관 회전각에 따른 피사체의 두께변화 인식(rotational AEC), 그리고 Z-축 방향의 피사체 두께 변화 인식(Z-axis AEC)의 3가지 기본적인 기술과 이들을 혼합한 기술(combined AEC)이 이용된다.

ATCM에 필요한 감약정보는 topogram 또는 먼저 시행된 회전을 통한 피드백 메커니즘에 의해 얻어진다. AP topogram 또는 AP와 lateral topogram을 통해 얻어진 인체 단면의 감약정보가 환자 직경의 계산에 사용되며, 이 정보로부터 환자 크기에 적합한 mAs 설정이 이루어진다. 그림 11-1은 ATCM에서 인체 부위에 따른 감약과 관전류의 분포를 보여준다. 감약은 방사선의 입사 강도와 피사체를 투과한 강도의 비율로서 표현되며, 피사체의 직경 감소는 선량의 감소로 이어진다.

ATCM의 사용은 전체적인 환자선량은 감소시킬 수 있지만 어떤 장기/조직의 선량을 부분적으로 줄일 수는 없으며, topogram 스캔에서 환자 중심부와 갠트리 isocenter가 정확히 일치하지 않으면 dose modulation의 정확도가 저하된다.

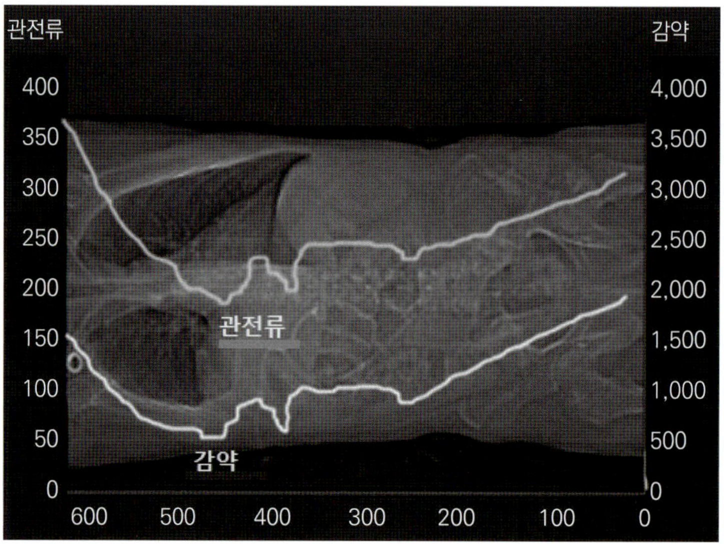

그림 11-1 ATCM에서의 인체 부위에 따른 감약과 관전류의 분포

2) ATCM의 종류

(1) Patient size ATCM(patient size AEC)

Patient size ATCM은 환자 크기에 기초하여 체격이 큰 환자는 관전류를 증가시키고 작은 환자는 관전류를 감소시켜 환자 사이의 영상의 질적 변화를 감소시킨다. Patient size ATCM의 경우 하나의 examination 또는 series에서는 동일한 관전류가 적용된다.

(2) Z-축 ATCM

Z-축 ATCM은 wide scan range의 스캔에서 유용한 기능이며, 환자 종축 방향의 감약 변화를 고려하여 관전류를 조절함으로써 일정한 영상품질을 유지한다. 그러므로 상대적으로 감약이 큰 골반부 등에서는 관전류를 증가시키며, 감약이 적은 흉부나 경부에서는 관전류를 감소시킨다.

보통 Z-축 방향의 환자 프로필 변화는 점진적으로 일어나는 특성을 가지므로 각 angle에서의 감약 프로필 형태를 이용하여 다음 회전에서의 관전류 조절을 가능케 한다. 이런 이유에서 Z-축 ATCM을 low frequency modulation이라고도 명명된다.

Z-축 ATCM에서는 환자 프로필 변화와 시스템 반응 사이의 지연을 감소시키기 위해 실제 피드백은 앞의 180° 회전에서 얻어진 데이터로부터 얻어진다. 사인파와 같은 함수를 사용하여 최대값과 최소값 사이의 관전류를 변화시킨다.

MDCT에서의 Z-축 ATCM은 patient size ATCM과 연계되어 사용되며 고식적 및 나선형 스캔에 적용된다. 그리고 초기의 Z-축 ATCM에서는 관전류의 설정을 위한 환자의 감약 평가는 AP와 lateral topogram을 이용하였으나 최근에는 하나의 topogram을 이용하는 추세이다.

그림 11-2는 Z-축 ATCM 적용에 따른 관전류 및 노이즈(또는 선량)의 변화를 나타낸 것이다. Constant mA는 Z-축 ATCM을 적용하지 않은 시스템을 의미한다. (b)에서 많은 선량이 부여되는 부위는 shoulder, liver, hip이다. 그림 11-3은 각 제조사의 64MDCT에서 흉부 팬텀에 Z-축 ATCM을 적용한 경우 인체 각 부위의 관전류 변화를 topogram에 나타낸 것이다. 여기서 지멘스와 필립스 MDCT의 경우 mAs/pitch를 mAs로 나타내었다.

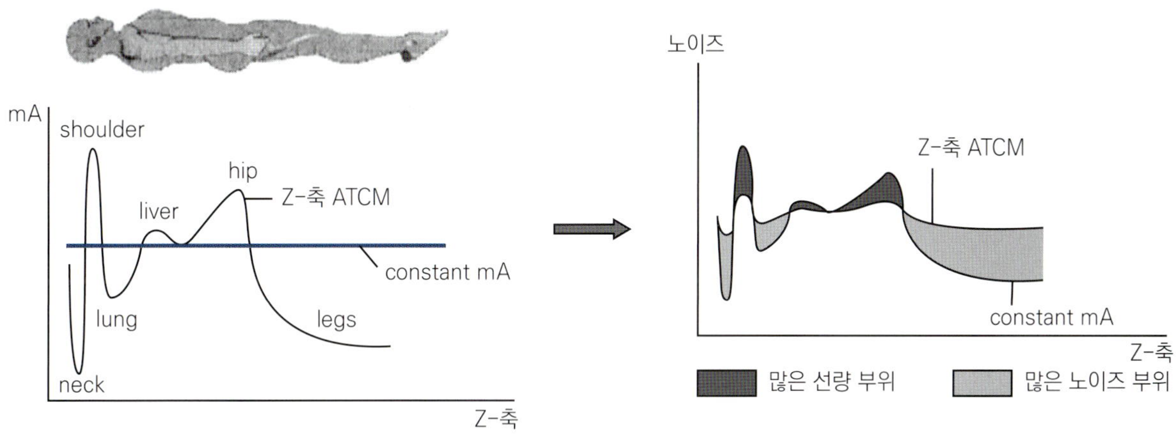

(a) 관전류의 변화　　　　(b) 선량과 노이즈의 분포

그림 11-2 Z-축 ATCM 적용에 따른 관전류 및 선량의 변화

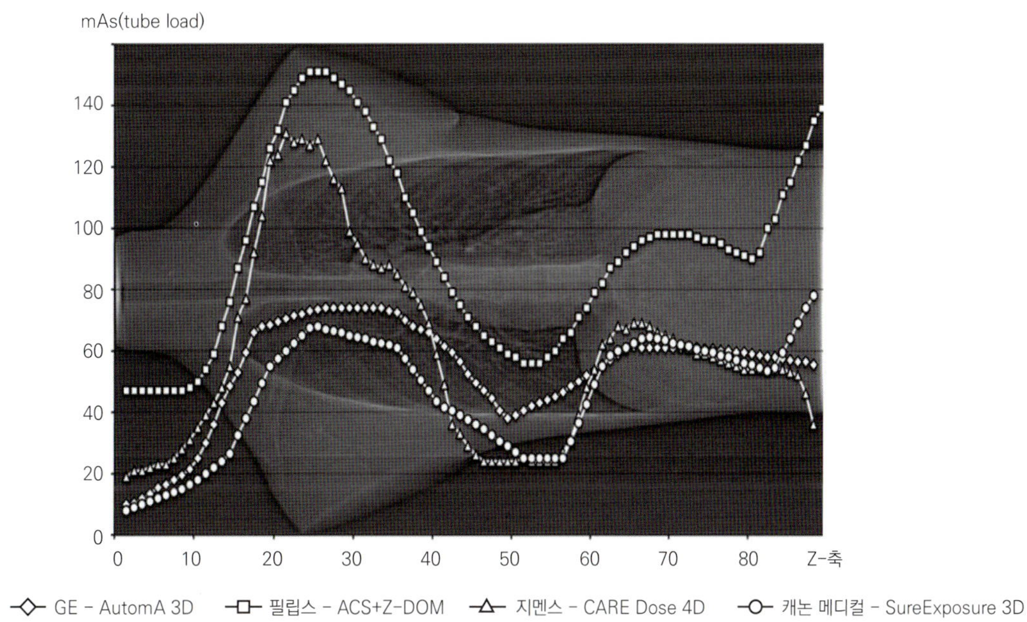

그림 11-3 64MDCT에서 Z-축 ATCM 적용에 따른 인체 각 부위의 관전류 변화 (Marcus Söderberg and Mikael Gunnarsson, 2010)

(3) Rotational ATCM

Rotational ATCM은 angular ATCM, circular ATCM, X-Y축 ATCM 또는 high frequency modulation으로 명명된다. 이는 각 스캔에서 frontal projection과 lateral projection 사이의 감약 차이를 보상하기 위해 관전류를 조절한다. 주로 lateral projection에서는 관전류를 증가시키고 frontal projection에서는 관전류를 낮춤으로써 전체적인 환자선량을 적정화시킨다.

Rotational ATCM은 lateral projection에서의 photon starvation artifact를 감소시킬 수 있어 어깨나 골반부와 같은 비대칭적인 인체부위에 유용하며, 출력을 급속히 변화시킬 수 있는 X선관과 고전압발생기를 필요로 한다. Rotational ATCM에서는 일정한 영상품질을 유지시키기 위해 사용자가 노이즈를 설정하면 자동적으로 관전류의 최대치가 설정된다. 이러한 연유로 online mA modulation이라고도 한다.

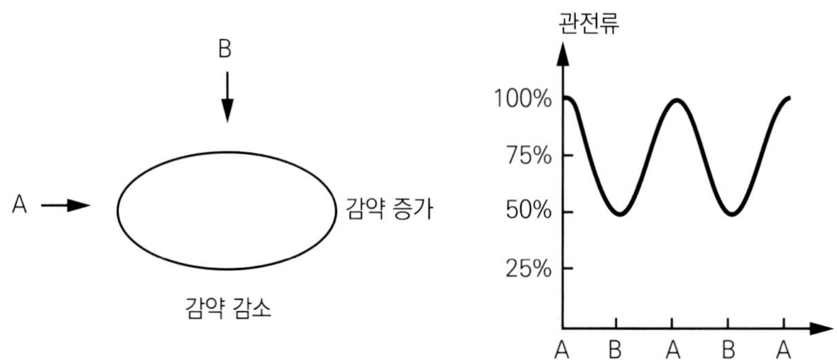

그림 11-4 Rotational ATCM의 개념도

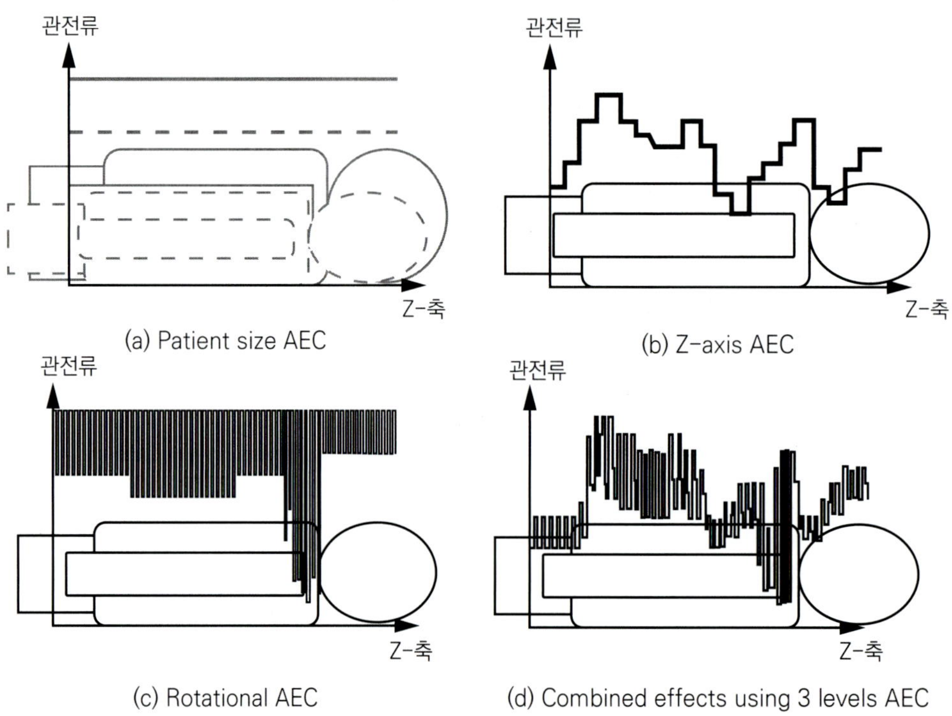

그림 11-5 ATCM의 종류

3) ATCM에서의 영상품질 수준의 설정

ATCM 기능을 작동시키기 위해서는 사용자가 원하는 영상의 질적 수준을 스캔 파라메터 입력과정에서 설정한다. 영상품질의 수준 설정은 노이즈(표준편차)에 기초한 방식과 reference mAs에 기초한 방식으로 구분된다.

(1) 노이즈에 기초한 ATCM 방식

GE, 캐논 메디컬, 후기 필립스 MDCT에서 채택하고 있으며 영상의 질적 수준을 노이즈 레벨로 설정한다. 즉, 표준편차를 높게 설정하면 노이즈가 많은 영상을, 낮게 설정하면 노이즈가 적은 영상을 얻는다. 그리고 영상 노이즈는 선량의 제곱근에 반비례하므로 표준편차를 지나치게 낮게 설정하면 환자선량이 증가된다.

(2) Reference mAs에 기초한 ATCM 방식

지멘스 CT에서 사용하는 ATCM 방식이다. Reference mAs(표준 체격 환자의 기준 mAs)를 이용하여 영상품질 수준을 설정한다. 여기서 reference mAs란 검사 후 얻어지는 영상의 노이즈 레벨의 목표값이다.

지멘스의 CARE Dose 4D는 patient size ATCM과 rotational 및 Z-축 ATCM의 동시 적용이 가능한 combined ATCM이다. CARE Dose 4D는 성인은 70-80kg, 소아는 20kg을 기준으로 quality reference mAs가 설정된다. 이 값을 기준으로 하여 환자와 검사부위에 따라 관전류를 결정한다. CARE Dose 4D가 스캔에 적용되면 quality reference mAs와 effective mAs가 스캔 화면에 나타나며, 필요 시 quality reference mAs를 조절할 수 있다. 그러므로 reference mAs 방식은 영상품질에 따른 반응에 쉽게 대처할 수 있으며, 노이즈에 기초한 방식에 비해 관전류 조절에서 유연성을 갖는다.

노이즈 방식의 ATCM은 설정한 프로토콜의 결과로 나타나는 영상품질을 타 CT와 쉽게 비교할 수 있다. 하지만 reference mAs 방식은 타 장치와 성능 비교 시 객관성이 부족하다. 이는 표준 체격의 뚜렷한 정의가 주관적일 뿐만 아니라 표준 체격에서 얻어지는 관전류 값이 선속 여과와 장치의 기하학적 특성과 같은 장치 디자인에 많이 의존되기 때문이다.

그림 11-6은 CARE Dose 4D가 수행되는 과정을 보여준다. 먼저 (a)에 나타낸 바와 같이 테이블 위치에 따라 topogram에 기초한 감약값을 얻는다. 이 경우 AP 프로젝션은 측정에 의해, lateral 프로젝션은 계산에 의해 얻어진다. 그 후 (b)와 같이 AP와 lateral 프로젝션에서의 적절한 관전류 프로필이 계산되어 Z-축 방향의 스캔 동안에 관전류가 변화된다(Z-축 ATCM). 그리고 (c)에 나타낸 바와 같이 스캔 동안 online rotational modulation이 추가 시행된다. (d)는 Z-축 modulation과 rotational modulation이 적용된 CARE Dose 4D의 최종적인 관전류 변화를 constant mAs에 비교하여 나타낸 것이다.

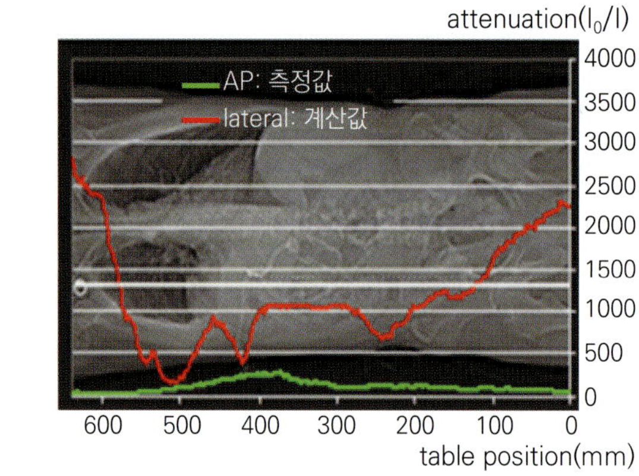

(a) 테이블 위치에 따라 topogram에 기초한 감약값 획득

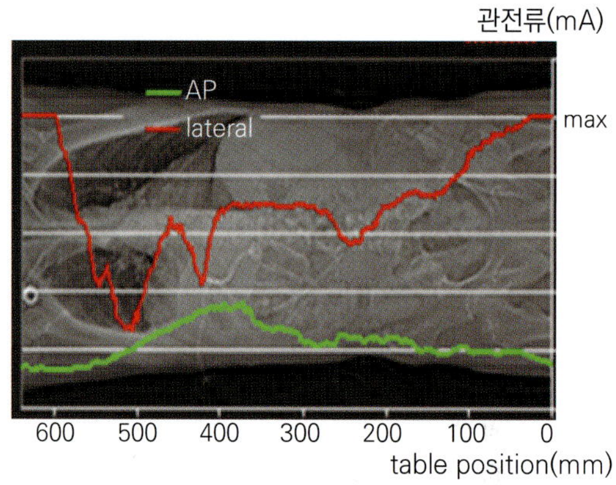

(b) Z-축 ATCM의 시행

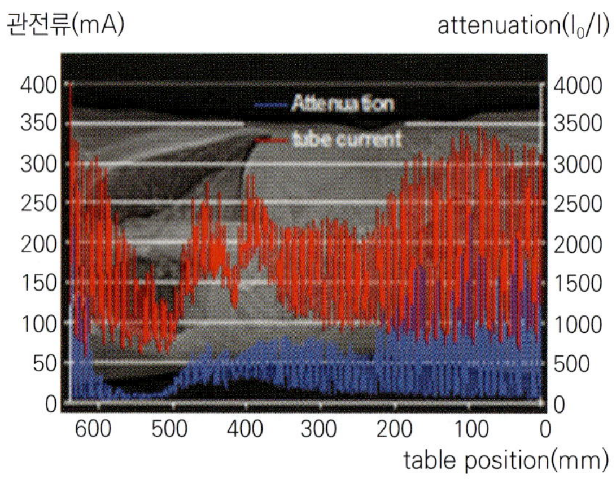

(c) Online rotational modulation의 시행

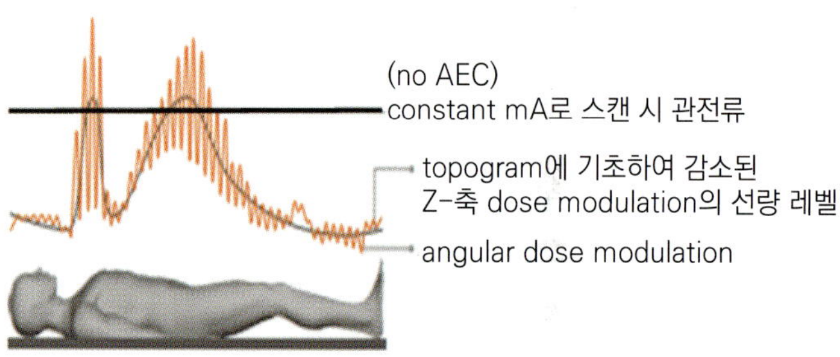

(d) Z-축 modulation과 rotational modulation이 적용된 CARE Dose 4D의 관전류 변화

그림 11-6 CARE Dose 4D(지멘스 ATCM)가 수행되는 과정

표 11-1 64MDCT의 제조사별 ATCM 비교

	GE LightSpeed VCT	지멘스 Sensation 64	필립스 Brilliance 64	캐논 메디컬 Aquilion 64
자동 mA 조절 소프트웨어	SmartmA SmartmA 3D	CareDose 4D	DoseRight ACS DoseRight D DOM DoseRight Z DOM	SureExposure SureExposure 3D
영상품질 수준의 설정 방법	노이즈 지표 (표준편차)	Reference mAs	Reference image에서 노이즈 지표로 변경	노이즈 지표 (표준편차)
mA의 시스템 조절 방법	Single 또는 dual scout 영상, Online 조절	Single scout 영상, Online 조절	Single 또는 dual scout 영상	Single 또는 dual scout 영상

2 관전압 자동조절기술(automatic tube voltage modulation)

관전압 자동조절기술은 환자 크기와 검사 타입에 기초하여 검사별 관전압과 스캔 파라메터(주로 effective mAs)를 자동적으로 조절함으로써 영상품질과 환자선량을 적절화(optimizing)하는 소프트웨어이다. CARE kV(지멘스)와 Sure kV(캐논 메디컬)가 이에 해당된다. CARE kV는 topogram을 얻을 때 표준 환자체중(75kg)을 기준으로 계산한 후 관전압을 자동으로 조절하여 스캔을 시행한다. 그리고 관전류 자동조절기술(CARE Dose 4D)과 함께 사용 가능하다.

3 장기기준 자동 선량제어기술 (automated organ based current modulation; AOBCM)

ATCM은 전체적인 선량감소는 가능하지만 어떤 장기 등의 선량을 개별적으로 줄일 수 없으며, 표재성 장기 차폐 용도인 비스무스 차폐는 전면 선량을 감소시킬 수 있지만 비스무스에 인접한 안구나 유방에는 streak artifact를 발생시켜 영상품질을 저하시키는 문제를 갖는다. 장기기준 자동 선량제어기술은 이러한 점을 보완하기 위해 개발되었다.

장기기준 자동 선량제어기술은 방사선 예민 기관이 위치한 환자의 전면부(렌즈, 갑상선, 유방)에서 관전류를 감소시켜 전면부의 선량을 감소시키고, 다른 위치에서는 관전류를 변화시키지 않음으로써 동일한 영상품질를 유지한다. 이는 ODM(organ dose modulation; GE), X-care(지멘스), OEM(organ effective modulation; 캐논 메디컬)으로 명명된다.

GE사의 ODM은 나선형 스캔에만 적용 가능하며 head ODM과 body ODM으로 구분된다. Head ODM은 head와 pediatric head scan FOV에서 적용 가능하며, 전면의 90° 부위에서 관전류를 감소시킨다. 반면에 body ODM은 pediatric body, small body, large body의 scan FOV에서 적용 가능하며, 전면 180° 부위의 선량을 감소시키며(최대 30-40%), 그 외의 뒷부분에서는 추가적인 선량보정은 하지 않는다. 그리고 ODM은 modulation 부위의 복수 선택이 가능하다.

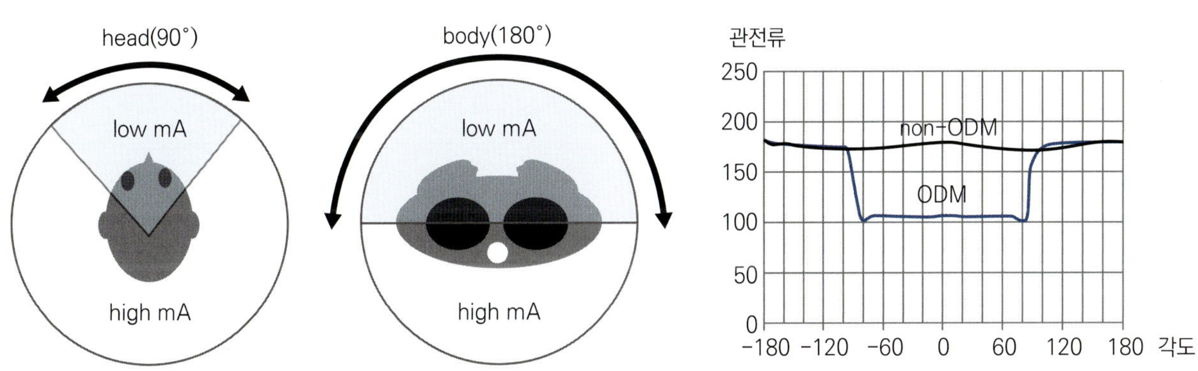

그림 11-7 ODM에서의 X선관 일회전 동안의 관전류 프로필(GE사)

4 Temporal dose modulation

Temporal dose modulation은 제조사에 따라 cardiac dose modulation, ECG dose modulation, ECG pulsing으로 명명된다. 이는 심장CT에서 ECG에 기초하여 영상획득에 주로 이용되는 시기인 이완기 후기(end-diastole phase)에 100%의 관전류를 적용시키고 수축기(systole phase)에서는 관전류를 약 20% 수준으로 낮추어 불필요한 선량을 감소시키는 기술이다. 이에 대한 자세한 내용은 12장의 cardiac CT 부분을 참조하기 바란다.

5 선량측정용 팬텀

1) Ionization chamber dosimetry용 팬텀

감약과 산란특성이 인체조직과 유사하여 조직을 대체할 수 있는 균일 재질의 아크릴로 이루어진 원통형 팬텀이다. 직경이 가는 ionization chamber의 삽입이 가능하도록 중앙부와 상하좌우의 주변부 표면에서 1 cm 깊이에 직경 1 cm 정도의 구멍이 5개 또는 8개 만들어져 있다. Ion chamber dosimetry용 팬텀은 16 cm 직경의 두부 팬텀)과 32 cm 직경의 전신용 팬텀으로 구분되며 Radcal사, Dali사 등에서 제조되어 상용화되고 있다(그림 11-8(a)).

2) 인체모형 팬텀(anthropomorphic phantom)

인체의 흡수선량 측정을 위해 주로 사용된다. 건조된 뼈, 기도, 폐 그리고 인체의 유효원자번호(7.4)와 유사한 원자번호를 갖는 조직 등가물질로 이루어져 있으며, 보통 20-40개의 여러 단면으로 분리되어 있다. 각 단면에는 위치에 따른 선량측정을 위해 약 5 mm 직경의 구멍이 있어 열형광소자(TLD)나 유리선량소자의 삽입이 가능하다(그림 11-8(b)).

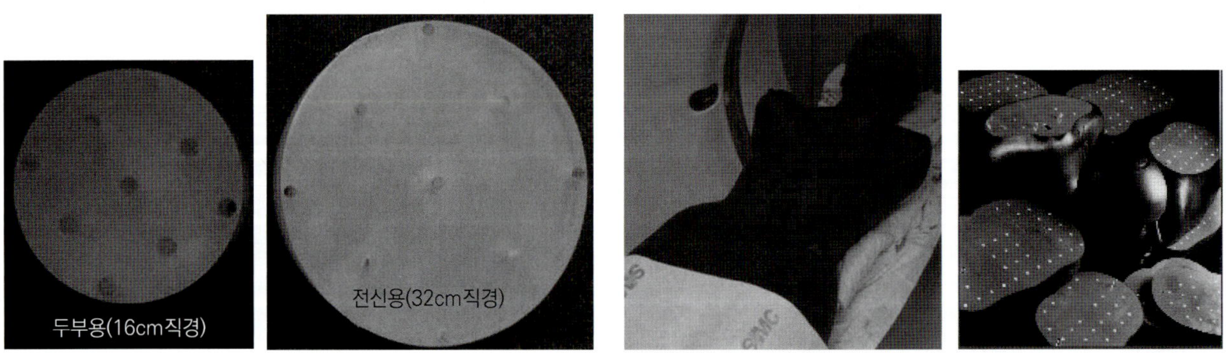

(a) 아크릴 팬텀(ion chamber dosimetry용)　　(b) 인체모형 팬텀(Rando 팬텀)과 단면

그림 11-8 CT선량 측정 가능 팬텀

3) 자웅동체 팬텀(Hermaphrodite phantom)

1991년 영국의 국립방사선방호위원회(National Radiological Protection Board; NRPB)에 의해 고안되었으며, CT Monte Carlo 데이터 세트(organ dose와 유효선량의 계산)를 얻기 위해 사용된 수학적인 팬텀이다(그림 11-9). Hermaphrodite phantom은 남녀인체에 있는 방사선 예민 기관들의 형태를 실제 인체에 가깝게 만들기 위해 실린더, 구, 콘의 형태를 사용했으며 뇌, 안구의 렌즈들도 실제 인체와 유사하게 만들었다.

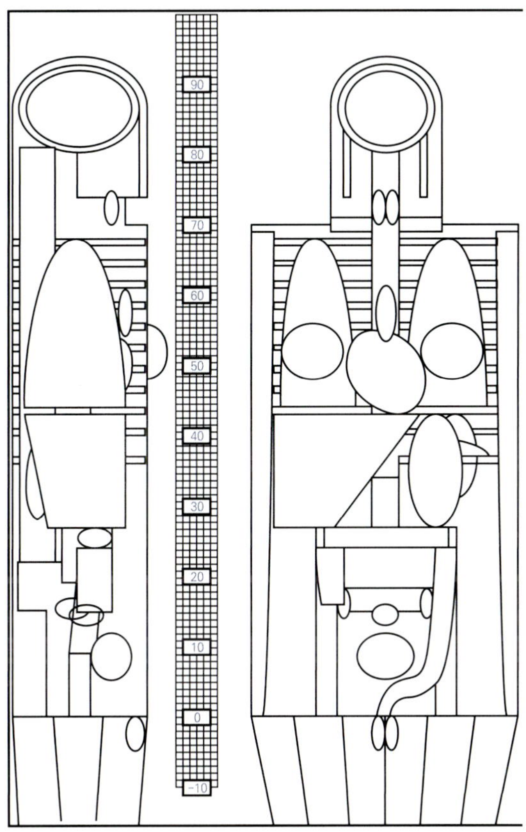

그림 11-9 Hermaphrodite phantom(Hermaphrodite patient model)

6 CT선량의 측정(CT dosimetry)

CT에서 사용되는 선속과 X선관의 움직임은 일반방사선검사와 큰 차이가 있으며, 환자에게 주어지는 선량 분포 역시 차이를 갖는다. 또한 CT는 피폭량이 많은 검사중의 하나이며 선량의 제한이 필요한 검사이므로 CT의 선량측정은 일반방사선검사의 선량측정과는 달리 특별한 방법과 기구로써 측정된다.

가장 기본적인 CT 선량측정법은 CT전용 전리함 선량계(ionization chamber)와 아크릴 재질의 CT전용 팬텀을 사용하여 CT선량지표(CT dose index; CTDI)를 계산하는 방법이다. 이 방법은 측정의 정확도가 높으며, 조직/장기가 받는 선량의 직접적인 측정보다는 장비의 사전 및 사후검사나 QA측정에 주로 이용된다.

CT검사는 수십 개 이상의 슬라이스와 연속적인 노출이 이루어지므로 단일 스캔(single slice scan)보다는 다수 스캔(multiple slice scan)의 선량측정이 중요하다. 요추 일반방사선촬영(lumbar spine series)에서는 에너지가 다른 여러 번의 노출이 행해지므로 선량의 측정이 상대적으로 어렵듯이 다수 스캔이 이루어지는 CT에서의 선량은 단일 스캔의 선량과 슬라이스 수의 단순한 곱으로 계산이 되지 않는다. 이는 주선속은 영상화되는 단면 내의 조직에 투사되지만, 주선속에 비하면 비록 작은 양이지만 산란선에 의한 노출이 인접하고 있는 단면에도 이루어지기 때문이다.

물론 다수 스캔이 행해지는 실제 CT검사(예, abdomen routine CT 등)의 선량은 인체모형팬텀을 사용하여 측정하고자 하는 위치에 열형광선량계나 유리선량계를 삽입하여 인체조직/기관의 흡수선량을 측정한다. 이와 같이 다수의 스캔에서의 측정되는 흡수선량을 multiple scan average dose(MSAD)라고 일컫는다.

이 외에 Monte Carlo simulation에 기초한 선량 측정 소프트웨어를 이용하여 선량을 계산하는 방법도 많이 시행된다.

1) Dosimetry calculator 이용법

CT dosimetry calculator는 ImPACT의 CT patient dosimetry calculator로 대표된다. ImPACT은 NRPB Monte Carlo 선량 데이터 세트를 이용한 CT선량계산 소프트웨어(ImPACT CT patient dosimetry calculator, version 9.9e: 2000년)의 개발을 시작으로 하여 업그레이드시킨 제품을 상용화하고 있다.

CT Monte Carlo 데이터 세트는 기존에 개발되었던 수학적인 환자 모델(MIRD V phantom)을 기초로 하고 1989년 영국에서 사용 중이던 27개 모델의 CT장치를 대상으로 $CTDI_{air}$를 조사하여 표준화한 값이며, hermaphrodite phantom을 5mm 두께 단위로 시뮬레이션하여 흡수선량으로 표현된 organ dose 및 유효선량을 포함한다.

Monte Carlo simulation은 scanner geometry, 스펙트럼, 슬라이스 두께, 선속 콜리메이션 등에 따른 특성들을 포함하고 있으며, 이러한 simulation으로부터 영상화된 단면들의 각 organ doses가 계산된다. 이러한 organ doses는 적절한 가중요소 등과 결합되어 유효선량이 계산된다.

ImPACT CT patient dosimetry calculator는 Microsoft Excel 2000 또는 그 이상에서 가동되는 소프트웨어이며, 소아를 포함한 12개의 워커시트로 구성되어 있다. 이는 최근의 MDCT 모델에서도 선량 계산이 가능하며, 나선형 스캔에서의 선량도 계산할 수 있다. 하지만 수학적인 팬텀의 길이 내에서만 선량 계산이 가능하며, 갠트리 경사를 주는 경우와 dose modulation을 적용한 스캔에서는 계산이 불가능하다.

그림 11-10은 ImPACT가 2006년에 발표한 0.99x version의 CT선량계산 소프트웨어 화면이다. 실제 사용법을 64MDCT를 이용하여 성인 abdomen+pelvis CT 검사를 예로 들기로 한다.

먼저 (a)에 보이는 바와 같이 제조사 및 장치 모델, 관전압, 환자 성별(이는 gonad dose의 계산에 영향을 미침), scan region(body 또는 head)을 선정한다. 관전류, 회전시간을 선정하면 mAs/rotation이 자동으로 결정되며, scan range, 선속 콜리메이션과 pitch를 입력한다. 이때 scan range는 (b)화면으로 이동하여 팬텀에서 스캔의 시작위치와 마지막 위치(간 상연부터 S상 결장 밑까지)를 결정하면 (a)화면의 시작 위치와 마지막 위치가 자동적으로 표시된다. 마지막으로 (a)화면의 업데이터 세트를 클릭하면 100 mAs당 각 CTDI값(화면의 우상부)과 CTDIw, CTDIvol, DLP(화면의 우하부), 총 유효선량(화면의 좌하부)이 표시된다. 여기서 HT는 organ dose, WT는 각 조직의 가중치이며, H_TW_T는 유효선량을 의미한다.

즉, 120 kVp, 180 mAs, 40 mm의 선속 콜리메이션, 0.938 pitch를 사용하고 535 mm의 scan range로 시행된 abdomen+pelvis CT에서의 $CTDI_W$는 16.8 mGy이며, $CTDI_{vol}$은 pitch를 0.938을 사용하였으므로 $CTDI_W$ 값에 비해 약간 많은 17.9 mGy를 나타내었다. 그리고 DLP는 17.9 mGy에 535 mm를 곱하여 958mGy·cm를 나타냈으며 유효선량은 각 조직 및 organ의 H_TW_T를 더한 값인 16 mSv를 나타내었다.

ImPACT CT Patient Dosimetry Calculator
version 0.99x 20/01/06

Scanner Model:			
Manufacturer:	GE		
Scanner:	GE LightSpeed VCT (small hd		
kV:	120		
Scan Region:	Body		
Data Set	MCSET21	Update Data Set	
Current Data	MCSET21		
Scan range			
Start Position	-5.5	cm	Get From Phantom Diagram
End Position	48	cm	
Patient Sex:	f		

Acquisition Parameters:			
Tube current		180	mA
Rotation time		1	s
mAs / Rotation		180	mAs
Collimation		40	mm
Slice Width			mm
Pitch		0.938	
Rel. CTDI	Look up	0.86	at selected collimation
CTDI (air)	Look up	23.9	mGy/100mAs
CTDI (soft tissue)		25.6	mGy/100mAs
$_nCTDI_w$	Look up	9.3	mGy/100mAs

Organ	w_T	H_T	$w_T.H_T$
Gonads	0.2	23	4.6
Bone Marrow (red)	0.12	12	1.4
Colon	0.12	23	2.7
Lung	0.12	8.7	1
Stomach	0.12	25	3
Bladder	0.05	27	1.4
Breast	0.05	1.8	0.088
Liver	0.05	23	1.2
Oesophagus (Thymus)	0.05	1.5	0.077
Thyroid	0.05	0.15	0.0076
Skin	0.01	9.1	0.091
Bone Surface	0.01	16	0.16
Remainder 1	0.025	12	0.31
Remainder 2	0.025	12	0.31
		Total Effective Dose (mSv)	16

Remainder Organs	H_T
Adrenals	23
Brain	0.0065
Upper Large Intestine	25
Small Intestine	24
Kidney	27
Pancreas	22
Spleen	23
Thymus	1.5
Uterus	25
Muscle	12

$CTDI_w$ (mGy)	16.8
$CTDI_{vol}$ (mGy)	17.9
DLP (mGy. cm)	958

Scan Description / Comments	

(a) ImPACT CT patient dosimetry calculator 화면

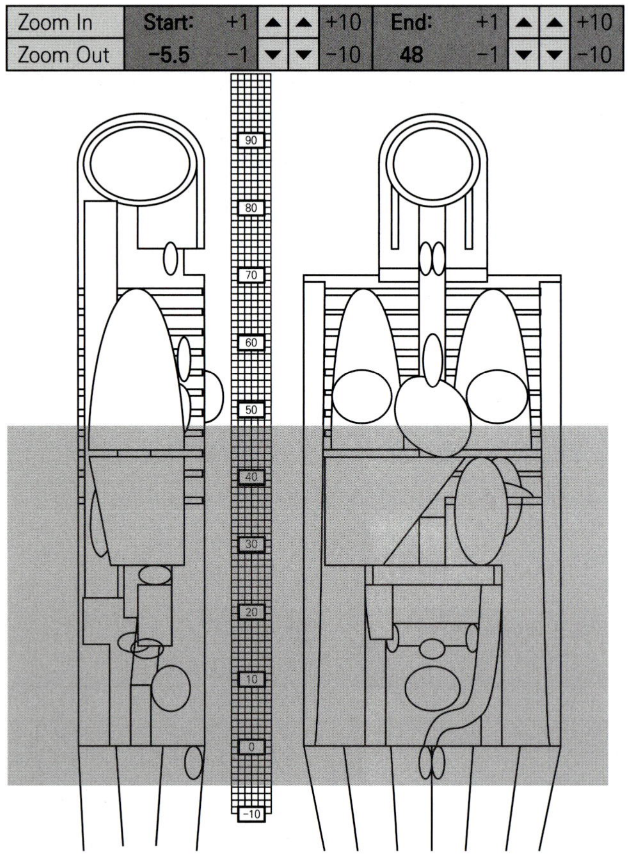

(b) Phantom에서의 scan range 표시

그림 11-10 ImPACT의 CT선량계산 소프트웨어를 이용한 abdomen+pelvis CT의 각 선량계산

하지만 동일한 검사조건에서 선속 콜리메이션을 40 mm 대신 20 mm로 변화시키면(narrow beam collimation 사용) $CTDI_W$, $CTDI_{vol}$, DLP, 유효선량은 각각 증가되어 18.1 mGy, 19.3 mGy, 1,032 mGy·cm, 18 mSv를 나타내었다.

참고로 화면의 우상부에 표시되는 Rel. CTDI는 10 mm collimation에서 콜리메이션 시행전의 CTDI값이며, CTDI(air)는 EUR 16262에서 정의된 100 mAs당 공기중 선량인 $CTDI_{100}$이다.

그리고 CTDI(soft tissue)는 인체 내 연부조직의 CTDI값으로 $CTDI_{air}$에 1.07을 곱하여 얻어진다. 또한 $nCTDI_W$는 perspex(투명 아크릴 수지) 재질의 CTDI 팬텀에서의 가중화된 CTDI값이며, 이는 100 mAs당 계산된 값이다.

위에서 언급된 선량계산은 평균 체격의 성인을 대상으로 하여 수학적으로 얻어진 값들이며 소아에게는 동일하게 적용할 수 없다. ImPACT에서의 소아 CT선량은 Khursheed A 등이 2002년 British Journal of Radiology(BJR)에 발표한 논문인 "Influence of patient age on normalized effective doses calculated for CT examinations"을 기초로 하여 신생아, 1, 5, 10, 15세 소아로 구분하여 적용하고 있다(표 11-2).

표 11-2 연령별 소아CT의 유효선량의 계산(성인을 기준으로 표준화; ImPACT)

	Head & neck	Chest	Abdomen + pelvis
성인	1.0	1.0	1.0
15세	1.1	1.0-1.1	1.0-1.1
10세	1.2-1.3	1.1-1.4	1.2-1.5
5세	1.6-1.7	1.2-1.6	1.2-1.6
1세	2.2	1.3-1.9	1.3-2.0
신생아(0세)	2.3-2.6	1.4-2.2	1.4-2.4

2) Ionization chamber dosimetry

(1) 시스템 구성

상용화된 시스템은 연필형의 CT전용 ionization chamber, 전하량이나 조사선량이 표시되는 모니터, head와 body 크기의 아크릴 팬텀으로 구성된다.

Ionization chamber는 공기로 채워져 있으며 방사선이 쉽게 통과될 수 있는 얇은 벽을 가진 작고 가는 용기이다. 높은 에너지의 X선 광자가 chamber 내에 밀폐되어 채워져 있는 공기 분자와 충돌하면 일정한 양의 분자가 전리된다. 즉, 하나 또는 그 이상의 전자들이 약간의 분자들로 정지(knock off)된다. 이러한 자유전자들은 전도 와이어나 전도판에 수집되고 전하로서 측정된다. 수집된 전하의 양은 chamber를 통과하는 방사선량(전리화 양)에 비례한다. 그 후 전하는 ionization chamber로부터 제거되고 전위계(electrometer)에 의해 측정된다.

상용되고 있는 CT전용 ionization chamber는 모양과 크기가 연필과 비슷하여 연필형 ionization chamber라 불리며, 5 mm 또는 6.2 mm의 직경을 가지며 10 cm의 유효길이와 3 cc의 유효체적을 갖는다.

그림 11-11은 팬텀 중앙부에 ionization chamber를 삽입하여 선량을 측정하는 장면과 팬텀의 횡단면 CT 영상이다. 대다수의 ionization chamber 선량계에서는 흡수선량이 아닌 전하량이나 조사선량(R)이 표시된다. 그러나 최신의 ionization chamber 선량계에서는 흡수선량이 직접 계산되어 표시되기도 한다.

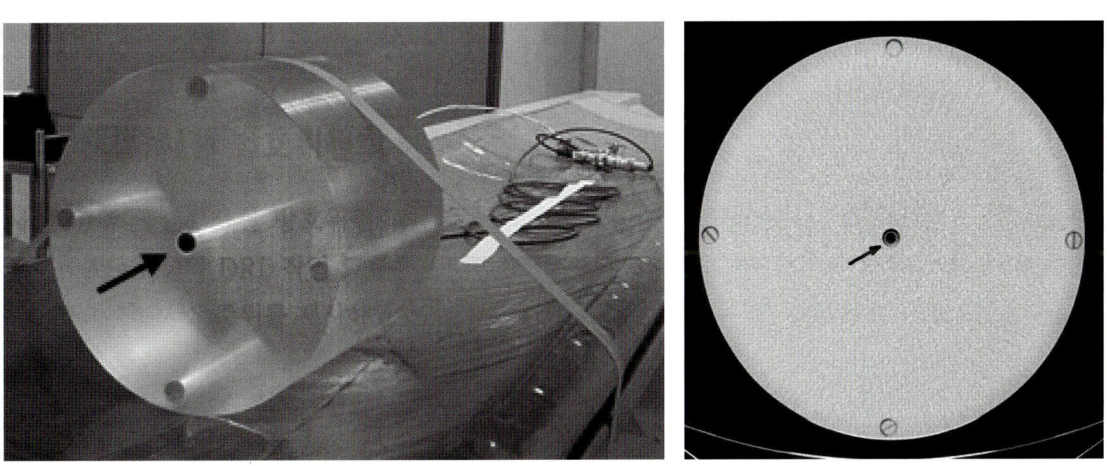

그림 11-11 Ionization chamber dosimetry 장면과 팬텀의 횡단면 CT영상

(2) CTDI의 측정

Ionization chamber를 이용한 CTDI 측정법은 다음과 같이 요약된다. 먼저 kVp, mAs, 슬라이스 두께 등의 조건을 설정한 후 측정에 적합한 팬텀을 선정한다. 팬텀 중앙부를 갠트리 isocenter에 설정한 후 ionization chamber를 측정하고자 하는 팬텀의 구멍에 삽입하고 나머지 구멍은 아크릴 플러그로 막는다.

테이블을 이동시켜 스캔하고자 하는 팬텀의 정위치에서 single slice scan을 시행한 후 전하량과 조사선량을 기록한다. 그 후 동일한 노출조건과 스캔기법으로 팬텀의 다른 위치에서 측정을 계속한다. 이때 chamber는 전하량을 표시하는 모니터와 연결이 되어 있어야 한다.

그리고 스캔방향이 시계방향과 반시계 방향으로 반복 회전하면서 스캔을 하는 고식적 CT장치인 경우 일반적으로 양 회전방향에서의 선량은 약간의 차이를 나타내므로 2회의 스캔을 시행하여 평균하는 것이 권고된다. 동일 팬텀에서 위치를 변화시키며 측정을 하는 이유는 단면내 위치에 따른 선량을 비교하기 위함이다. 그림 11-12는 좁은 X선속 전체의 폭이 부채형 선속에 수직으로 위치한 chamber에 포획되는 것을 나타낸 것이다. 이때 chamber는 환자의 종축에 평행되게 위치된다.

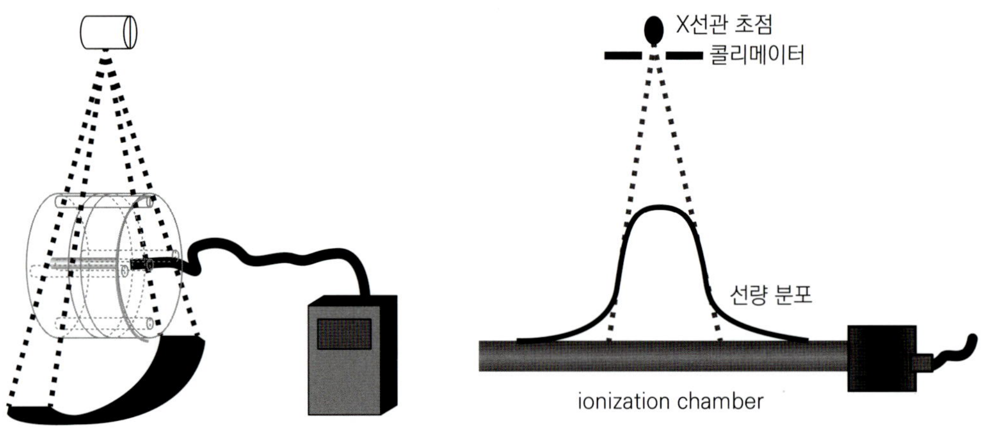

그림 11-12 부채형 선속에 수직으로 위치한 chamber와 X선량의 분포

(3) CTDI의 계산법

CTDI 계산법은 다음과 같다.

$$\text{CTDI(cGy)} = \frac{C \times f \times \text{모니터 측정값(R)} \times \text{chamber length(cm)}}{n \times T}$$

이는 chamber가 스캔 축에 수직으로 스캔되어 얻어지는 모니터 측정값(R)에 chamber 교정인자 (C), 조사선량을 흡수선량으로의 변환을 위한 인자(conversion factor; f, 0.78 cGy/R), chamber의 길이(10 cm)를 곱하고 슬라이스 수(n)과 슬라이스 두께(T)로 나누어 얻는다.

GE사의 4MDCT(LightSpeed QXi)에서의 CTDI 측정법과 자사규정은 다음과 같다. Head 스캔에서의 CTDI 측정 조건은 25 cm의 scan FOV, 120 kVp, 260 mA, 1초 스캔을 적용하고 axial 모드(또는 cine scan 모드)에서 5 mm의 4슬라이스 획득 모드를 적용한다. 반면에 body 스캔의 경우 50 cm의 scan FOV를 적용한다.

표준조건에서 제시된 GE사의 CTDI값은 head scan의 중앙부는 36.51 mGy, 주변부는 39.84 mGy이다. 그리고 body scan의 중앙부는 10.42 mGy, 주변부는 24.50 mGy이다. 그리고 GE사 MDCT의 자사 CTDI 허용치는 ±20% 이내이다.

(4) Ionization chamber dosimetry를 이용한 $CTDI_W$, $CTDI_{vol}$, DLP, 유효선량의 계산

다음의 예는 미국 CT인증 프로그램에서 적용하고 있는 ionization chamber dosimetry를 이용한 $CTDI_{vol}$, DLP, 유효선량의 계산법이다.

(예) 4 channel MDCT에서 body phantom(복부) 부위를 검사할 경우 120 kVp, 240 mA, 0.8초의 노출조건을 적용하고 Z-axis collimation thickness을 3.75 mm, table increment를 11.25 mm, scan area는 25 cm로 스캔 시 CTDIw, DLP, 유효선량을 계산해보자.
단, center dose는 153.7 mR, peripheral dose는 309.7 mR, 유효 chamber 길이는 100 mm이며 chamber의 교정계수는 1.00이다.

$CTDI_c$ = (1.0 × 0.78 cGy/R × (153.7 × 1/1000)R × 10 cm) / (43.75 mm) = 8.0 mGy
$CTDI_p$ = (1.0 × 0.78 cGy/R x (309.7 × 1/1000)R10 cm) / (4 × 3.75 mm) = 16.1 mGy
$CTDI_w$ = (1/3 × 8 mGy) + (2/3 × 16.1 mGy) = 13.4 mGy
$CTDI_{vol}$ = $CTDI_w$(n T) / I = 13.4 mGy × ((4 × 3.75 mm) / 11.25 mm) = 17.9 mGy
DLP = $CTDI_{vol}$ × scan length = 17.9 mGy × 25 cm = 447.5 mGy · cm이다.
EUR 16262에 제시된 복부에서의 유효선량 계산을 위한 DLP 유효선량비(conversion factor)는 0.015이다. 그러므로 effective dose = DLP × 부위별 DLP당 유효선량비
= 447.5 mGy · cm × 0.015 $mSv \cdot mGy^{-1}cm^{-1}$ = 6.7 mSv

(5) Ionization chamber dosimetry의 특성

Ionization chamber dosimetry는 사용과 판독이 쉽고 측정의 정확도와 내구성(durability)이 우수하다. 그러나 여러 위치에서의 동시측정이 어렵고 chamber의 고유체적(3 cc)으로 인해 얇은 슬라이스 두께의 측정 시 정확도의 저하가 생길 수 있다. 그리고 측정값 계산 시 교정이 까다롭다.

3) TLD 이용법(thermoluminescent dosimetry)

(1) 열형광 소자(TLD 소자)의 특성

측정원리는 방사선이 조사된 형광물질을 가열하여 조사선량에 비례하여 발생되는 발광을 이용하여 조사선량을 측정하는 것이다. 열형광선량계는 실제 CT검사에서 조직이나 장기가 받는 선량측정에 주로 사용된다. 가장 많이 사용되는 TLD 소자로는 92.5%의 7Li와 7.5%의 6Li로 구성되어 8.2의 원자번호를 갖는 LiF이다.

LiF는 활성제(activator)가 필요하지 않으며 결정에 고유의 불순물이나 결함에 의해서 덫(trap)이 형성된다. 그리고 실온에서 퇴행이 거의 무시될 수 있으며 평균 원자번호가 낮고 공기 또는 인체조직과 많은 차이가 나지 않기 때문에 많이 사용되고 있다. 임상에서 주로 사용되는 TLD의 모양은 solid chip이다. 이는 사각형으로 압축되어 있으며 3.2 × 3.2 × 0.9 mm의 크기를 갖고 있다(그림 11-13).

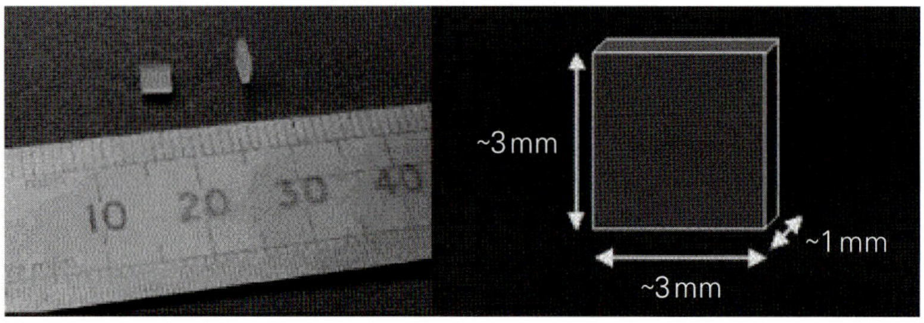

그림 11-13 TLD 칩의 크기

(2) TLD 시스템의 구성

TLD 소자, sample changer, 질소공급장치, 가열오븐, 광증배관 어셈블리, TLD 판독기로 구성되며 데이터 획득시스템 및 소프트웨어가 필요하다. 가열오븐은 TLD 소자의 사용 전에 높은 온도로 가열하여 에너지 상태를 영점화하는 어닐링(annealing)과 X선 노출 후의 TLD 소자를 사전가열(preheating)하는데 사용된다. TLD 판독기는 TLD 소자를 가열하여 발생되는 빛을 검출한다. 그림 11-14(a)는 TLD 판독기의 구조이다. TLD 소자를 가열하면 TLD 소자로부터 빛이 방출되고 위쪽에 있는 광증배관(PM tube)에서 빛을 검출한다. 질소가스는 판독과정에서 고열로 가열된 소자가 산소와 반응하여 산화되는 것을 막기 위해 사용된다. 산화현상은 TLD 소자의 수명을 단축시키기 때문이다. 임상에서 많이 상용화되고 있는 판독 시스템은 Harshaw사의 TLD 5500 등이 있다.

(3) TLD의 측정원리

TLD의 측정원리는 방사선이 조사된 형광물질을 가열하여 조사선량에 비례하여 발생되는 발광을 이용하여 조사선량을 측정하는 것이다. 형광체(LiF)에 X선을 조사한 후 300℃ 정도의 열을 가하면 형광체가 준안정상태인 여기상태로 변환되는 과정에서 형광을 방출한다. 이를 광증배관이 수집하여 전기적 신호로 변환시키는 원리이다. 광흡수율은 그림 11-14(b)와 같이 글로우 곡선(판독 사이클 곡선)으로 나타낼 수 있다. 조사된 X선에 관련된 기본신호는 방출된 광자의 전체 수, 즉 글로우 곡선의 아래쪽에 해당된다. TLD 소자의 온도를 높은 수준으로 올리면 소자에 조사되었던 기록은 소거되므로 TLD 소자를 반복 사용할 수 있다.

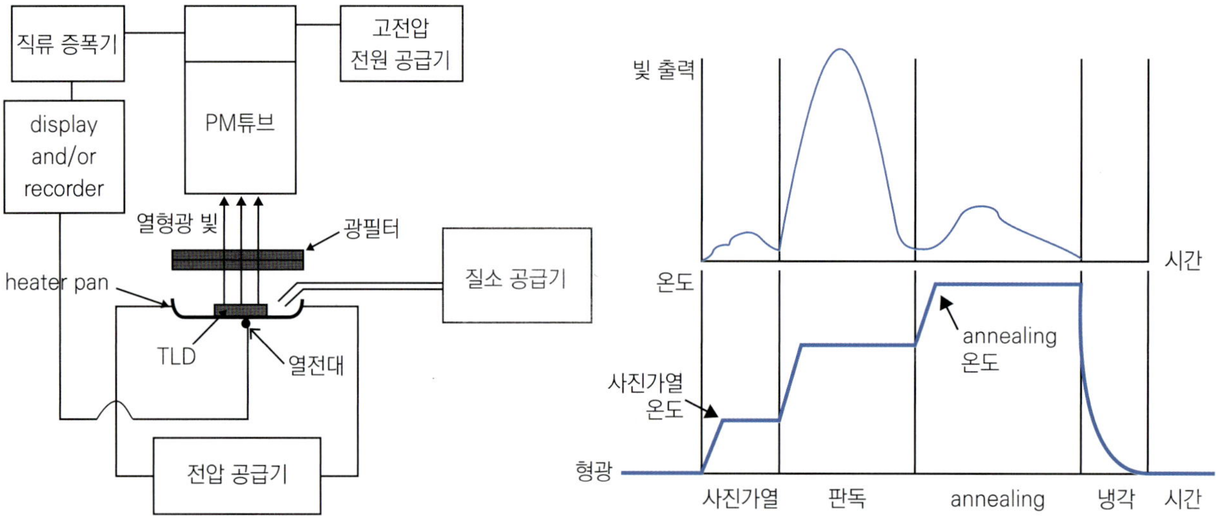

(a) TLD 판독기의 구조　　(b) 글로우 곡선

그림 11-14 TLD 판독기의 구조와 판독 사이클(글로우 곡선)

(4) 측정 및 판독

TLD 소자는 시각적인 구별이 불가능하므로 보관 디스크의 위치에 따라 고유번호를 부여하여 취급과 분석 과정의 혼란을 방지해야 한다. 그리고 측정의 정확도를 높이기 위해 사용 전에 TLD 소자별 보정(element correction)과 알려진 방사선에 의한 교정(calibration)이 필요하다.

TLD 소자의 보정 시 판독 지시값이 실제 지시해야 할 값을 나타내도록 보정해 주는 인자를 소자보정계수(element correction coefficient)라고 한다. 그리고 일반적인 calibration은 선원의 양을 정확히 알 수 있는 동위원소에 노출시켜 행해지나 CT의 경우 CT전용 전리조식 선량계를 사용한다. 그리고 판독기는 측정 전 약 30분간의 예열시간이 권고된다.

평가 및 분석의 정확성을 위해 CT스캔 전에 가열오븐에서 섭씨 200-800° 정도의 높은 온도로 수시간 가열하여 TLD 소자를 영점화(zeroing)한다. 이를 어닐링(annealing)이라 한다. CT스캔 후 소자를 판독하기 전에 TLD 소자를 가열오븐에서 사전가열(preheating)을 시행한다. 사전가열은 실제 측정을 행하는 판독구간까지 온도를 올리는 과정이며, 보통 섭씨 0°에서 200° 정도까지 약 100초 동안 시행된다. 이는 깊이 트래핑(trapping)되지 않아 불안정하게 결합되어 있는 전자가 측정치에 영향을 미치지 않도록 하기 위해 소거시키는 것이다. 여기서 트래핑이란 화학 반응 과정에서 발생하는 기체 혹은 불안정 중간체 등을 포착하는 것이다.

전용 판독 소프트웨어를 사용하여 직접 판독을 한다. PMT에서의 빛 감지는 약 20초 동안 이루어지며, 빛 광자는 측정 선량으로 환산된다. 최종적인 선량은 TLD값에서 TLD background를 뺀 후 calibration factor를 곱하여 구하는 방법이 권장된다. 그림 11-15는 인체모형 팬텀에 TLD 소자를 삽입한 후 스캔한 영상들이다.

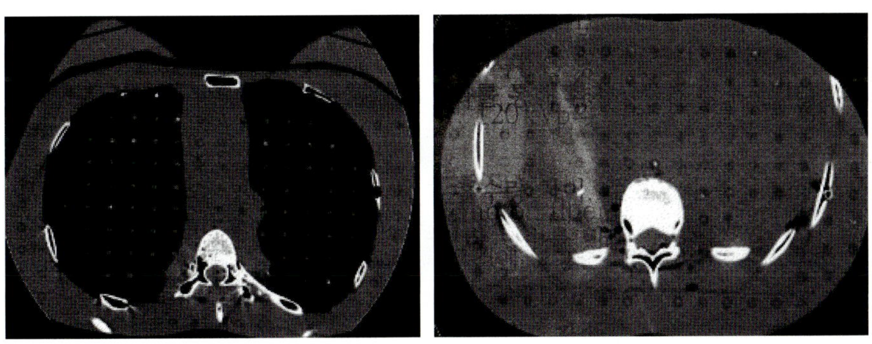

그림 11-15 인체모형 팬텀에 TLD를 삽입한 후 스캔한 영상

(5) 측정 범위

일반적으로 1 μGy-20 Gy(1 keV-1.2 MeV)의 폭넓은 선량측정에 사용된다. 특히 LiF의 최소감도는 약 100 μGy이고 신호는 약 10 Gy에 이르기까지 직선성을 갖는다. MDCT 전용 ionization chamber에 비해 정확도가 다소 저하되지만, TLD 소자 자체의 오차는 최소 3% 정도이다. 하지만 숙달된 경우 2% 정도까지 측정오차를 줄일 수 있어 MDCT의 organ dose 측정에 사용되고 있다.

(6) TLD dosimetry의 특징

① TLD를 여러 가지 형태로 만들 수 있어 사용에 유리하다. 그리고 크기가 작아 작은 크기의 인체기관이나 조직의 선량측정에 적절하다.

② 측정가능 선량은 10 mR 이상이다. 그러므로 저선량을 포함하여 측정범위가 비교적 넓고, 비교적 에너지 의존성이 작다.

③ 방향의존성이 있지만 에너지 및 선량률 의존성이 적고 퇴행현상(fading; 90일에 10% 정도)이 상대적으로 적어 비교적 안정적인 측정방법이다.

④ 장기간(수 개월)의 집적 선량의 측정이 가능하고, 반복사용이 가능하다.

⑤ TLD 소자 감도변화에 의한 보정이 필요하며, 시스템의 구입 가격이 비싸다.

⑥ 온도와 습도에 민감하며, 캘리브레이션, 어닐링, 사전가열 등 프로세싱에 많은 시간이 소요된다.

4) 유리선량계 이용법(glass dosimetry; photoluminescent glass dosimeter; PLGD)

(1) 유리선량계의 구성

유리선량계는 유리선량소자(glass element; GD-301, 302M, 351, 352M, 450 등)와 선량판독기(FGD-1000), 판독조절기, 어닐링용 전기로, 사전 예열용 항온기로 구성된다. 특히 유리선량소자는 반복적인 판독이 가능하여 TLD와 달리 여러 번 판독해도 신호가 소멸되지 않는다(데이터의 재현이 몇 번이라도 가능함). 그리고 오렌지색 형광(radio- photoluminescence; RPL) 중심의 안정성이 높아서 감쇠현상(fading)이 거의 없으며 주변환경의 온도에 좌우되지 않는다.

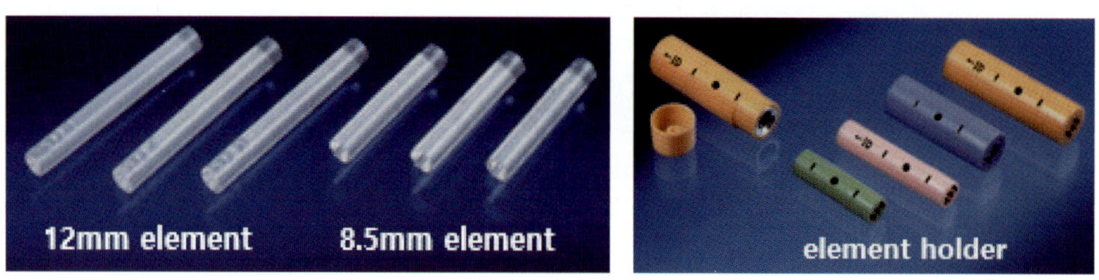

그림 11-16 유리선량소자 및 소자 홀더(Dose Ace사)

(2) 측정 원리 및 측정 범위

은이온 활성유리에 방사선을 조사하면 형광유리에는 전리한 전자 및 정공이 포획되어 형광중심이 생성된다. 형광중심에 자외선에 의한 자극을 받으면(자외선 여기; 365 nm) 조사선량에 비례하는 오렌지색 형광(500-700 nm)을 발광한다. 이를 광증배관(PM tube)에서 전기신호로 변환하여 조사선량을 측정하는 빛발광 유리선량계(photoluminescent glass dosimeter; PLGD)이다. 이때 형광중심은 자극을 받아도 소실되지 않고 반복측정하여도 100% RPL 발광량을 측정할 수 있다. 계측 가능한 방사선은 X선, 감마선, β-선이며, 측정범위는 0.01 mGy-10 Gy이다.

(3) 측정 및 판독

① Annealing

스캔 전에 유리선량소자를 전기로(오븐)에서 400℃의 온도로 약 60분 동안 가열(annealing)을 통해 영점화한다(400℃ 상승까지 30분과 실제 annealing 30분 소요됨). 이는 측정 전 유리소자를 초기 상태로 만드는 과정이다. 영점화 후 선량판독기(FGD-1000)를 이용하여 선량측정 전의 초기 선량(잔여 선량)을 확인한다.

② CT스캔 후 사전가열(preheating)

방향 의존성을 고려하여 유리선량계의 길이 방향과 빔이 수직을 이루도록 선량계를 설치하여 스캔한다. 사전가열은 스캔 후 유리선량소자에 불안정하게 결합되어 있는 광자를 방출하기 위한 과정이며, 섭씨 70℃에서 약 30분 동안 항온기에서 시행한다.

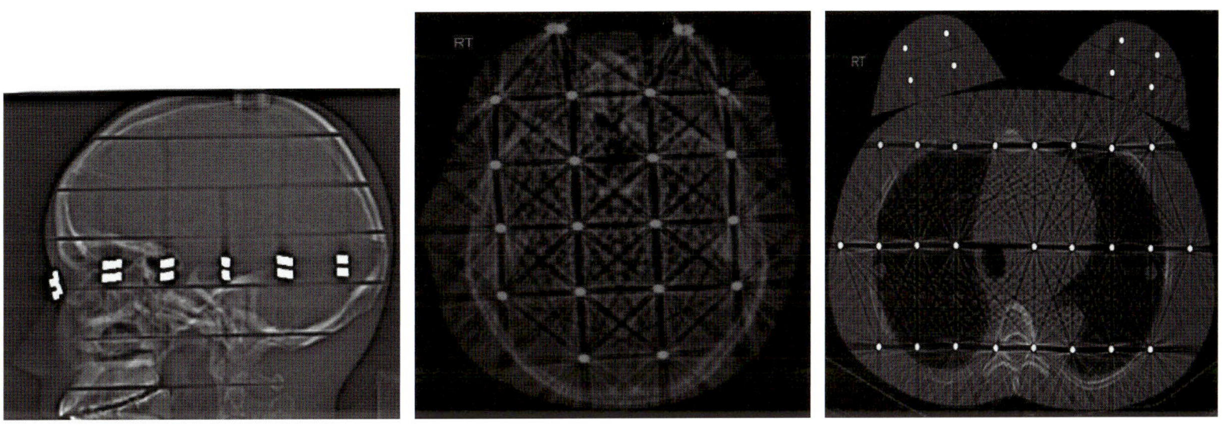

그림 11-17 두부 및 흉부에 유리선량소자를 삽입한 후 스캔한 팬텀 CT영상

③ 판독(reading out)

선량판독기(FGD-1000)를 이용하여 조사 측정된 선량을 확인한다. 최종적인 선량은 판독값에서 유리선량소자의 background를 뺀 후 계산한다.

(4) 유리선량계의 특징

① 높은 판독재현성을 갖는다(단일소자의 판독재현성: 50 mGy에서 변동계수가 0.3% 이하).
② 유리선량소자 사이의 편차가 작다. 유리선량소자의 균일성이 소자간 편차를 근소하게 하며, 1 mGy에서 변동계수 1% 이하이다.
③ 측정 선량범위의 폭이 넓으며 퇴행현상이 작다.
④ 자동연속 판독시스템으로 소자를 판독기에 장전하는 간단한 조작만으로 자동판독되며, 한 번에 2,000개의 소자까지 RPL이 연속하여 판독이 가능하다.

CHAPTER 12

CT검사의 실제

CHAPTER 12 CT검사의 실제

1 검사 준비와 조영제

1) 검사 준비

고장으로 인한 검사 실패를 방지하고 고품질의 영상을 얻기 위해선 tube warm up, 양질의 calibration data 유지, 하드디스크의 용량 확보 등이 요구된다. 더불어 조영제 자동주입기, PACS 그리고 응급처치용 장비와 기구가 정상적으로 가동되어야 한다. 또한 검사 시행 전에 환자에게 시행하는 검사에 대한 충분한 설명과 협조 요청이 필요하다. 이에는 검사소요시간, 조영제 주입여부와 부작용, 호흡조절 및 움직이지 않아야 하는 이유 등이 해당된다.

2) 조영제의 정의

조영제(contrast media)는 인체 내에 투입 후 조직 내 또는 주변에 침착되어 영상에서 조직의 구분을 도울 수 있는 물질이다. 조영제는 조직의 X선 흡수차이를 인위적으로 크게 함으로써 대조도를 향상시키고 장기/조직의 조영증강에 따라 장기나 혈관의 형태, 위치, 기능적 변화를 관찰하기 위해 사용된다. 원자번호가 53인 요오드가 CT조영제로 사용되는 이유는 X선 흡수율이 우수하며 비정상 조직과 정상조직 간에 뛰어난 조영증강 효과를 나타내기 때문이다.

3) 조영증강의 형태

조영증강은 직접증강과 간접증강으로 나누어진다. 직접증강은 조영제가 혈관으로 주입되어 혈액과 혼합된 후 조직, 혈관 및 세포외 공간으로 퍼져 나가 혈관, 실질장기 및 다른 고형조직을 증강시킨다. 반면에 간접증강은 속이 빈 장기의 내강을 채움으로써 간접적으로 장기를 관찰할 수 있게 한다. 황산바륨, Gastrograffin(요오드 조영제), 공기, CO_2 등이 간접증강에 사용된다.

4) 조영제의 분류

(1) 양성 조영제와 음성 조영제

조영되는 음영의 차이에 따라 양성 조영제와 음성 조영제로 구분된다. 양성 조영제는 주위 조직보다 X선 흡수가 큰 약제이며 X선을 잘 투과하지 않으므로 영상에 희게 나타난다. 원자번호가 큰 물질이 조영효과가 크며,

바륨과 요오드로 대표된다. 바륨 제재(황산바륨; barium sulfate; $BaSO_4$)는 소화관 계통 검사에 주로 사용된다.

음성 조영제는 인체조직보다 X선을 많이 흡수하지 않고 투과하므로 영상에 검게 나타난다. 가스(공기, O_2, CO_2)와 물이 해당되며 이들 물질은 원자번호와 비중이 적고 독성이 없는 것이 특징이며, 복부CT나 CT colonography 등에 주로 사용된다.

(2) 수용성 조영제와 유용성 조영제

요오드로 구성된 조영제는 물에 녹는지에 따라 수용성과 유용성으로 구별된다. 유용성 조영제는 중재적 시술인 간암 화학색전술(transarterial chemoembolization; TACE)에 사용되는 리피오돌이 유일하며, 그 외 모든 혈관조영제는 수용성이다.

(3) 이온성 조영제와 비이온성 조영제

수용성 조영제는 이온화에 따라 이온성과 비이온성 조영제로 나눈다. 이온성 조영제는 염기와 산의 화합물 형태를 취해 혈액 안에서 양이온과 음이온으로 분해된다.

비이온성 조영제는 카르복실기 그룹에 염기와 산의 화합물 대신에 아미드를 결합시킨 것으로 혈액 내에서 분해되지 않고 배설 경로를 따라 배설된다.

(4) 혈관조영제, 경구조영제, 경항문 조영제

주입하는 부위에 따른 구분이다. 혈관조영제는 CT검사의 경우 주로 정맥으로 주입되며, 수용성이며 비이온성 조영제가 주로 사용된다. 경구조영제는 소화기계 CT검사에 사용되며 양성 조영제이며 저농도 바륨 제재인 이지시티(태준제약)나 EZ-CAT가, 음성 조영제로는 물과 공기(발포제)가 주로 사용된다. 경항문 조영제는 대장의 관찰을 위해 물, 공기, CO_2가 주로 사용된다.

5) 조영제의 화학적 특성

X선 조영제는 인체 기관/조직을 X선에 대해 불투과성이 되도록 하는 것이다. X선의 흡수 정도는 원자번호에 거의 비례하며, 원자번호가 높은 물질로서 생체 내에 적용할 수 있는 것이라면 무엇이든 X선 조영제가 될 수 있다. 현재는 요오드가 혈관 및 척수강에 적용하기 위한 X선 조영제로서 갖추어야 할 모든 화학적 요건을 갖춘 유일한 물질이다. 그러므로 요오드 조영제의 특성을 위주로 설명한다.

(1) 수용성(hydrophilicity)

조영제가 혈관 내에 들어가면 혈액과 섞여 희석되므로 충분한 영상 대조도를 얻으려면 상당히 고농도의 요오드가 필요하다. 그리고 혈관조영제는 포장된 병, 주사기, 인체 내에서 결정이 형성되지 않을 정도로 높은 수용성을 가지는 것이 필수적이다. 수용성이 클수록 인체 내에서 세포막과 상호작용을 하지 않아 독성이 감소한다.

(2) 점도(viscosity)

점도는 용액의 끈적이는 정도이며, 용액의 점도가 높을수록 혈액과 섞여 희석되는 시간이 지연된다. 점도가 높으면 혈관에 빠른 속도로 주입하기 어렵고 또 혈관내에서의 흐름이 순조롭지 못하다.

온도, 농도, 입자크기는 점도에 영향을 미친다. 온도가 상승하면 점도는 감소된다. 따라서 조영제를 체온과 같게 하여 주입하는 것이 좋다. 농도가 높으면 점도가 증가하므로 가능하면 낮은 농도의 조영제를 쓰는 것이 좋다. 그러나 농도가 낮으면 상대적으로 조영도가 떨어지므로 검사에 알맞은 농도를 선택하여야 한다. 그리고 입자크기가 크면 점도가 증가한다.

(3) 삼투압(osmolality)

삼투압은 용액의 입자에 의해 용액주변의 반투막에 가해지는 힘이다. 높은 삼투압은 조영제 부작용을 유발하므로 삼투압은 낮을수록 좋다.

이온성 조영제의 경우 체내에 주사된 후 양이온과 음이온으로 각각 이온화되면서 높은 삼투압을 형성한다. 그러므로 가능한 체액에 근접한 삼투농도(290-300 mOsm/kg H_2O)를 갖는 것이 좋다. 혈액과 뇌척수액의 삼투압은 300 mOsm, 이온성 조영제는 1,500-2,100 mOsm, 비이온성 조영제는 600-700 mOsm이다.

(4) 화학적 안정성(chemical stability)

조영제를 차광하여 실온에 보관할 경우 수년간 안전성이 유지된다. 조영제가 빛에 노출되거나 주변에 구리 이온이 혼재할 경우 요오드가 분리될 수 있다. 이런 경우를 대비하여 조영제 안에 무색의 결정성 가루인 에틸렌 디아민 테트라아세트산(ethylene-diamine-tetraacetic acid; EDTA)이 첨가된다. 이는 만약 요오드가 분리될 경우 결합을 통해 요오드에 의한 부작용 발생을 막을 수 있게 한다.

6) 조영제의 선정 기준

(1) 생물학적 작용이 없고 독성이 없으며 무자극, 무미, 무취일 것
(2) 낮은 점도와 적당한 유동성이 있고 목적 조직에 대한 친화성이 좋을 것
(3) 삼투압이 인체의 혈액과 같거나 낮을 것
(4) 화학적으로 안정되며 열에 안정성이 좋을 것
(5) 수용성이며, 검사 후 배설이나 제거가 용이할 것
(6) 혈관 내에서 경직(spasm)이나, 혈전(thrombus) 등 장애가 없을 것
(7) 가격이 저렴할 것

7) 조영제의 취급상 주의

(1) 실온보관

보통 실온에서는 3년 이상의 보관기간이 확보된다. 냉장 보관할 경우 점도가 증가되어 결정이 생길 수 있다. 또한 조영제는 온장고에 넣었다가 사용하기도 하므로 섭씨 37-40°에서도 안정성이 요구된다.

(2) 차광보관

조영제는 열보다 빛에 약하기 때문에 차광하여 보관해야 한다. 요오드 조영제가 직사광선에 오래 노출되면 자유 요오드(free iodine)가 생기고 PH(percentage of hydrogen ions; 수소이온 농도의 구분 척도)가 증가

한다. 이로 인해 알칼리성으로 변화되어 황색으로 변하며 사용할 수 없게 된다. 일반적으로 실내의 평균 조도로 하루 정도 노출되는 것은 무방하지만 직사광선에는 잠깐이라도 노출되지 않도록 한다.

(3) 희석(dilution)

조영제는 임의로 희석하지 않는 것이 좋다. 조영제는 그 주성분을 비롯하여 기타의 첨가제들을 최적의 농도와 비율로 조절해 놓은 것이므로 희석할 경우 그 균형이 깨지게 된다.

8) 콩팥 기능검사

조영제는 영상 대조도의 향상 외에는 인체에 백해무익하다. 특히 콩팥 기능이 좋지 않은 환자에게는 더욱 그렇다. 조영증강 CT검사의 경우 콩팥 기능을 사전 파악하는 것이 필요하며 이를 위해 크레아티닌(creatinine), BUN(blood urea nitrogen; 혈중 요소질소 수치), 사구체여과율(e-GFR) 수치의 확인이 요구된다. 크레아티닌의 정상범위는 0.7-1.3 mg/dL, BUN은 8-22 mg/dL, 사구체 여과율은 60 ml/min 이상이다.

9) 조영제 부작용 테스트

조영제 부작용 테스트를 위해 스캔 전에 skin test 또는 eye ball test(조영제를 눈에 두서너 방울을 떨어뜨려 반응을 살핌)의 시행이 필요하다. 그리고 소량(2-3 cc)의 조영제를 먼저 주입하여 과민반응을 살펴보는 방법도 시행된다.

사용자는 조영제 사용목적과 발생 가능한 부작용(side effect; side reaction)을 환자에게 설명하고 조영제 사용동의서를 받는다. 조영제 과민반응이 우려되는 환자나 부작용 경험이 있는 경우 담당의사 또는 영상의학과의사와 상의하여 항히스타민제인 아빌(avil) 0.5-1.0 앰플을 근육주사한 후 CT검사를 시행하거나 non-contrast CT검사로 시행하도록 한다.

10) 소아환자의 진정(sedation)

소아 진정은 2 mg/kg 수준의 펜토바르비탈(pentobarbital)을 정맥주사하거나 50-75 mg/kg의 포크랄(pocral; 10% chloral hydrate)을 항문을 통해 주입한다. 위의 방법으로 진정이 되지 않으면 사용했던 양의 반을 다시 주입한다. 성인이나 체중 30 kg 이상의 소아 진정은 바리움(valium) 5-10 mg의 근육주사가 권고된다.

진정된 환자의 안전을 위해 산소포화도 측정기(pulse oximeter)를 이용하여 맥박수와 혈중 산소농도의 지속적인 관찰이 필요하다.

2 두경부 CT

1) Brain routine CT

(1) 적용

급성 외상에 의한 뇌출혈이나 두개 골절의 신속한 진단, 동맥류나 뇌경색 등 뇌혈관 장애, 뇌종양, 그리고 두개 기형환자의 진단에 주로 사용된다.

일반적으로 급성 외상환자, 급성 뇌경색, 급성 뇌출혈, 뇌실의 크기 평가, 수두증 환자, 수술후 shunt의 삽입 위치 확인 등을 목적으로 하는 경우에는 pre-contrast scan을 시행한다. 반면에 원인 불명의 두통, 발작, 종양의 추적검사 등의 경우에는 post-contrast scan만 시행하며, 종양, 동정맥 기형(AVM), 만성 뇌경색, 뇌부종, 뇌수막염, 두개내 동맥류를 의심하는 경우에는 pre- & post-contrast scan을 시행한다. 그러나 급성 뇌경색 환자의 경우 치료방향의 신속한 설정을 위해선 조영제를 사용하는 brain stroke study도 시행된다.

(2) Scan projection radiography(topography; scout image)

Supine 자세로 머리를 갠트리에 가깝게 위치시키고(head first), lateral projection으로 두개골 전체가 포함되도록 스캔한다. 노출조건은 80-120 kVp와 40-80 mAs이다.

(3) 스캔 파라메터

120 kVp, 250 mAs 정도의 노출조건, standard 알고리즘이 사용된다. 두개골의 골절 유무를 관찰 시 standard 알고리즘으로 스캔한 후 raw data를 이용하여 고해상도의 bone 알고리즘으로 재구성하는 것이 좋다.

Scan FOV가 25 cm 또는 33 cm 직경의 head scan FOV를 사용한다. 이는 좁은 조사야를 사용함으로써 산란선의 영향을 적게 받고, 선속경화현상에 의한 아티팩트 발생을 방지하는 소프트웨어의 적용이 가능하기 때문이다. Display FOV는 25 cm 정도로 설정하고 스캔 범위는 skull base에서 vertex까지이며 슬라이스 두께와 간격은 두부 전체를 5 mm / 5 mm로 하거나, skull base 부위는 3 mm / 3 mm, 그 윗부분부터 vertex까지는 5 mm / 5 mm로 한다.

선속경화현상과 부분체적효과에 의한 아티팩트(posterior fossa artifact)를 감소시키기 위해 skull base 부분에서는 140 kVp 수준의 고관전압과 얇은 슬라이스 두께를 적용한다. 또한 선속경화현상에 의한 아티팩트 예방 소프트웨어를 적용하며, 안정적인 환자의 경우 고식적 스캔을 권장한다.

Scan 기준선을 supra orbitomeatal line(SOML)으로 하면 안구에 직접적인 방사선의 피폭은 피할 수 있으나 소뇌부위(후두부)에서 얻을 수 있는 영상정보가 제한된다. 반대로 infra orbitomeatal line(IOML)을 기준으로 하면 안구에 직접적인 방사선의 노출이 일어나지만 소뇌부위가 넓게 나타나 얻을 수 있는 영상정보가 증가된다. 그리고 orbitomeatal line(OML)을 기준으로 하면 위의 2가지 방법의 중간적인 특성을 갖는다.

(4) 조영제 주입과 PACS verification

뇌종양(교아세포종(glioblastoma), 성상세포종(astrocytoma) 등), 염증성 질환(뇌수막염(meningitis), 뇌부종(brain abscess) 등의 진단, 종양의 전이여부 판단을 위해서는 pre- & post-contrast scan을 시행한다. 혈관 조영제는 자동주입기를 사용하여 초당 1.5-2.5 mL의 주입속도로 총 100 mL 정도를 주입한다. 조영제 자동주입기를 사용하지 않을 경우에는 hand bolus injection으로 전량을 주입 후 즉시 스캔을 시작한다. 소아의 경우 주입량은 kg당 1-2 mL가 적당하다. 이때 주입속도는 가능하면 초당 1mL 정도로 한다.

PACS verification 시 brain window width는 80-120HU, window level은 20-40HU 정도로 하며 두개골의 골절이나 전이를 관찰하고자 할 경우에는 bone window setting을 추가한다. Bone window의 width/level은 1000/200HU 정도로 설정한다.

(5) 영상소견

그림 12-1은 brain routine CT의 대표적인 몇 가지 영상소견이다.

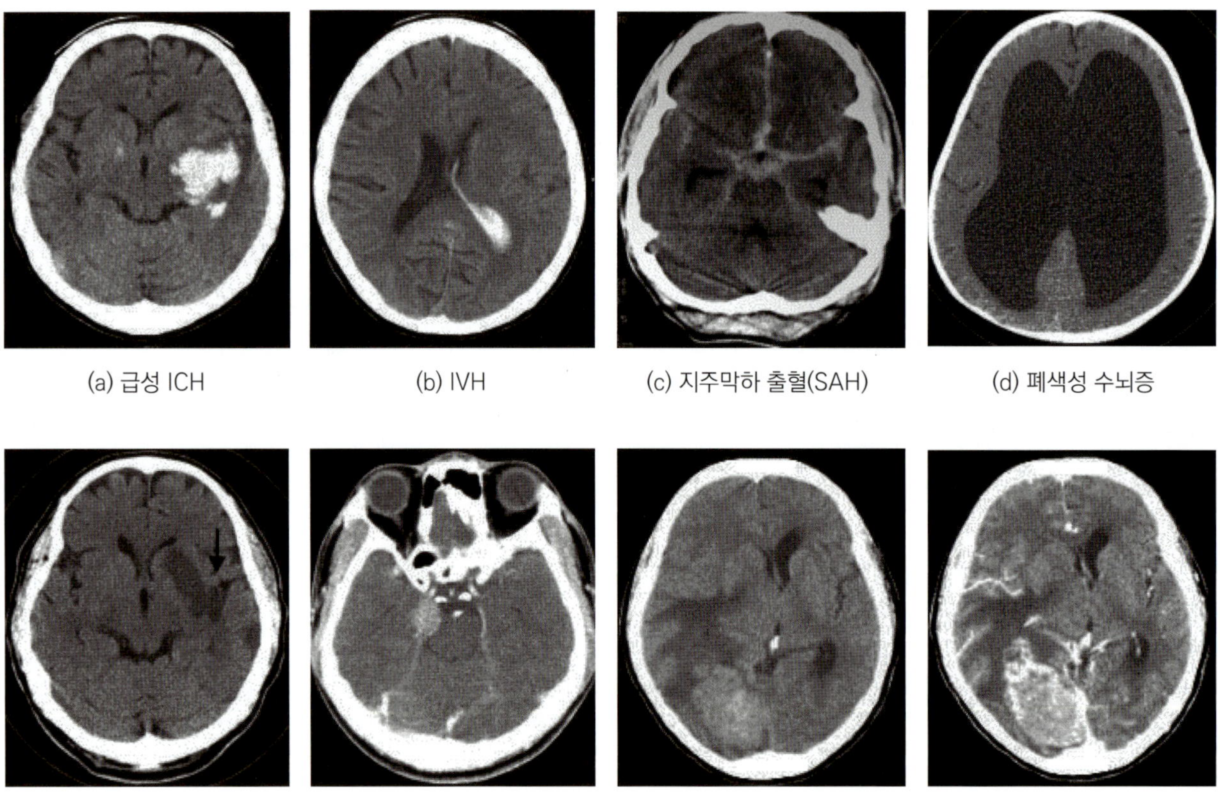

(a) 급성 ICH (b) IVH (c) 지주막하 출혈(SAH) (d) 폐색성 수뇌증

(e) 뇌경색 (f) 천막 수막종 (g) 전이성 샘암종(pre- and post-contrast)

그림 12-1 Brain routine CT의 몇 가지 영상소견

2) Temporal bone CT(측두골 CT)

(1) 적용

Temporal bone CT는 만성 중이염(chronic otitis media; COM)이나 진주종(cholesteatoma), 청신경종(acoustic neuroma)과 같은 종양의 진단, 이경화증(otosclerosis), 외상, 청각기능 손실, 선천성 기형의 진단을 목적으로 시행한다.

귀는 해부학적 구조물의 크기가 작을 뿐 아니라 병변도 수 mm 이하의 작은 크기로 나타나므로 temporal bone CT는 고해상능 영상을 얻기 위해 고관전압, 얇은 슬라이스 두께, 고해상능 알고리즘을 적용한다.

(2) Axial 및 coronal scan

Head first 자세이며, lateral projection의 axial과 coronal scout 영상을 얻는다. Axial 및 coronal scan의 노출조건은 고관전압(120-140 kVp)과 300 mAs가 사용되며, temporal bone은 bone과 공기가 공존하는 미세한 구조이므로 edge, bone, ultrahigh 등의 고해상능 재구성 알고리즘을 사용한다. 가능하면 25 cm 직경의 head scan FOV를 사용하며, display FOV는 18 cm 정도를 사용한다. 달팽이관(cochlea)을 충분히 포함하여 1 mm/1 mm 정도의 슬라이스 두께와 간격으로 스캔한다. Scan 기준선은 axial scan에서는 일반적으로 OML에 평행되게, coronal scan에서는 OML에 수직되게 하는 것이 좋다.

일반적인 목적의 검사에서는 조영제를 사용하지 않는다. 하지만 조영증강을 필요로 할 경우 pre-contrast scan은 고해상능 알고리즘을, post-contrast scan은 standard 알고리즘을 사용하는 것이 좋다. 조영제는 초당 1.5-2.5 mL의 주입속도로 약 100 mL 정도 주입한다.

(3) PACS verification

Supinate 상태에서 coronal scan을 시행한 경우 image flip/flop 기능을 이용하여 coronal 영상의 상하를 바꾸어 주고, prone 상태에서 coronal scan을 시행한 경우 영상의 좌우를 바꾸어 PACS verify한다. Window width/level 설정은 3,000-4,000/200-300HU 정도로 한다.

그림 12-2는 정상인의 temporal bone CT의 axial 및 coronal 영상과 중요한 해부학적 부위의 명칭이다.

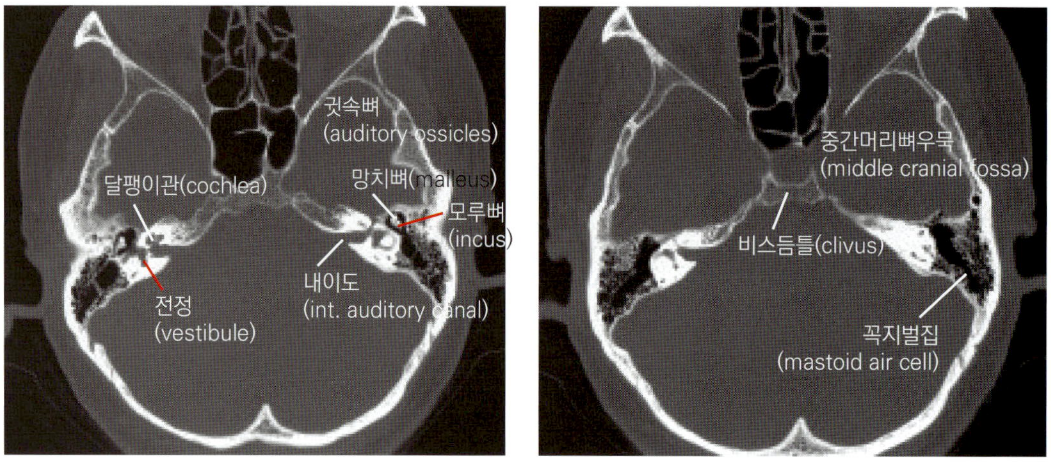

(a) Axial images

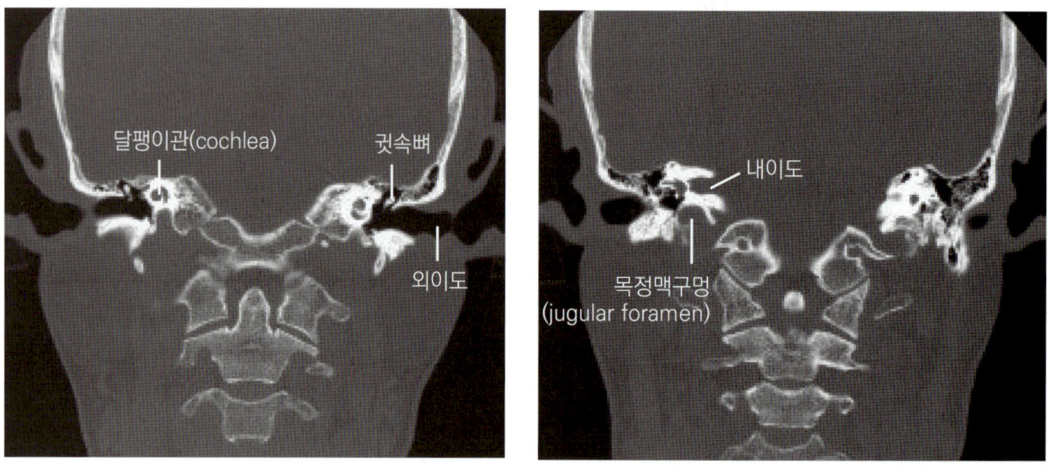

(b) Coronal images

그림 12-2 Temporal bone CT images

3 흉부 CT

흉부 CT는 폐야(lung field)의 질환 관찰을 주목적으로 하며 혈관조영제를 사용하지 않는 high resolution lung CT(HR lung CT)와 혈관조영제를 사용하여 폐야 뿐만 아니라 세로칸(mediastinum)이나 림프절의 병변 및 크기를 진단하고자 하는 routine CT로 크게 분류된다.

1) Chest routine CT(흉부 일반CT)

(1) 적용

폐실질 질환, 기관지 및 세로칸 질환의 진단, 악성 림프종을 비롯한 각 부위의 종양이 폐로 전이되었는 지의 여부, 림프절 크기 파악 등을 위해 주로 시행된다.

(2) Axial scan

Scout 촬영은 frontal projection으로 폐첨부(lung apex)와 부신(adrenal gland)이 충분히 포함되게 한다. 호흡은 숨을 깊게 들이마시고 난 후 참도록 한다. Axial scan은 5 mm/5 mm의 슬라이스 두께와 간격, 120 kVp와 170-200 mAs가 적절하며, 재구성 알고리즘은 lung(standard와 bone의 중간적인 특성) 또는 bone 알고리즘을 사용한다. 이는 관심부위의 차이에 기인된다. 즉, 주된 관찰부위를 폐야로 생각하는 경우 bone 알고리즘을, 연부조직(종격이나 심장)에 관심을 갖는 경우 standard 알고리즘을 선택한다. Display FOV는 성인의 경우 30-35 cm 정도이면 적절하다. 그러나 유방암 환자인 경우 skin을 충분히 포함해야 한다.

프로토콜은 병원에 따라 차이를 보이지만 보통 pre-contrast scan과 post-contrast scan을 시행한다. Pre-contrast study는 폐첨부 상단에서 늑골가로막각(costophrenic angle; CPA) 하부까지 5 mm의 슬라이스 두께와 간격으로 시행한다. Pre-contrast study를 대체하여 1 mm/10 mm의 슬라이스 두께와 간격으로 HR lung CT를 시행하기도 한다.

Post-contrast study는 폐첨부 상단에서 신장의 중간부(adrenal gland 밑)까지 5 mm의 슬라이스 두께와 간격으로 시행한다. 식도암 환자의 경우 목을 충분히 포함하여 스캔하는 것이 권고된다. Pre-contrast study와 post-contrast study에서의 호흡은 흡기 후 참는다(inspiration study).

허파꽈리(폐포)의 air trapping 여부를 관찰하기 위해서 expiration study(숨을 내쉰 상태에서 참고 스캔)를 추가하는 병원도 있다. 호기 후의 영상(expiration study)은 흡기 후의 영상보다 전체적으로 음영이 약간 밝아진다. 만일 호기 후 영상에서 검은 음영이 국소적으로 보일 때에는 그 부위의 공기가 배출되지 않은 것이므로 병변을 의심할 수 있다. Delay phase의 expiration study 시 스캔범위는 pre-contrast study와 동일하며 1 mm/10-20 mm 수준의 슬라이스 두께와 간격을 적용한다.

(3) 조영제

혈관조영제의 주입은 자동주입기를 사용하여 초당 2-2.5 mL의 주입속도로 총 80-100 mL 정도를 주입한다. 이때 preparation delay는 조영제의 주입시작 후 20-25초 정도가 적절하다. 반면에 자동주입기를 사용하지 않고 고식적 스캔을 하는 경우에는 hand bolus injection으로 조영제를 전량 주입한 후 스캔을 시작한다. 또는 점적 주입하는 경우에는 전체량의 70% 정도를 주입한 후 스캔을 시작한다.

소아의 조영증강 chest CT의 경우 가능하면 자동주입기를 사용하며 주입량은 kg당 1mL의 비율이 적당하며, 이때 주입속도는 초당 1mL 정도로 한다.

조영제를 초당 2mL 정도의 속도로 자동주입기를 통해 급속히 주입하고 나선형 스캔을 시행하면 빗장밑정맥이나 위대정맥(superior vena cava; SVC) 부위에 조영제의 급속주입에 의한 고농도의 아티팩트가 발생된다. 이를 예방하기 위해서는 낮은 농도의 조영제를 사용하거나, 스캔을 폐의 밑에서 윗방향으로 시행하거나, 다리정맥을 통해 조영제를 주입한다.

(4) Coronal reformation과 영상의 window setting

MDCT에서는 axial scan 외에 0.5-0.625mm의 얇은 슬라이스 두께의 axial image를 이용하여 2mm/2mm의 두께와 간격으로 coronal reformation을 시행한다. 연부조직 관찰을 위한 mediastinal window setting은 약 450/30HU 정도의 window width와 level이 적당하며, lung window setting은 약 1500/-700HU 정도의 window width와 level이 적당하다. 대부분의 병원에서는 영상을 lung window로 설정하여 verification한다.

(5) 영상소견

그림 12-3의 (a)는 조영증강된 mediastinal window setting 영상이며, 좌하엽(left lower lobe)에 종괴가 관찰된다. (b)에서는 가슴막 종괴(pleural mass)가 관찰된다. 그리고 (c)는 중앙부 폐암(central lung cancer) 환자의 axial 및 coronal reformation 영상이다. 좌상엽기관지(left upper lobar bronchus)가 기시하는 부위에 약 3cm 크기의 central mass가 있으며 대동맥폐동맥(aortopulmonary) 부위의 림프절이 커져 있다.

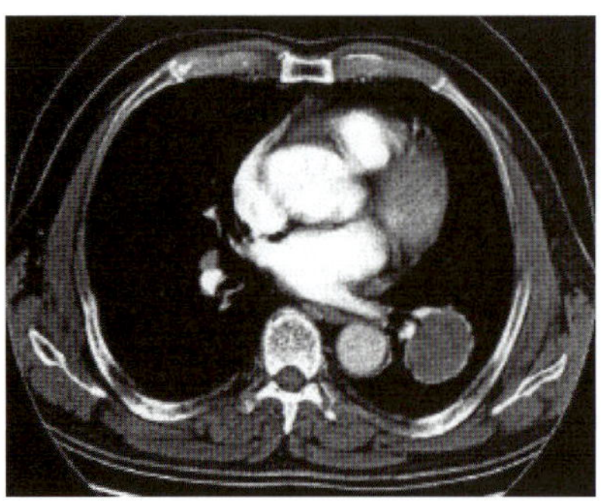

(a) 좌하엽의 종괴

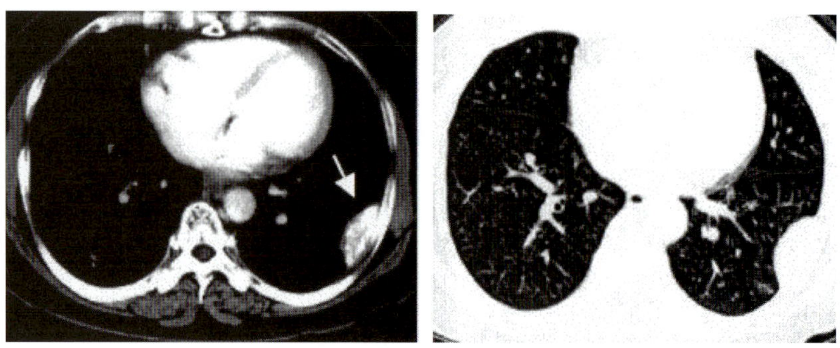

(b) 가슴막 종괴(mediastinal window와 lung window)

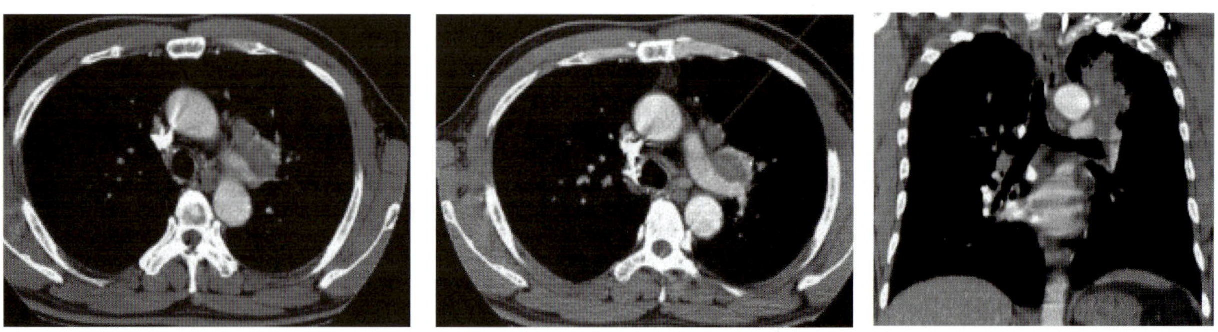

(c) 중앙부 폐암(central lung cancer)

그림 12-3 좌하엽 종괴와 중앙부 폐암의 CT영상

2) High resolution lung CT(고해상능 폐CT)

(1) 적용

기관지염, 기관지 확장증(bronchiectasis), 물집(bullae), 폐섬유화증(pulmonary fibrosis), 결핵, 미만성 폐질환(diffused interstitial lung disease; DILD)의 진단을 위해 시행한다.

(2) 스캔 파라메터

폐꼭대기 위쪽에서 갈비가로막각 아래까지 1mm의 슬라이스 두께와 10mm의 간격으로 고식적 스캔으로 시행한다. 혈관조영제를 사용하지 않으며 고관전압(140kVp), 얇은 슬라이스 두께(1mm), 고해상능 알고리즘(bone, ultrahigh)을 사용한다.

(3) 영상소견

그림 12-4는 1mm 슬라이스 두께로 재구성된 HR lung CT영상이다. (a)는 흡기 후 호흡 정지한 상태에서, (b)는 호기 후 정지 상태에서 스캔한 영상이다.

그림 12-5의 (a)는 기관지확장증(bronchiectasis; BE) 환자의 HR lung CT영상이다. (b)는 폐질환의 말기에 많이 나타나는 폐섬유화증(pulmonary fibrosis) 영상이다. 폐섬유화증의 CT영상 소견은 벌집모양(honey combing)의 농도, 원형의 낭성 음영, 거친 망상형 침윤(coarse reticular opacity) 등이 혼합되어 관찰된다. (c)는 폐기종(pulmonary emphysema) 영상이다. 폐기종이란 기관지 폐색에 의해 허파꽈리 내 공기량이 병적으로 증가되고 허파꽈리벽의 파괴로 이상 팽창되거나 기도벽의 파괴로 공기강(air space)이 이상 증가된 상태이다. 폐기종의 CT영상 소견은 폐의 방사선 투과가 증가되어 정상 상태보다 검게 나타나며 낭포(bullae)가 형성되고 폐문, 세로칸, 가로막이 병변 부위와 반대 방향으로 밀려나고 폐혈관이 확장되어 나타난다. 그리고 (d)는 외상으로 인해 발생된 기흉(pneumothorax) 영상이다. 기흉이란 외상 등으로 가슴막이 천공되어 의해 공기가 가슴막안(pleural cavity)에 차는 것이다. 이는 허파꽈리 또는 기관지와 가슴막안 사이에 통로가 생기면 발생될 수 있으며 차있는 공기는 내장 가슴막(visceral pleura)을 안쪽으로 전위시킨다.

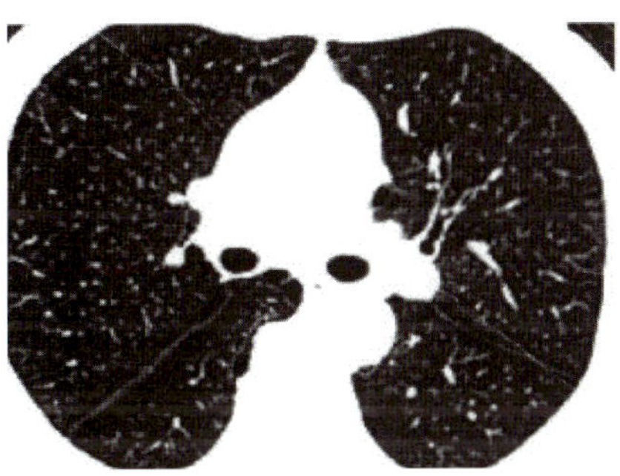

(a) 흡기

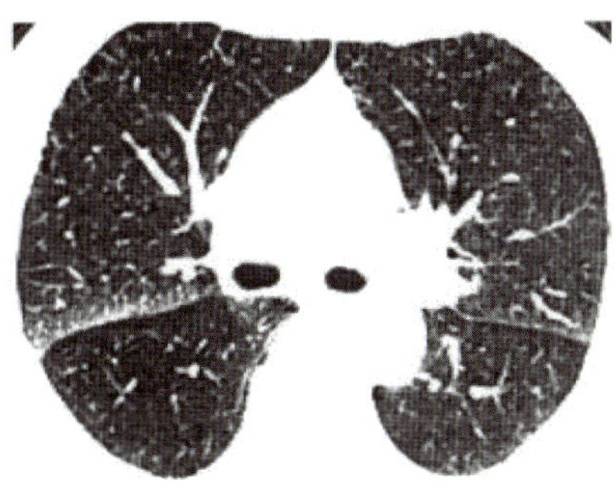

(b) 호기

그림 12-4 1mm 슬라이스 두께의 HR lung CT의 흡기와 호기 영상

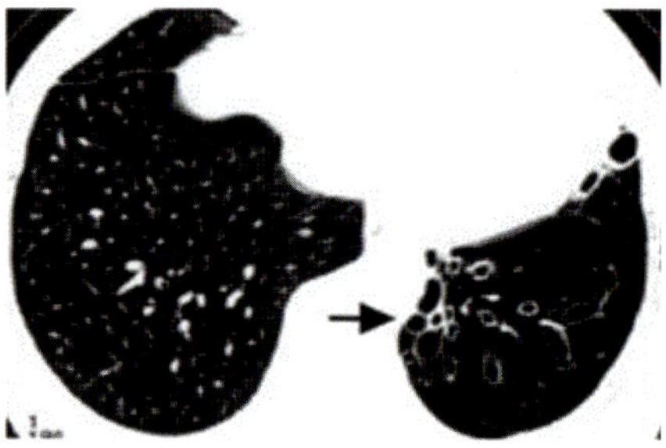

(a) 기관지확장증

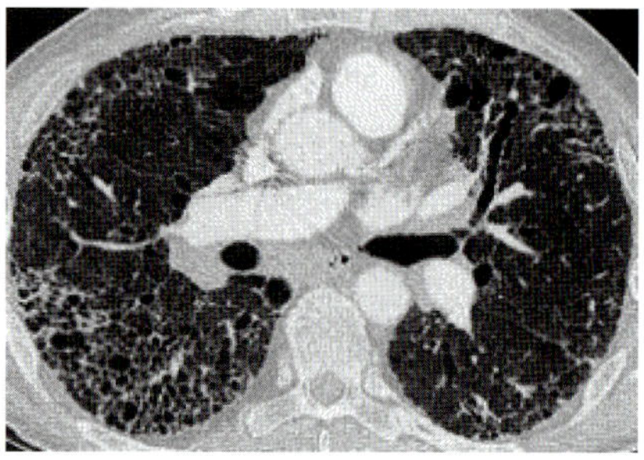

(b) 폐섬유화증

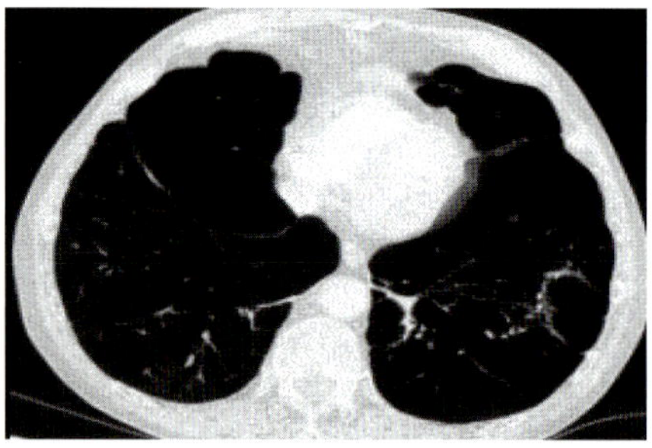

(c) 폐기종

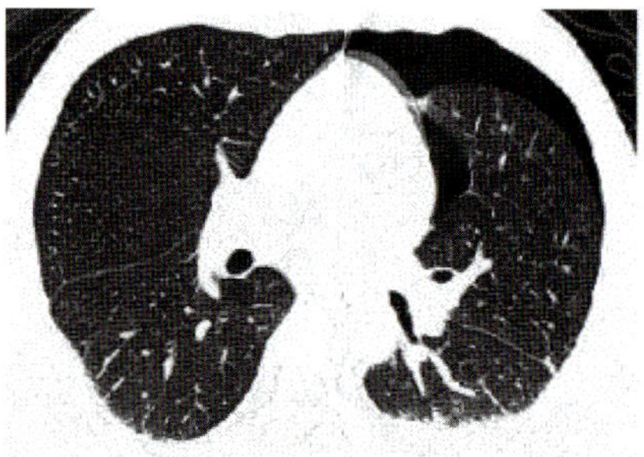

(d) 기흉

그림 12-5 HR lung CT의 몇 가지 영상소견

4 복부 CT

1) Abdomen routine CT(복부 일반CT)

(1) 전처치 및 조영제

소화기 질환, 외상성 출혈, 복수, 종괴의 전이 유무와 병기 등을 진단하기 위해 시행한다. 전처치 사항으로는 혈관조영제를 사용하므로 6시간 이상의 금식이 필요하며, 검사시작 30분-1시간 전에 600-1,000 mL의 경구조영제를 마시고 검사 직전에 300-500 mL를 추가로 마신다. 그러나 장폐색, 외상으로 인한 장내 출혈 의심 환자, 급성 췌장염 치료를 위한 금식 환자, 응급수술 예정 환자, 수술 직후 환자는 경구조영제를 복용하지 않는다.

경구조영제는 물이나 묽은 바륨 조영제(Easy CT, Easy CAT), 요오드 조영제(가스트로그라핀, 요오드 성분: 37 g/100 ml)가 사용된다. 물을 복용하면 저음영이 조영증강된 위벽과 대조를 이루어 위벽의 두께를 선명히 볼 수 있고 종괴의 평가에 유리하다. 그리고 혈관조영제는 초당 3-4 mL의 속도로 총 120-150 mL의 조영제를 주입하며 60-70초의 preparation delay를 적용한다. 이는 정맥상의 관찰에 적절하다.

(2) 검사방법 및 스캔 파라메터

Abdomen routine CT는 대부분 post-contrast study만 시행하지만 비뇨기계나 담도계의 결석을 관찰하거나 항암제 투입 후 색전술을 시행한 간세포암 환자의 추적검사인 경우 리피오돌 조영제가 섭취된 암세포의 크기 관찰을 위해서는 pre-contrast study가 필요하다.

Stomach CT의 경우 antrum이나 lower body 등의 자세한 관찰을 위하여 prone 자세에서 스캔을 시행하는 것이 권고된다. 그리고 scout 촬영 후 엎드린 상태에서 경구조영제(물)를 600 mL 정도 추가로 마시게 하여 stomach를 충분히 팽창시키도록 한다.

반면에 직장암이나 대장암 환자의 abdomen CT검사에서는 항문을 통해 약 500 mL 정도의 물을 주입하고 검사를 시행한다(경항문 조영제). 이는 장의 점막부위 관찰에 도움이 된다. 그리고 방광암 환자의 abdomen CT의 경우 방광을 채워 검사하기 위해 요도를 통해 생리식염수를 주입하거나 소변을 최대한으로 참고 스캔을 하는 것이 좋다.

Scan 범위는 가로막과 두덩결합(pubic symphysis)이 충분히 포함되게 한다. 120 kVp, 180-200 mAs가 적절하며 관전류 및 관전압 자동조절기능(dose modulation)을 적용하여 환자선량을 감소시킨다. 재구성 알고리즘은 standard 또는 smoothing 알고리즘(연부조직의 감약계수 차이가 적은 부위를 상대적으로 차이가 크게 나타내는 soft 또는 soft tissue)이 주로 사용된다. GE사 64MDCT를 예로 들면, 40 mm의 beam collimation과 0.625 mm×64개의 detector configuration, 0.984 pitch, 39.37 table speed(mm/rotation)를 적용하며 재구성 슬라이스 두께와 간격은 3.75 mm/3.75 mm, display FOV는 성인의 경우 30-35 cm 정도이다. 그리고 0.625 mm나 1.25 mm 두께의 thin slice image를 이용하여 3 mm/3 mm의 두께와 간격으로 coronal 및 sagittal image를 reformation한다. 스캔 시 호흡은 가능한 장시간 참을 수 있도록 숨을 깊게 들이마시고 난 후 참도록 한다.

(3) PACS verification

Soft tissue window setting(window width와 level: 350/30 HU)으로 PACS verification한다.

(4) 임상소견

그림 12-6의 (a)는 양성 경구조영제와 혈관조영제를 사용한 abdomen routine CT영상이다. (b)는 대장암 환자의 CT영상이며 양성 경구조영제와 경항문 조영제(물), 혈관조영제를 사용하였다. (c)는 경항문 조영제(공기)와 혈관조영제를 사용하였고, (d)는 경항문 조영제(공기)를 주입하였으며, (e)는 경구조영제(물과 발포제(공기))와 혈관조영제를 사용하였으며, (f)는 경구조영제(물)와 혈관조영제를 사용하였다. 그리고 (d)-(f)는 prone position으로 스캔한 영상이다. (f)의 영상에서 위 하부의 앞쪽 벽에 지방침윤(fat infiltration)을 가진 폴립형의 종괴(advances gastric cancer)가 관찰된다.

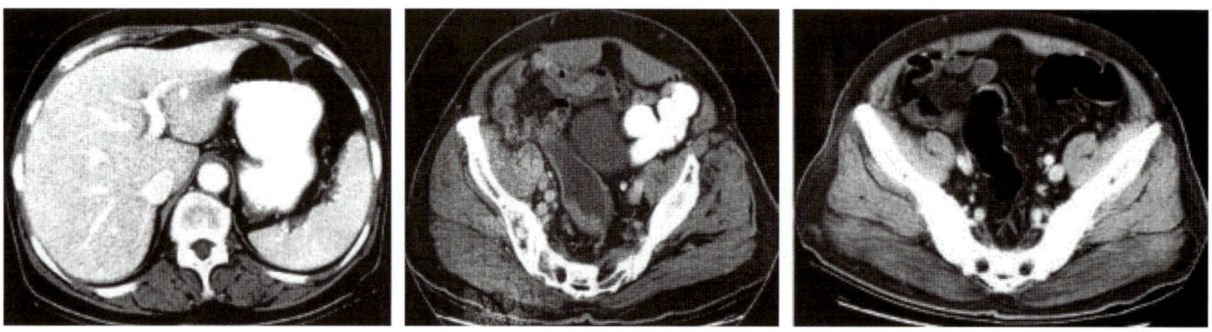

(a) 양성 경구, 혈관조영제

(b) 양성 경구, 경항문(물), 혈관조영제

(c) 경항문 조영제(공기), 혈관조영제

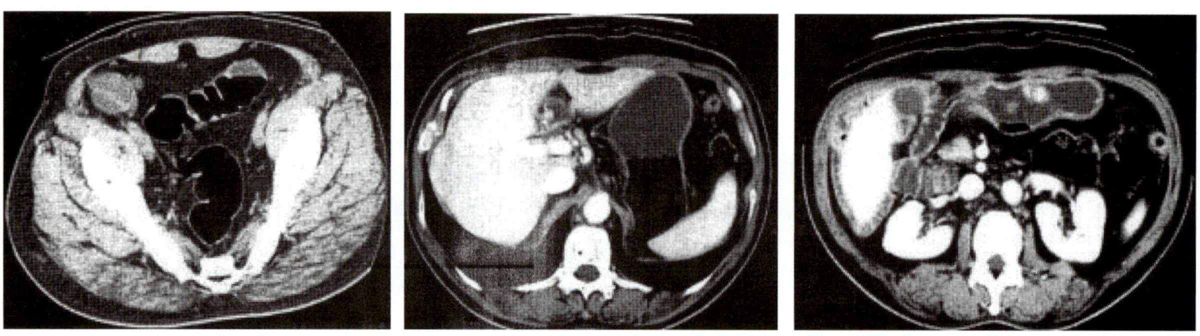

(d) 경항문 조영제(공기)

(e) 경구(물과 발포제)와 혈관조영제

(f) 경구(물)과 혈관조영제

그림 12-6 Abdomen routine CT영상

2) Liver dynamic CT(간 다중시기 CT)

(1) 적용

간내 실질성 및 종괴성 병변, 혈관병변, 폐색성 황달 등의 진단을 위해 시행한다. 대표적인 국소적 간질환에는 간세포암(HCC), 혈관종(hemangioma), 간농양(liver abscess) 및 낭종(cyst)이 있다. 그리고 미만성 간질환(diffused liver disease)에는 간염(hepatitis), 간경화(cirrhosis), 지방간(fatty liver) 외에 hepatic adenoma, cholangiocarcinoma, 악성 림프종(malignant lymphoma), 국소결절성 과증식(focal nodular hyperplasia; FNH), 간부종, hepatic trauma, 혈색소증(hemochromatosis), 전이성 간종양(metastatic liver mass), portal venous thrombosis 등이 있다.

(2) 스캔 파라메터 및 방법

Scout 촬영은 frontal projection으로 가로막에서 간 하연이 충분히 포함되게 하며 스캔 시 호흡은 deep inhalation 후 정지시킨다. Axial scan의 노출조건 및 재구성 알고리즘, 그리고 FOV는 abdomen routine CT와 동일하다. 대부분 post-contrast study(3 phase 스캔)만 시행하지만 필요에 따라 pre-contrast study를 추가로 시행하는 경우도 있다.

3-4 mL/초의 주입속도로 120-150 mL의 조영제를 주입한다. 조영제 주입시작 시간부터 30초(동맥상; arterial phase), 60초(정맥상; portal phase), 180초(지연상; delay phase) 정도의 delay time이 적용된다.

64MDCT를 사용하는 S병원의 liver dynamic CT 프로토콜을 예로 들면, 초당 4 mL의 주입속도로 총 120 mL의 조영제를 주입하며, 5 mm/2.5 mm의 슬라이스 두께와 간격으로 스캔한다. 동맥상은 auto bolus tracking 기법을 이용하여 scan delay를 결정한다. 이때 모니터링을 위한 ROI의 설정 위치는 배대동맥으로 설정하며, 문턱값은 100HU으로 설정한다. 즉, 배대동맥 부위의 CT number가 100HU에 도달하면 본 스캔이 시작된다. 정맥상 스캔은 동맥상 스캔이 끝나고 약 30초 후에 스캔이 시작되도록 하며, 지연상 스캔은 정맥상 스캔이 끝나고 약 110초(조영제 주입 시작부터 180초 정도) 후에 스캔이 시작되도록 한다. Axial scan 외에 0.6-1.25 mm의 portal phase thin axial images를 사용하여 coronal 및 sagittal reformation이 자동적으로 시행되도록 프로토콜화 되어 있다.

그림 12-7에서 (a)는 간세포암 환자의 동맥상, (b)는 정맥상 그리고 (c)는 지연상이다. 간의 segment 4와 segment 6에 걸쳐 6 cm 정도의 크기이며 주변부에 조영증강되는 종괴가 관찰된다. 간세포암의 CT영상 소견은 동맥상에서는 종양부위가 정상조직보다 조영증강이 강하며, 문맥상과 지연상(조직평형기)에서는 빨리 washout되어 정상조직보다 저음영을 나타낸다. 그림 (d)-(f)는 혈관종(hemangioma) 소견의 동맥상, 정맥상 그리고 지연상이다. 동맥상인 (d)에서 강한 조영증강을 보이는 부위(화살표)가 관찰되며 주위에 불분명하게 조영증강되는 병변(ill-defined enhancement lesion)을 동반하고 있다. 그리고 정맥상에서 지연상으로 갈수록 내부의 enhancing lesion의 강도는 줄어들고 주위에 보이던 불분명한 조영증강은 없어져 있다.

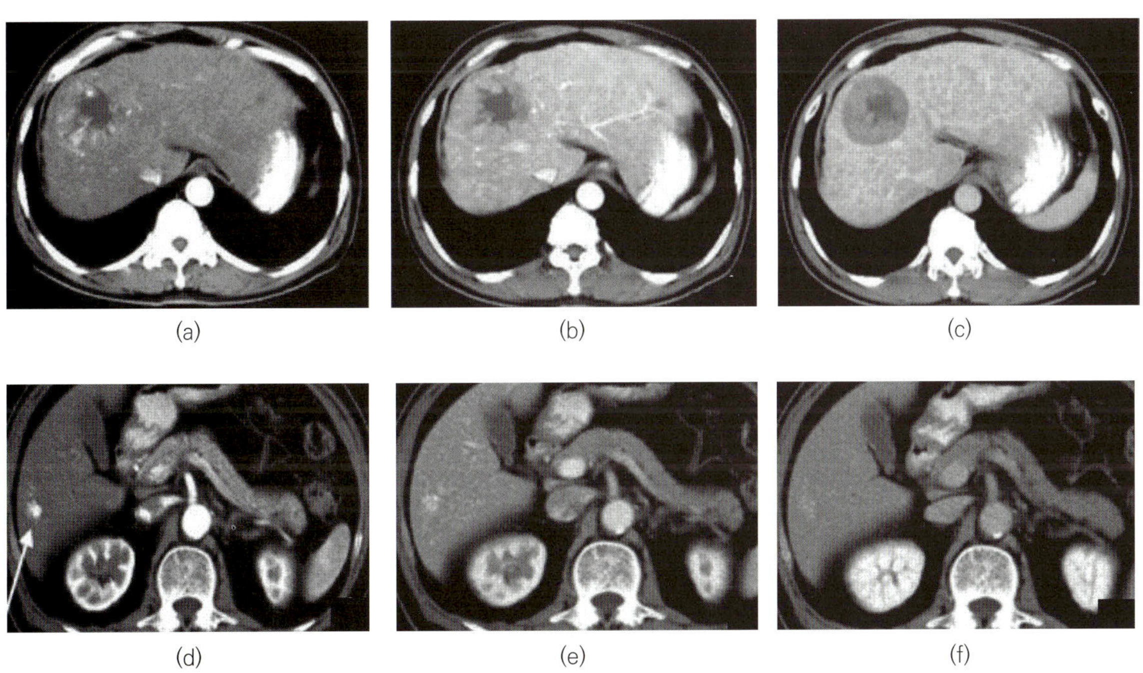

(a) (b) (c)

(d) (e) (f)

그림 12-7 간세포암((a)-(c))과 혈관종((d)-(f))의 liver dynamic CT영상

일반적인 혈관종은 무수히 작은 혈관들로 구성되어 있으며 이들 작은 혈관내의 공간들이 스폰지처럼 되어 있어 그 하나하나가 조영제로 채워지기 위해서는 많은 시간이 걸린다. 그러므로 혈관종의 조영증강 특성은 동맥상에서 주변부에서부터 천천히 결절상으로 조영되기 시작하여 정맥상에서 중앙부로 계속되며 지연상에 이르기까지 계속 조영증강이 이루어져 종양 전체가 주위 간조직보다 훨씬 고음영으로 지속된다.

3) Lipiodol liver CT

Lipiodol liver CT는 간암 화학색전술(TACE; TAE)을 시행한 환자의 추적검사를 위한 CT검사이다. 이는 lipiodol 흡수 또는 암세포의 크기 변화를 진단하기 위해 시행하며, 경구조영제나 경정맥 혈관조영제를 사용하지 않고 liver 부위만 스캔한다.

그림 12-8의 왼쪽은 간세포암 환자의 첫번째 색전술 후 시행한 lipiodol liver CT영상이며 상부 우간엽(right hepatic lobe)에 종양염색(tumor staining)이 보인다. 오른쪽 영상에서는 간의 좌우엽에서 다수의 결절성 종양염색이 관찰된다.

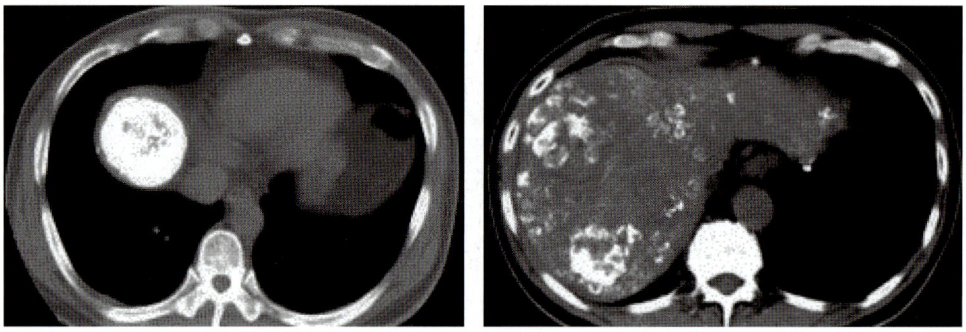

그림 12-8 Lipiodol liver CT영상

5 3차원적 CT혈관조영검사(3-dimensional CT angiography)

3차원 CT영상은 전용 소프트웨어를 이용하여 스캔으로 얻어진 데이터 세트로부터 병변이나 해부학적 특성을 다각도로 관찰할 수 있는 입체적인 영상으로 재구성한다. 이의 기본적인 원리와 이론적 배경에 대해서는 제4장에서 설명하였으므로 이 절에서는 대표적인 CT angiography와 CT가상내시경의 검사법에 대하여 설명하고자 한다.

1) Intracranial CT angiography

(1) 적용

동맥류(aneurysm)나 지주막하강 출혈의 입체적인 관찰을 위해 시행한다. 주된 적용은 동맥류(aneurysm)의 수술 전 평가로 동맥류 neck의 위치와 방향, basal bone과의 관계파악, 인접 혈관구조의 파악, 선천적 기형, 혈관의 협착여부와 폐쇄 등이다.

(2) 스캔 방법 및 영상 재구성

25 cm 정도의 display FOV를 사용하여 skull base부터 vertex까지 5 mm의 슬라이스 두께와 간격으로 brain pre-contrast study를 시행한다. Post-contrast study에서는 초당 3-4 mL의 주입속도로 100-120 mL의 조영제를 급속 주입하고 foramen magnum 1mm 아래에서 vertex 방향으로 스캔을 시행한다. 이때 display FOV는 13 cm 정도가 적절하며, 슬라이스 두께와 간격은 1 mm/0.5-1 mm 수준으로 한다. Preparation delay는 auto bolus tracking 기법을 이용하거나 조영제 주입시작 시간부터 18-25초를 적용한다. Auto bolus tracking 시 조영증강도의 관찰을 위한 ROI는 온목동맥(CCA) 또는 오름대동맥에 설정하며 조영증강의 문턱값(enhancement threshold value)은 다소 차이는 있지만 +50HU 정도가 적절하다. 이는 시간-농도곡선을 통하여 관심부위의 농도가 +50HU 이상으로 증가되는 순간에 맞추어 주된 나선형 스캔을 시작할 수 있도록 한다. Diagnostic delay는 시스템에서 허락하는 최단 시간인 3초 정도로 설정하는데, 이는 scan phase 시작 시간에서 3초 후에 post-contrast helical scan이 시작됨을 의미한다.

3-D 영상의 재구성을 위한 모델링은 문턱값(threshold) 기법이 사용된다. 이때 적용하는 low threshold값은 +100HU, high threshold값은 +250HU 정도가 권고된다. 3-D 영상의 디스플레이는 머리 안의 혈관 구조만을 나타내거나 관찰하고자 하는 혈관과 주위의 골 구조를 포함시켜 나타낼 수 있다. 모든 3-D 영상에는 병변의 크기를 잴 수 있도록 1mm 간격의 ruler가 삽입되도록 한다.

(3) 영상소견

그림 12-9는 +80HU의 문턱값을 적용한 표면 렌더링(표면 음영기법; shaded surface rendering; shaded surface display; SSD) 영상이다. 뇌바닥동맥 끝 부분(basilar artery tip)에 동맥류(화살표)가 보인다. (a)의 post-contrast axial 영상에서도 동맥류의 존재나 크기를 알 수 있다. (b)는 혈관과 bone을 merge한 3-D 영상이며, (c)는 bone을 완전히 제거하여 혈관만을 남긴 3-D 영상이다. 3-D 영상은 원하는 방향으로 영상을 회전시켜 동맥류의 모양, 특히 수술 시 필요한 동맥류 neck의 입체적 관찰이 용이하다.

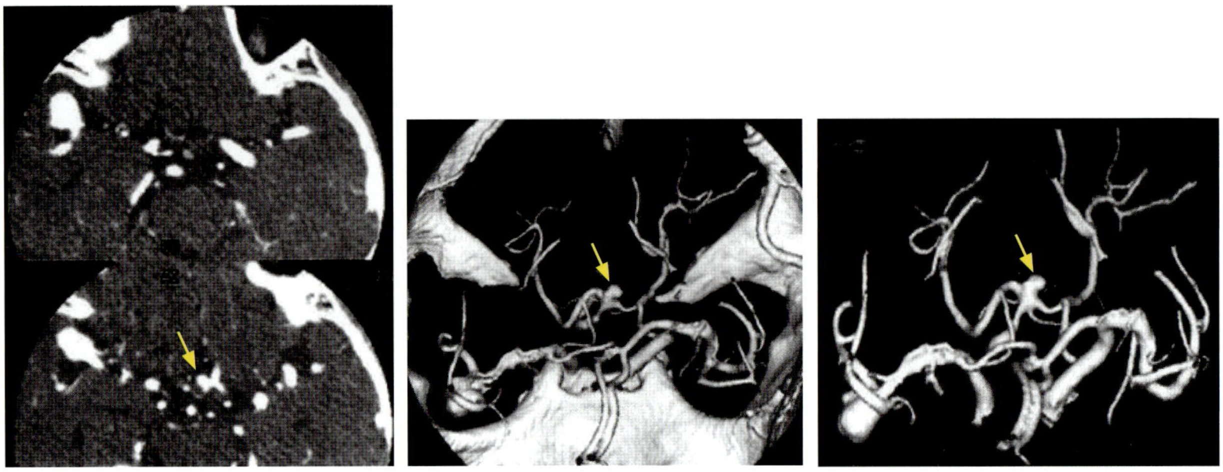

(a) Post-contrast axial (b) 혈관과 bone의 merge (c) 혈관만 남긴 3-D CTA

그림 12-9 SSD 기법의 intracranial CTA 영상

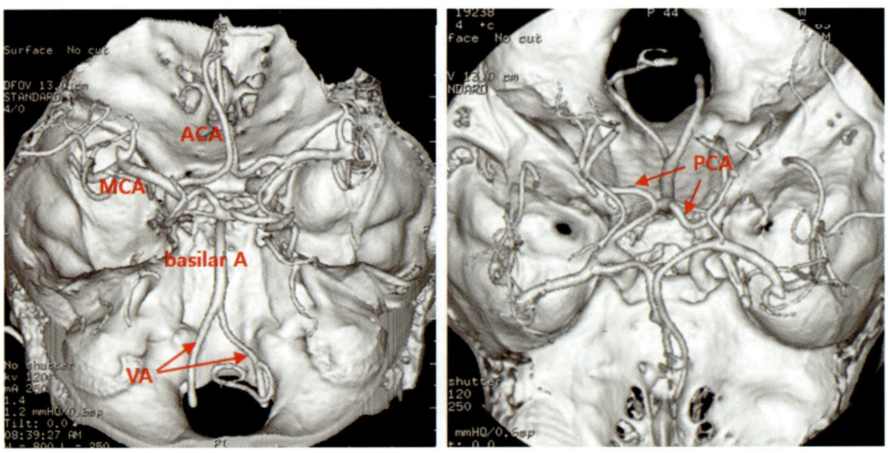

그림 12-10 머리뼈의 주변부만 잘라내고 재구성한 SSD 기법의 intracranial CTA 영상

그림 12-10은 머리뼈의 주변부만 잘라낸 상태에서 재구성한 SSD 기법의 intracranial CTA 영상과 대표적인 혈관 부위의 명칭이다. 혈관과 주위 골조직과의 해부학적 관계를 쉽게 알 수 있다.

그림 12-11은 거미막밑 출혈(subarachnoid hemorrhage; SAH) 환자의 CT영상이다. (a)의 pre-contrast axial 영상에서 diffused SAH가 관찰되고 경미하게 뇌실이 커져 보인다. CTA를 위해 조영증강된 axial 영상(b)와 VRT로 나타낸 3-D CT angiography 영상인 (c)에서 화살표로 표시된 약 5 mm 크기의 낭성 동맥류(saccular aneurysm)가 앞교통동맥(anterior communication artery; ACOM)에 관찰된다.

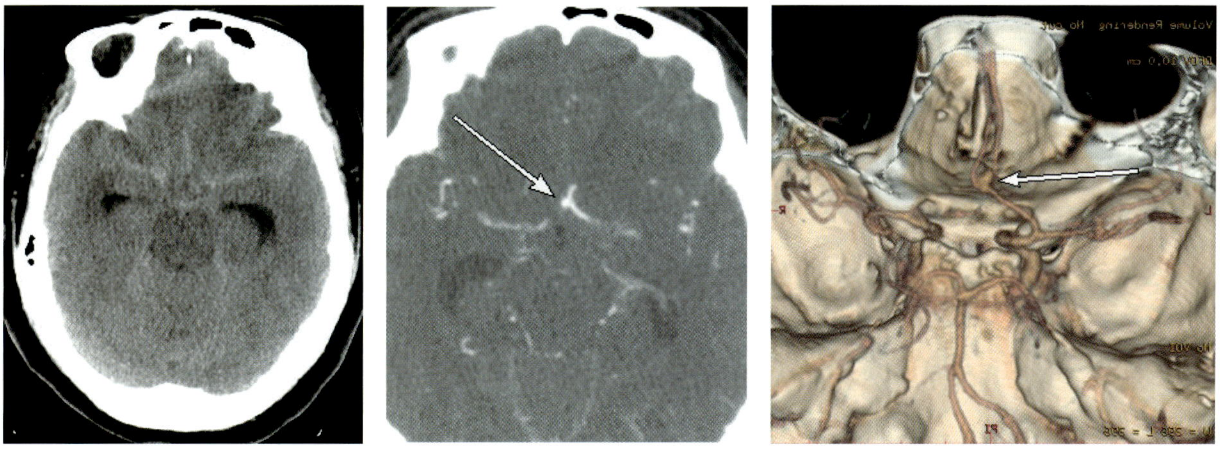

(a) Pre-contrast axial (b) Post-contrast axial (c) VRT

그림 12-11 거미막밑 출혈 환자의 CT 및 CTA 영상

2) Carotid arteries CTA

목동맥의 협착이나 폐쇄정도의 진단과 평가를 위해 시행하며, 일반적으로 초음파 검사에서 발견된 목동맥의 이상소견의 확인에 유용하다.

18-23 cm 정도의 display FOV를 사용하여 제7목뼈 부위에서 skull base까지 5 mm의 슬라이스 두께와 간격으로 pre-contrast study를 시행한 후 초당 3-4mL의 주입속도로 100-120 mL의 조영제를 급속 주입하고 2 mm의 슬라이스 두께와 1-1.5 mm의 간격의 post-contrast study에서는 영상을 얻는다. Preparation delay는 auto bolus tracking을 이용하여 결정한다. 이는 조영제 주입시작 시간부터 12-20초 범위에 속한다. Localizer의 설정위치는 대동맥궁이 적절하며, 조영증강도의 관찰을 위한 ROI는 대동맥궁 또는 오름대동맥에 설정하며 조영증강의 문턱값은 +50HU 정도가 적절하다.

GE사 64MDCT에서의 스캔 파라메터로는 40mm beam collimation과 0.625 mm × 64개의 detector configuration, 0.984 pitch, 39.37 table speed(mm/rotation)가 적당하다.

2-D reformation 영상에서는 속목동맥(ICA)과 바깥목동맥(ECA)이 평행이 되게 회전을 시켜 양쪽 목동맥을 1 mm의 간격으로 sagittal-oblique reformation하고, 바깥목동맥에서 척추동맥을 포함하는 범위를 1 mm의 간격으로 coronal reformation한다.

3차원 영상은 bone을 제거한 상태로 목동맥이 잘 보이는 VRT 또는 MIP 영상을 여러 방향으로 회전시켜 screen save한다. 대뇌동맥고리(circle of Willis)와 목동맥의 관계는 superior 방향에서의 VRT 영상에서 잘 관찰된다. 그리고 양쪽 측면 view에서 온목동맥(CCA)이 잘 관찰되는 영상도 필요하다.

그림 12-12는 64MDCT에서 얻은 목동맥의 MIP 및 VRT 영상들이다. 오른속목동맥(right internal carotid artery; RICA) 근위부에 석회화를 동반한 심한 협착(화살표)이 관찰된다.

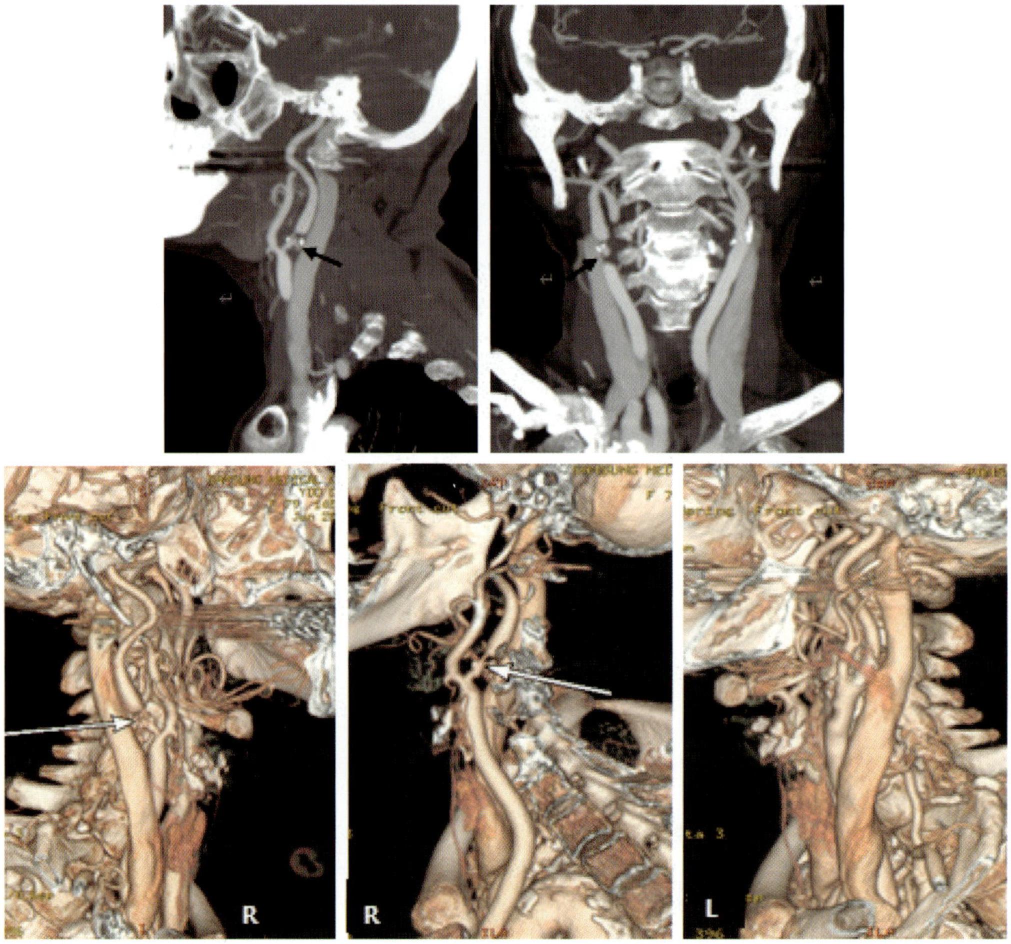

그림 12-12 오른속목동맥 근위부에 석회화를 동반한 심한 협착이 보이는 CTA 영상

3) Thoracoabdominal aorta CTA

(1) 적용

대동맥 박리(aortic dissection)나 동맥류(aneurysm), 대동맥의 염증성 질환인 Takayasu's arteritis, 동맥경화증과 선천성 기형의 진단을 위해 시행된다. 특히, 혈관의 동맥류나 박리부위의 입체적 평가, 내막피판(intimal flap)의 위치 파악, 동맥류 내의 혈전 확장여부, 그리고 주변혈관이나 장기와의 관계파악에 유용하며, 복부 혈관의 심한 협착이나 협심증(angina), 허혈성 질환(ischemia) 등의 폐색성 질환의 진단과 수술전 평가로 유용하다.

가슴 대동맥의 동맥류는 대동맥궁 직하부나 가로막 레벨에서 흔히 관찰되며 SSD 및 VRT 영상은 수술전의 입체적 관찰에 유용하며, 배대동맥류의 크기는 횡단면 영상에서 가장 잘 나타나며 3-D 영상을 통하여 형태와 상하로의 범위를 알 수 있다. 특히 신동맥과 엉덩동맥과의 관계 및 침범유무를 알 수 있다, 이것은 수술에 중요한 정보이며 스텐트를 삽입할 때에도 중요한 정보를 제공한다. 또한 대동맥 박리가 있는 경우 동맥의 확장과 고밀도의 비후된 대동맥벽을 알 수 있으며, 신장기능이 나쁜 경우 non-contrast scan만으로도 진단이 가능하다.

(2) 스캔 방법

Pre-contrast scan은 대동맥궁 상부 1cm에서 넓적다리뼈목에 해당하는 엉덩동맥의 분기점(iliac artery bifurcation) 하부까지 5mm의 슬라이스 두께와 10mm의 간격으로 시행한다. 동맥류나 대동맥 박리증의 진단이 주목적인 경우 pre-contrast study는 시행하지 않는다. Dynamic test scan(auto bolus tracking)은 대동맥궁 부위에서 시행하며 이때 첫 스캔은 12초부터 시작하며 ISD는 3초 간격이 적절하다. 이때 enhancement threshold는 +80HU 또는 +100HU가 적당하다. Localizer line은 scout 영상에서 대동맥궁 레벨에 설정하며, 조영증강도의 관찰을 위한 ROI 측정은 상행대동맥 부위에서 한다.

64MDCT의 스캔 파라메터를 예로 들면, 20mm의 beam collimation(narrow beam collimation에 해당됨)을 적용하고, prospective reconstruction 영상의 슬라이스 두께와 간격은 2.5mm, 3-D 재구성을 위한 retrospective reconstruction은 1.25mm 또는 0.625mm의 슬라이스 두께와 간격으로 얻는다. 추적검사가 목적인 stent-graft 시술 환자의 thoracoabdominal aorta CTA는 pre-와 post-contrast scan을 시행한 후 stent 삽입부위에 3.75mm의 슬라이스 두께와 간격으로 delay scan이 요구된다. 이때 scan delay time은 약 3분 정도가 적절하다.

(3) 3-D 영상의 재구성

주로 threshold 기법과 scalpel 기법을 사용하여 VRT 및 MIP 기법의 3차원 영상을 재구성한다. 모델링 과정에서의 low threshold값은 intracranial CTA와 마찬가지로 +100HU 정도를 적용하며 editing 후 완성된 3차원 영상을 anterior view로 설정한 다음 좌측방향으로 18° 또는 36°씩 회전하여 screen save한다. 특히 대동맥 박리 환자의 경우 대동맥궁에 평행하게 sagittal-oblique reformation한 영상이 유용하다.

(4) 영상 소견

그림 12-13은 배대동맥의 동맥류(짧은 화살표)가 관찰되는 CT영상들이다. (a)에서 콩팥속동맥(intrarenal arteries)에 혈전(thrombus; 긴화살표)을 동반하며 파열(rupture)이 없는 것으로 추정되는 동맥류가 관찰된다. (b)에서는 오른엉덩동맥(right iliac artery)에 혈전을 포함한 약 2cm 직경의 확장(ectasia)이 있다. (c)는 2차원의 MPR 영상이며, (d)는 3차원의 VRT 영상이다.

그림 12-14는 대동맥 박리를 보이는 CT영상들이다. 내림대동맥 근위부의 직경이 약 5cm 정도로 늘어나 있으며 바깥엉덩동맥(external iliac artery) 근위부까지 박리가 이어져 있다. 하행 가슴대동맥과 배대동맥의 false lumen 내에는 혈전이 관찰된다. 밑의 영상은 MIP와 VRT 기법의 3-D CT angiography이다.

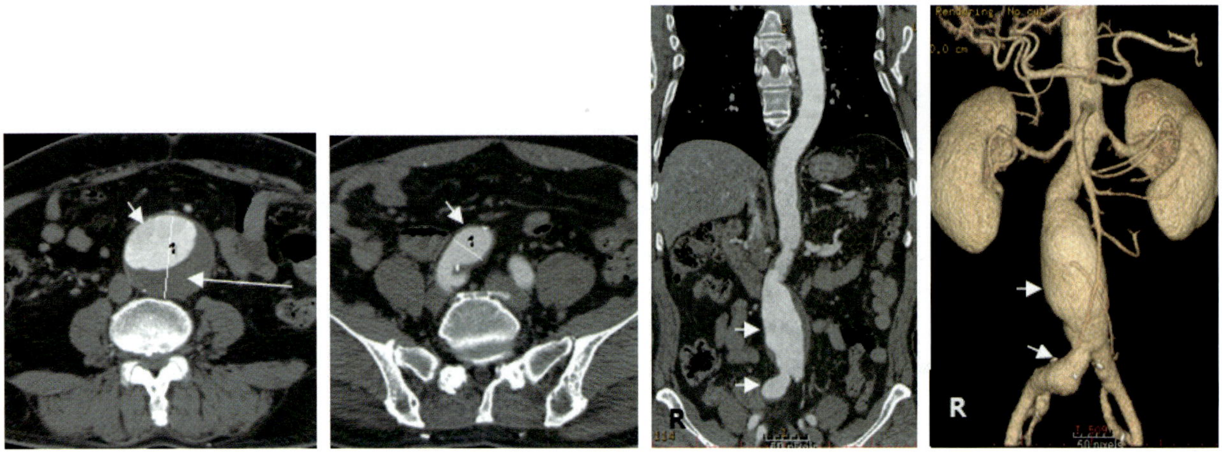

(a) (b) (c) (d)

그림 12-13 배대동맥과 엉덩동맥의 동맥류 CT영상

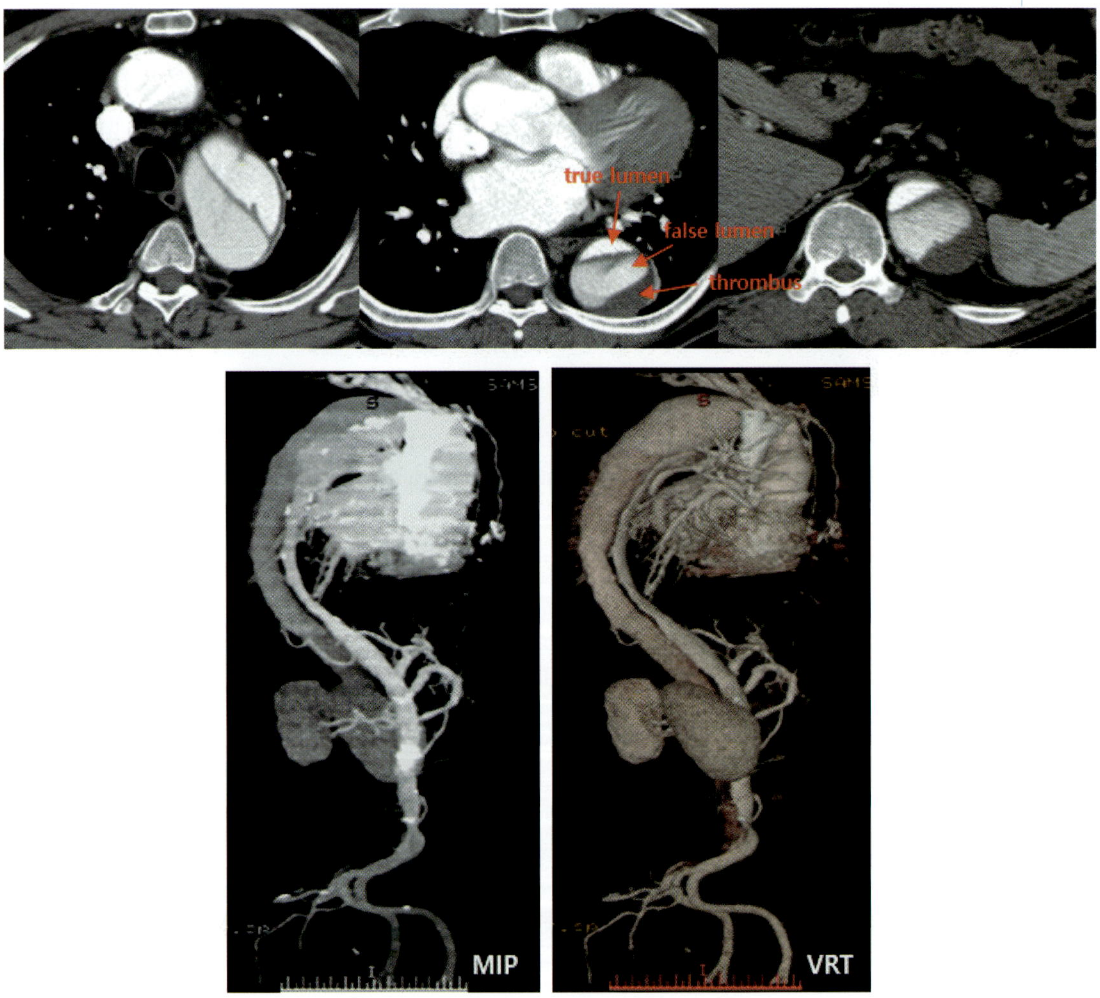

그림 12-14 대동맥박리를 보이는 CT영상

6 CT 가상내시경술(CT virtual endoscopy)

1) CT 가상내시경술의 기본 원리

볼륨 데이터를 얻어내는 CT기술과 컴퓨터 그래픽의 급격한 발전으로 가능해진 가상내시경 기법은 컴퓨터 마우스를 기반으로 가상현실에서의 볼륨 데이터를 원근법(perspective)과 광선 추적법(ray tracing)이라는 렌더링 기법을 이용한다. 초당 15-30 프레임의 실시간 영상표시를 통해 관찰자가 가상환경에서 인체 속을 항해하듯이 관찰하며, 주된 적용부위는 기관 및 기관지, 대장 등의 점성기관(viscous organ)이다.

원근법이란 인간의 눈으로 보는 3차원을 규격화된 2차원 평면 위에 묘사적으로 표현하는 회화 기법이며, 광선 추적법은 가상적인 광원에서 나온 빛이 여러 물체의 표면에서 반사되는 경로를 추적하면서 각 물체의 모양을 형성하는 기법이다. 원근법과 광선추적에 의한 영상 디스플레이 기법은 관찰자의 시선이 사물에 접근하면 사물이 크게 보이도록 하여 시선이 마주치는 처음 복셀이 3차원적으로 재구성되어 보이게 하며, 내시경 tip의 위치에서 보이는 복셀의 거리와 위치에 따라 명암의 차를 줌으로써 깊이를 느끼게 한다.

2) CT스캔과 영상처리

내시경의 주된 관심은 공간(cavity) 내의 공기와 조직의 경계면 관찰에 있다. 전처치의 시행여부는 검사의 정확도에 중요한 영향을 미친다. 위, 혈관의 CT가상내시경은 금식이 필요하며, 대장의 경우 검사 전일에 관장이 요구된다. 그리고 기관 및 기관지의 경우 호흡조절 연습이 필수적이다.

Stomach CT virtual endoscopy는 스캔 직전에 발포제를 소량의 물과 함께 복용하여 위를 충분히 팽창시켜야 하며, colon CT virtual endoscopy의 경우 항문을 통하여 충분한 양의 공기 주입이 필요하다. 그리고 vessel CT virtual endoscopy는 목적 부위에 조영제의 최대증강이 요구된다.

가능한 선속 콜리메이션을 좁게 하고 0.5-1 mm/0.5 mm의 슬라이스 두께와 간격으로 고해상능의 볼륨 데이터인 횡단면 영상을 얻는다. 횡단면 스캔 후 영상분할(image segmentation)이 시행된다. 영상분할은 스캔을 하여 얻은 데이터에서 필요하지 않는 부분을 제거하여 목적 구조의 복셀들만 남기는 과정이다. 이는 3차원 영상화에서 대표적인 영상처리 기법 중의 하나이며 주로 문턱값(역치; threshold)을 설정하여 범위 내의 데이터들만 선택하는 기법이 이용된다. CT가상내시경에서 주로 사용되는 영상 렌더링 기법은 표면 렌더링과 볼륨 렌더링이다. CT가상내시경이 일반적인 3차원 영상화 기법과 다른 점은 워크스테이션 모니터와 마우스의 상호적인(mouse interactive) 작용에 의해 동영상이 구현되는 점이다.

3) 기관 및 기관지의 CT virtual endoscopy(bronchoscopy)

종양에 의한 기관지벽의 비후, 기도의 협착 및 폴립, 기관연골의 연화증(tracheomalacy), 동맥류나 갑상샘비대(goiter), 가슴우리의 림프샘증(mediastinal adenopathy)을 비롯한 외부적인 압박의 진단에 유용하다.

0.5-1 mm/0.5 mm의 슬라이스 두께와 간격, standard 알고리즘으로 helical scan한 후 워크스테이션에서 -500HU 이상의 문턱값을 갖는 데이터를 선택하여 내시경 영상을 재구성한다.

CT가상내시경 영상에서 종양으로 인해 기관지벽의 불균일성이 잘 관찰되지만 가끔씩은 심호흡에 의한 움직임이나 충분치 못한 데이터 샘플링에 의해 주름형의 아티팩트(corrugated artifact)가 발생할 수도 있다. 또한

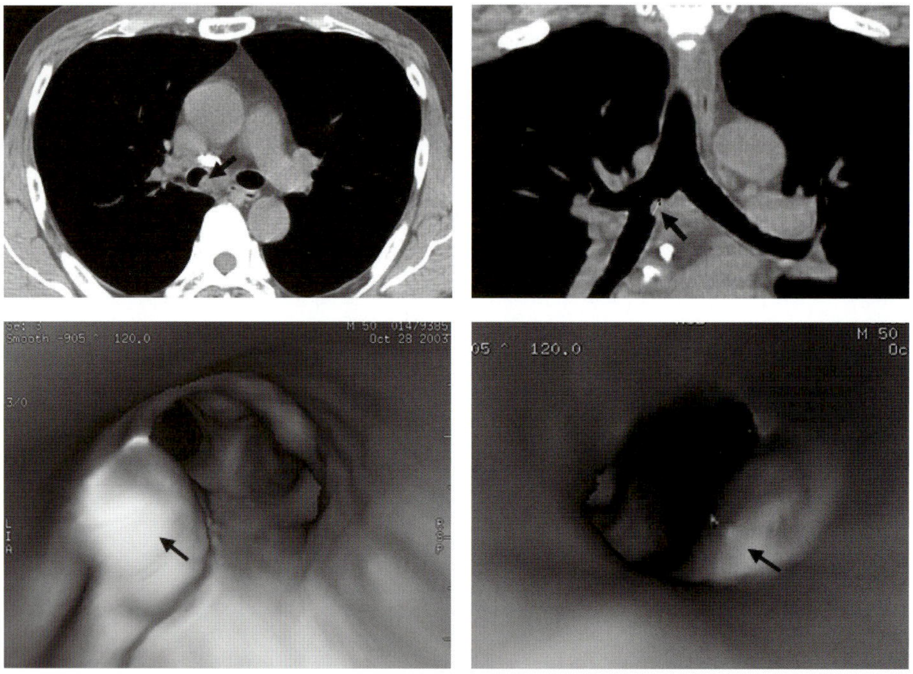

그림 12-15 오른쪽 기관지 부위의 2차원 및 CT가상내시경 영상

기관지 점막의 팽창은 내시경 묘사에서 문턱값의 설정에 따라 많은 차이를 나타낸다. 그러므로 기관 및 기관지의 CT가상내시경은 내과적 내시경검사와 병행하는 것이 권고된다. 그림 12-15는 우측 기관지 주변에 석회화를 동반하는 림프절이 관찰되는 환자의 2-D 및 CT가상내시경 영상이다.

4) 대장의 CT virtual endoscopy(colonoscopy)

대장의 내강이 좁거나 막힌 대장암의 경우 내과적 대장내시경검사는 불가능하다. 하지만 CT가상내시경은 공기만 통과하면 대장 전체를 관찰할 수 있는 장점이 있다. 이러한 점에서 CT가상내시경을 이용한 대장의 종양 및 용종의 진단은 어느 정도 활성화되고 있다. 대장의 CT가상내시경은 침습성이 적고 CT영상 데이터만 있으면 반복관찰이 가능하며 병변 주위의 폐색으로 인하여 내시경 기구가 진행할 수 없는 부위도 다양한 각도에서 평가할 수 있어 수술계획을 세우는데 유용하다. 하지만 두꺼워진 점막과 데이터 샘플링이 약해 발생되는 주름 모양의 아티팩트는 구분이 다소 어려우며, 조직검사와 종양의 색깔을 구별할 수 없는 것이 단점이다.

정확한 진단을 위해서 대장을 비우는 전처치는 내과의 대장내시경과 동일하다. 대장 세척을 위해 polyethylene glycol solution(콜라이트) 4리터를 검사 전날 22시부터 10분 간격으로 2시간 동안 복용하게 하고 금식을 시킨다. 스캔은 prone 자세의 pre-contrast scan과 supine 자세의 post-contrast scan이 시행된다. Prone 자세의 non-contrast scan은 자동주입기를 이용하여 1,500-2,000 cc의 공기를 주입한 후 오른창자굽이(hepatic flexure) 위에서 pubic symphysis 밑까지 시행한다. 이때 슬라이스 두께와 간격은 1 mm 수준이 적절하다.

Supine 자세의 post-contrast scan은 1 mm/5 mm 수준의 슬라이스 두께와 간격으로 시행된다. 이때 조영제는 abdomen routine CT와 동일하게 초당 3-4 cc의 주입속도로 총 120 cc를 주입하며 scan delay는 70초 정도로 한다. 그 후 pre-contrast와 post-contrast 영상들을 워크스테이션으로 전송하여 각각 3차원 영상을 재구성한다. 주로 얻는 3차원 영상은 SSD 기법의 3-D영상, 공기 음영을 이용한 ray-sum view(transparent view), 가상내시경 영상, 그리고 대장의 virtual dissection view 등이다(그림 12-16). 필요에 따라 2-D reformation 영상도 얻을 수 있다.

그림 12-17은 대장암 환자의 axial 영상과 CT가상내시경 영상이다. S상 결장의 벽이 두꺼워져 있고 강내 증강된 종괴가 보인다. 그림 12-18은 S상 결장암 환자의 CT영상들이다. 영상(a)에서 S상 결장의 원위부에 약 4cm의 강내로 돌출된 분엽상 종괴(lobulated mass)가 관찰되며 장비후와 주변에 지방침윤이 있다. (b)-(d)는 3차원 영상들이다. CT가상내시경, virtual dissection view, 투명상이다.

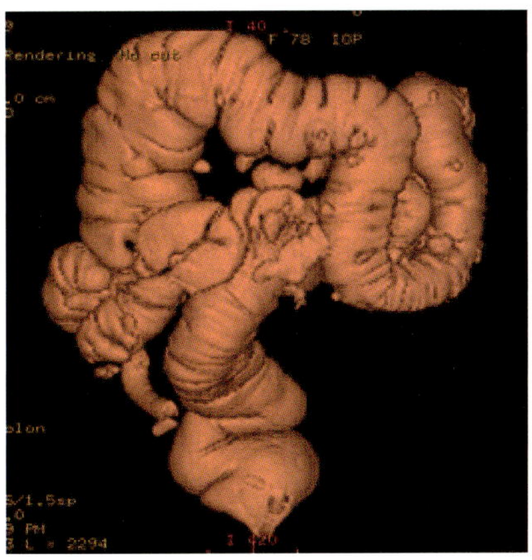

(a) SSD 영상

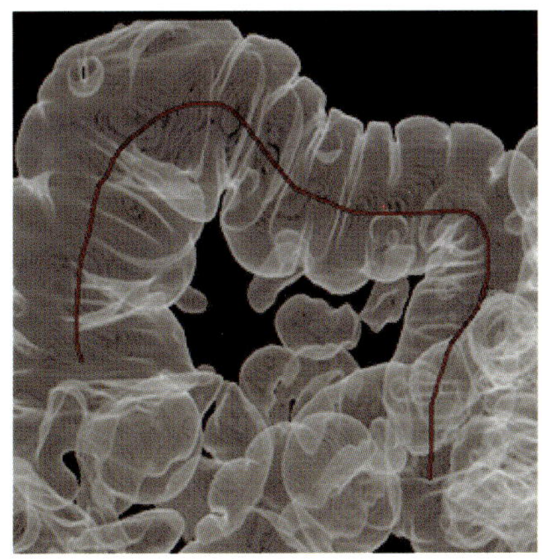

(b) 투명상(transparent view)

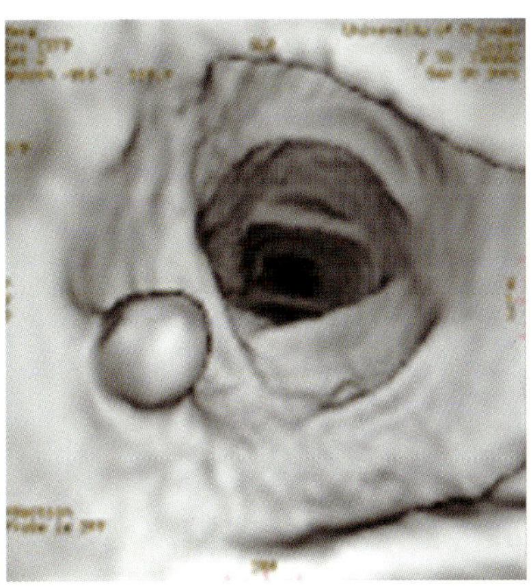

(c) CT가상내시경 영상

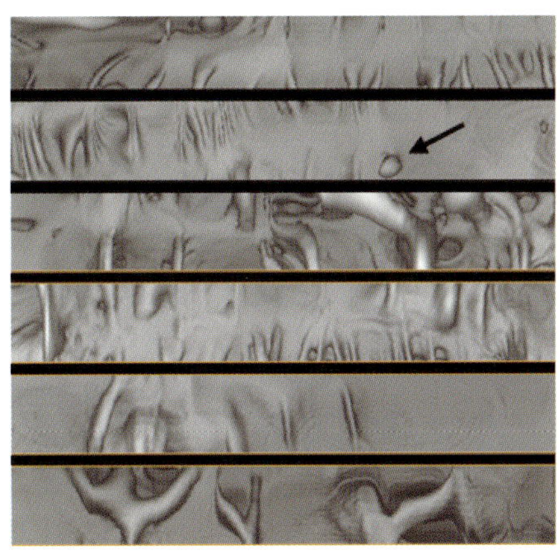

(d) Virtual dissection view

그림 12-16 대장의 3차원 CT영상들

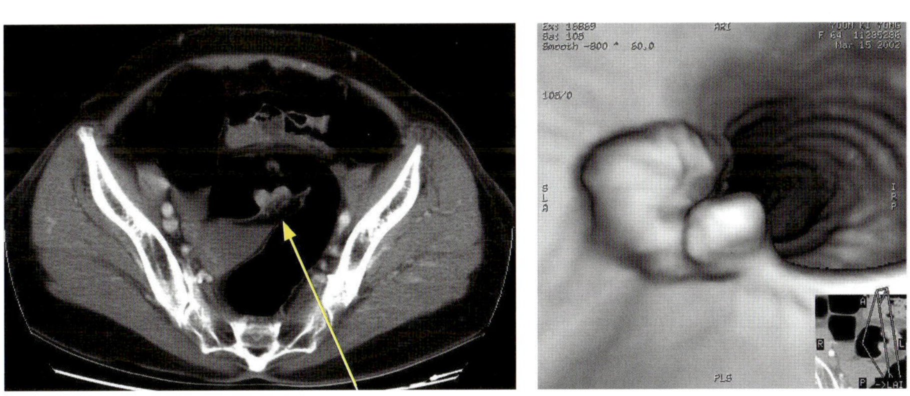

그림 12-17 대장암의 CT 및 CT가상내시경 영상

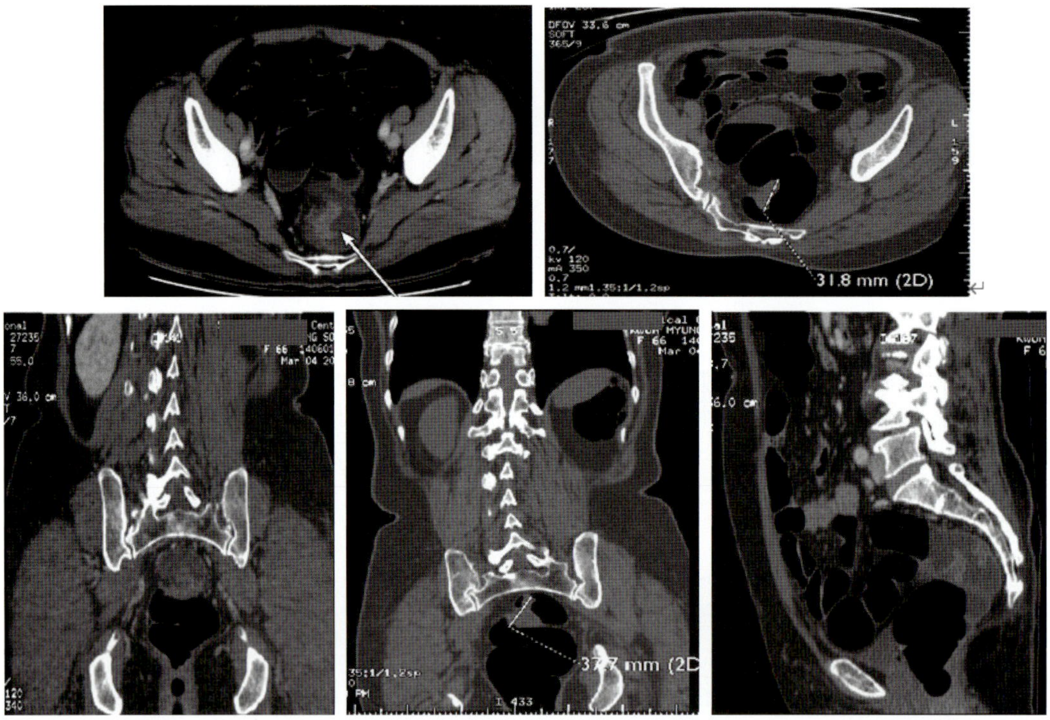

(a) Axial 및 MPR 영상

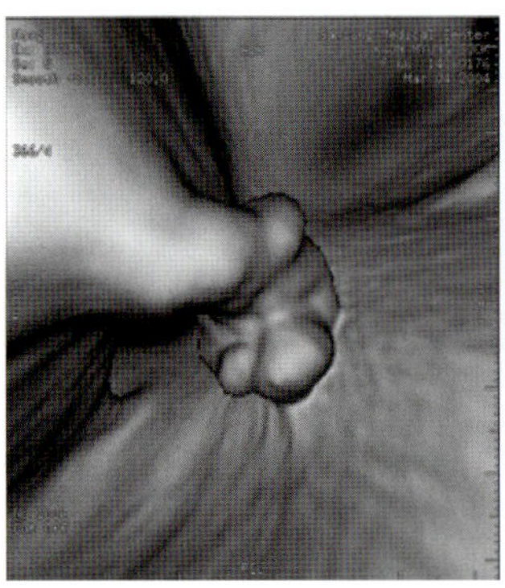

(b) CT가상내시경

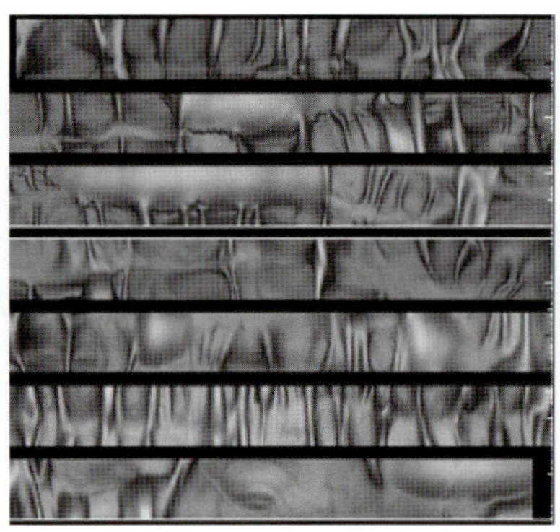

(c) Virtual dissection view

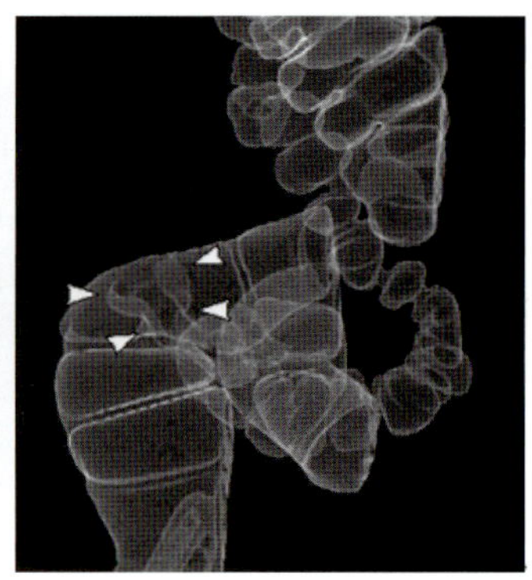

(d) 투명상

그림 12-18 S상 결장암 환자의 CT 및 colonography 영상

7 Cardiac CT

1) Cardiac CT의 물리학적 이해

(1) Cardiac CT의 주요 이슈

움직이는 심장의 영상화를 위한 모달리티는 우수한 시간분해능이 요구된다. 심장의 여러 심박동 주기동안 심근이 빠른 움직임을 보이기 때문에 관상동맥을 영상화하기 위해서는 심장의 움직임을 최소화하는 것이 필요하다. 심장 사이클에서 가장 움직임이 적은 시기는 이완기(diastolic phase)이기 때문에 이시기에 영상화하는 것이 필요하다. 이를 위해선 데이터를 획득하는 동안 심장 사이클의 모니터링이 필요하며 영상 획득과 재구성이 심장의 움직임과 동조화되어야 한다. 또한 영상장치는 심장 주위의 매우 미세한 혈관구조를 제대로 표현하기 위해서는 높은 공간분해능을 제공해야 한다.

(2) 시간분해능(high temporal resolution)

그림 12-19는 cardiac CT에서 우수한 시간분해능(high temporal resolution)의 필요성을 이해하는데 필요한 그림이다. 이는 심박동수(heart rate)에 따라 이완기의 길이가 어떻게 변화하는지를 보여준다. 심장의 움직임은 이완기 동안에 가장 적게 나타나며, 심박동수가 높아지면 이완기는 짧아진다.

흐림이 없는 심장의 영상을 얻기 위해서는 70 bpm 이하의 심박동수의 경우 250 ms의 시간분해능이 요구되며, 100 bpm 수준에서는 100 ms가 요구된다. 즉, 80-120 bpm의 높은 심박동수 수준에서 양질의 영상화에 필요한 시간분해능은 100 ms 수준까지 짧아져야 한다. 이상적으로는 모든 시기에서 흐림이 없는 심장의 영상을 얻기 위해서는 약 50 ms의 시간분해능이 필요하다.

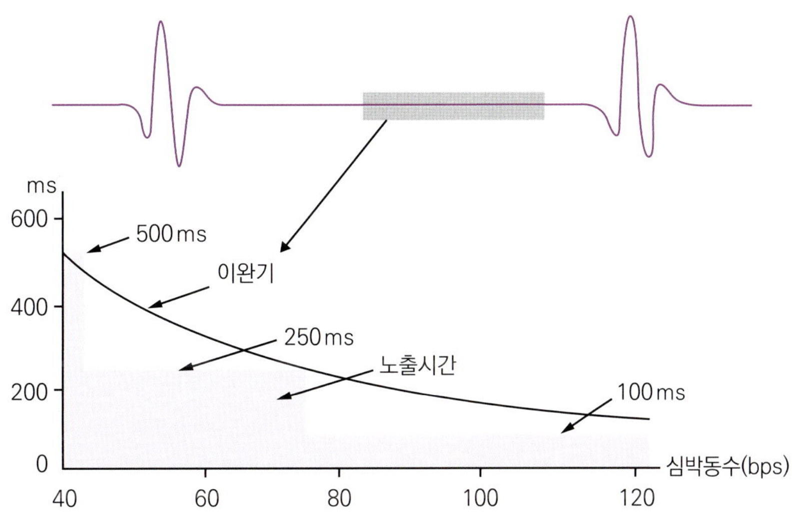

그림 12-19 심박동수에 따른 이완기의 범위

(3) 공간분해능(high spatial resolution)

다양하고 미세한 직경의 관상동맥을 가시화하기 위해서는 높은 공간분해능이 필요하다. 관상동맥의 직경은 수 millimeter에서 수 submillimeter의 범위에 속한다. 이러한 작은 관상동맥의 영상화를 위해서는 작은 크기의 복셀이 요구되며, 이는 MDCT를 이용한 심장 영상화에서 매우 중요한 요소이다.

(4) CNR(대조도대잡음비)

Plaques와 같은 작고 낮은 대조도의 피사체를 구분하기 위해서는 충분한 CNR이 요구된다. CNR은 대조도 분해능에 직접적인 영향을 미친다. MDCT의 대조도분해능은 우수하지만 Z-축 방향으로 detector 수가 많아짐에 따라 대조도분해능이 저하될 수 있다. 이는 Z-축 방향으로 주변부에 위치된 detector에 도달할 수 있는 산란선이 증가하기 때문이다.

2) 심전도 동조화(ECG gating)

심장은 수축기와 이완기를 주기적으로 반복하며 쉬지 않고 움직이는 장기이므로 영상화에는 많은 어려움이 따른다. 양질의 심장영상을 얻기 위해서는 심장의 움직임이 가장 적은 이완기 후반에 영상을 획득하여야 하며 이를 위해 심전도 동조화가 사용된다. 심전도 동조화의 방법으로는 전향적 동조화(prospective ECG triggering)와 후향적 동조화(retrospective ECG gating)가 있다.

(1) 전향적 ECG triggering

전향적 동조화는 기존의 step-and-shot scan과 유사하다. 환자의 심장 기능은 스캔 동안 연속적으로 ECG 신호로서 모니터링되고 있으며 심전도의 R-wave로부터 사용자가 지정한 시간에만 스캔이 행해진다. 즉, 움직임에 의한 영향을 최소화하기 위하여 심실의 이완기에서 영상을 획득한다(그림 12-20(a)).

Trigger delay는 주로 R-R interval의 %(또는 msec)로 입력하며, R-R 피크로부터 원하는 거리(보통 60%나 70% R-R interval)에서 X선이 노출된다. 이는 갠트리 회전의 일부분에서만 프로젝션 데이터가 획득되는 partial scan이며, CT영상을 재구성하는데 필요한 최소한의 프로젝션 데이터량은 180° 더하기 axial plane에서의 선속의 fan angle이다. 그러므로 영상 획득시간은 갠트리 회전시간에 의해 정해진다. 원하는 데이터가 획득되면 테이블이 다음 위치로 이동되고 적절하고 지속적인 심박동수가 얻어지면 또다른 영상획득이 이루어진다. 이러한 사이클은 모든 스캔 범위가 커버될 때까지 반복되어 이루어진다(약 14 cm의 scan length).

고식적 스캔을 사용한 전향적 ECG 동조화는 관상동맥 석회화의 침착 평가(calcium scoring)에 많이 이용된다. 칼슘은 CT number가 높고 심지어 노이즈가 많은 배경에서도 관찰이 용이하므로 저선량으로 검사가 가능하기 때문이다. 고식적 스캔의 전향적 동조화 검사는 후향적 동조화에 비해 재구성 영상수가 적어 데이터 처리가 간편하며, 적당한 심장주기를 선택하는 것도 쉽고 환자의 방사선 피폭도 적다. 그리고 심박동수가 약 90 bpm 수준까지 동조화가 가능하며 시간분해능은 200-250 ms 수준에서 적합하다.

전향적 동조화의 단점(trade-offs)으로는 심박동수의 변화가 심할 경우(부정맥; arrhythmia) 다음 R-R interval의 평가가 잘못될 수 있으며, 이는 심장주기에 일치하지 않는 데이터 획득이 발생될 수 있다. 즉, R-파의 변화 시 바로 trigger delay time이 바뀌지 않기 때문에 심장주기의 변화에 즉각 반응하지 못하는 것과 항상 정해진 지연시간에 영상을 얻기 때문에 부정맥이나 심박수의 변화에 적절한 대응이 불가능한 것이다.

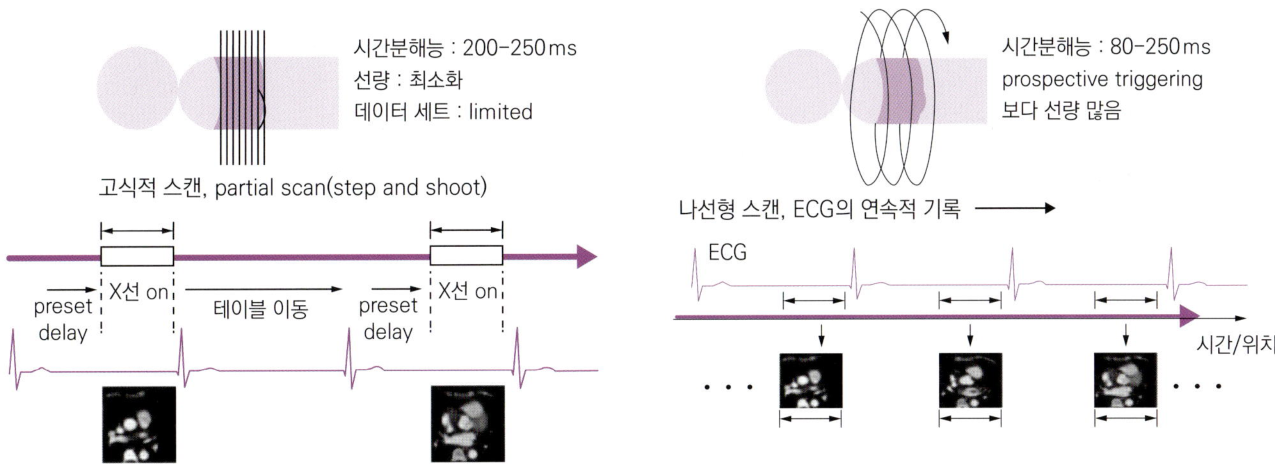

(a) 고식적 스캔의 전향적 ECG 동조화 (b) 나선형 스캔의 후향적 동조화

그림 12-20 전향적 및 후향적 ECG 동조화(Mahesh M, 2009)

(2) 후향적 ECG gating

후향적 ECG 동조화는 MDCT를 이용한 cardiac CT에서 사용되는 데이터 획득의 주된 방법이다. 이 모드에서는 인체의 ECG 신호가 계속적으로 모니터링 되며 나선형 CT스캔이 동시에 이루어져 스캔 프로젝션 데이터와 ECG 신호가 기록된다. 심장주기에 관련된 정보는 영상 재구성 과정에 후향적으로 사용되며, 후향적으로 R-R interval 사이의 선택된 지점에서의 스캔 데이터가 영상 재구성을 위해 선택된다. 영상 재구성은 partial scan data 또는 segmented reconstruction에 연관되어 실행된다(그림 12-20(b)).

Segmented reconstruction에서는 심장주기의 다른 부분의 데이터가 선택된다. 이는 영상 재구성에 필요한 최소한의 partial scan data에 해당되는 segments의 합과 같은 데이터이며, 이는 시간분해능을 향상시키는 결과를 제공한다. 후향적 ECG 동조화 스캔의 영상 획득은 80-250ms의 시간분해능 수준에서 적합하다.

나선형 스캔에서 후향적 ECG 동조화의 장점은 스캔 시 Z-축 방향으로 갭이 없이 continuous coverage가 가능하고 환자 종축 방향의 우수한 공간분해능을 제공한다. 그리고 심장주기의 여러 시점에서 자유롭고 슬라이스 간격을 중복시킨 영상 재구성이 가능하다. 또한 스캔 동안의 심박동수의 변화에 덜 민감하며, ECG 신호는 후향적인 분석이 가능하며 재구성 시 extra systolic beat(기외 수축기성 맥박)를 제거할 수 있다.

후향적 ECG 동조화는 스캔 데이터의 연속적인 획득과 모든 심장주기에서 영상의 재구성이 가능하므로 전향적 ECG 동조화에 비해 신속하게 볼륨 데이터를 얻을 수 있다. 또한 모든 심장주기에서의 동일한 데이터 세트는 기능적 정보를 제공할 수 있으며, 특히 여러 심장주기에서의 영상 재구성이 필요한 경우 유용성을 갖는다. 하지만 이완기 중기나 후기의 영상만을 필요로 할 경우에는 데이터의 나머지 부분은 필요 없게 된다.

나선형 스캔의 후향적 ECG 동조화의 단점으로는 스캔이 심장주기의 전체에서 연속적으로 시행되고 pitch가 매우 낮게 설정됨에 따라(0.2-0.4) 환자선량이 증가된다. 낮은 pitch의 중복 스캔은 영상 재구성에 필요한 스캔 데이터의 갭을 최소화하는 목적이다. 그러므로 나선형의 후향적 ECG 동조화 스캔의 경우 선량감소를 위해선 cardiac filter, pitch의 적정화 등이 고려되어야 한다. 그림 12-21은 ECG gating 유무에 따른 관상동맥 및 심장의 영상을 비교한 것이다. ECG gating 하에서 얻어진 영상에서 RCA, LAD, Lt circumflex가 선명하게 관찰되며, 심장의 short axis 및 long axis view 역시 ECG gating된 영상에서 우수한 품질을 나타낸다.

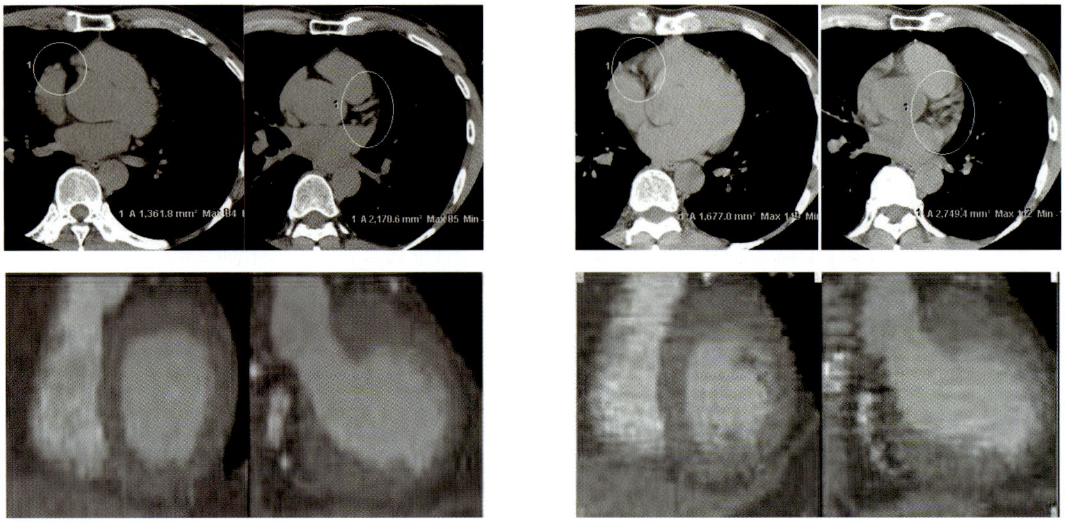

(a) With ECG gating　　　　(b) Without ECG gating

그림 12-21 ECG gating 유무 시의 cardiac CT영상 비교

3) 심장의 주기 선택(phase selection)

320 row MDCT(640MSCT)를 제외한 대부분의 MDCT의 경우 전체 심장영상을 얻기 위해선 다수의 심박동에서 ECG 동조화가 필요하다. 이를 위해서는 데이터 획득의 시작점(전향적 ECG triggering) 또는 영상 재구성의 데이터 선택(후향적 ECG gating)이 스캔 동안의 각 심장주기에서 정해져야 한다.

심장의 주기 선택을 위한 대표적인 방법은 상대적인 지연법(relative delay)이다. 이는 ECG triggered 획득의 시작점(전향적 ECG triggering에서) 또는 재구성 데이터 간격의 시작점(후향적 ECG gating에서)을 결정하기 위해선 이전 R파의 피크에 연관되어 설정된 지연시간이 사용된다. 지연시간 delay(Tdel)는 각 심장주기에서 R-R interval time(TRR)의 백분율로서 결정된다.

그림 12-22는 여러 R-R interval(=trigger delay)에서 각 혈관의 영상품질을 비교한 것이다. Axial 영상에서 RCA와 LAD가 50% R-R interval에서 가장 우수한 품질을 보인다. 일반적으로 LAD의 경우 이완기 말기인 75% R-R interval에서 움직임이 가장 적은 것으로 알려져 있으나 항상 그런 것이 아님을 알 수 있다. 즉, 환자마다 심박동수가 다르므로 각 혈관분지는 각기 다른 주기에서 최적의 영상을 나타내기도 한다. 그리고 (b)는 대각선동맥(diagonal branch; 화살표 표시)이 74% R-R interval과 90% R-R interval(수축기에 가까움)에 비해 82% R-R interval에서 잘 관찰됨을 보여준다. 이렇듯 영상 재구성의 가장 중요하고 기본이 되는 것이 심장주기의 선택이다.

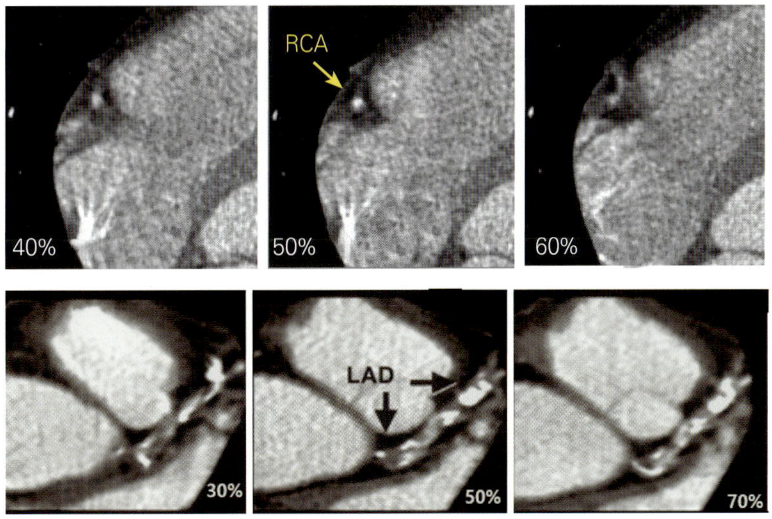

(a) 여러 심장주기에서 RCA와 LAD가 관찰되는 axial images

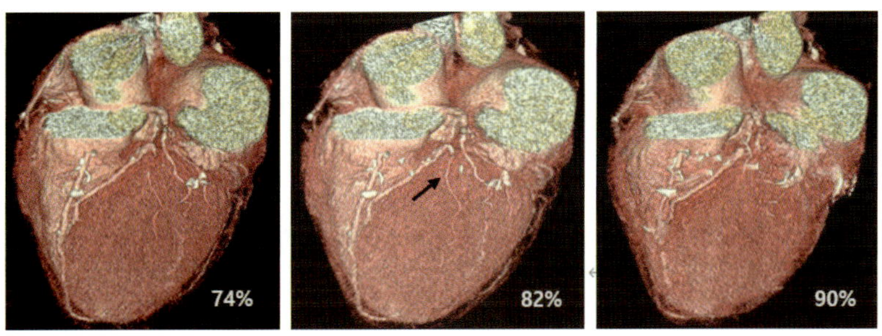

(b) VRT image

그림 12-22 여러 R-R interval에서의 각 혈관의 영상품질 비교

4) Cardiac CT의 재구성 방법

(1) Partial scan reconstruction

Partial scan reconstruction은 cardiac CT의 영상 재구성 중 가장 실용적인 방법이며, 전향적 triggering과 후향적 gating 획득에 사용될 수 있다. Partial scan reconstruction에 필요한 최소한의 데이터량은 180°와 fan angle(30-60°)이 합해진 데이터이다. 이는 partial scan reconstruction에 필요한 프로젝션 데이터를 획득하기 위한 스캔 시간을 결정하며, 영상의 시간분해능에 영향을 미친다. 그림 12-23(a)는 partial scan reconstruction을 나타낸 것이다. 하나의 심장주기의 R-R interval 사이의 데이터가 영상 재구성을 위해 선택된다. 만일 갠트리 회전속도가 0.5초(500 ms)이면 최소한의 스캔 데이터 획득시간은 갠트리 회전시간의 1/2보다 조금 많은 0.26-0.28초가 된다. 이 값은 partial scan reconstruction을 통해 얻어질 수 있는 시간분해능의 한계가 된다.

최근 MDCT는 0.3초 정도의 갠트리 회전시간을 갖는다. 이러한 장치에서의 partial scan reconstruction의 시간분해능은 0.17-0.18초로 단축되어 향상된다. 하지만 갠트리의 급속한 회전에 의한 원심력 증가는 시간분해능 단축을 제한한다.

(2) Multi-segment reconstruction

Multiple segment reconstruction은 더욱 향상된 시간분해능을 얻기 위해 개발되었다. 이의 원리는 partial scan reconstruction을 시행하기 위해 필요한 scan projection data가 그림 12-23(b)에 나타낸 바와 같이 하나의 심장주기가 아닌 여러 순차적인 심장주기로부터 선택되는 것이다. 즉, 다수의 심장주기로부터의 동일 주기의 데이터 세그멘트가 영상 재구성을 위해 선택된다. Multiple segment reconstruction은 후향적 ECG gating 기법의 규칙적인 심장 리듬에서만 가능하다.

그림 12-24는 다수의 연속적인 심장주기의 multiple segment reconstruction(quad segment reconstruction)을 나타낸 것이다. 여러 주기의 영상 데이터가 영상 재구성을 위해 결합되어 시간분해능이 향상된다. 다시 말하면, CT 프로젝션 데이터가 다수의 순차적인 심장주기를 통해 연속적으로 획득되면 multiple segment reconstruction 기법은 여러 심장주기로부터 프로젝션 데이터의 작은 부분을 선택하고, 모든 프로젝션이 결합되면 partial scan reconstruction을 실행하기 충분한 데이터가 구성이 된다. 예를 들면, 만일 partial scan reconstruction에 필요한 데이터 세트의 반을 하나의 심장주기에서 선택하고 다른 심장주기로부터의 나머지를 선택하면 결과적으로 시간분해능은 갠트리 회전시간의 약 1/4이 된다. 이는 영상 재구성을 위해 심장주기 2개의 분리된 세그멘트의 프로젝션 데이터를 사용하는 것이다. 시간분해능을 더욱 향상시키려면 3개 또는 4개의 다른 심장주기로부터의 프로젝션 데이터를 선택함으로써 얻을 수 있다. 이는 시간분해능을 0.08초(80 ms)까지 향상시킬 수 있다.

Multi-segment reconstruction는 시간분해능을 향상시킬 수 있으며, 불규칙한 심장주기를 가진 환자의 영상화에서 데이터의 다른 묶음을 선택할 수 있다. 하지만 프로젝션 데이터 세트가 다른 심박동 주기들로부터 얻어지므로 빠른 움직임에 의한 misregistration은 공간분해능의 저하를 야기시킬 수 있다.

결론적으로, cardiac CT의 시간분해능은 갠트리 회전시간에 좌우된다. 16 및 64MDCT의 빠른 갠트리 회전시간(0.3-0.5초)은 multiple segment 또는 partial scan reconstruction으로 80-250 ms의 시간분해능을 얻을 수 있다. 그리고 위의 두가지 재구성 방법은 데이터 획득과정에서 low pitch 사용에 의한 데이터의 중복(overlapped scan)이 요구된다. Body CT에서 일반적으로 사용되는 0.75-1.5 pitch와 달리 cardiac MDCT에서의 일반적인 pitch의 범위는 0.2-0.4이다.

그림 12-25는 시간분해능의 영향을 보여주는 cardiac CT영상들이다. (a)는 105 ms의 시간분해능을 갖는 2 segmented reconstruction 영상들이며, (b)는 250 ms의 시간분해능을 갖는 partial scan reconstruction 영상들이다. (b)에 비해 (a)는 stair-step artifacts가 감소되고 혈관 경계부가 부드럽게 보인다.

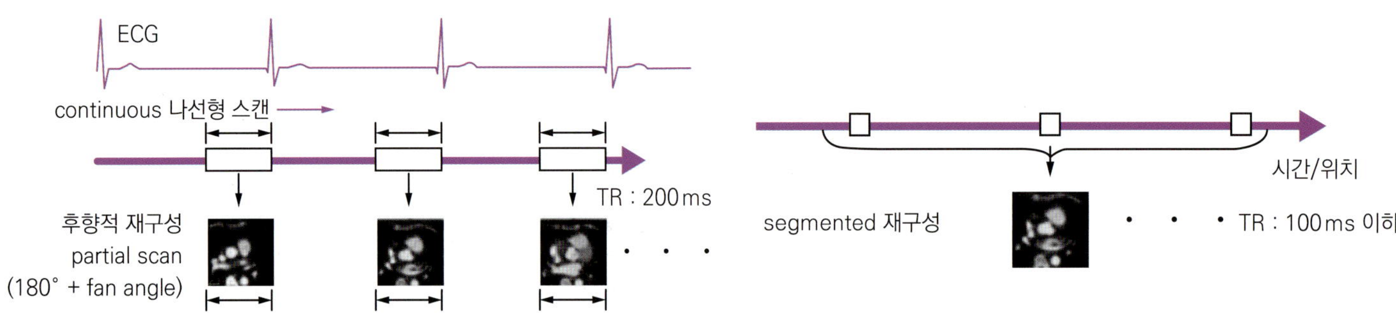

(a) Partial scan reconstruction (b) Multiple segment reconstruction

그림 12-23 Partial scan reconstruction과 multi-segment reconstruction

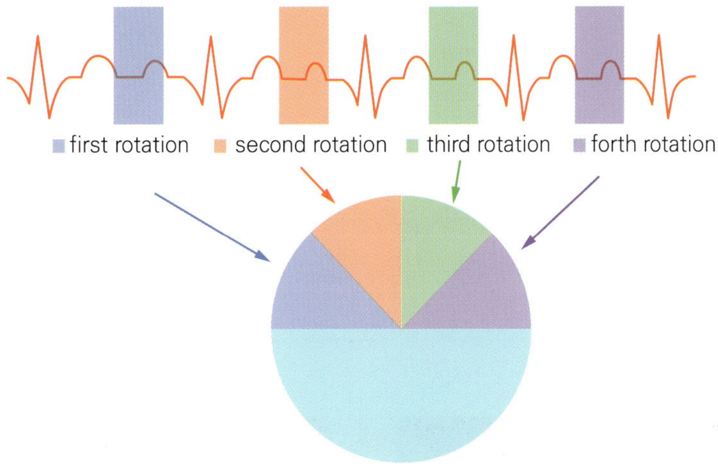

그림 12-24 Multi-segmentation(quad segment reconstruction; kevin Kalisz et al. 2016)

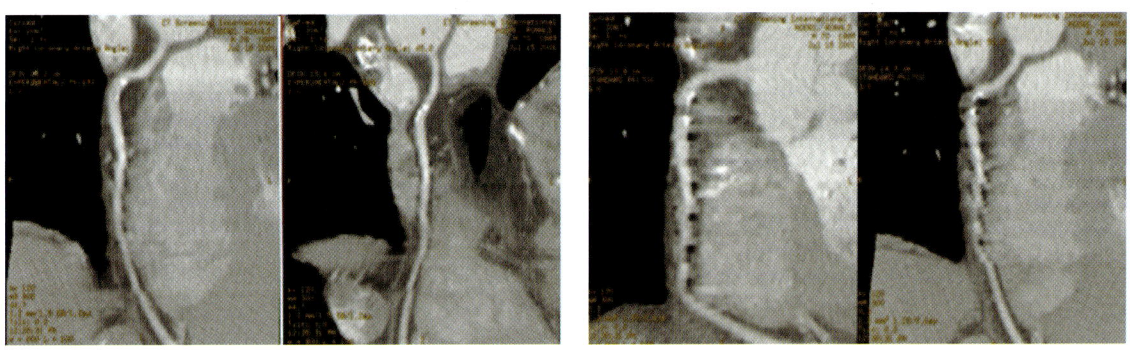

(a) 2 segmented reconstructions with 105 ms　　(b) Partial scan reconstruction with 250 ms

그림 12-25 재구성 기법과 시간분해능의 차이에 따른 cardiac CT의 영상품질

5) Helical pitch와 cardiac CT

Cardiac CT는 low pitch가 사용된다. Low pitch는 motion artifact를 감소시키고 어떤 pitch는 재구성 알고리즘의 성능을 향상시키기도 한다. 공간분해능과 시간분해능 향상을 위한 cardiac CT의 전형적인 pitch는 0.2-0.4의 범위이다. 이는 방사선량을 60-80% 중복시키며 pitch 1.0에 비해 약 4-5배의 선량을 증가시킨다.

6) ECG dose modulation(temporal dose modulation)

고선량의 후향적 ECG gating CT angiography의 선량을 감소시키는 방법으로 ECG dose modulation이 사용된다. 이는 motion artifact로 인해 영상품질이 저하되고 영상 재구성에 사용되지 않는 심장주기인 확장기 동안의 관전류를 감소시킨다.

ECG dose modulation은 제조사에 따라 cardiac dose modulation, temporal dose modulation, ECG pulsing으로 명명된다. 이는 심장CT에서 ECG에 기초하여 영상획득에 주로 이용되는 시기인 이완기 후기(end-diastole phase)에 100%의 관전류를 적용시키고 수축기(systole phase)에서는 관전류를 약 20% 수준으로 낮추어 불필요한 선량을 감소시키는 기술이다. ECG dose modulation은 약 10-40%의 선량이 감소시킨다.

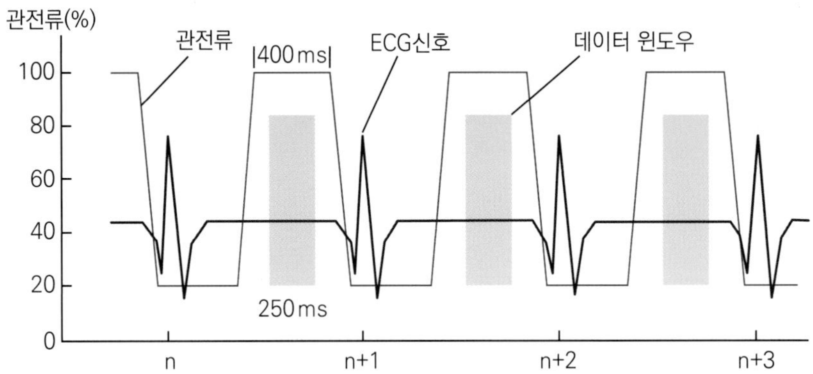

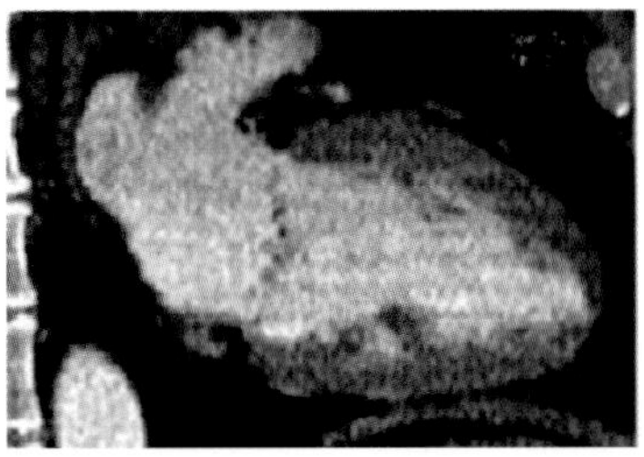

(a) 수축기, 300mA

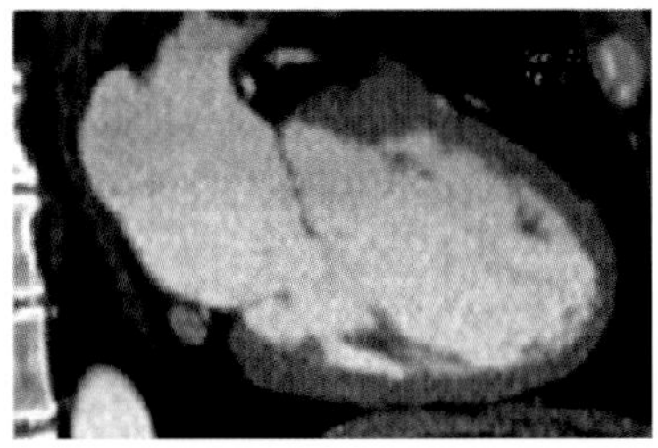

(b) 이완기, 60mA

그림 12-26 ECG dose modulation의 개념과 수축기와 이완기 영상

그림 12-26에서 데이터 획득 윈도우가 250ms임을 알 수 있으며 확장기 영상에서 많은 노이즈가 관찰된다. 하지만 ECG dose modulation은 이완기 영상뿐만 아니라 수축기 영상의 획득도 필요한 기능적 검사에서는 효용성이 저하된다.

또다른 저선량의 cardiac CT 방법은 전향적 ECG triggering 기법이다. 하지만 이는 스캔 중 심박동이 급속하게 변화하는 경우 중요한 데이터 세트를 손실할 수 있는 리스크가 따른다.

7) Cardiac CT의 소프트웨어

정확한 병변의 감지를 위한 여러 가지 유용한 소프트웨어의 개발이 이루어졌다. 대표적인 예로는 환자의 ECG 신호와 영상 데이터의 통합, 심박동수의 변화에 적응하기 위한 ECG 신호의 editing 기능(phase registration), 각 phase의 미리보기 기능 등이다.

그리고 방대한 영상 데이터로 인해 발생되는 업무 과부하를 해소시키기 위한 방법의 일환으로 개발된 소프트웨어의 자동화 기능이다. 이의 대표적인 예로는 스캔 데이터를 이용하여 심장의 VRT 영상 또는 관상동맥 tree 영상을 쉽게 얻을 수 있는 것과, 기능적 영상화를 위해 심외막(epicardium)과 심내막(endocardium)의 윤곽을 자동으로 인식하여 영상후처리 작업의 효율성을 높일 수 있도록 하는 기능 등이 해당된다. 또한 혈관분석(vessel analysis) 기능, 심기능 측정, 좌심실의 두께측정 등의 분석 소프트웨어의 발전은 영상후처리 시간을 단축시킴은 물론이고 보다 정확한 영상정보 제공을 가능케 한다.

8) Cardiac CT의 영상후처리(post-processing)

(1) 볼륨 렌더링(VRT)

볼륨 렌더링(volume rendering technique; VRT)은 cardiac CT의 대표적인 3차원 영상표시 기법이다. 관상동맥의 입구(ostium)를 더욱 선명히 관찰하기 위해서는 폐동맥과 좌심방 등의 종격내 구조물을 지우고 디스플레이 하는 것이 좋다.

(2) Curved reformation

Axial 영상의 기본 특성을 유지하며 곡선 형태를 갖는 구조의 reformation 영상을 얻는다. 혈관강과 벽의 분리 관찰이 가능하여 연부조직 plaque, 석회화, 스텐트의 관찰이 용이하다(그림 12-27(a)).

(3) Coronary vessel tree

심장부위를 자동적으로 지워내고 MIP 또는 VRT 기법으로 관상동맥 가지를 디스플레이 하는 소프트웨어이다. 일명 3-D tree view라고도 한다(그림 12-27(b)).

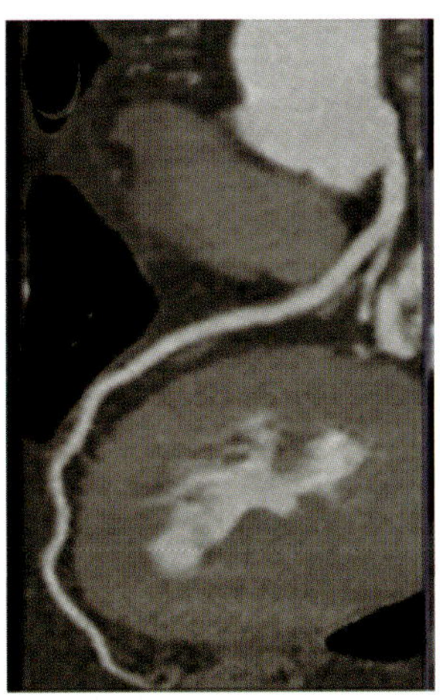

(a) LAD의 curved reformation 영상

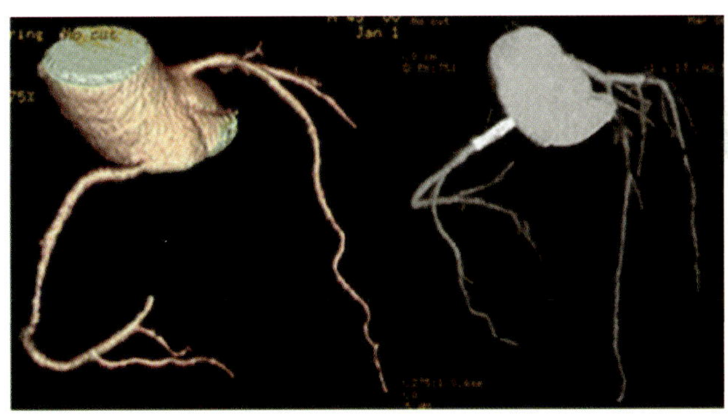

(b) Coronary vessel tree 영상

그림 12-27 관상동맥의 curved reformation 영상과 coronary vessel tree 영상

(4) Cardiac vessel analysis(CVA)

MIP로 나타낸 2-D 영상으로 동맥가지를 분석하는 처리이다. 이는 혈관의 직경 측정을 통해 협착의 양적 평가에 주로 이용된다. 그림 12-28의 (a)는 LAD에 총 죽상경화 플라크의 양이 493 mm^3인 중등도 플라크와 64%의 협착임을 보여주며, (b)는 총 죽상경화 플라크의 양이 1,801 mm^3인 심한 플라크와 76%의 협착임을 보여주는 CVA 영상이다.

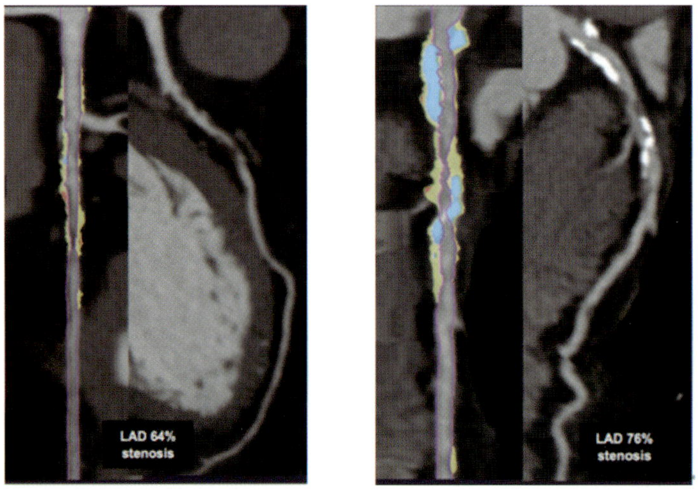

(a) Moderate plaque (b) Severe plaque

그림 12-28 LAD의 cardiac vessel analysis 영상

(5) Long axis view 및 short axis view

심장의 장축과 단축에 따른 해부학적 구조의 관찰에 적절한 2-D MPR이나 MIP 영상을 재구성함으로써 심실(cardiac chamber), 심근(myocardium), 심낭(pericardium) 그리고 심장 판막(valve)의 관찰을 가능하게 한다. 그림 12-29는 4 chamber view(long axis view), 2 chamber view, short axis view이다. Short axis view는 표면부의 영상화뿐만 아니라 볼륨의 자동적인 측정이 가능하며, 심박출율(ejection fraction) 측정, 전체 또는 부분적인 심근종양과 관류검사(perfusion study)를 가능케 한다.

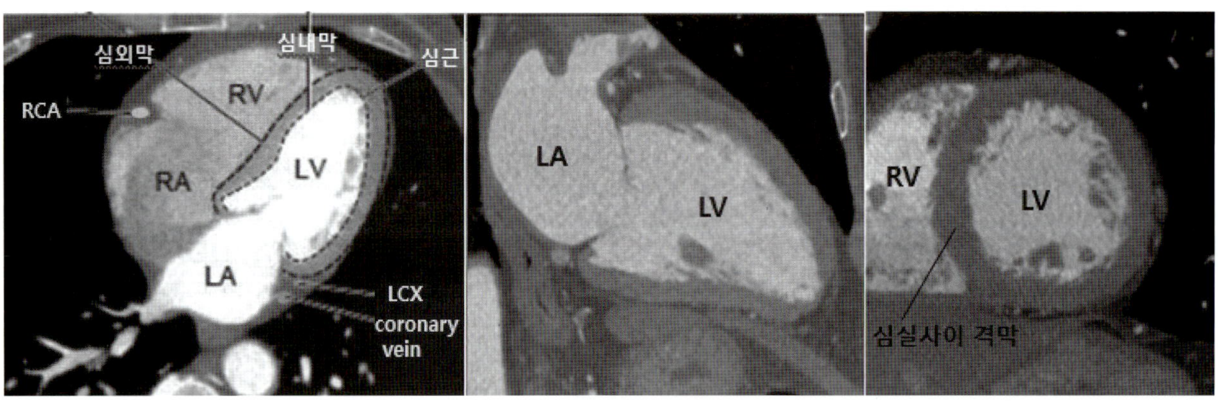

(a) 4 chamber view (b) 2 chamber view (c) Short axis view

그림 12-29 Cardiac CT 4 chamber view, 2 chamber view, short axis view

9) Cardiac CT 프로토콜과 임상적용

CT를 포함한 모든 심장검사의 주된 목적은 허혈성 심질환의 진단에 있다. 즉, 관상동맥의 폐색과 협착부위의 판별이 가능하고 관상동맥 및 심장질환의 결과로 인한 심근(myocardium)의 이상 부위를 확인할 수 있어야 한다. CT를 이용한 심혈관계 검사는 주로 심장질환의 예방차원의 석회화 침착 정량화 검사와 관상동맥의 개통성 확인을 위한 cardiac CT (angiography)가 시행되고 있으며, 심장의 기능적 검사가 도입되어 활발히 연구되고 있다.

(1) 관상동맥의 석회화 침착 정량화 검사(calcium scoring)

관상동맥 석회화 침착 정량화 CT는 동맥경화증의 진행정도를 알 수 있고, 동맥경화증의 치료가 필요한 집단을 선별하는 목적으로 많이 시행된다. 조영제를 사용하지 않고 주로 고식적 스캔의 전향적 ECG triggering으로 시행된다.

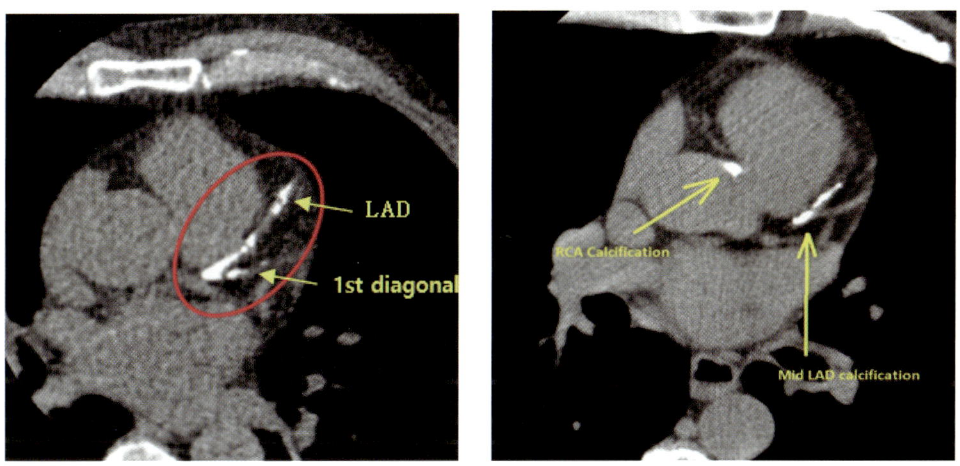

그림 12-30 관상동맥의 석회화 침착 정량화 검사 영상

(2) 관상동맥의 CT angiography

주로 관상동맥(original coronary artery)의 협착 여부나 정도를 평가를 위해 시행된다.

Cardiac CT angiography는 보통 심박동수가 70bpm 이하로 유지될 때 안정적인 영상을 얻을 수 있으며 심박동수를 낮추기 위해 ß-blocker(50-100mg의 메토프롤롤; metoprolol)를 촬영 1시간 전에 복용하게 하는 방법도 사용되며, 산소를 주입하는 상태에서 검사를 시행하는 것도 추천된다. 또한 혈관확장을 위해 니트로글리세린 1알을 검사시작 전에 혀 밑에 투여하여 녹여 복용하게 한다.

조영제량은 120-140cc의 조영제를 초당 4-5cc의 속도로 주입하며 개인적으로 혈액 동력학적인 차이는 있지만 대부분의 환자에서의 prep. delay는 약 20초 정도이다.

심장의 3-D CT에서 심장의 수축기 관찰을 위한 trigger delay는 약 10% R-R, 이완기의 관찰을 위한 delay는 60~70% R-R이 적절하다. 그리고 관상동맥 CTA에서는 특히 RCA의 trigger delay는 50%, LCX의 경우 60%, 그리고 LAD에서는 50-60% R-R이 적절하다. 이러한 값은 장치의 시간분해능에 따라 다르게 적용된다.

그림 12-31은 RCA와 LAD에 스텐트 시술을 받은 예로 3-D VRT 영상, vessel analysis와 curved reformation 영상에서 스텐트 내에 혈관의 원활한 소통이 확인된다.

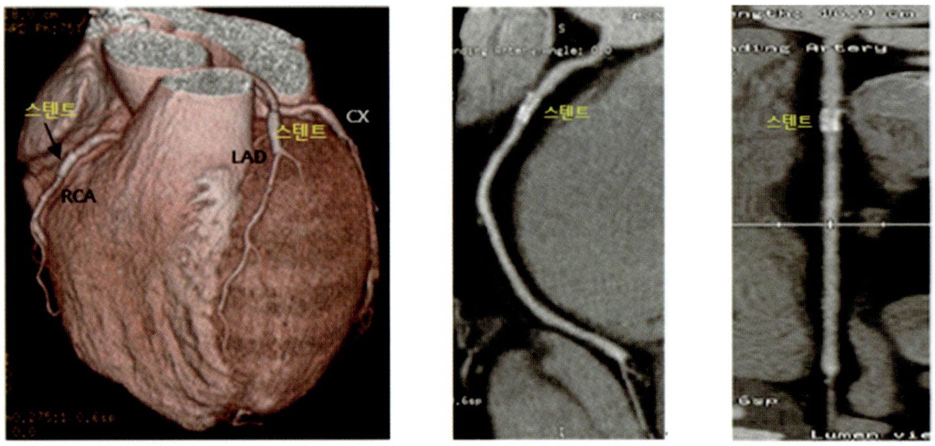

(a) VRT (b) Curved reformation (c) Vessel analysis

그림 12-31 스텐트 삽입 환자의 cardiac CT angiography

(3) 관상동맥우회술 환자의 CT angiography

1990년대부터 LAD에 양측 내흉동맥(internal mammary artery; IMA)을 연결하고, 기타 관상동맥에 복제동맥(saphenous vein)을 연결하는 우회술이 보편화되기 시작하였다.

관상동맥 우회술(coronary artery bypass graft; CABG)은 original 관상동맥에 비교하여 심장과 약간의 거리를 두고 있기 때문에 심장 박동에 의한 영향을 덜 받으며, 혈관 내경도 관상동맥보다 다소 굵기 때문에 양질의 CT영상 획득이 가능하다.

그림 12-32의 (a)는 CABG의 모형도이다. RCA에는 두렁정맥(복제정맥)을, LAD에는 왼속가슴동맥(좌내흉동맥)으로 우회술을 시행한 것이다. 그리고 (b)영상에서는 LAD에 좌내흉동맥으로 bypass를 시행한 것을 알 수 있다. 그리고 RCA, LAD의 대각선동맥(diagonal artery), 왼휘돌이동맥(left circumflex artery)의 모서리가지(marginal branch)에 두렁정맥을 사용하여 우회한 것을 보여준다.

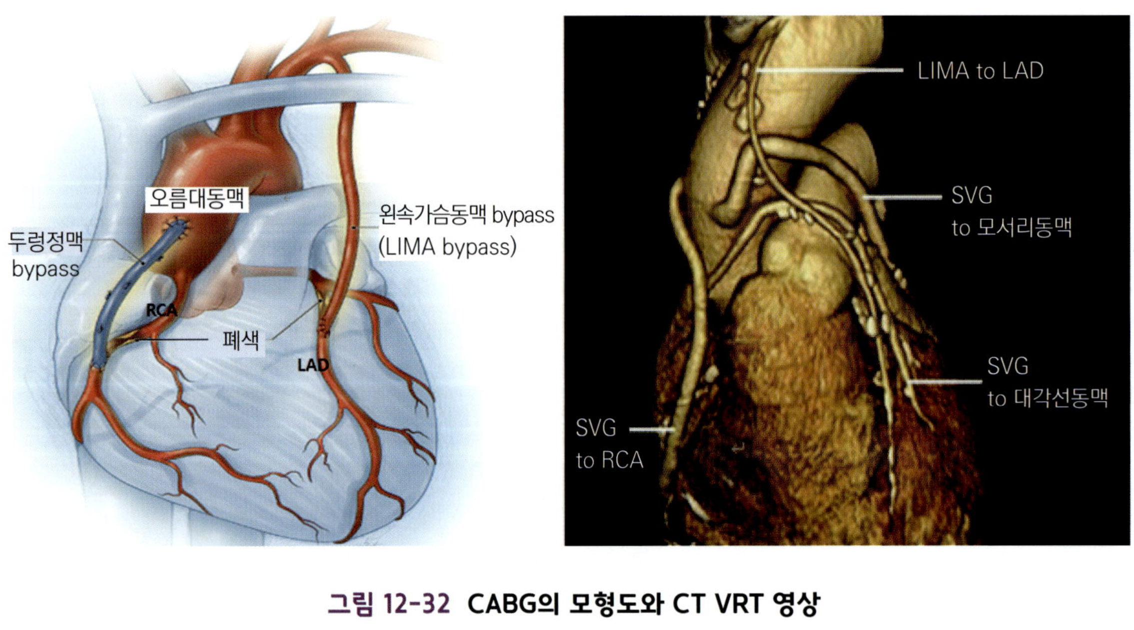

그림 12-32 CABG의 모형도와 CT VRT 영상

(4) 심장의 기능적 검사(functional study)

Cardia CT는 1회의 조영제 주입으로 나선형 스캔을 통한 볼륨 데이터를 얻으면 이를 이용하여 심장 및 관상동맥의 관찰뿐만 아니라 심장의 기능적 검사도 가능하다. 그림 12-33은 EF(ejection fraction), EDV(end-diastolic volume), ESV(end-systolic volume), SV(stroke volume)의 측정을 보여준다.

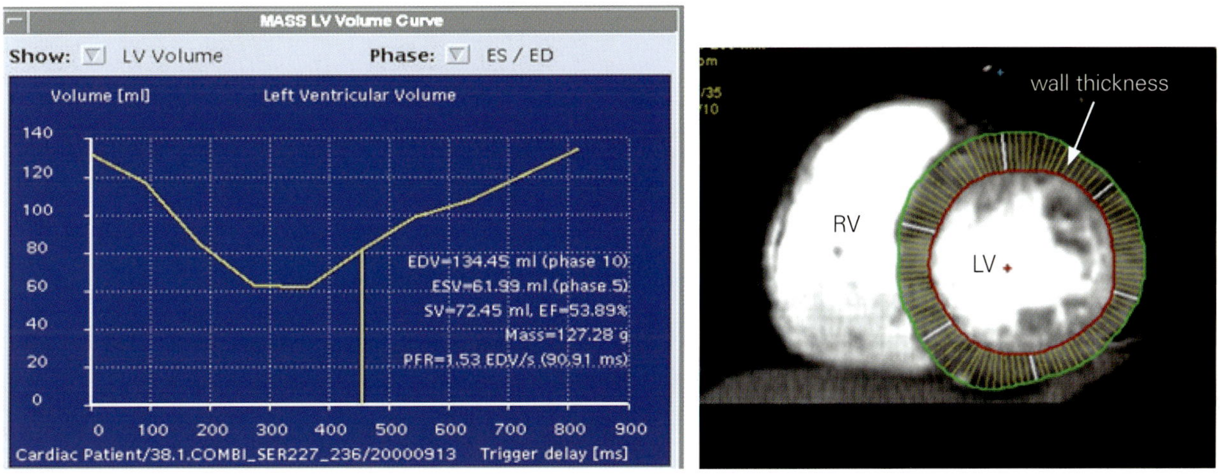

그림 12-33 EDV, ESV, SV, EF의 측정

8 이중에너지 CT(dual energy CT; DECT)

1) Dual energy의 개념 이해

Dual energy CT(DECT; 이중에너지 CT)는 다른 에너지 준위의 두 X선(80 kVp와 140 kVp)이 특정 물질에서 일으키는 감약 정도의 차이가 있는 점에 착안하여 물질의 종류를 구분할 수 있는 원리를 이용하는 기법(다른 두 에너지의 X선 광자 영상에서 얻어진 정보의 분해를 이용함)이다. Bone, 연부조직, 요오드 조영제와 같은 물질들을 분해하기 위해 특징적인 감약 프로필들이 사용되며, 이를 통해 해부학적 정보와 기능적 정보를 얻는다.

관전압은 발생되는 X선속의 에너지 준위를 결정하는데, 관전압이 다를 경우 광자의 에너지 차이를 만들어 동일한 물질에서도 다른 감약 스펙트럼을 얻을 수 있다. 그림 12-34의 (a)에서 dual energy CT에 주로 사용되는 80 kVp와 140 kVp의 에너지 스펙트럼의 차이를 알 수 있으며, 80 kVp와 140 kVp의 평균 에너지는 각각 56 kV, 76 kV임을 알 수 있다. 그리고 (b)에서 볼 수 있듯이 요오드의 경우 낮은 에너지에서는 최대의 감약값을, 높은 에너지에서는 절반 이하의 감약값을 나타낸다. 하지만 bone의 경우 에너지 준위에 따른 상대적 변화는 적다. 이와 같은 특성을 이용하여 각 조직이나 기관의 감약 차이를 직접적으로 구분해낼 수 있다.

그림 12-35는 DECT의 개념도를 보여준다.

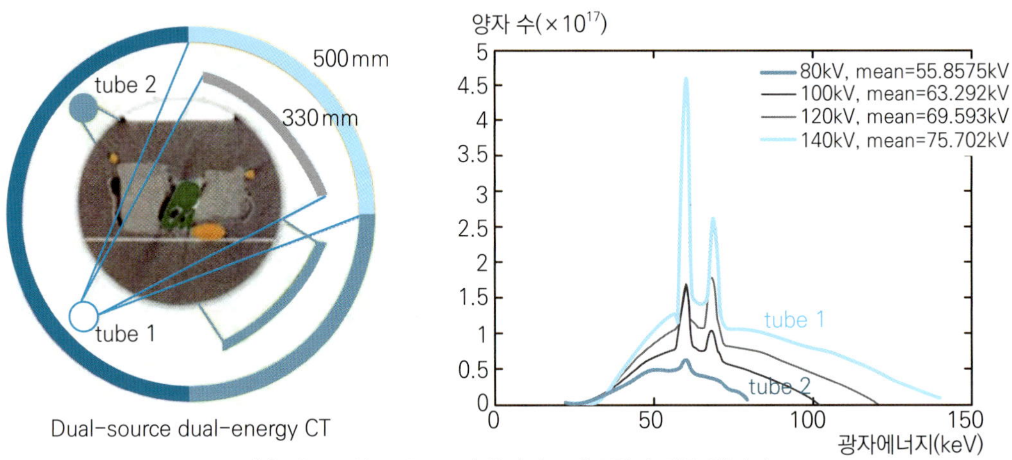

(a) 80 kVp와 140 kVp의 에너지 스펙트럼과 평균 에너지

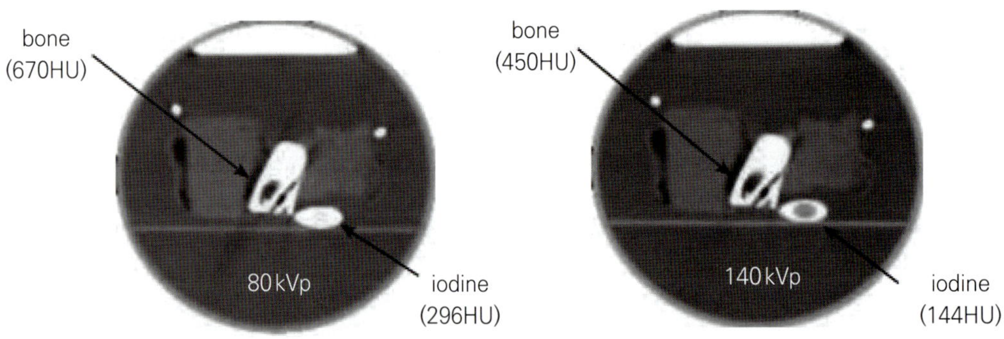

(b) 동일 팬텀에 80 kVp와 140 kVp로 스캔한 경우 bone과 iodine의 CT number 차이

그림 12-34 에너지 차이에 따른 스펙트럼과 CT number의 변화

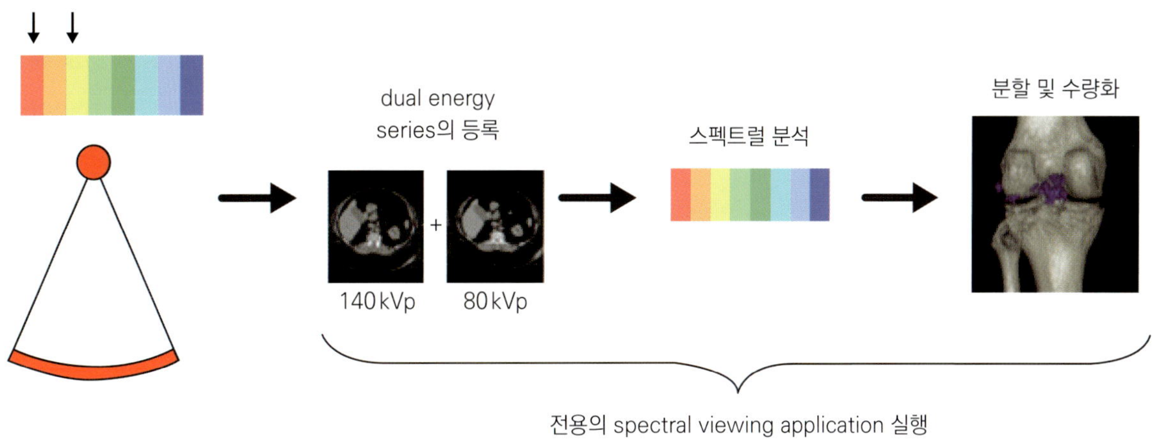

그림 12-35 DECT의 단순 개념도

2) Dual energy CT의 원리

물질의 X선 감약은 X선 에너지의 작용이며, 이는 광전효과와 컴프턴 산란에 의해 결정된다. 의료영상에서의 일반적인 물질의 감약곡선을 그림 12-36에 나타내었다. 물질의 X선 감약곡선은 2가지 다른 물질(k-edge를 포함하지 않는 지역)의 선형조합(linear combination)에 의해 표현될 수 있다. 즉, bone의 감약곡선은 iodine과 물의 선형조합에 의해 표현된다. 이때 선택된 2가지 물질(iodine과 물)을 basis 물질이라고 부른다.

기존의 CT영상에서 X선속의 질은 최대 광자에너지를 의미하는 kVp로 정의한다. 80kVp와 140kVp의 다색 스펙트럼을 앞의 그림 12-34(a)에서 볼 수 있다. 다색 스펙트럼의 경우 선속이 환자를 투과하면 저에너지(soft X선)가 필터링되어 결과적으로 선속이 경화되며, 이는 scan FOV 내에 위치된 물질의 HU값을 변화시킬 수 있다.

물질 분해(material decomposition)는 빠르게 변화되는 저/고관전압의 두가지 스펙트럼에서 피사체의 X선 감약을 측정한 후 이를 감약 생성에 필요한 두 물질의 농도(또는 양)로 변환시키는 처리이다. 물질 분해는 물질을 구분하는 것이 아니고, 2가지의 선택된 basis 물질을 고려하여 저/고 kVp 측정값을 생성하는데 필요한 각 물질의 필요한 양을 결정하는 것이다.

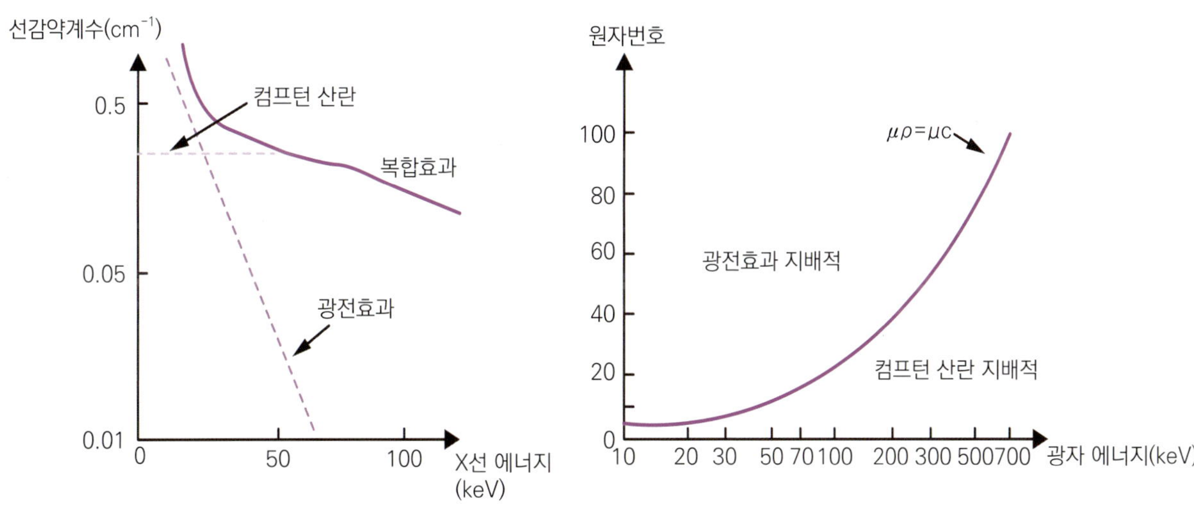

그림 12-36 X선 감약의 두 주요 메커니즘

그림 12-37은 GE사 dual energy CT(젬스톤 스펙트럴 영상화; GSI)의 물질 분해를 간단하게 나타낸 것이다. 첫 단계로, 물질 분해를 통하여 저/고 kVp 영상 외에 물질 농도 영상(material density image; MD 물 영상과 MD iodine 영상)을 얻어낸다. 다음 단계로, 스펙트럴 영상화(예, 단일에너지 영상)의 계산은 material basis(물과 iodine) 영상에서 실행되는 선형함수를 이용하여 GSI viewer에서 실행된다.

물과 iodine은 의료영상에서 사용되는 물질의 원자번호 범위를 포괄하기 때문에 저/고 감약물질은 물과 iodine이 사용되는 것이며, 적절한 연부조직과 요오드가 증강된 대조도는 해석하기에 용이한 물질 농도 영상(MD 물 영상과 MD iodine 영상)으로 나타난다.

단일에너지 영상은 물질 농도 영상으로부터 합성된 프로젝션 기반의 물질 분해에 의해 선속경화현상이 제거된 영상이다. 하지만 산란선, aliasing, 부분체적현상에 의한 에러는 존재할 수 있다. 그러므로 단일에너지 영상은 단일에너지의 소스가 X선 광자를 생성할 경우와 동일한 피사체 영상이며 약간의 아티팩트를 갖는 기존의 HU영상과 유사하다.

단일에너지 영상화는 고에너지와 저에너지 영상의 선택이 가능하다. 고에너지 영상은 저대조도를, 저에너지 영상은 고대조도를 갖는다. GE사 dual energy CT는 101개(40-140 keV), 지멘스는 151개(40-190 keV) 에너지의 영상 선택이 가능하다.

결론적으로, GSI는 프로젝션 기반의 물질 분해에 기초한 이중에너지 영상화기법이다. 프로젝션 기반의 물질 분해는 저/고 kVp sinogram의 등록을 필요로 하며 프로세싱이 복잡하다. 하지만 이러한 복잡한 과정을 감수하고 선속경화현상 교정을 시행하는 것이다. 반면에 image 영역의 물질 분해는 저/고 kVp 영상에서 실행되는 단순하고 편리한 방법이지만, 복수 물질의 선속경화 교정이 실행되지 않으면 저/고 에너지 kVp 데이터 내에 선속경화현상이 포함되어 있으며 정확성이 떨어지는 단점을 갖고 있다. 또한 image 영역의 물질 분해는 상호적인 파라메터의 조율이 필요하다.

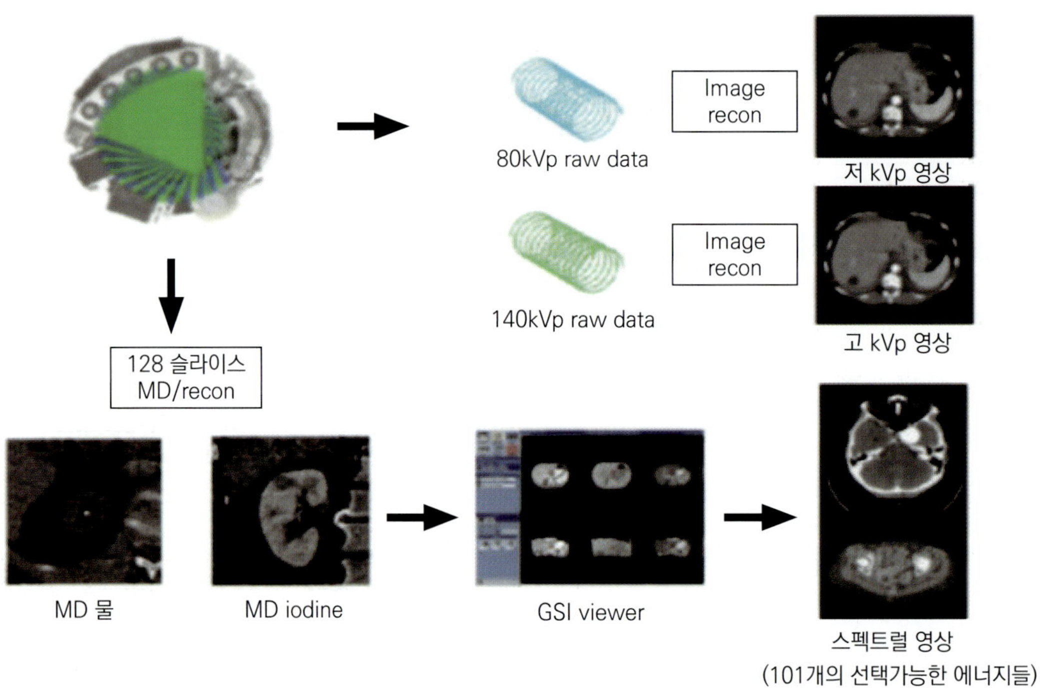

그림 12-37 GE사 DECT(GSI)의 물질 분해(material decomposition) 처리

3) 제조사별 dual energy CT 기술

DECT의 기술은 크게 3가지로 구분된다. GE사의 DECT 기법은 젬스톤 검출기의 개발과 함께 도입된 ultrafast kVp switching 기술이며(Discovery750 HD, Revolution CT 등에 장착), 필립스는 single source dual layer detector 기술을 채택하며(Brilliance iCT, IQon spectral CT, Spectral CT 7500 등에 장착), 지멘스는 이중선원 CT를 사용하여 이중 에너지 CT영상을 얻는 방법(dual-source dual-energy CT scanning)을 채택하고 있다. 이러한 DECT는 지멘스의 경우 dual energy CT로 명명되나, GE나 필립스에서는 spectral CT로 명명된다.

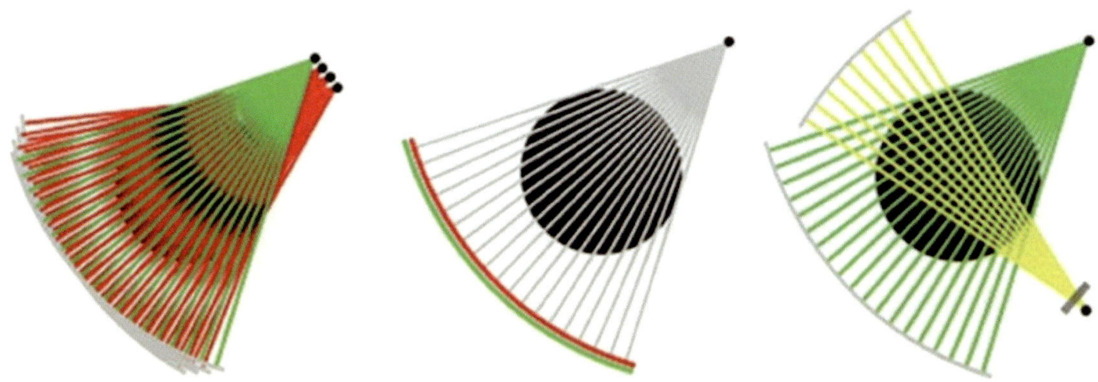

(a) Ultrafast kVp switching 방식 (b) Dual layer detector 방식 (c) Dual source CT 방식

그림 12-38 Dual energy CT의 3가지 방식

(1) GE사 ultrafast kVp switching

젬스톤 검출기의 개발과 함께 본격적으로 도입된 dual energy 기술이다. 이를 GE사에서는 Gemstone spectral imaging(GSI)라고 명명되며, 젬스톤 검출기를 채택한 GE사의 Discovery750 HD, Revolution CT 시리즈에서 사용하고 있는 dual energy CT기법이다.

DECT는 임상적으로 full scan FOV의 적용이 가능하고 고식적 스캔과 나선형 스캔에서의 적용, 그리고 환자 움직임의 동결, ACR 가이드라인에 부합되는 최소한의 환자선량이 요구된다. 그리고 저/고 kVp 프로젝션을 정렬시키는 섬세한 기술인 프로젝션 기반의 material decomposition이 요구된다.

이에 부합되어 GSI는 매우 빠른 kVp 스위칭을 기초로 고식적 및 나선형 스캔에서 저/고 에너지 데이터 세트가 50 cm의 scan FOV에서 동시에 획득된다. 이는 80 kVp와 140 kVp 사이의 0.5 ms 이하의 스위칭은 신뢰성있는 generator에 의해 가능하다. 그리고 젬스톤 검출기의 섬광체는 일차속도(primary speed)가 매우 빠르며, view 사이의 스펙트럴 감염이 없으며 우수한 공간분해능과 기존 검출기에 비해 2.5배의 빠른 판독출력을 갖는다. 이러한 특성들은 이중에너지 획득에 적절한 샘플링 농도를 갖는다.

kVp 스위칭을 기초로 한 80 kVp와 140 kVp의 획득은 효율적인 DAS, 신속한 섬광체(매우 빠른 일차속도와 저잔광 특성), 진보된 재구성기법(ASiR) 등의 기술적 진보에 의한 결과물이며 적절한 회전속도와 함께 환자선량을 최소화한다.

Dual energy 영상의 획득을 위해 저관전압과 고관전압의 두가지 데이터 세트를 함께 얻는다. 저관전압과 고관전압의 데이터 세트는 프로젝션 영역에서 조정되며 선속경화현상에 의한 CT number의 변화를 제거하는 처리가 시행된다. 환자선량을 최소화하기 위해서 저관전압과 고관전압 데이터 세트의 선량은 서로 균형이 맞아야 하며, ACR에서 권고하는 환자-선량 가이드라인에 속해야 한다.

GE사 dual energy CT(GSI)의 기술적 기초는 매우 빠른 kVp 스위칭이다. 이는 갠트리가 한번 회전하는 동안 얻어지는 2가지 다른 X선 에너지 레벨이 view와 view 사이에서 변화하는 동적인 스위칭이다. 0.35초의 회전시간을 갖는 하나의 X선관에서 약 0.5 ms의 간격으로 80 kVp와 140 kVp의 스위칭이 이루어진다. 이는 매우 빠른 광자 검출과 무시될 정도로 짧은 잔광(0.001%)을 갖는 검출기에서 에너지 분리가 일어나며, 프로젝션(raw data) 기반의 물질분해(material decomposition) 과정을 통해 50 cm의 FOV를 갖는 dual energy 영상을 얻는다. Material decomposition은 고관전압과 저관전압 영상에서 bone 영상과 연부조직 영상을 분리해 내는 것을 의미한다. GSI 획득이 끝나면 영상 재구성/프로세싱 체인을 통해 GSI viewer는 기존의 저/고 kVp 영상, 물질농도(material density; MD) 영상, 단일에너지(keV) 영상, effective Z(유효 원자번호; Zeff)를 제공한다. MD영상은 iodine density와 water density 영상으로 구분된다. Effective Z는 조직의 특성화(tissue characterization)가 양적으로 필요한 방사선치료에 유익한 것으로 알려져 있다.

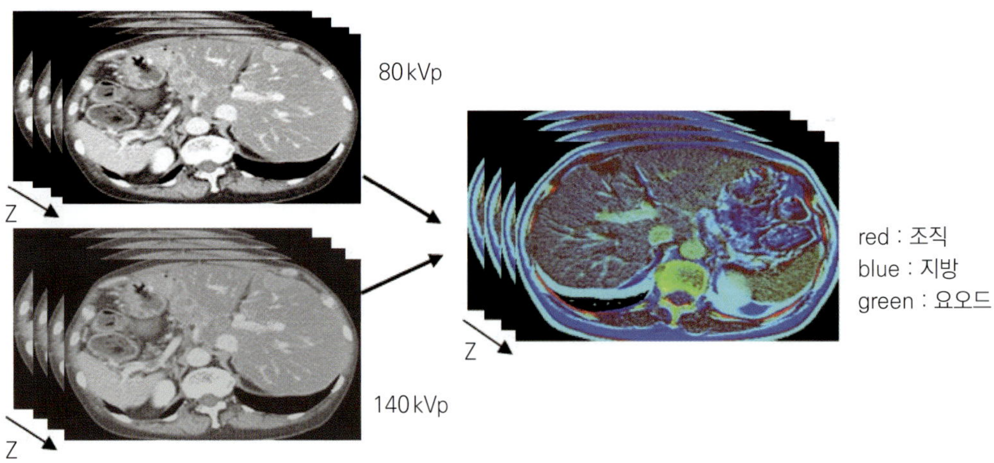

그림 12-39 3차원 물질 분해(3-material decomposition)의 개념도

Dual energy CT의 대표적인 적용의 하나인 단일에너지 영상을 통하여 kVp 스위칭을 이용한 이중에너지 획득 및 프로젝션 기반의 물질분해 과정을 설명해보자. 이는 다음과 같이 3단계로 이루어진다.

① 고관전압과 저관전압의 획득

고관전압과 저관전압의 획득은 sinogram에 고관전압과 저관전압 views를 채우는 것이다. 그 후 views는 고관전압 view와 저관전압 view로 구분되며, 고관전압 sinogram은 140kVp 영상으로 재구성되는데, 이는 QC영상으로서 사용된다.

② 감약대물질농도 변환(attenuation-to-material density transformation)

다음 단계로 고관전압과 저관전압 데이터들이 복잡한 감약대물질농도 변환 프로세싱이 이루어진다(감약; HU, material density(MD); mg/ml). 이 과정은 간단히 스펙트럴 분석이라고 요약될 수 있으며, 결과적으

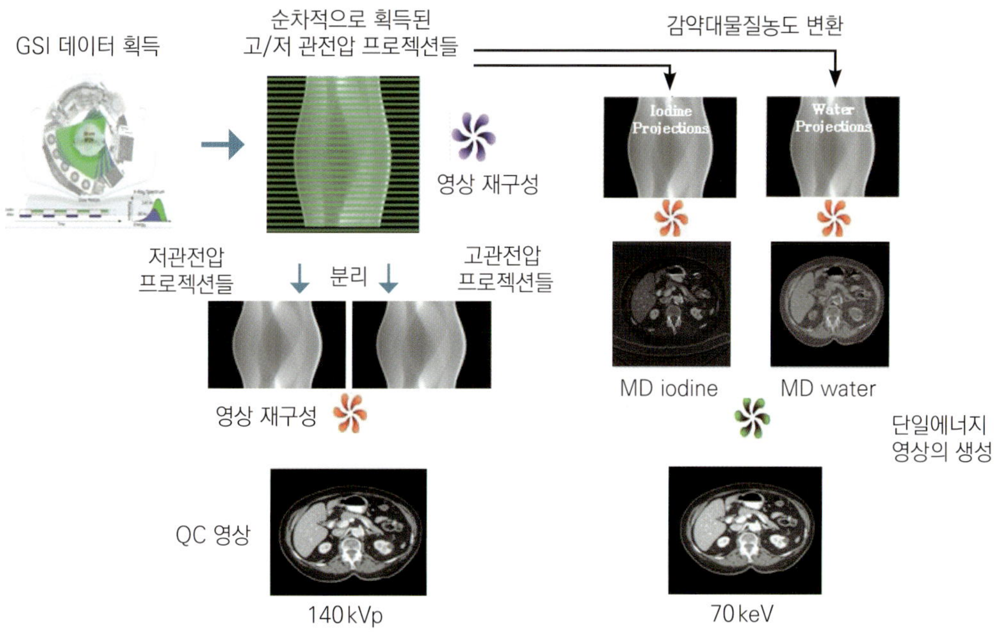

그림 12-40 Ultrafast kVp 스위칭을 이용한 dual energy 획득과 프로젝션 기반의 물질분해(GE사)

로 2개의 MD sinogram을 생성한다. 하나는 iodine sinogram이며 다른 하나는 물 sinogram이다. 그 후 iodine sinogram과 물 sinogram은 MD iodine과 MD water 영상을 생성하기 위해 재구성된다(다시 mg/ml로 표현됨).

③ 단일에너지 영상의 생성

마지막 단계에서 40-140keV의 범위 내(사용자가 지정하는 에너지 범위 내)에서 물/iodine 영상 쌍으로부터 단일에너지 영상(그림 12-41)이 생성된다.

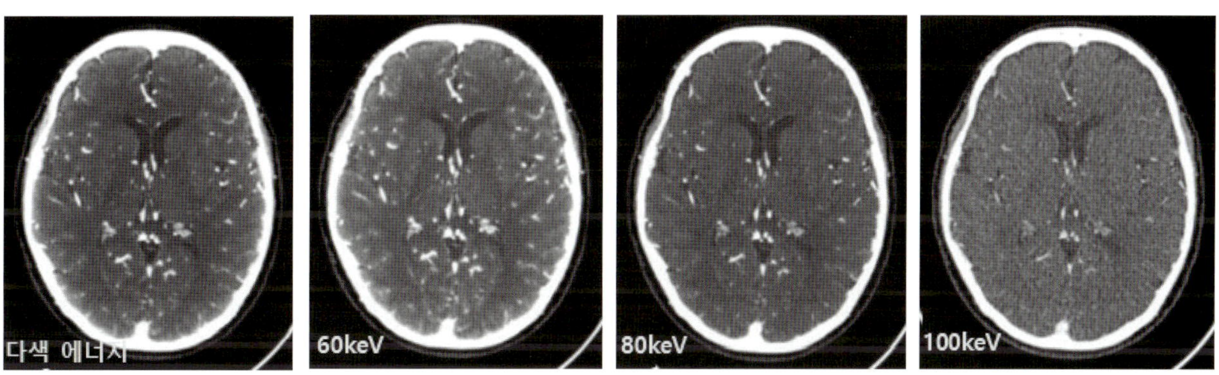

그림 12-41 다색 에너지 및 60, 80, 100keV의 단일에너지 CT영상

(2) 필립스의 single source dual layer detector 기술

Spectral CT기술로 명명되는 single source dual energy 기법이다. 128 row detector를 장착한 256MSCT인 Brilliance iCT와 IQon spectral CT에 장착되고 있다.

그림 12-42는 필립스의 single source dual layer detection의 개념도이다. 하나의 소스로부터 dual layer 검출시스템에 의해 에너지를 분해하여 측정되는 다색 스펙트럼을 이용한다. 2개의 섬광체층은 120kVp 또는 140kVp의 고관전압 설정 하에 샌드위치화 되고, 검출기는 저에너지와 고에너지 X선을 구별하여 검출할 수 있도록 2가지 타입의 검출기로 구성된다. 그리고 광다이오드가 X선 방향에 평행되게 위치되어 있으며 2가지 타입의 섬광체 옆에 부착되어 있다. 상부에 위치한 40mm 두께의 yttrium 기반의 garnet 섬광체 검출기는 저에너지를 검출하고(저에너지 스펙트럼의 약 50%를 흡수; Gabbai 등, 2015), 하부에 위치한 40mm 두께의 GOS(gadolinium oxysulphide) 섬광체 검출기는 고에너지를 검출한다. 즉, 하나의 소스에서 나온 X선을 검출기(double layer detector)에서 2개의 신호로 분리해서 받아들여 고에너지와 저에너지 신호를 동시에 획득한다(총 에너지 신호 영상도 획득함).

Dual layer DECT 방식의 장점으로는, 두 신호 사의의 영상획득의 시간차(시간적 불일치)를 없앨 수 있다. 즉, 한번의 120kVp 스캔으로 dual energy 영상을 획득할 수 있어, 환자피폭을 증가시키지 않은 상태에서 해부학적 정보뿐 아니라 인체 내부물질의 성분을 구별해 컬러로 보여준다(컬러 계수화). 물질분해는 sinogram 영역에서 시행된다. 그리고 지멘스 DECT의 단점인 산란선 발생이 없으며, spectral magic glass는 PACS에서 후향적 스펙트럴 분석이 가능하여 CT진단 영역을 한 차원 넓혀 준다. 단점으로는 스펙트럼의 분리가 다른 이중에너지 기법에 비해 좋지 않으며(Saba 등, 2015), 검출시스템이 120kVp 또는 140kVp의 높은 관전압에 적정화되어 있어 환자선량이 많은 편이다.

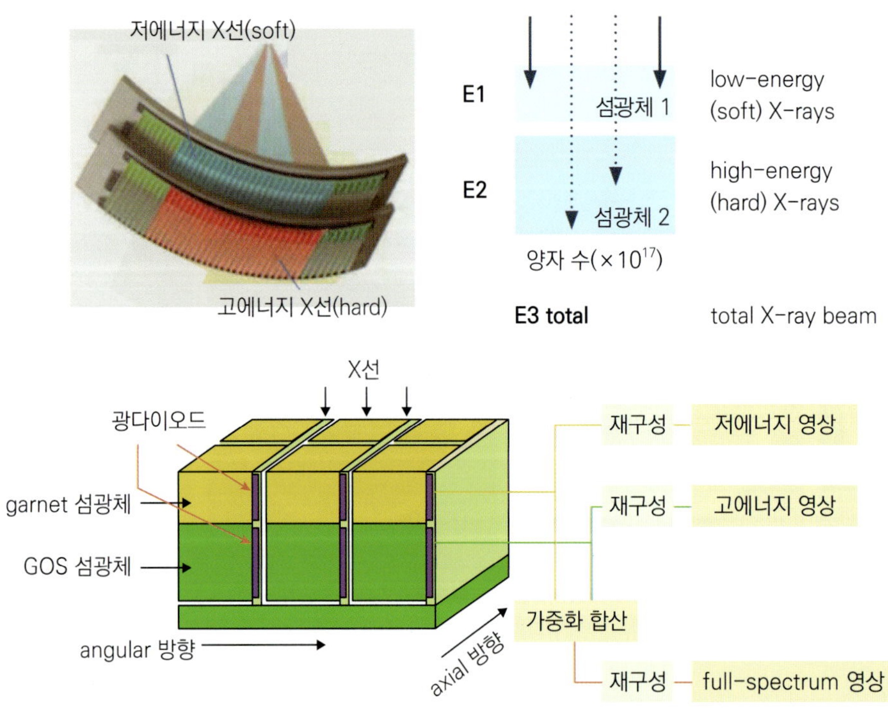

그림 12-42 필립스의 single source dual layer detector의 개념도

(3) 지멘스의 dual source CT를 이용한 dual energy CT

이중선원 CT(dual source CT; DSCT)를 사용하여 이중 에너지 CT영상을 얻는 방법(dual-source dual-energy CT scanning)이다. DSCT는 하나의 갠트리 내에 약 90°의 각도를 가진 2개의 영상획득 시스템(2개의 Straton tube와 2개의 검출기)으로 구성되며, 각 X선관에서 같은 양의 X선이 방출되어 그 합한 양이 기존 CT의 방사선량과 동일한 수준이다. 그리고 각 X선관과 검출기 세트는 환자선량을 최소화시키는 상태에서 스펙트럼 분리를 최대화시키기 위해 스펙트럼과 관전류가 독립적으로 적정화 된다(Schenzle 등, 2010).

Dual source를 이용한 DECT 기술은 2개의 X선관에서 80 kVp와 140 kVp의 X선을 거의 동시에 조사하여 이중 에너지 영상을 획득한다. 이는 single source scans으로 인해 발생되는 시스템적 에러가 적고, 안정적인 HU값을 제공하며 공간분해능이 우수하다. 그리고 빠른 스캔속도로 인해 motion artifact가 거의 없는 영상을 제공한다. 하지만 물리적으로 서로 다른 각도의 프로젝션과 동일하지 않는 검출기 크기(50 cm와 33 cm)로 인해 material decomposition이 image 영역에서 이루어진다(프로젝션 영역이 아니라). 이는 kVp 스위칭 DECT에 비해 상대적인 품질저하 요인으로 작용하며, 갠트리 내에 위치된 2개의 X선관 사이에서 간섭되는 산란선의 억제와 하나의 33 cm scan FOV는 단점으로 작용한다.

4) Dual energy CT의 임상적용

여기서는 VNC 영상, 단일에너지 영상, metal artifact reduction(MAR)에 대해서 간단히 설명하기로 한다.

(1) Virtual non-contrast(VNC) 영상

Dual energy의 조영증강 영상에서 요요드 성분을 제거하여 virtual non-contrast(VNC) 영상을 얻어내는 기법이다. VNC 알고리즘은 multi-material decomposition(MMD)에 기반을 두고 있다. 이는 조영제의 용적율을 동일한 혈액의 용적율로 대체함으로써 요오드 억제(iodine suppressed) 영상을 얻는 것이다. 이러한 VNC 영상은 HU으로 감약정보를 제공하며, 추가적인 non-contrast scan의 필요없이 석회화와 결석의 감지가 가능하므로 결과적으로 환자선량을 감소시킨다.

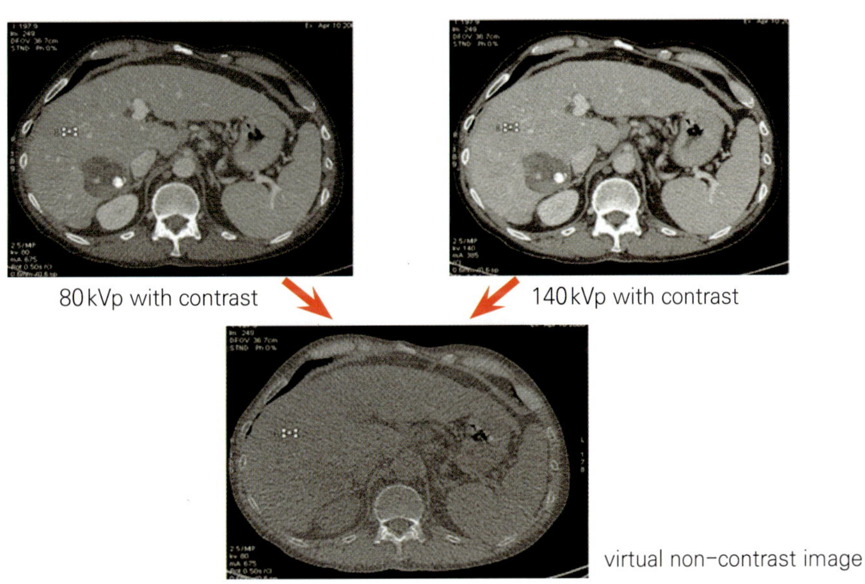

그림 12-43 Virtual non-contrast 영상의 획득

(2) 단일에너지 영상(monochromatic image)

그림 12-44는 다색에너지(poly-energy; polychromatic energy)와 단일에너지(mono-energy; monochromatic energy)를 비교한 것이다. 다색에너지의 경우 필터를 적용하거나 환자를 투과하면 선속경화현상이 발생될 수 있으며, kVp를 증가시키면 메탈 아티팩트는 감소될 수 있다. 반면에 단일에너지는 X선관에서 획득될 수는 없지만, 다색에너지와는 달리 선속경화현상이 발생되지 않는다.

현존 dual energy CT 기술에서는 101개(40-140keV; GE사) 또는 151개(40-190keV; 지멘스)의 단일에너지 영상을 dual energy 데이터 세트로부터 얻을 수 있다. 이러한 단일에너지 영상의 특성은 저관전압(80kVp) 영상의 우수한 대조도와 고관전압(140kVp) 영상의 저노이즈를 겸비하며, CT number의 정확도가 높으며, 선속경화 아티팩트가 발생되지 않는다(그림 12-45). 그림 12-46은 dual energy CT를 이용하여 얻은 복부의 단일에너지 영상들이다. 저keV 단일에너지 영상은 고keV 단일에너지 영상에 비해 대조도가 우수하며 저대조도분해능은 저하됨을 알 수 있다.

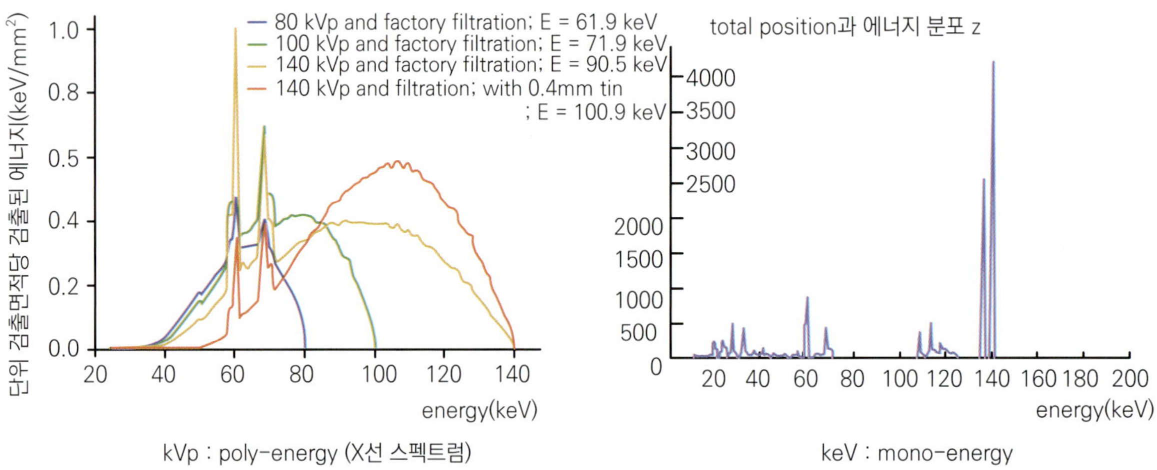

그림 12-44 다색에너지와 단일에너지의 비교

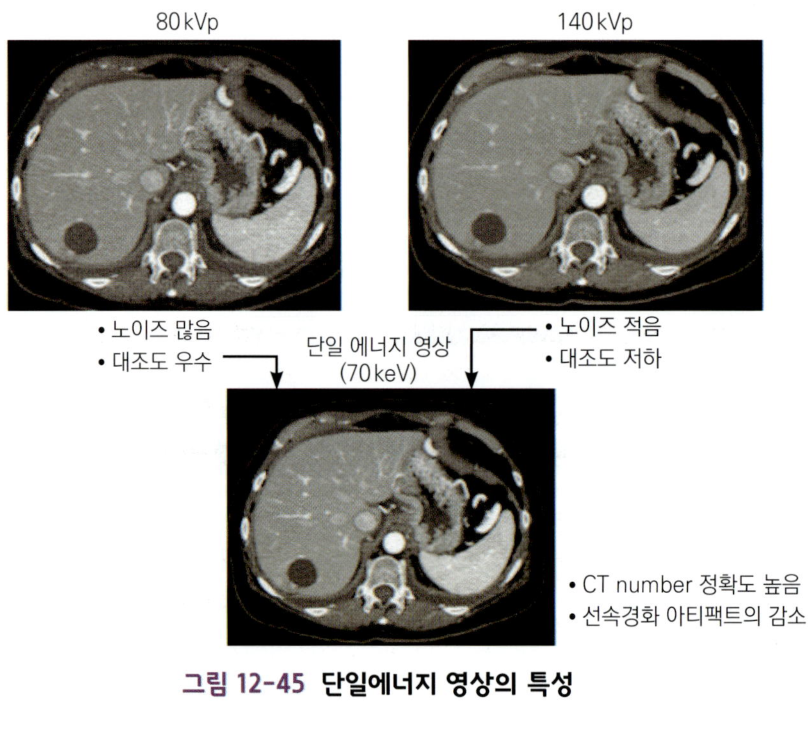

그림 12-45 단일에너지 영상의 특성

(3) Metal artifact reduction(MAR in monochromatic image from DECT)

다색에너지 파형에서 주로 발생하는 금속 인공물을 제거하기 위해 DECT를 이용해 서로 다른 X선원이 물질을 투과하고 에너지를 선택적으로 재구성하여 단일에너지 파형의 CT영상(단일에너지 영상)을 획득한 후 MAR 기능을 추가하여 효과적으로 금속 아티팩트를 제거하는 기법이다.

그림 12-46은 dual energy CT에서 얻은 단일에너지 영상(MAR 소프트웨어를 적용하지 않은)에서의 metal artifact의 감소를 보여준다. 에너지가 높은 영상일수록 metal artifact가 더욱 감소됨을 알 수 있다. 그리고 그림 12-47은 dual energy CT에서 얻은 단일에너지 영상에 MAR 소프트웨어를 추가 적용한 영상이다.

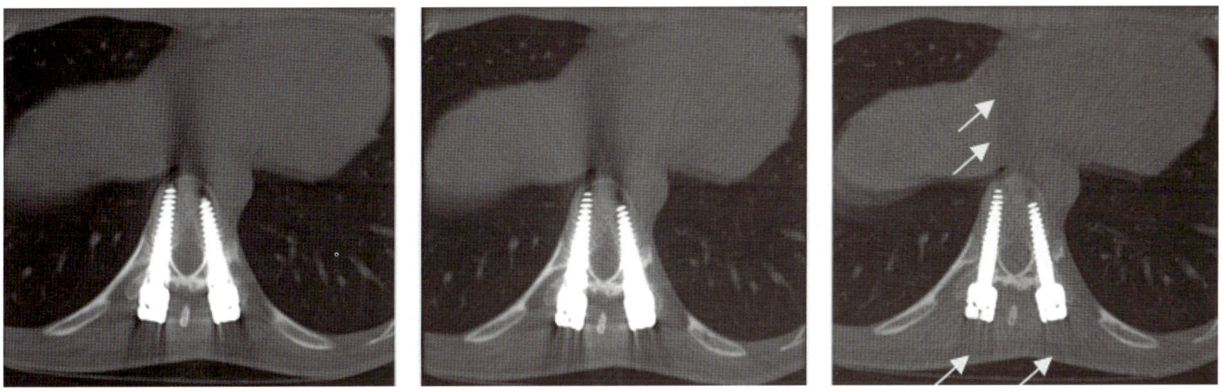

(a) 80 kVp와 140 kVp (b) 80 keV (c) 110 keV

그림 12-46 DECT를 통해 얻은 단일에너지 영상(without MAR)의 선속경화 아티팩트 감소

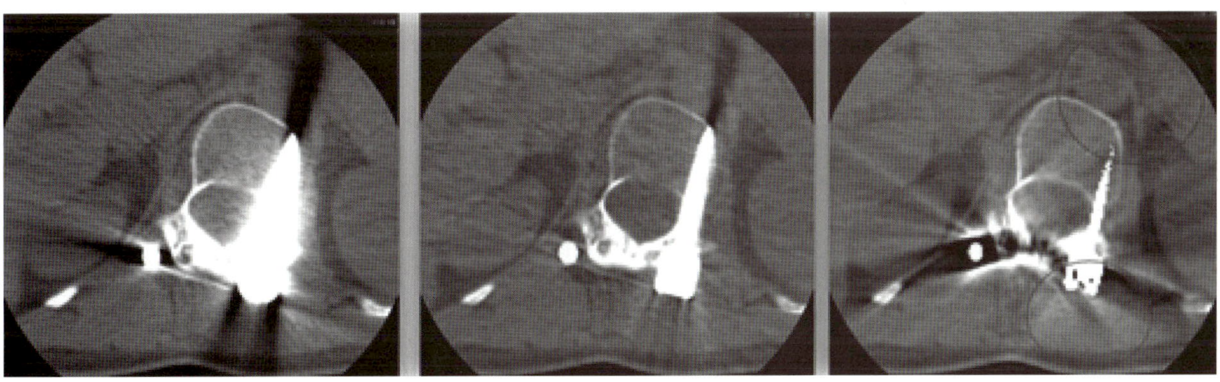

(a) 70 keV (b) 120 keV (c) 70 keV + MAR

그림 12-47 DECT를 통해 얻은 단일에너지 영상에 MAR 소프트웨어를 추가한 영상

9 기타 CT검사

1) 뇌정위 CT(brain stereotactic CT)

외상이나 뇌혈관 사고 등에 의한 두개내 출혈, 두개부의 조직검사(biopsy), 뇌농양 및 낭종의 흡인(aspiration), 또는 외과적 수술을 위한 위치잡이 및 안내를 위해 시행한다.

뇌출혈의 배액이나 radiosurgery(엑스 나이프 또는 감마 나이프)를 목적으로 stereotactic frame을 머리에 장착한 후 2-3 mm의 슬라이스 두께와 간격으로 axial scan을 시행한다. 이때 display FOV를 크게 설정하여 위치잡이용 핀이나 금속자가 포함되도록 한다.

근래에는 sensor를 머리에 부착하거나 비침습적으로 개량된 stereotactic frame을 사용하는 뇌정위 CT도 시행된다. 또한 viewing wand나 computer CAS(computer aided surgery)와 같은 영상유도 시술장치에서는 frame이 없는 radiosurgery planning CT가 이용되고 있다.

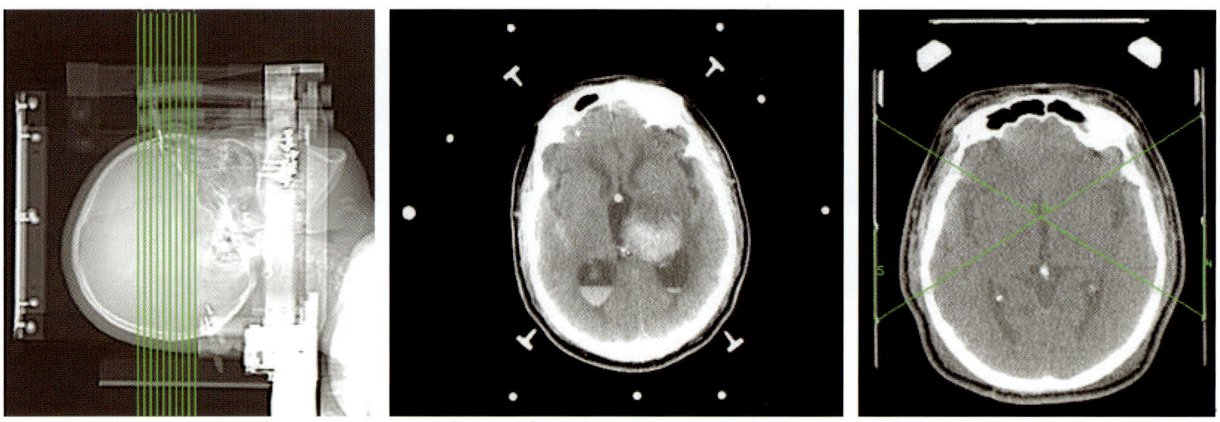

(a) Cross referenced scout image (b) 핀을 사용한 방법 (c) 금속자를 사용한 방법

그림 12-48 Brain stereotactic CT 영상

2) CT 유도하 조직생검(CT guided aspiration biopsy)

주위의 정상조직에 대한 피해를 최소화하고 신생물의 병리적 진단에 필요한 샘플(specimen)을 뽑아내는 중재적 시술(interventional procedure)이다. 주로 원발성, 전이성, 재발성 종양, 감염성 질환 그리고 수술후의 변화 관찰을 위해 시행된다. 부신, 췌장, 림프절 등의 복막뒤와 폐, 세로칸, 척추, 사지골 등의 부위에 시행된다.

CT 유도하 조직생검은 고해상능의 영상을 이용해 병변 부위를 섬세하게 3차원적으로 localization 할 수 있으며, 조직내 needle tip을 볼 수 있어 작은 크기의 병변 감지에 용이하다. 다양한 환자 position으로 시술이 가능하며 주위조직과의 관계 관찰이 용이하다. 초음파 또는 X선 투시유도 하의 시술보다 병변 감지능력이 우수하다.

그림 12-49의 (a)는 폐, (b)는 신장, (c)는 척추 부위의 CT 유도하 조직생검 영상이다. 그리고 (d)는 윈엉덩뼈와 엉치엉덩관절 부위의 종양환자의 bone biopsy 영상이다. 병변 부위의 피부에 납줄을 부착한 후 환자를 비스듬한 자세로 위치시키고 스캔한 영상에서 바늘을 삽입할 위치와 깊이를 추측하기 위해 거리를 측정한 영상이다.

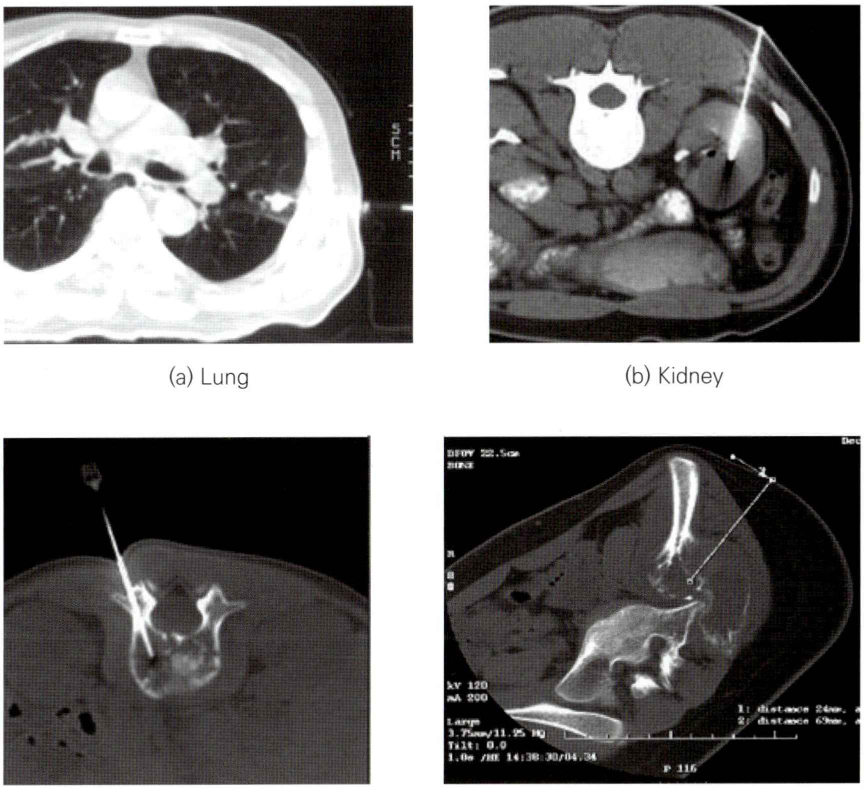

(a) Lung (b) Kidney

(c) 척추 (d) 윈엉덩뼈

그림 12-49 CT 유도하 조직생검 영상들

3) Dental CT

Dental CT는 2차원 또는 3차원의 영상을 재구성하여 치아매식 시 이틀능선(치조융선; alveolar ridge)의 윤곽과 모양, 아래 이틀신경관(inferior alveolar nerve canal)의 위치 그리고 이틀뼈(치조골)의 두께 및 위치에 관련된 정보를 얻기 위해 시행된다. 또한 치아성형 또는 외상에 의한 수술전 계획에 사용되며 위턱뼈와 아래턱뼈로 나누어 시행한다.

Dental mandible CT의 axial scan의 기준선은 아래턱뼈가지에 평행되게 하고 display FOV를 15-18 cm로 설정하며, 스캔 범위는 아래턱뼈 아래에서 upper teeth margin까지 1 mm의 간격과 슬라이스 두께를 사용하여 axial scan을 시행한다.

재구성 소프트웨어가 설치되어 있는 워크스테이션에서 아래턱뼈 전체가 가장 잘 보이는 axial 영상을 이용하여 dental arch에 수직인 oblique 영상 및 파노라마 영상을 reformation한다. 사용하는 장치의 소프트웨어에 따라 차이는 있지만 일반적으로 oblique reformation에서 영상 사이의 간격은 2 mm, 영상의 상하폭은 40 mm가 권고되며, 파노라마 영상의 reformation 시 앞뒤 영상의 간격은 2 mm 정도로 하여 4-5개의 영상을 재구성한다.

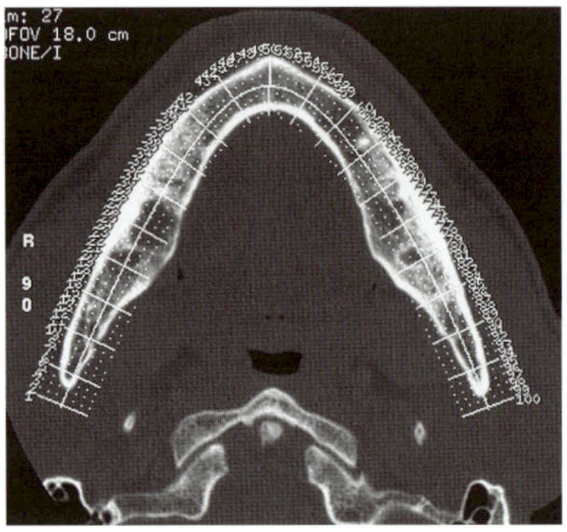

(a) Cross referenced axial 영상

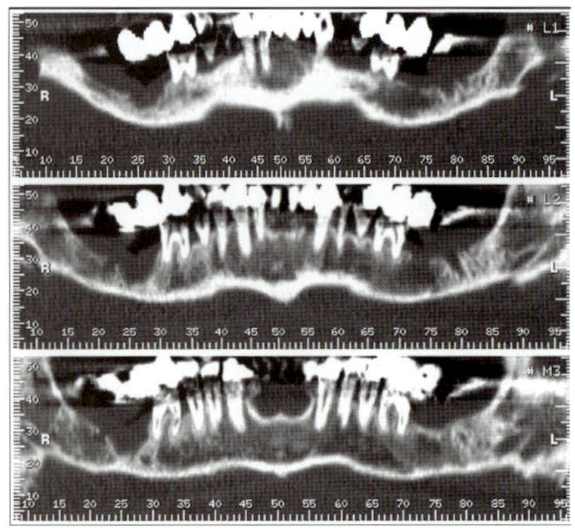

(b) 파노라마 reformation 영상

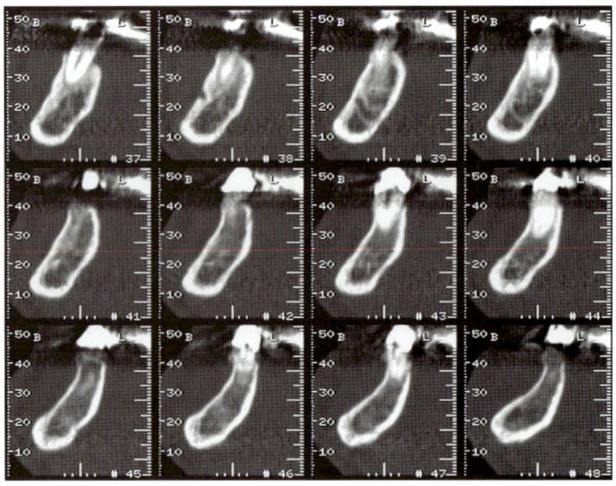

(c) Dental arch에 수직으로 재구성된 oblique 영상

그림 12-50 Dental mandible CT영상

Dental maxilla CT에서는 위턱뼈의 해부학적 구조의 파악과 함께 피질골(cortical bone)의 위치, 코안 및 부비동의 관찰도 필요하다. 이는 염증성 치근막 질환이나 박테리아에 의한 침식성 질환이 치아근과 부비동의 점막사이에 있는 이틀뼈를 손상시킬 수 있기 때문이다. Axial head holder를 사용하고, hard plate(또는 alveolar arch)가 수직이 되도록 하며, 스캔 기준선은 단단입천장(hard plate)에 평행되게 한다. 스캔 영역을 하부 치아 끝(low teeth tip)부터 위턱굴 아래까지로 하며, mandible CT와 동일하게 axial scan과 reformation을 시행한다.

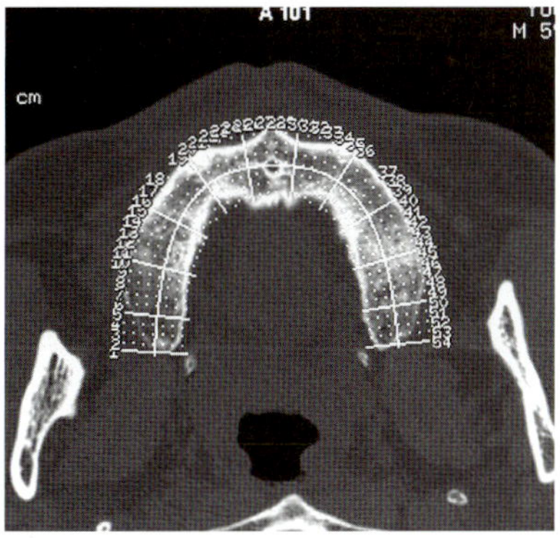

(a) Cross referenced axial 영상

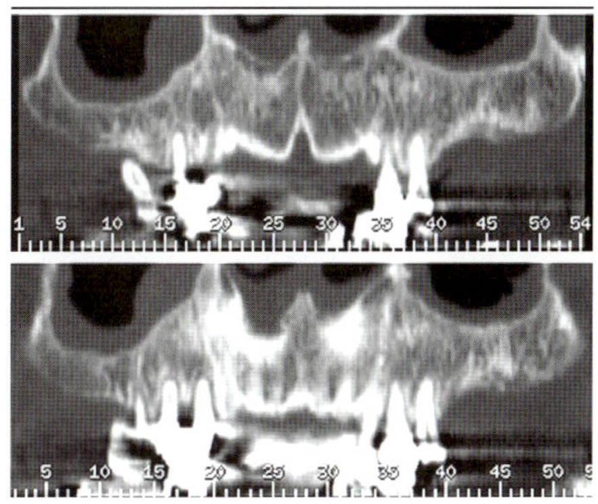

(b) Reformatted 파노라마 영상

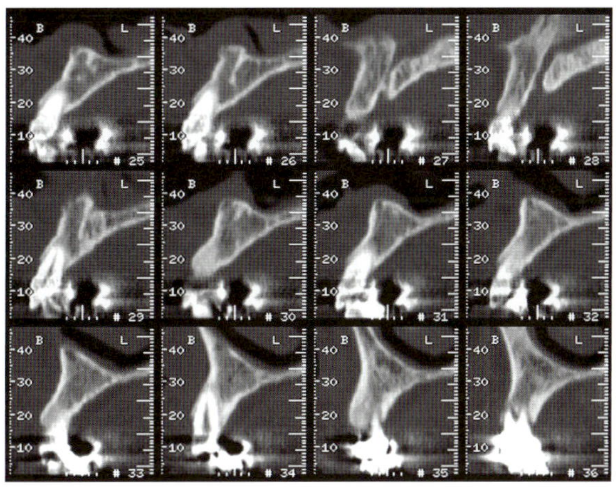

(c) Reformatted oblique 영상

그림 12-51 Dental maxilla CT 영상

4) CT myelography, CT discography, CT arthrography

(1) 적용

CT myelography는 추간판탈출증(disk herniation)의 진단, 압박된 신경근의 범위, 척수 질환(주로 척수 종양)의 진단을 위해 시행한다. 일반 CT에 비해 디스크와 spinal canal의 구별이 용이하며, 신경근 소매(nerve root sleeve)의 코팅이 뚜렷한 영상을 얻을 수 있다.

CT discography는 디스크(척추사이원반)의 장애, 디스크의 퇴행성 변화, 수핵(nucleus)의 파열 유무의 진단을 위해 시행한다. 반면에 CT arthrography는 어깨, 엉덩관절, 무릎, 손목 등의 관절안 부위의 조영검사이다. 이는 인대 및 연골 조직의 손상과 염증을 진단하기 위해 시행한다.

(2) 검사법 및 영상

CT myelography는 척수강 조영술과 동일하게 투시 또는 혈관조영실에서 거미막아래(subarachnoid space)에 바늘을 직접 천자(puncture)하여 조영제를 주입한 후 조영제가 보고자 하는 척추 부위로 모일 수 있도록 다리 부분을 높인다. 조영제 주입 20-60분 후 보고자 하는 디스크 부위를 중심으로 스캔하며, 스캔 파라메터는 일반 spine CT와 동일하게 2.5 mm 수준의 슬라이스 두께와 간격을 적용한다.

CT discography는 투시나 혈관조영실에서 디스크 부위에 직접 바늘을 천자하여 약 10cc 정도의 조영제를 주입한다. CT실로 환자를 옮겨 관심부위를 위주로 spine CT와 동일한 방법으로 스캔한다. 반면에 CT arthrography는 관찰하고자 하는 관절안에 직접 천자하여 조영제(또는 조영제와 공기)를 주입한 후 CT를 시행한다. Knee arthrography의 경우 무릎뼈와 먼쪽 넓적다리뼈 사이의 바깥쪽인 위관절안(supra articular cavity)에 조영제를 주입하며, 조영제를 무릎관절 내로 모이게 하기 위해 먼쪽 넓적다리뼈(distal femur)를 탄력붕대로 묶어 둔다.

그림 12-52의 (a)는 C-spine myelography CT, (b)는 L-spine myelography CT영상이다. 그리고 그림 12-53은 L-spine의 discography와 CT discography의 비교한 영상이다.

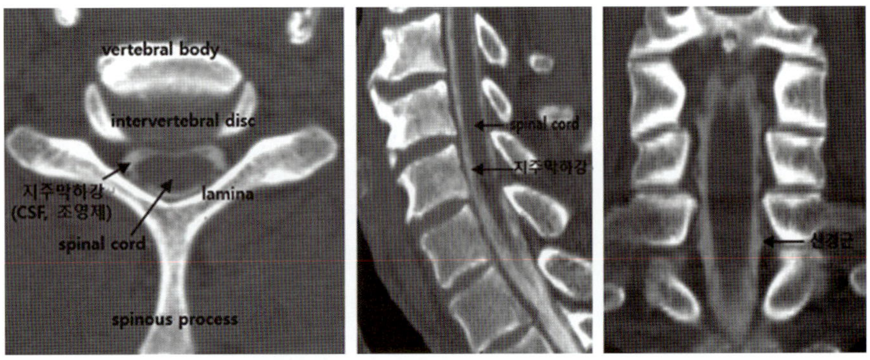

(a) C-spine

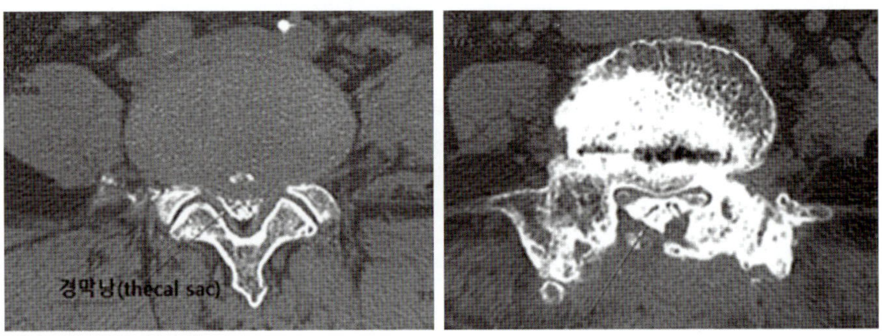

(b) L-spine

그림 12-52 C-spine과 L-spine myelography CT영상들

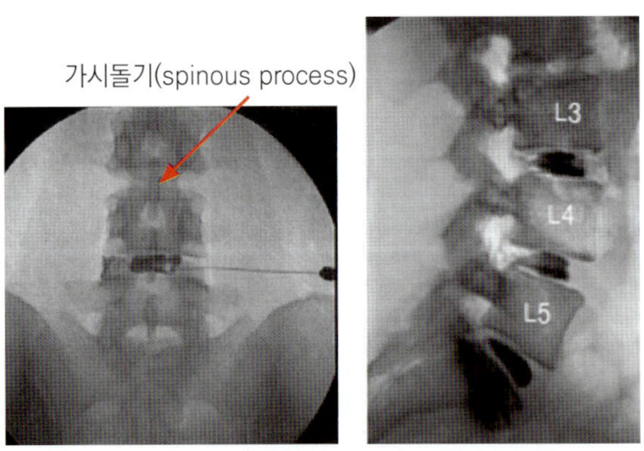

(a) Discography

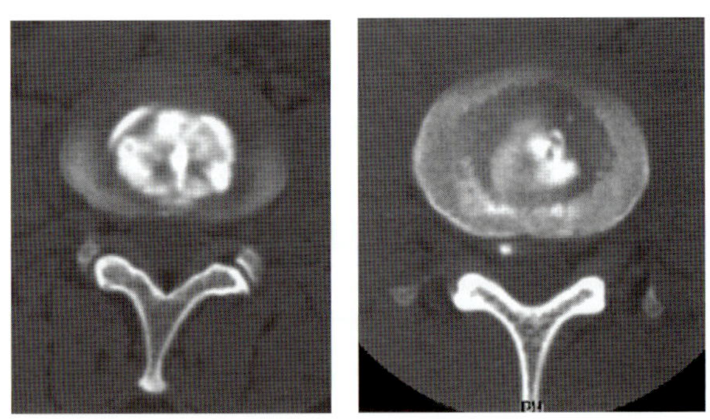

(b) CT discography

그림 12-53 L-spine의 discography와 CT discography의 비교

그림 12-54의 (a)는 왼쪽 무릎의 위관절안에 조영제 주입한 knee arthrography이며, (b)는 CT arthrography 영상이다. 그리고 그림 12-55는 elbow와 hip joint의 CT arthrography 영상이다.

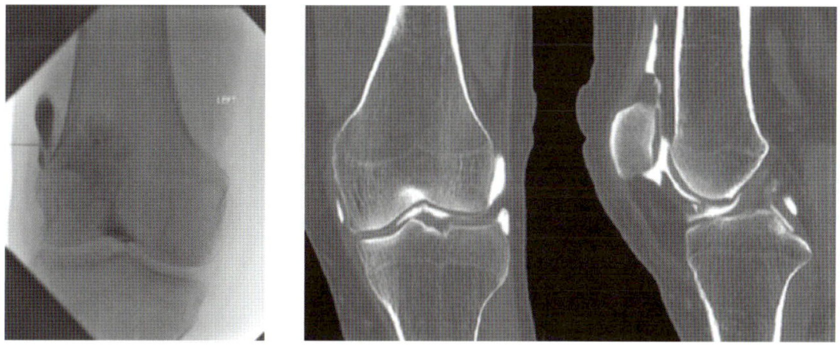

(a) Arthrography (b) CT arthrography

그림 12-54 Knee arthrography와 knee CT arthrography 영상

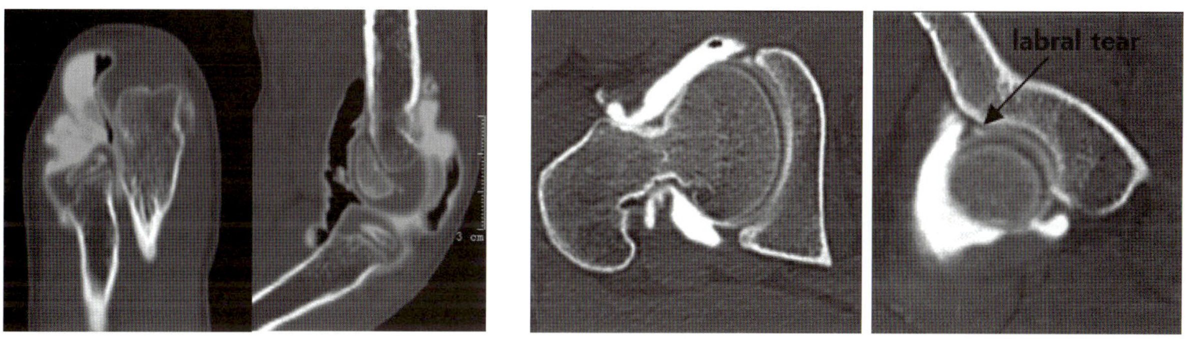

(a) Elbow (b) Hip joint

그림 12-55 Elbow와 hip joint CT arthrography 영상

5) 체지방 측정 CT(fat CT)

(1) 적용 및 스캔 방법

계수화를 통한 체지방 분석과 내분비계 호르몬 이상에 의한 비만도를 측정하기 위해 시행한다. 일반적인 체지방 측정법은 복부와 넙다리부의 지방을 이용하여 측정한다. 복부와 무릎관절을 포함하는 frontal projection의 scout 촬영을 시행한 후 복부 스캔의 경우 배꼽(umbilicus)을 중심으로, 넓적다리부(pubis와 patella의 중간) 스캔은 넙다리 중앙을 중심으로 약 5슬라이스의 axial 영상을 얻는다. 이때 주변의 연부 조직이 모두 포함되게 display FOV를 넓게 설정하며 5-10 mm 정도의 슬라이스 두께로 스캔한다.

(2) 체지방 볼륨 측정

획득한 영상을 체지방 볼륨 측정 소프트웨어를 이용하여 측정한다. 복부 측정의 경우 배꼽이 가장 정확히 보이는 영상을, 넓적다리부 측정의 경우 넓적다리의 지방이 가장 많이 보이는 영상을 이용한다. 다소 차이는 있지만 CT number의 문턱값(threshold)은 일반적으로 -150HU에서 -50HU로 설정한다. 복부의 피하지방(subcutaneous adipose tissue; SAT) 측정은 내장지방(visceral adipose tissue; VAT)이 포함되지 않도록 피부표면에서 복부근육 가쪽 막까지 범위를 설정하며, 내장지방 측정은 복부 근육을 기준으로 복부 전체의 둘레를 그려 복부장기들 주변에 분포하고 있는 내장지방의 면적을 산출하며, 넓적다리부의 측정은 넓적다리 주변 지방의 면적을 측정한다. 또한 히스토그램을 얻어 지방성분의 개별적인 분포도(frequency)를 얻기도 한다.

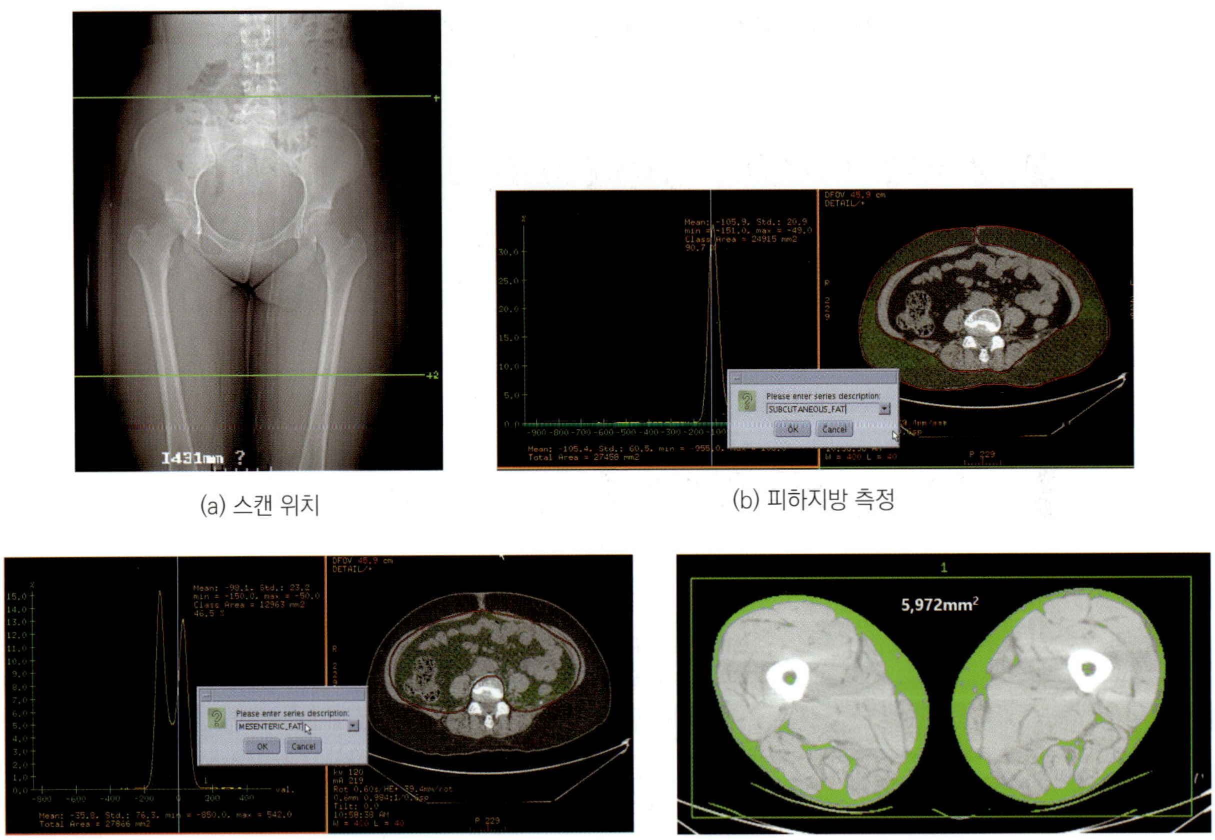

(a) 스캔 위치

(b) 피하지방 측정

(c) 내장지방 측정

(d) 넓적다리 지방 측정

그림 12-56 체지방 측정 CT영상

참고문헌

- 김명성, 정종성, 김명구. 듀얼에너지 CT(kvp switching)의 임상 적용: Metal artifact reduction(MAR) 알고리즘의 적용. Journal of Radiation Protection Vol.36(2) 2011;79-85.
- 김문찬, 강성진, 강은보 등. 디지털 영상처리와 convolution. 디지털 의료영상학과 PACS. 에듀팩토리 2018;70-78.
- 김문찬, 임종석, 박형로 등. 컴퓨터 단층촬영시 환자피폭선량에 관한 연구. 방사선기술과학 Vol.27(2) 2004;21-27.
- 남윤철, 김부환, 이민영 등. Coronary CT검사 시 SFOV 변화에 따른 환자선량 평가. 대한CT영상기술학회지 Vol.9(1) 2007; 47-53.
- 보건복지부. 진단용방사선발생장치의 안전관리에 관한 규칙. 보건복지부령 제186호 2001.
- 송군식, 김성문. Computed tomography. 전공의를 위한 방사선 물리학; 서울아산병원 방사선과학 연수강좌 1997;245-258.
- 심현보, 이광현, 김령희 등. 딥러닝 반복적 재구성법과 모델기반 반복적 재구성법이 적용된 복부CT의 영상화질과 선량의 비교 연구. 대한CT영상기술학회지 Vol.23(1) 2021;57-65.
- 전영태. CT image reconstruction algorithm. 대한전산화단층기술학회지 Vol.7(1) 2005;62-74.
- 최상희. Basic principles of helical CT: Emphasis on multiplanar image. Body helical CT from basics to clinical application. 삼성서울병원 진단방사선과 연수강좌. 1996;1-9.
- 한국의료영상품질관리원. CT 임상영상; 두부 및 흉복부. 2006 및 2007 관리자 교육자료.
- A Khursheed, MC Hillier, PC Shrimpton et al. Influence of patient age on normalized effective doses calculated for CT examinations. Br J Radiol Vol.75 2002;819-830.
- A. Tzedakis, J. Damilakis, K. Perisinakis et al. The effect of z-overscanning on patient effective dose from multidetector helical computed tomography examinations. Medical Physics Vol.32(6) 2005;1621-1629.
- AAPM Report number 39. Specification and acceptance testing of computed tomography scanners.
- American College of Radiology(ACR). ACR practice guideline for diagnostic reference levels in medical X-ray imaging, ACR practice guideline. Journal of American College of Radiology Vol.4 2007;272-284.
- Andrea Agostini, Alberto Mari, Cecilia Lanza et al. Trends in radiation dose and image quality for pediatric patients with a multidetector CT and a third-generation dual-source dual-energy CT. Radiol Med Vol.124(8) 2019;745-52.
- Arkadiusz Polacin, Willi A Kalender, Guy Marchal. Evaluation of section sensitivity profiles and image noise in spiral CT. Radiology Vol.185 1992;29-35.
- Boedeker K. AiCE deep learning reconstruction: Bringing the power of ultra-high resolution CT to routine imaging. White paper, Canon Medical Systems Corporation. 2019.
- Boedeker K. Aquilion Precision ultra-high resolution CT: Quantifying diagnostic image quality. White paper, Canon Medical Systems Corporation 2017.
- Boedeker K. ConeXact: Wide area detector reconstruction. White paper, Toshiba America Medical Systems. 2012.
- Boedeker K. Noise reduction tools: Saving dose with QDS and Boost3D. White paper, Toshiba America Medical Systems. 2010.
- Boedeker KL, Cooper VN, McNitt-Gray MF. Application of the noise power spectrum in modern diagnostic MDCT: part I. Measurement of noise power spectra and noise equivalent quanta. Phys. Med. Biol. Vol.52(14) 2007;4027-4046.

- Brian Nett(Nett BE), Jed Pack. Volumetric high definition(VHD) image reconstruction technology. White Paper, GE Healthcare. 2013.
- Brian Nett, Jiang Hsieh, Huayang Liu. A comprehensive approach to high quality whole brain imaging in Revolution CT. White paper, GE Healthcare. 2016.
- Brown DG, Riederer SJ. Contrast-to-noise ratios in maximum intensity projection images. Magn Reson Med Vol.23 1992;130-137.
- Bruder H, Kachelries M, Schaller S et al. Single-slice rebinning reconstruction in spiral cone-beam computed tomography. IEEE Trans. Med Imag Vol.19(9) 2000;873-887.
- Cha J, Kim HJ, Kim ST et al. Dual-energy CT with virtual monochromatic images and metal artifact reduction software for reducing metallic dental artifacts. Acta Radiol Vol.58 2017;1312-1319.
- Chang Hyun Lee, Jin Mo Goo, Hyun Ju Ye et al. Radiation dose modulation techniques in the multidetector CT era: From basics to practice. RadioGraphics Vol.28(5) 2008;1451-1459.
- Chen CM, Lin YY, Hsu MY et al. Performance of adaptive iterative dose reduction 3D integrated with automatic tube current modulation in radiation dose and image noise reduction compared with filtered back projection for 80kVp abdominal CT: anthropomorphic phantom and patient study. Eur J Radiol Vol.85(9) 2016;1666-1672.
- Cohnen M, Poll LJ, Puettmann C et al. Effective doses in standard protocols for multi-slice CT scanning. Eur Radiol Vol.13(5) 2003;1148-1153.
- Courtney A Coursey, Rendon C Nelson, Daniel T Boll et al. Dual-energy multidetector CT: how does it work, what can it tell us, and when can we use it in abdominopelvic imaging? RadioGraphics Vol.30(4) 2010;1037-1055.
- Cynthia H McCollough, Andrew N Primak, Osama Saba et al. Dose performance of a 64-channel dual source CT scanner. Radiology Vol.243(3) 2007;775-784.
- Cynthia H McCollough, Richard L Morin. The technical design and performance of Ultrafast computed tomography. Radiological Clinics of North America Vol.32(3) 1994;521-537.
- Cynthia H McCollough, Shuai Leng, Lifeng Yu et al. Dual- and multi-energy CT: principles, technical approaches, and clinical applications. Radiology Vol.276 2015;637-653.
- David A Langan. Gemstone spectral imaging. White paper, GE Healthcare. 2008.
- De Crop A, Casselman J, Van Hoof T et al. Analysis of metal artifact reduction tools for dental hardware in CT scans of the oral cavity: kVp, iterative reconstruction, dual-energy CT, metal artifact reduction software: does it make a difference? Neuroradiology Vol.57 2015;841-849.
- Dennis Foley. Image quality in dynamic CT: A clinical discussion. RadioGraphics Vol.13 1993;225-233.
- E Sievert, G Bohner, M Dewey et al. 320-slice CT neuroimaging: Initial clinical experience and image quality evaluation. The British Journal of Radiology Vol.82 2009;561-570.
- Efrat Shefer, Ami Altman, Rolf Behling et al. State of the art of CT detectors and sources: A literature review. Curr Radiol Rep Vol.1 2013;76-91.
- Eric C Ehman, Lifeng Yu, Armando Manduca et al. Methods for clinical evaluation of noise reduction techniques in abdominopelvic CT. RadioGraphics Vol.34 2014;849-862.
- EU. Council Directive No.97/43/Euratom. Health protection of individuals against the dangers of ionizing radiation in relation to medical exposure. 1997.
- Euclid Seeram. Computed tomogaphy: physical principle, clinical application and quality control(Third edition). W.B. Saunders company 2009.

- EUR. European guidelines on quality criteria for computed tomography. EUR 16262, European Commission. May 1999.
- European Society of Radiology(ESR). European Directive 2013/59/Euratom. Insights into Imaging Vol.6 2015;411-417.
- Francis R Verdun, Alban Denys, Jean-Francois Valley et al. Detection of low-contrast objects: Experimental comparison of single- and multi-detector row CT with a phantom. Radiology Vol.223 2002;426-431.
- G Brix, H D Nagel, G Stamm et al. Radiation exposure in multi-slice versus single-slice spiral CT: results of a nationwide survey. Eur Radiol Vol.13(8) 2003;1979-1991.
- G Wang, MW Vannier. Helical CT image noise: Analytical results. Med Phys Vol.20(6) 1993;1635-1640.
- GE Healthcare. GE LightSpeed Ultra16 CT scanner system product data(Specification). Milwaukee, General Electric Medical System. 2002.
- GE Healthcare. Smart metal artifact reduction(MAR). CT-0521-04.13-EN-US. White paper, GE Healthcare. 2015.
- Ge Wang. Computed tomography principles. Presentation data sheets of Radiology in University of Iowa, Iowa USA 2002.
- Georg Stamm. Collective radiation dose from MDCT: Critical review of surveys studies. Med Radiol Diagn Imaging 2007;209-229.
- Grant M Stevens. kV assist: Image quality-based automated kV and mA selection. White paper, GE Healthcare. 2014.
- Hewei Gao, John Boudry, Adam Cohen et al. Revolution CT: Overcoming wide coverage IQ challenges. White paper, GE Healthcare. 2014.
- Hidajat N Galanski. Low-dose CT in clinical routine. Radiation exposure in computed tomography; Fundamentals, influencing parameters, dose assessment, optimization, scanner data, terminology. CJB publications (4th revised and updated edition). 2002;49-56.
- Horton KM, Sheth S, Corl F. Multi-detector row CT: Principle and clinical applications. Crit Rev Comput Tomogr. Vol.43 2002;143-181.
- Hu H, David HH, Dennis Foley et al. Four multi-detector row helical CT: Image quality and volume coverage speed. Radiology Vol.215 2000;55-62.
- Hu H, Fox G. The effect of helical pitch and beam collimation on the lesion contrast and slice profile in helical imaging. Medical Physics Vol.23 1996;1943-1954.
- Hu H. Multi-slice helical CT: scan and reconstruction. Medical Physics Vol.26(1) 1999;5-18.
- Huda W, Scalzetti EM, Roskopf M. Effective doses to patients undergoing thoracic computed tomographic examinations. Medical Physics Vol.27(5) 2000;838-844.
- International Commission on Radiological Protection(ICRP). 1990 Recommendations of the International Commission of Radiological Protection. ICRP publication 60; Ann. ICRP, 21. Oxford, England: Pergamon press. 1991.
- Issei Mori, Tatsuro Suzuki. Development of advanced multislice CT scanner Aquilion. Toshiba Medical Systems. eMedical Review.
- J Blobel, H de Vries, R Irwan et al. 640 Multislice reconstruction with dynamic volume CT. White paper, Toshiba Medical Systems.
- JD Pack, Brian Nett, K Zeng et al. Cone-beam analytical reconstruction for axial tomography: Proceedings of fully 3D image reconstruction in radiology and nucl. Med. 2013.

- Jennifer Xu, Alejandro Sisniega, Wojciech Zbijewski et al. Evaluation of detector readout gain mode and bowtie filters for cone-beam CT imaging of the head. Phys Med Biol Vol.61(16) 2016;5973-5992.
- Jiang Hsieh, Brian Nett, Zhou Yu et al. Recent advances in CT image reconstruction. Current Radiology Reports Vol.1 2013;39-51.
- Jiang Hsieh, Eugene Liu, Brian Nett et al. A new era of image reconstruction: TrueFidelity. Technical white paper, GE Healthcare. 2019.
- Jiang Hsieh, Thomas Flohr. Computed tomography recent history and future perspectives. Journal of Medical Imaging Vol.8(5):052109;2021.
- Jiang Hsieh. Computed tomography: Principles, design, artifacts, and recent advances. Bellingham: SPIE. 2003.
- Jir Ferda, Tomas Vendis, Thomas Flohr et al. Computed tomography with a full FOV photon-counting detector in a clinical setting, the first experience. Eur J Radiol Vol.137:109614;2021.
- Jongduk Baek, Norbert J. Pelc. The noise power spectrum in CT with direct fan beam reconstruction. Med Phys Vol.37(5) 2010;2074-2081.
- JS Vartuli, RJ Lyons, CJ Vess et al. GE healthcare's new CT scintillator-Gemstone. 2008 symposium on radiation measurement and applications, 2008.
- Kachelriess M, Schaller S, Kalender WA. Advances single-slice rebinning in cone-beam spiral CT. Medical Physics Vol.27(4) 2000;754-772.
- Kalra MK, Maher MM, Toth TL, et al. Techniques and applications of automatic tube current modulation for CT. Radiology Vol.233(3) 2004;649-657.
- Karatas OH, Toy E. Three-dimensional imaging techniques: A literature review. Eur J Dent Vol.8(1) 2014;132-140.
- Kathrine G, Metheany, Alexander L et al. Evaluation of noise power spectra of CT image. SPIE Medical Imaging: Physics of Medical Imaging. Vol.6510 2007.
- Kenji Ibukuro, Chusilp Charnsangavej, Marvin H Chasen et al. Helical CT angiography with multi-planar reformation: Techniques and clinical applications. RadioGraphics Vol.15 1995;671-682.
- Kevin Kalisz, Ji Buethe, Sachin S. Saboo. Artifacts at cardiac CT: Physics and solutions. RadioGraphics Vol.36 2016;2064-2083.
- Khursheed A, Hillier MC, Shrimpton PC et al. Influence of patient age on normalized effective doses calculated for CT examinations. Br J Radiol. Vol.75 2002;819-830.
- Klingenbeck-Regn K, Schaller S, Flohr T et al. Subsecond multi-slice computed tomography: basics and applications. EJR Vol.31 1999;110-124.
- Kudo H, Noo F, Defrise M. Cone-beam filtered back projection algorithm for truncated helical data. Phys Med Biol Vol.43 1998;2885-2909.
- Kuszyk BS, Heath DG, Ney DR et al. CT angiography with volume rendering: Imaging findings. AJR Vol.164 1995;445-448.
- Lawler LP, Fishman EK. Multi-detector row CT of thoracic disease with emphasis on 3-D volume rendering and CT angiography. RadioGraphics. Vol.121 2001;1257-1273.
- Leena M Hamberg, James T Rhea, George J Hunter et al. Multi-detector row CT: Radiation dose characteristics. Radiology Vol.226(3) 2003;762-772.
- M Kachelrieß, M Knaup, C Penßel et al. Flying focal spot(FFS) in cone-beam CT. IEEE Transactions on Medical Imaging Vol.53 2006;1238-1247.

- M Prokop. Principles of CT, spiral CT, and multislice CT. Spiral and multislice computed tomography of the body. New York, Thieme 2004;1-37.
- Mahesh M, Scatarige JC, Cooper J et al. Dose and pitch relationship for a particular multislice CT scanner AJR Vol.177(6) 2001;1273-1275.
- Mahesh M. MDCT physics: The basics-Technology, image quality and radiation dose. Wolters Kluwer/ Lippincott Williams & Wilkins 2009;79-95.
- Marc Kachelrieb, Stefan Schaller, Willii A Kalender. Advanced single-slice rebinding in cone beam spiral CT. Medical Physics Vol.27(4) 2000;754-772.
- Marcus Soderberg, Mikael Gunnarsson. Automatic exposure control in computed tomography - an evaluation of systems from different manufacturers. Acta Radiol Vol.6 2010;625-634.
- Marcus Soderberg, Mikael Gunnarsson. The effect of different adaptation strengths on image quality and radiation dose using Siemens CARE Dose 4D. Radiat Prot Dosimetry Vol.139(Issue 1-3) 2010;173-179.
- Mario Tortora, Laura Gemini, Imma D'Iglio et al. Photon-counting computed tomography: A review on technical principles and clinical applications. Journal of Imaging Vol.8(4):112;2022. (https://doi.org/10.3390/jimaging8040112)
- Markus A Kirchgeorg, Mathias Prokop. Increasing spiral CT with postprocessing applications. European journal of radiology Vol.28 1998;39-54.
- Masatake Nukui. Organ dose modulation. White paper, GE Healthcare. 2012.
- Mathias Prokop, Hoen Oh Shin, Ansgar Schanz et al. Use of maximum intensity projection in CT angiography: A basic review. RadioGraphics Vol.179(2) 1997;433-451.
- Matsuki M, Murakami T, Juri H et al. Impact of adaptive iterative dose reduction(AIDR) 3D on low dose abdominal CT: Comparison with routine dose CT using filtered back projection. Acta Radiol Vol;54(8) 2013;869-875.
- McCollough CH, Zink FE. Performance evaluation of a multi-slice CT system. Medical Physics Vol.26 1999;2223-2230.
- McNitt-Gray. Radiation dose in CT, Radiographics Vol.22 2002;1541-1553.
- Michael F McNitt-Gray. AAPM/RSNA Physics Tutorial for Residents: Topics in CT(Radiation Dose in CT). RadioGraphics Vol.22(6) 2002;1541-1553.
- Michael F McNitt-Gray. Tradeoffs in CT image quality and dose. Medical Physics Vol.33(6) 2006;2154-2155.
- Modan B. Increased risk of breast cancer after low-dose irradiation. Lancet Vol.25(1) 1989;629-631.
- MoonChan Kim, DongKyoon Han, YoonChul Nam et al. Patient dose for computed tomography examination: dose reference levels and effective doses based on a national survey of 2013 in Korea. Radiat Prot Dosimetry Vol.164(3) 2015;383-391.
- MoonChan Kim, KwangHyun Chang, JeongHoon Hwang et al. Radiation dose for pediatric and young adult CT: A survey to establish age-based reference levels of 2015-2016 in Korea. Radiat Prot Dosimetry Vol.175(2) 2017;228-237.
- Nagel HD, Jurik AG. Radiation exposure in computed tomography: fundamentals, influencing parameters, dose assessment, optimisation, scanner data, terminology. European Radiology Vol.11(12) 2001;2664.
- National Council on Radiation Protection and Measurements(NCRP). Exposure of the population in the United States and Canada from natural background radiation. NCRP Report 94. Bethesda, Md: National Council on Radiation Protection and Measurements, 1988.

- National Council on Radiation Protection and Measurements(NCRP). NCRP Report No.99. Quality assurance for diagnostic imaging. 1990;120-124.
- National Council on Radiation Protection and Measurements(NCRP). Uncertainties in fatal cancer risk estimates used in radiation protection. Report 126. Bethesda, Md: National Council on Radiation Protection and Measurements, 1997.
- National Radiological Protection Board(NRPB). Guidelines on patient dose to promote optimization of protection for diagnostic medical exposures. Documents of the NRPB, Vol.10, No.1. National Radiological Protection Board 1999.
- Naveen Chandra. CT sampling technology. White paper, GE Healthcare. 2008.
- Nicholas Keat. CT scanner automatic exposure control systems. (ImPACT) MHRA report 05016. 2005. (http://www.impactscan.org/reports/Report05016.htm)
- Patrick J. La Riviere, Xiaochuan Pan. Sampling and aliasing consequences of quarter-detector offset use in helical CT. IEEE Transactions on Medical Imaging Vol.23(6) 2004;738-749.
- Paul NS, Blobel J, Prezelj E. The reduction of image noise and streak artifact in the thoracic inlet during low dose and ultra-low dose thoracic CT. Phys. Med. Biol. Vol.55(5) 2010;1363-1380.
- PC Shrimpton, S Edyvean. CT scanner dosimetry. Br J Radiol Vol.71(841) 1998;1-3.
- Philips Healthcare. Ingenuity data acquisition and sampling. White paper, Philips Healthcare. 2010.
- Polacin A, Kalender WA, Brink J et al. Measurement of slice sensitivity profiles in spiral CT. Medical Physics Vol.21(1) 1994;133-140.
- Polacin A, Kalender WA, Marchal G. Evaluation of section sensitivity profiles and image noise in spiral CT. Radiology Vol.185(1) 1992;29-35.
- Prell D, Kalender WA, Kyriakou Y. Development, implementation and evaluation of a dedicated metal artefact reduction method for interventional flat-detector CT. British Journal of Radiology Vol.83(996) 2010;1052-1062.
- Prokop M. General principles of MDCT. Eur J Radiol Vol.45(Suppl 1) 2003;S4-S10.
- R. Irwan, S Nakanishi, A. Blum. AIDR 3D reduces dose and simultaneously improves image quality. White paper, Toshiba Medical Systems. 2011.
- R. Melnyk, J. Boudry, X Liu et al. Anti-scatter grid evaluation for wide-cone CT. Proceedings of SPIE Vol. 9033 2014;90332.
- Raoul MS Joemai, Jacob Geleijns. Forward projected model-based iterative reconstruction solution FIRST. White paper, Toshiba Medical Systems. 2017.
- Raslau FD, Zhang J, Riley-Graham J et al. Understanding and mitigating unexpected artifacts in head CTs: A practical experience. Neurographics Vol.6(2) 2016;102-110.
- Riederer SJ, Pelc NJ, Chesler DA. The noise power spectrum in computed X-ray tomography. Physics in Medicine and Biology Vol.23(3) 1978;446-454.
- Robb RA, Morin RL WB. Principles and instrumentation for dynamic X-ray computed tomography; Cardiac imaging: A comparison to Braunwald's heart disease. WB Saunders 1991.
- Robert A Parry, Sharon A Glaze, Benjamin R Archer. Typical patient radiation doses in diagnostic radiology. The AAPM/RSNA physics tutorial for resident. Imaging and Therapeutic Technology. RadioGraphics Vol.19(5) 1999; 1289-1302.
- S Gharbi, S Labidi, M Mars et al. Assessment of organ dose and image quality in head and chest CT examinations: a phantom study. Journal of Radiological Protection Vol.38 2018;807-818.

- S Utrup and K Brown. Quantification and elimination of windmill artifacts in multi slice CT. Proceedings of the SPIE, Vol.6913 2008;38-50.
- Salvado M, Lxpez M, Morant JJ et al. Monte Carlo calculations of radiation dose in CT examinations using phantom and patient tomographic models. Radiat Prot Dosimetry Vol.114 2005;364-368.
- Shinichiro Mori, Masahiro Endo, Takanori Tsunoo et al. Physical performance evaluation of a 256-slice CT scanner for four-dimensional imaging. Medical Physics 31(6) 2004;1348-1356.
- Shrimpton PC, hillier MC, Lewis MA et al. Doses from computed tomography examnination in the UK-2003 review. NRPB-W67(NRPB, Chilton) 2005.
- Shrimpton PC, Hillier MC, Lewis MA et al. National survey of doses from CT in the UK 2003. The British Journal of Radiology, Vol.79 2006;968-980.
- Simons D, Kachelrieß M, Schlemmer H-P. Recent developments of dual-energy CT in oncology. Eur Radiol Vol.24 2014:930-939. (https://doi.org/10.1007/s00330-013-3087-4)
- Stanley H Stern. National evaluation of X-ray trends(NEXT). Survey of CT practice, workload, dose by US FDA 2000.(NEXT 2018)
- Steven Dolly, Hsin-Chen Chen, Mark Anastasio et al. Practical considerations for noise power spectra estimation for clinical CT scanners. J Appl Clin Med Phys. Vol.17(3) 2016; 392-407.
- Steven Dolly, Hsin-Chen Chen, Mark Anastasio. Practical considerations for noise power spectra estimation for clinical CT scanners. Journal of Applied Clinical Medical Physics. Vol.17(3) 2016.
- Steven Schreiner, Cynhtia B Paschal, Robert L Galloway. Comparison of projection algorithm used for construction of maximum intensity projection images. Journal of computer assisted tomography. Vol.20(1) 1996;56-66.
- Stewart C. Bushong. Radiologic science for technologists: Physics, biology, and protection. The C.V. Mosby company. 2001;392-410.
- Sue Edyvean, Nicholas Keat. Comparison of definitions of geometric efficiency in computed tomography scanners. Imaging performance assessment of CT scanners. An MHRA evaluation center for the UK department of health. London UK. 2003.
- T Flohr, K Stierstorfer, R Raupach et al. Performance evaluation of a 64-slice CT system with z-flying focal spot. Fortschr Rontgenstr Vol.176 2004;1803-1810.
- Tadashi Nakanishi, Yasuyo Kayashima, Rintaro Inoue et al. Pitfalls in 16-detector row CT of the coronary arteries. RadioGraphics Vol.25(2) 2005;425-438.
- Takahashi N, Hartman RP, Vrtiska TJ et al. Dual-energy CT iodine-subtraction virtual unenhanced technique to detect urinary stones in an iodine-filled collecting system: A phantom study. AJR. Vol.190(5) 2008;1169-1173.
- Tami freeman. Photon-counting CT promises a new era of medical imaging. White paper, Siemens Medical Systems. 2021.
- Th. Flohr, K Stierstorfer, H. Bruder et al. New technological developments in multi-slice CT, Part 1: Approaching isotropic resolution with sub-millimeter 16-slice scanning. Rofo Vol.174(8) 2002;839-845.
- Thng Choon Hua, Tan Kim Ping. Computed tomography. The asian-oceanian textbook of radiology. 2003;57-70.
- UN방사선영향과학위원회(United Nations Scientific Committee on the Effects of Atomic Radiation; UNSCEAR). Source and effects of ionizing radiation. UNSCEAR 2000 report to the general assembly, with scientific annexes. Vol.1 Sources. 2000.

- Vogl TJ, Schulz B, Bauer RW et al. Dual energy CT applications in head and neck imaging. AJR Am J Roentgenol Vol.199 2012;S34-S39.
- Walter Huda, Ernest M Scalzetti, Marsha Roskopf. Effective doses to patients undergoing thoracic computed tomography examinations. Medical physics Vol.27(5) 2000;838-844.
- Walter Huda, Kent MO, Mohammad RK. Converting dose length product to effective dose at CT. Radiology 248(3) 2008;995-1003.
- Xiangyang Tang. Jiang Hsieh Hsieh, Roy A Nilsen et al. A three-dimensional-weighted cone beam filtered backprojection(CB-FBP) algorithm for image reconstruction in volumetric CT-helical scanning. Physics in Medicine and Biology Vol.51(4) 2006;855-874.
- Yanagawa M, Tomiyama N, Honda O et al. Multi-detector CT of the lung: Image quality with garnet-based detectors. Radiology Vol.255 2010;944-954.
- Yanan Zhu, Zhengjun Li, Jiankang Ma et al. Imaging the infant chest without sedation: Feasibility of using single axial rotation with 16cm wide-detector CT. Radiology Vol.286(1) 2017;279-285.
- Yijuan Wei, Fei Jia, Ping Hou et al. Clinical application of multi-material artifact reduction(MMAR) technique in Revolution CT to reduce metallic dental artifacts. Insights into Imaging 11:32 2020.
- Yoshihiko Kamei. Direction of volume imaging of the human body. White paper, Toshiba Medical Systems. 2002.
- Young-Han Lee, Kwan-Kyu Park, Ho-Taek Song et al. Metal artefact reduction in gemstone spectral imaging dual-energy CT with and without metal artefact reduction software. European Radiology Vol.22 2012;1331-1340.
- Yu Zou, Emil Y Sidky, Xiaochuan Pan. Partial volume and aliasing artefacts in helical cone-beam CT. Phys Med Biol Vol.49(11) 2004;2365-2375.
- Yukihiro Ogawa. Helical reconstruction-From single slice CT to multislice CT. Toshiba Medical Systems. eMedical Review.

찾아보기

INDEX

A

B

C

D

O

P

Q

R

S

T

U

V

집 필 진

김문찬(화현요양병원) 강성진(안산대학교) 강은보(동의과학대학교) 곽병준(호산대학교)
곽영곤(원광보건대학교) 권대철(신한대학교) 김기홍(춘해보건대학교) 김낙상(송호대학교)
김성후(마산대학교) 김영균(삼성서울병원) 김완역(대한CT영상기술학회) 김용완(남부대학교)
김현진(가야대학교) 김형균(김천대학교) 문일봉(광주보건대학교) 박병래(백석문화대학교)
박종삼(대구보건대학교) 배석환(건양대학교) 선종률(대전보건대학교) 신정섭(선린대학교)
양오남(목포과학대학교) 여진동(신경주대학교) 이기백(충북보건과학대학교) 임인철(동의대학교)
임재동(대원대학교) 임청환(한서대학교) 장현철(수성대학교) 정봉재(방사선과학기술연구소)
조광호(백석문화대학교) 조병두(동서대학교) 조효성(연세대학교) 최관용(전주비전대학교)
최석윤(부산가톨릭대학교) 최준구(극동대학교) 한재복(동신대학교)

BASIC COMPUTED TOMOGRAPHY

2024년 8월 20일 초판인쇄
2024년 8월 30일 초판발행

지은이 : The research society on CT
펴낸이 : 이상태
펴낸곳 : 청구문화사
주 소 : (03706) 서울특별시 서대문구 성산로11길 15
전 화 : 02-332-0541(代)
전 송 : 02-337-9577
등 록 : 1990년 11월 2일 제9-247호

가격 50,000원

ISBN 978-89-5616-936-1 93510